Christa Rohde-Dachser
Spuren des Verlorenen

Das Anliegen der Buchreihe BIBLIOTHEK DER PSYCHOANALYSE besteht darin, ein Forum der Auseinandersetzung zu schaffen, das der Psychoanalyse als Grundlagenwissenschaft, als Human- und Kulturwissenschaft sowie als klinische Theorie und Praxis neue Impulse verleiht. Die verschiedenen Strömungen innerhalb der Psychoanalyse sollen zu Wort kommen, und der kritische Dialog mit den Nachbarwissenschaften soll intensiviert werden. Bislang haben sich folgende Themenschwerpunkte herauskristallisiert: Die Wiederentdeckung lange vergriffener Klassiker der Psychoanalyse – wie beispielsweise der Werke von Otto Fenichel, Karl Abraham, Siegfried Bernfeld, W. R. D. Fairbairn, Sándor Ferenczi und Otto Rank – soll die gemeinsamen Wurzeln der von Zersplitterung bedrohten psychoanalytischen Bewegung stärken. Einen weiteren Baustein psychoanalytischer Identität bildet die Beschäftigung mit dem Werk und der Person Sigmund Freuds und den Diskussionen und Konflikten in der Frühgeschichte der psychoanalytischen Bewegung.

Im Zuge ihrer Etablierung als medizinisch-psychologisches Heilverfahren hat die Psychoanalyse ihre geisteswissenschaftlichen, kulturanalytischen und politischen Bezüge vernachlässigt. Indem der Dialog mit den Nachbarwissenschaften wiederaufgenommen wird, soll das kultur- und gesellschaftskritische Erbe der Psychoanalyse wiederbelebt und weiterentwickelt werden.

Die Psychoanalyse steht in Konkurrenz zu benachbarten Psychotherapieverfahren und der biologisch-naturwissenschaftlichen Psychiatrie. Als das ambitionierteste unter den psychotherapeutischen Verfahren sollte sich die Psychoanalyse der Überprüfung ihrer Verfahrensweisen und ihrer Therapie-Erfolge durch die empirischen Wissenschaften stellen, aber auch eigene Kriterien und Verfahren zur Erfolgskontrolle entwickeln. In diesen Zusammenhang gehört auch die Wiederaufnahme der Diskussion über den besonderen wissenschaftstheoretischen Status der Psychoanalyse.

Hundert Jahre nach ihrer Schöpfung durch Sigmund Freud sieht sich die Psychoanalyse vor neue Herausforderungen gestellt, die sie nur bewältigen kann, wenn sie sich auf ihr kritisches Potenzial besinnt.

BIBLIOTHEK DER PSYCHOANALYSE
HERAUSGEGEBEN VON HANS-JÜRGEN WIRTH

Christa Rohde-Dachser

Spuren des Verlorenen

Beiträge zur klinischen Psychoanalyse und zur Geschlechterdifferenz

Psychosozial-Verlag

Für Wolfgang Gephart

Bibliografische Information der Deutschen Nationalbibliothek
Die Deutsche Nationalbibliothek verzeichnet diese Publikation
in der Deutschen Nationalbibliografie; detaillierte bibliografische Daten
sind im Internet über http://dnb.d-nb.de abrufbar.

Originalausgabe

E-Mail: info@psychosozial-verlag.de
www.psychosozial-verlag.de

Umschlagabbildung: Arnold Böcklin, *Die Lebensinsel*, 1888
Umschlaggestaltung und Innenlayout nach Entwürfen von Hanspeter Ludwig, Wetzlar
Satz: SatzHerstllung Verlagsdienstleistungen Heike Amthor, Fernwald
ISBN 978-3-8379-2971-3 (Print)
ISBN 978-3-8379-7684-7 (E-Book-PDF)

Inhalt

Einführung

Die Aufsätze zur klinischen Psychoanalyse und zu Fragen der Geschlechterdifferenz, die in diesem Band versammelt sind, geben die Erfahrungen wieder, die ich im Lauf der letzten 15 Jahre zu beiden Gebieten gesammelt habe. Auf den ersten Blick sieht es so aus, als ob es sich dabei um zwei ganz unterschiedliche Fragestellungen handelt. Bei der einen geht es um das psychoanalytische Verständnis schwerer Persönlichkeitsstörungen, bei der anderen um die gesellschaftlichen Veränderungen der Geschlechterbeziehungen in den letzten 50 Jahren und ihre Auswirkungen auf das einzelne Individuum. Es gibt aber auch etwas, was beide Bereiche sehr eng miteinander verbindet. Damit meine ich ein existenzielles Gefühl des Mangels, das sowohl in den Symptomen schwerer Persönlichkeitsstörungen als auch im Unbehagen über die Geschlechterdifferenz zum Ausdruck kommt und auf etwas unwiederbringlich Verlorenes verweist, für das wir keinen Namen haben, nach dem wir aber trotzdem ein Leben lang auf der Suche sind. Freud spricht im gleichen Zusammenhang von einer ersten Befriedigung, die schon mit dem ersten Wiederholungsversuch zu einer Erinnerung gerinnt (Freud, 1900a, S. 571); Lacan (1975 [1954/1955]) von einem »ursprünglichen *Objekt (klein) a*«, dessen unwiederbringlicher Verlust das Begehren in Gang setzt, das uns von da an im Leben von Objekt zu Objekt immer weiter vorantreibt und erst im Tode erlischt; Irene Fast (1984) von einer anfänglichen Allumfassendheit, die mit der ersten Trennungserfahrung einen Riss erhält, der nie mehr geschlossen werden kann, auch wenn wir in der geglückten Beziehung zu einem lebenswichtigen anderen manchmal einen Moment lang glauben, dass dies möglich ist. Die in diesem Band versammelten Arbeiten lassen sich von daher auch unter dem Aspekt betrachten, wie weit es dabei latent um die Weigerung geht, sich mit dem Verlorenen abzufinden oder nach einem Ersatz für das Verlorene zu suchen, der jenseits des Möglichen liegt und damit schon von vornherein zum Scheitern verurteilt ist. Theoretische Überschneidungen zwischen den einzelnen Aufsätzen werden sich allein von daher nicht immer vermeiden lassen. Mein Anliegen ist aber, dass jeder Aufsatz auch einzeln gelesen werden kann. Für die dadurch entstehenden unvermeidlichen Wiederholungen muss ich die Leserinnen und Leser schon an dieser Stelle um Verständnis bitten.

In einigen Aufsätzen gehe ich auch auf Ergebnisse der Geschlechterforschung ein oder zitiere aus einzelnen der dabei erhobenen Interviews und Geschichten zum Thematischen Apperzeptionstest (TAT) (Revers, 1958), die ich zusammen mit meinen Mitarbeiterinnen und Mitarbeitern[1] während meiner 15-jährigen Tätigkeit als Professorin für Psychoanalyse an der Universität Frankfurt durchgeführt habe. Unter dem Ziel, dass jeder Aufsatz auch einzeln gelesen werden kann, wird es auch bei der Beschreibung dieses Forschungsprojekts an einigen Stellen Wiederholungen geben. Auch hier hoffe ich auf Ihr Nachsehen.

Die meisten der hier versammelten Aufsätze wurden während der letzten 15 Jahre verfasst. Einige ältere, die nicht mehr greifbar waren, aber trotzdem immer wieder nachgefragt wurden, habe ich aus diesem Grund hier noch einmal aufgenommen. Alle Aufsätze wurden, unabhängig von ihrem Erscheinungsjahr, für diese Veröffentlichung noch einmal sorgfältig redigiert und, wo notwendig, überarbeitet oder ergänzt.

Der klinische Teil des Buches beginnt mit einem Aufsatz über Borderline-Persönlichkeitsstörungen, dessen Titel »In den Himmel kommen, ohne zu sterben« einem hinduistischen Mythos entlehnt ist, in dem ein gottloser König sich der menschlichen Begrenztheit dadurch zu entziehen suchte, dass er sich neben der Realität mithilfe eines betrügerischen Gurus ein eigenes Universum schuf, das ausschließlich nach *seinen* Gesetzen funktionierte. Die beiden Universen konnten aber nur solange nebeneinander bestehen, als sie sich nicht berührten. Die Katastrophe trat ein, als der König starb und weder Himmel noch Erde bereit waren, ihn

1 Ich danke an dieser Stelle meinen ehemaligen Mitarbeiterinnen und Mitarbeitern am Institut für Psychoanalyse der Universität Frankfurt/M.: Frau Dipl.-Psych. Elke Brech, Herrn Dr. Tilman Grande, Herrn Dipl.-Psych. Johannes Kaufhold und Frau Dipl.-Soz. Bettina Wunderlich für ihre Mitarbeit an diesem Projekt, ebenso wie den Studentinnen und Studenten, die sich an der tiefenhermeneutischen Auswertung der Texte beteiligten, und insbesondere meinem Mann, Herrn Dr. med. Wolfgang Gephart, der sich als Psychoanalytiker an dem Projekt ganz maßgeblich beteiligt hat. Die Förderung des Projekts erfolgte durch die Breuninger-Stiftung.

aufzunehmen. Im Mythos weisen die Götter dem König schließlich einen Platz *zwischen* Himmel und Erde zu; er wird zu einem weithin sichtbaren Stern im All. Borderline-Patienten müssen sich, ähnlich wie der König in diesem Mythos, ein solches narzisstisches Universum kreieren, mit dem das »schwarze Loch« (Benedetti, 1983) überdeckt werden soll, welches das ursprüngliche und später verworfene Objekt in ihnen hinterlassen hat. In dem Aufsatz werden verschiedene »Inszenierungen des Unmöglichen« vorgestellt, die dazu dienen, diese Abwehr aufrechtzuerhalten.

Im zweiten Aufsatz geht es um den Umgang mit Träumen in der Therapie schwer gestörter Patienten, die aufgrund ihrer mangelnden strukturellen Entwicklung nicht die Voraussetzungen mitbringen, die für die von Freud vorgeschlagene Entschlüsselung der Traumarbeit mithilfe der Assoziationen des Patienten notwendig sind (Freud, 1900a). In den Träumen von Borderline-Patienten kommen die Wünsche und die damit verbundenen Ängste relativ unvermittelt zum Vorschein. Die Aufforderung, zu diesen ohnehin schon erschreckenden Inhalten noch weiter zu assoziieren, kann hier deshalb nicht die Technik der Wahl sein. Die Aufmerksamkeit gilt hier stattdessen dem *manifesten Trauminhalt* und dem, was der Traum dabei auch über die innere Strukturentwicklung des Patienten und seine damit Reflexionsfähigkeit zum Ausdruck bringt. Gleichzeitig enthalten Borderline-Träume immer auch eine Botschaft an den Analytiker. An Beispielen von drei psychoanalytischen Autoren (Plassmann, 2008; Fonagy, 2000; Moser & v. Zepelin, 2005) wird die therapeutische Technik der Traumdeutung bei Borderline-Patienten eingehender demonstriert.

In der Arbeit über den »Übergang von schweren Persönlichkeitsstörungen zu psychotischen Störungen aus psychoanalytischer und gendertheoretischer Sicht« greife ich von den Persönlichkeitsstörungen des DSM-V zwei heraus, die eine ausgesprochen geschlechtsspezifische Note haben, nämlich die *Borderline-Persönlichkeitsstörung* als ganz überwiegend weibliche und die *Antisoziale Persönlichkeitsstörung* als ganz überwiegend männliche Diagnose. Ein starker geschlechtsspezifischer Unterschied zeigt sich auch bei dem krisenhaft determinierten Übergang von schweren Persönlichkeitsstörungen zu quasipsychotischen oder psychotischen Erlebensweisen, der nach statistischen Untersuchungen fast ausschließlich bei weiblichen Patienten vorkommt, während Männer mit einer Antisozialen Persönlichkeitsstörung unter den gleichen Bedingungen zu Gewalthandlungen neigen, mit dem unbewussten Ziel, die befürchtete, von innen kommende Bedrohung im anderen zu vernichten (Glasser, 1998). Auslösend ist in beiden Fällen das befürchtete oder tatsächliche Verlassenwerden durch ein lebenswichtiges Objekt, dessen Anwesenheit die katastrophischen Ängste vor unendlichem Fallen in den Hintergrund drängt, mit der diese Entwicklung einmal ihren Anfang nahm.

»Ausformungen der ödipalen Dreieckskonstellation bei narzisstischen und bei Borderlinestörungen« ist ein schon älterer Aufsatz, der seit seiner Erstveröffentlichung im Jahre 1987 bis heute immer wieder nachgefragt wurde und deshalb hier in redigierter Form noch einmal vorgelegt wird. Dort werden ein »reifer« und ein »strategischer« Ödipuskomplex voneinander unterschieden. »Reifer Ödipuskomplex« bezeichnet die von Freud beschriebene ödipale Konstellation in einer voll entwickelten Triade, während es sich beim »strategischen Ödipuskomplex« um eine Abwehrstrategie gegen Konflikte sowohl ödipaler als auch präödipaler Genese handelt, die der Aufrechterhaltung dyadischer Strukturen dient. Bei Borderline-Patienten geht es dabei vor allem um die Aufrechterhaltung der Spaltung, die in einer voll entwickelten Dreiecksstruktur zusammenbrechen müsste. Bei narzisstischen Persönlichkeitsstörungen sind Narziss und Ödipus ein Widerspruch per se, denn in der ödipalen Dreiecksstruktur müsste die narzisstische Illusion des Kindes als Mittelpunkt des Universums, mit der es sich vor der Erfahrung von Ohnmacht und Ungeliebtsein schützt, zusammenbrechen und es den katastrophalen Ängsten ausliefern, vor denen ihn die narzisstische Realitätsverleugnung bis dahin schützte. In dem Aufsatz werden beide Abwehrstrategien weiter untersucht und mit kasuistischen Beispielen angereichert.

In »Ringen um Empathie – ein Interpretationsversuch masochistischer Inszenierungen« geht es um drei männliche Patienten, von denen keiner in der frühen Kindheit eine Mutter hatte, die ihre Gefühle empathisch spiegeln konnte, sondern sie stattdessen mit ihren inneren Affektstürmen alleinließ, und die alle drei in ihrem späteren Leben pervers-masochistische Fantasien entwickelten, die jederzeit abrufbar waren und sich manchmal sogar über Stunden hinzogen, bis der Orgasmus schließlich die erhoffte Erlösung brachte, bis das Ganze nach einiger Zeit wieder von vorne begann. Wenn der Therapeut in diesen wiederkehrenden Schilderungen nicht nur einen perversen Widerstand sieht, sondern auch ein unbewusstes, nicht aufgebbares Ringen um Einfühlung in einen viel tiefer liegenden Schmerz, der sich im Moment nur auf diese Weise Bahn brechen kann, durch einen Therapeuten, der einen dieses Mal nicht mehr alleinlässt, können auch solche Therapien eine andere Wendung nehmen.

Die nächste Arbeit befasst sich mit der heute aus der Mode gekommenen Diagnose der Hysterie, die hier ähnlich wie die Borderline-Störung als eine Flucht vor dem endgültigen Eintreten in die ödipale Dreierbeziehung verstanden wird. Die Hysterikerin bleibt stattdessen an der Grenze zwischen Zweier- und Dreierbeziehung, in der sie die Eltern auch als sexuelles Paar anerkennen müsste, stehen. Auf der phantasmatischen Ebene klinkt sie sich gleichzeitig in die fantasierte sexuelle Beziehung der Eltern ein, um auf diese Weise an deren sexueller Erregung teilzuhaben. Die mit der Hysterie verbundene Sexualisierung hat hier ihren Ursprung. Die projektive Identifikation des Kindes mit dem erregten Elternpaar stellt gleichzeitig einen Selbsterhaltungsmechanismus dar, der das Kind vor einer Leere schützt, in der es aller guten inneren Objekte verlustig gehen würde und der deshalb mit allen Mitteln festgehalten werden muss. Der Unterschied zwischen Borderline-Störung und Hysterie wird dabei mit reflektiert.

Im Rahmen der Borderline-Störungen gibt es eine Form von Depression, die mit von Freud (1916–1917g [1915]) vorgeschlagenen Kriterien der Umlenkung der Aggression weg vom verlorenen Objekt hin auf das eigene Ich nicht hinreichend beschrieben werden kann.

Das betrifft vor allem Borderline-Patienten, die in der Regulierung ihrer Beziehung noch so sehr auf die konkrete Anwesenheit eines Objektes angewiesen sind, dass der tatsächliche oder auch nur befürchtete Verlust des Objekts einer inneren Katastrophe gleichkommt, die unter allen Umständen vermieden werden muss. Im Rahmen traumatischer Erfahrungen, die für diese Patienten charakteristisch sind, kommt es mit dem Wegfall des guten Objekts deshalb auch unvermeidlich zur Introjektion des Täters als neues Introjekt, das die entstandene Leerstelle wieder füllt, auch wenn es sich wie ein innerer Fremdkörper anfühlt (Fonagy, 2000). Die eigentliche Angst vor dem Absturz liegt aber lange vorher und kann von daher auch nicht gedacht, sondern nur erfahren werden. Die Depression des Patienten hat dann vor allem die Funktion, diese katastrophischen Ängste abzuwehren. Verbunden damit ist die Konservierung des depressiven Affekts als inneren Dauerzustand, der nicht aufgegeben werden darf, weil der damit verdeckte Gefühlszustand unerträglich wäre. Von entscheidender Bedeutung ist deshalb auch die Beziehung zu einem Analytiker, der in der Lage ist, dem Patienten auch in der Konfrontation mit diesen inneren Ängsten als tragendes Objekt zur Seite zu stehen.

Mit der Verschiebung des Augenmerks auf die unterschiedlichen Fantasien, mit denen Kinder auf ihre geschlechtliche Zuordnung reagieren, betreten wir einen weniger katastrophengetränkten Boden. Von daher tritt hier auch der latente Wunsch nach Wiederaufhebung dieses Unterschieds zugunsten einer ursprünglichen Allumfassendheit (Fast, 1984) sehr viel deutlicher hervor. Gleichzeitig haben sich in den letzten 50 Jahren aber auch die traditionellen Geschlechterzuschreibungen in einer Weise verflüssigt, dass eine Vielzahl von Auslegungen möglich wird, die nebeneinander bestehen können und kreative Lösungen möglich machen, die vor einigen Jahrzehnten noch undenkbar gewesen wären.

In der Arbeit über »Hingabe, Tod und das Rätsel der Geschlechtlichkeit. Freuds Weiblichkeitstheorie aus heutiger Sicht« wird dies besonders deutlich. Für Freud konzentrierte sich die Entdeckung des Geschlechtsunterschieds durch das Kind auf das »Haben« oder »Nichthaben« des Penis, mit allen geschlechtlichen Zuschreibungen, die sich für ihn daraus unmittelbar ergeben (Aktivität männlich, Passivität weiblich, Männer Gestalter der Kultur, Frau wegen ihres mangelnden Überichs dazu nicht prädestiniert; Kastrationsangst beim Mann, Penisneid bei der Frau etc.; Freud, 1931b, 1933a). Seit den 1960er Jahren entwickelten weibliche Psychoanalytiker parallel dazu Theorien zur weiblichen Entwicklung, die dem in vieler Hinsicht widersprachen. Berichtet wird in diesem Kontext auch über eigene Forschungen an der Universität Frankfurt, die auf den ersten Blick Freuds Thesen zu bestätigen schienen, von uns dann aber in einen Zusammenhang gestellt wurden. In der postmodernen Gesellschaft stehen Männer und Frauen heute gleichermaßen vor der Aufgabe, ihr Leben als eigenständige, autonome Persönlichkeiten zu bewältigen. Im letzten Teil der Arbeit wird unter diesem Aspekt das »weibliche Skandalon« (Schaeffer, 2000) untersucht, dass die weibliche Hingabe an den männlichen Liebhaber in der geschlechtlichen Vereinigung mit einer vorübergehenden Aufgabe der eigenen Ich-Autonomie verbunden ist, die umso kreativer und lustvoller empfunden wird, je mehr die Frau sich dabei hingibt.

Daran anschließend, werden im nächsten Aufsatz verschiedene Sinndeutungen von »Weiblichkeit« dargestellt, die dieser immer schon schillernde Ausdruck in den letzten Jahrzehnten erfahren hat. Dabei beziehe ich mich auf literarische und künstlerische Produktionen, die von *Frauen* geschaffen wurden und dabei auf eine überwältigende gesellschaftliche Resonanz gestoßen sind. Vorgestellt werden unter diesem Aspekt vier solcher Werke, nämlich *Shades of Grey*, ein sadomasochistischer Roman von E. L. James (2011–2012), *Feuchtgebiete* von Charlotte Roche (2013 [2008]), Louis Bourgeois' Spinnenskulptur *Maman* (2006) und als Beispiel künstlerischer Performanz *The Artist is Present* von Marina Abramović (2010) im Museum of Modern Art in New York. Dabei treffen wir auf ein thematisches Oszillieren zwischen verschiedenen Definitionen von Weiblichkeit, wie sie größer nicht sein können. Gerade aufgrund dieser Unbestimmtheit schließen sie sich aber auch nicht gegenseitig aus, sondern lassen sich wechselseitig abrufen. Für Frauen eröffnet sich auf diese Weise ein ebenso breites wie heterogenes Angebot von Identifikationsmöglichkeiten, die nebeneinander bestehen können und sich nicht mehr gegenseitig ausschließen. Unbestimmtheit von Weiblichkeit wird damit auch zu einer Entwicklungschance.

In der Homosexualität wird die Einheit umgekehrt gerade in der Begegnung mit dem Gleichen gesucht. Als Abweichung von der »normalen« Heterosexualität (Freud, 1910c) war Homosexualität in unserer Kultur bis vor kurzer Zeit noch streng diffamiert. Auch innerhalb der Psychoanalyse wurde die Homosexualität bis vor relativ kurzer Zeit – unabhängig von Freuds Überzeugung von der grundsätzlichen Bisexualität des Menschen – als pathologisch angesehen; psychoanalytisches Ziel war dementsprechend die Veränderung der sexuellen Neigung des Patienten hin zur Heterosexualität. Unter dem Druck der gesellschaftlichen Normalisierung der Homosexualität in den vergangenen Jahren musste auch die Psychoanalyse diese Haltung mittlerweile revidieren. In der vorliegenden Arbeit beschreibe ich, wie Heterosexualität heute wertneutral als Begegnung mit dem anderen Geschlecht als Gegenüber verstanden werden kann, Homosexualität dagegen als Begegnung mit dem Gleichen, und in dieser Identifizierung auch etwas von dem Entzücken wiederklingt, das Narziss empfand, als er sich im Wasser selbst erblickte. Bei der weiblichen Homosexualität steht für McDougall (1978) dagegen die Identifizierung mit dem Vater im Vordergrund, die verhindert, dass der Platz des Vaters später jemals von einem anderen Mann eingenommen wird. Andere Autorinnen gehen von einer weiblichen Homosexualität aus, die sich unmittelbar aus der Sexualisierung der frühen Mutter-Kind-Beziehung herleitet (Schaeffer, 2000). Was wir antreffen, ist in jedem Fall ein ungemein reiches sexuelles Potenzial, über das Menschen verfügen und über das sie in unterschiedlicher Weise verfügen können, im Dienste der Lust ebenso wie des Überlebens.

In der nächsten Arbeit geht es über »Geschlecht als eine Geschichte von Verletzungsverhältnissen und was es so schwer macht, auch innerhalb der Psychoanalyse darüber ins Gespräch zu kommen«. Darin fasse ich die Erfahrungen zusammen, die ich in den letzten 40 Jahren in diesem Bereich gemacht habe. Ich beschreibe dazu als Erstes, wie Psychoanalytikerinnen seit den 1970er Jahren und inspiriert durch die damalige Frauenbewegung Theorien zur weiblichen Identität entwickelt haben, die innerhalb der Psychoanalyse lange Zeit als Nebentext mitliefen, bis mit etwa 20 Jahren Verzögerung schließlich auch Psychoanalytiker begannen, das, was bisher problemlos als männliche Identität gegolten hatte, kritisch zu hinterfragen. Eng verbunden damit war eine Umkehr der Schuldzuweisungen für die dabei erlittenen Deprivationen, diesmal an das weibliche Geschlecht, das im Geschlechterdiskurs mittlerweile die Herrschaft errungen habe und nicht mehr bereit sei, diese wieder abzugeben (Dammasch et al., 2009, S. 7). Aber gleich, woher die Schuldzuweisung jeweils kommt und an wen sie sich richtet: Immer bleibt es dabei ein Sprechen *über* das andere Geschlecht anstatt *mit* ihm, obwohl es dabei ja um eine *Beziehung* geht, in der die Veränderung des einen Pols die Veränderung des anderen unweigerlich mit sich bringt, und vice versa. Die vorliegende Arbeit ist deshalb auch ein Appell, diesen Dialog innerhalb der Psychoanalyse wieder aufzunehmen und dabei das Verbindende in den Vordergrund zu stellen, das in der gemeinsamen Unterwerfung unter die Bedingungen der Conditio humana besteht.

Die Arbeit über »Aggression, Zerstörung und Wiedergutmachung in Urszenenfantasien« thematisiere ich die geschlechtsspezifisch unterschiedlichen Reaktionen des Kindes auf die Konfrontation mit der Urszene. Untersuchungsmaterial waren 46 Geschichten zu einem Bild des Thematischen Apperzeptionstests, das nach der Testanweisung nur für Jungen vorgesehen war und vor allem aggressive Fantasien stimulierte, wie sie auch in den kindlichen Reaktionen auf die fantasierte Urszene auftauchen (eine weiß gekleidete Figur operiert einen anderen Menschen, während eine weitere Person im Hintergrund dazu eine eher beobachtende Position einnimmt; im Vordergrund steht ein Junge, der nachdenklich vor sich hinschaut; an der Wand neben ihm lehnt ein großes Gewehr). Im Rahmen eines größeren Forschungsprojekts, das ich während meiner Zeit als Universitätsprofessorin an der Universität Frankfurt durchführte, haben wir insgesamt 46 Männer und Frauen aller Altersstufen gebeten, zu diesem TAT-Bild eine Geschichte zu erzählen. Bei der tiefenhermeneutischen Auswertung bezogen wir auch das Geschlecht von Interviewer/in und Proband/in die Auswertung mit ein. In der Arbeit berichte ich ausführlich über die Ergebnisse dieser Untersuchung und die geschlechtsspezifischen Unterschiede, die sich dabei ergeben haben.

Neben dem geschlechtsspezifisch unterschiedlichen Umgang mit Aggression ist es die körperliche Schönheit, die im Rahmen der Geschlechterbeziehung von jeher eine zentrale Rolle spielte. In der postmodernen Gesellschaft wird diese Gabe der Schönheit aber nicht mehr allein Gott oder der Natur überlassen. Sie obliegt vielmehr dem einzelnen Individuum, das für die Vervollkommnung seiner körperlichen Erscheinung selber Sorge tragen muss. Der Drang, die eigene Erscheinung dem Schönheitsideal anzugleichen, das tagtäglich in den Medien propagiert wird, verstärkt diese Tendenz. Zu den Mitteln, die dazu zur Verfügung stehen, gehören neben Kosmetika, Diätbüchern, Fitnessprogrammen und Anti-Aging-Angeboten heute auch schönheitschirurgische Maßnahmen, die unter die Haut dringen. In dem Aufsatz »Das Versprechen der Schönheit. Zur Psychodynamik ästhetischer Körperinszenierungen« versuche ich, einige bewusste und unbewusste Motive herauszuarbeiten, die Frauen und Männer dazu veranlassen können, sich zur Vervollkommnung ihrer körperlichen Erscheinung einer schönheitschirurgischen Operation zu unterziehen.

Der letzte Aufsatz setzt sich mit Jean Cocteaus *La Belle et la Bête* (1946) und den Veränderungen der Männer- und Frauenbilder im Kino auseinander, wie sie von Andreas Hamburger und seinen weiblichen und männlichen Mitautoren in dem 2015 erschienen Sammelband beschrieben werden. Ich füge dem aus weiblicher Sicht eine Alternative hinzu, in der es vor allem um die Anerkennung der Verletzlichkeit geht, die Männer und Frauen miteinander verbindet.

Mein Dank gilt allen, die mich im Laufe der letzten Jahrzehnte bei der Auseinandersetzung mit den genannten Themenbereichen unterstützt haben, den Studierenden der Universität Frankfurt, die mich mit ihren Fragen nach der Einstellung der Psychoanalyse zu Freuds Weiblichkeitstheorie motivierten, dazu auch selbst zu forschen, und die sich mit großem Interesse auch an der tiefenhermeneutischen Auswertung der dazu erhobenen Interviews beteiligten, und meinen wissenschaftlichen Mitarbeiterinnen und Mitarbeitern am Psychoanalytischen Institut der Universität Frankfurt, ohne deren intensive Mitwirkung die in diesem Band zitierten Forschungsergebnisse nicht zustande gekommen wären. Ich danke allen Patientinnen und Patienten, die mir während meiner langjährigen psychotherapeutischen Tätigkeit an der Psychiatrischen Klinik der Medizinischen Hochschule Hannover zu einem tieferen Verständnis ihrer psychischen Erkrankung verholfen haben, die auch in meine Veröffentlichungen zur Borderline-Störung mit eingingen. Mein großer Dank gilt meinen psychoanalytischen Kolleginnen und Kollegen, mit denen ich die in diesem Band vertretenen Ansichten zu klinischen Fragen und zu Genderthemen immer wieder diskutieren konnte, die mir dabei viele wichtige Anregungen gaben und die manches davon auch immer wieder kritisch hinterfragten. Mein herzlicher Dank gilt Herrn Prof. Hans-Jürgen Wirth für seine hartnäckige Ermunterung zur Herausgabe dieses Bandes und Frau Daria Bendel vom Psychosozial-Verlag für die unermüdliche Hilfe bei seiner Fertigstellung. Ein ganz besonderer Dank gilt meiner Sekretärin, Frau Gudrun Schwarze, die in mittlerweile mehr als 30 Jahren alle Arbeiten, die in einem solchen Professoren-Dasein anfallen, mit großer Kompetenz und Zuverlässigkeit erledigte und mir dabei immer mehr zu einer unentbehrlichen Begleiterin wurde. Mein tiefster Dank gilt aber meinem vor zwei Jahren verstorbenen Mann Dr. med. Wolfgang Gephart, mit dem ich in den 40 Jahren unseres Zusammenlebens mit den psychoanalytischen Themen, die in diesem Band versammelt sind, in einem ständigen Austausch stand, der mich ermutigte, weiterzumachen, wenn mir die Schwierigkeiten manchmal über den Kopf zu wachsen drohten, und der auch sonst einfach immer für mich da war. Ihm ist deshalb auch dieser Band gewidmet.

Hannover, Weihnachten 2019
Christa Rohde-Dachser

Literatur

Abramović, M. (2010). *The Artist is Present*. New York: MoMA.

Benedetti, G. (1983). *Todeslandschaften der Seele. Psychopathologie, Psychodynamik und Psychotherapie der Schizophrenie*. Göttingen: Verlag Med. Psychologie.

Bourgeois, L. (2006). *La famille*. Köln: Buchhandlung Walter König.

Cocteau, J. (1946). *La Belle et la Bête* [Film]. Frankreich.

Dammasch, F., Metzger, H.-G. & Teising, M. (Hrsg.). (2009). *Männliche Identität. Psychoanalytische Erkundungen*. Frankfurt/M.: Brandes & Apsel.

Fast, I. (1984). *Von der Einheit zur Differenz. Psychoanalyse der Geschlechtsidentität*. Berlin: Springer.

Fonagy, P. (2000). Dreams of borderline patients. In R. J. Perelberg (Hrsg.), *Dreaming and thinking* (S. 76–89). London: Institute of Psychoanalysis.

Freud, S. (1900a). *Die Traumdeutung. GW II/III*.

Freud, S. (1910c). Eine Kindheitserinnerung des Leonardo da Vinci. *GW VIII*, 127–211.

Freud, S. (1916–1917g [1915]). Trauer und Melancholie. *GW X*, 428–446.

Freud, S. (1931b). Über die weibliche Sexualität. *GW XIV*, 517–537.

Freud, S. (1933a). Die Weiblichkeit. In *Neue Folge der Vorlesungen zur Einführung in die Psychoanalyse. GW XV*, 119–145.

Glasser, M. (1998). On Violence. A Preliminary Communication. *Int. J. Psych-Anal., 79*, 887–902.

Hamburger, A. (Hrsg.). *Frauen- und Männerbilder im Kino. Genderkonstruktionen in* La Belle et la Bête *von Jean Cocteau*. Gießen: Psychosozial-Verlag.

James, E. L. (2011–2012). *Shades of Grey*. Roman-Trilogie. München: Goldmann.

Lacan, J. (1975 [1954/1955]). *Schriften II*. Olten, Freiburg/B.: Walter.

McDougall, J. (1978). *Plädoyer für eine gewisse Anomalität*. Frankfurt/M.: Suhrkamp.

Moser, U. & Zeppelin, I. von (2005). »borderline« im Traumalltag. In M. Leuzinger-Bohleber & I. von Zeppelin (Hrsg.), *Ulrich Moser. Psychische Mikrowelten. Neuere Aufsätze* (S. 61–85). Göttingen: V & R.

Plassmann, R. (2008). Inhaltsdeutung und Prozessdeutung. Über die Deutungstechnik bei schweren Symbolisierungsstörungen. In P. H. Geißler (Hrsg.), *Der Körper in Interaktion. Handeln als Erkenntnisquelle in der psychoanalytischen Therapie* (S. 105–128). Gießen: Psychosozial-Verlag.

Revers, W. J. (1958). *Der Thematische Apperzeptionstest (TAT). Handbuch zur Verwendung des TAT in der psychologischen Persönlichkeitsdiagnostik*. Bern: Huber.

Roche, C. (2013 [2008]). *Feuchtgebiete*. 26. Aufl. Berlin: Ullstein TB.

Schaeffer, J. (2000). Was will das Weib? Oder: Vom Skandal des Weiblichen. In S. Heenen-Wolff (Hrsg.), *Neues vom Weib: französische Beiträge* (S. 99–122). Göttingen: V & R.

A
Spuren des Verlorenen in Borderline- und anderen schweren Persönlichkeitsstörungen

1
Leben an der Grenze

»In den Himmel kommen, ohne zu sterben«

Inszenierungen des Unmöglichen als Selbsterhaltungsstrategie[1]

Ein hinduistischer Mythos

»In den Himmel kommen, ohne zu sterben« bezeichnet einen Wunsch, der unerfüllbar ist, auch wenn viele von uns ihn von Kindheit an mit sich herumtragen. Gerade deshalb scheint er mir aber in besonderer Weise geeignet, eine Arbeit einzuleiten, die sich mit Inszenierungen des Unmöglichen befasst, wie wir sie als Bestandteil der Abwehrstruktur schwerer Persönlichkeitsstörungen regelmäßig vorfinden. Der Wunsch »In den Himmel zu kommen, ohne zu sterben« ist hier allerdings keiner Krankengeschichte entnommen. Er entstammt vielmehr einem hinduistischen Mythos aus dem Bhagwat Puran – dem Hindu-Buch der Genesis. Wie alle religiösen Mythen, existiert er in verschiedenen Fassungen (Mani, 1975, S. 794f.). Ich zitiere ihn hier in der Anlehnung an Kapadia (1998), einen Psychoanalytiker aus Bombay, der ihn heranzog, um mit seiner Hilfe die spezifische Problematik von Borderline-Störungen zu erläutern.

Der Mythos handelt von einem König mit Namen Satyavrata (»der die Wahrheit als Gelübde hat«), der aber auch Trishanku heißt, was bedeutet, drei Sünden begangen zu haben. Trishanku hat – so der Mythos – die Braut eines Brahmanen, also eines heiligen Mannes, geraubt; er hat die Kühe seines Lehrers und Gurus gestohlen und geschlachtet. Da für einen Hindu der Lehrer ein geistiger Vater ist und die Kuh eine heilige Mutter, ist auch dies eine schwere Sünde. Und er war nicht bereit, ein Tischgebet zu sprechen, um Gott, dem Schöpfer, für seine Nahrung zu danken. Dieser Trishanku nun äußerte eines Tages gegenüber dem Guru

1 Erstmals abgedruckt in Rohde-Dachser, C. & Wellendorf, F. (Hrsg.). (2004). *Inszenierungen des Unmöglichen. Theorie und Therapie schwerer Persönlichkeitsstörungen* (S. 36–59). Stuttgart: Klett-Cotta.

Vashishta den Wunsch, in den Himmel zu kommen, ohne zu sterben, und obwohl Vashishta ihm widersprach und darauf hinwies, dass kein noch so gebildeter und weiser Mann die Macht habe, dies zu bewirken, bestand der König auf seinem Wunsch. »Nur ein Lügner kann so etwas versprechen«, antwortete ihm Vashishta, aber Trishanku glaubte ihm nicht, sondern hielt Vashishta für einen Lügner. Schließlich wandte sich der erzürnte König an einen anderen mächtigen Guru, Vishwamitra mit Namen, der gleichzeitig Vashishtas erbitterter Konkurrent war. Vishwamitra versprach dem König, seinen Wunsch zu erfüllen, und startete eine große Opferzeremonie, die mehr als zwölf Jahre dauerte; der Himmel aber blieb verschlossen. Vishwamitra wurde darüber immer zorniger, bis er – unfähig, seine Niederlage einzugestehen – schließlich ein neues Universum schuf, das dem alten ganz ähnlichsah, aber ausschließlich den Gesetzen Vishwamitras gehorchte. Die beiden Universen konnten aber nicht ungestört nebeneinander bestehen; das neue Universum kollidierte mit dem alten und es entstand ein großes Chaos. Trishanku wurde dabei zum Himmel emporgehoben. Dort aber residierten die Götter, die keinem lebenden Menschen den Eintritt gestatteten und ihn wieder zurück zur Erde warfen. Von dort schleuderte ihn Vishwamitra wieder hoch. Nachdem er so viele Male zwischen Himmel und Erde hin- und hergeschleudert worden war, wies ihm Indra, der Götterkönig, schließlich einen Platz an der Grenze zwischen Himmel und Erde zu. Trishanku wurde als Sternbild am Firmament aufgehängt, wo er heute noch sichtbar ist (ebd., S. 513f.). In unserer Sprache heißt dieses Sternbild das Kreuz des Südens.

Mythos und Borderline-Störung: strukturelle Gemeinsamkeiten

Vergleicht man – Kapadia folgend – diesen Mythos mit der Struktur von Borderline-Störungen, dann ergeben sich eine Reihe von Gemeinsamkeiten, von denen ich im Folgenden drei besonders hervorheben möchte:

- die Verleugnung der menschlichen Begrenztheit
- die Spaltung der Welt in zwei Universen, die miteinander im Widerspruch stehen
- das Gefangensein in einer endlosen Gegenwart

Verleugnung der menschlichen Begrenztheit

Gemeinsam haben beide zunächst die Verleugnung der menschlichen Begrenztheit. Trishanku verleugnet im Mythos nicht nur die menschliche Sterblichkeit. Er will auch Zugang zum Himmel haben, der für die Götter reserviert ist; Menschen, also auch Trishanku, haben dort keinen Platz. Trishanku zieht diese Unterscheidung aber nicht in Betracht. Ebenso werden in der Fantasiewelt von Borderline-Patienten Unterscheidungen eingeebnet, die für die Realität konstitutiv sind (Simon, 1988). Dazu gehört unter anderem der Geschlechts- und Generationsunterschied, der Unterschied zwischen Fantasie und Wirklichkeit, der Unterschied zwischen innerer und äußerer Realität und der zwischen Leben und Tod (dazu auch Rey, 1990 [1979]). Jede dieser Differenzen steht für eine Trennung, und jede dieser Trennungen ist endgültig und keinesfalls umkehrbar. Für Borderline-Patienten sind Trennungen aber eine so schmerzliche Erfahrung, dass sie unbewusst alles tun, um ihr zu entgehen, und dafür auch bereit sind, die Grundtatsachen des Lebens verleugnen, wie sie von Money-Kyrle (1971) beschrieben wurden. Er sieht sie in der Abhängigkeit von der Brust als einer Nahrungsquelle, die von außen kommt; in der sexuellen Vereinigung der Eltern als einer schöpferischen Beziehung, von der das Kind ausgeschlossen ist, und schließlich in der Unvermeidlichkeit des Todes als letzter und endgültiger Trennung. Borderline-Störungen lassen sich von daher auch als einen grundsätzlichen Protest gegen die Bedingungen der Conditio humana verstehen.

Im Mythos spiegelt sich dieser Protest in den drei Ursünden wider, die Trishanku begangen hat: Trishanku verweigert die Dankbarkeit für die Wohltaten, die er empfangen hat; er spricht kein Tischgebet, um Gott, dem Schöpfer, für seine Nahrung zu danken; er kann auch von der Mutterkuh, die er gestohlen hat, keine Milch annehmen, sondern muss sie, um sich von ihr zu nähren, schlachten; und er raubt die Braut eines heiligen Mannes und setzt damit symbolisch auch das väterliche Inzestverbot außer Kraft. Bei Borderline-Patienten entsprechen dem meist unbewusste Fantasien, die Mutter ganz für sich zu besitzen, so wie dies unter anderem Chasseguet-Smirgel (1988 [1986]) mit der Matrix des archaischen Ödipuskomplexes beschrieben hat. Der archaische Ödipuskomplex ist von dem Wunsch getragen, jederzeit in den Schoß der Mutter zurückkehren zu können und alles aus dem Weg zu räumen, was dieser Rückkehr im Wege steht. Blockiert wird sie von der Realität, zu der in der Fantasie des Kindes auch alles gehört, was den Leib der Mutter ausfüllt, vor allem der Penis des Vaters und die Babys in ihrem Bauch. Dieser Realität wird deshalb der Kampf angesagt. Eine verwandte Fantasie ist die, in die elterliche Urszene einzudringen, wann immer der Wunsch danach besteht, und diese umzuschreiben oder zu zerstören (Britton, 1998 [1989]; Rohde-Dachser, 2001). Damit wird letztlich auch die Unvermeidlichkeit des Todes negiert. Borderline-Patienten spielen oft ein Leben lang mit dem Tode, bis er sich irgendwann doch als stärker erweist. Unbewusst entspricht dem die Fantasie, wie bei Trishanku, dem Tod nicht unterworfen zu sein, sondern ewig zu leben.

Spaltung der Welt in zwei Universen, die miteinander im Widerspruch stehen

Um dieses Unmögliche in Szene zu setzen, bedarf es – ganz wie im Mythos – der Erschaffung eines zweiten, narzisstischen Universums, das ausschließlich nach den Wünschen seines Schöpfers strukturiert ist – eine grandiose Welt, mit einem grandiosen Selbst in Kontakt mit grandiosen Objekten. Das erste Universum steht unter der Herrschaft des Realitätsprinzips, im Mythos von Vashishta verkörpert, das zweite, narzisstische, ist das Produkt einer Omnipotenzfantasie, für die im Mythos der zweite Guru, Vishwamitra, steht. Damit diese beiden Welten nebeneinander bestehen können, bedarf es einer Realitätsverleugnung, wie sie Freud bereits in seiner Arbeit »Die Ichspaltung im Abwehrvorgang« (1940e, S. 60) beschrieben hat. Dort geht es um die sexuellen Triebansprüche des kleinen Jungen und seine Angst, dafür mit Kastration bestraft zu werden. Der Knabe – so Freud – antwortet auf diesen Konflikt mit zwei entgegengesetzten Reaktionen, die gleichermaßen gültig sind. Einerseits weist er mithilfe bestimmter Mechanismen die Realität ab und lässt sich nichts verbieten; andererseits anerkennt er im gleichen Atemzug die Gefahr der Realität und nimmt die Angst vor ihr als Leidenssymptom auf sich. Der Erfolg wird erreicht auf Kosten eines Einrisses im Ich, der sich von da an vergrößern und nie mehr heilen wird.

Was Freud hier für die Aufrechterhaltung von Triebwünschen beschreibt, gilt auch für die Aufrechterhaltung des Selbst und der inneren Objekte. Entscheidend ist in beiden Fällen, dass der Einriss im Ich notwendig auch die Denkvorgänge einbezieht, denn was de facto zusammengehört und von daher auch zusammen gedacht werden kann, muss hier gewaltsam voneinander separiert werden. Bion spricht deshalb auch von einem »Angriff auf Verbindungen« (Bion, 1990 [1959]) und meint damit Verbindungen des Denkens. Bei Borderline-Patienten kann dies kurzfristig bis zur Entwicklung einer wahnhaften Überzeugung führen, in denen die Realitätsprüfung suspendiert ist und das Herbeigewünschte für einen Moment lang zur Gewissheit wird (dazu Rohde-Dachser, 2000, S. 48ff.). Im Mythos deutet sich diese Konfusion unter anderem in der Frage an, wer der Lügner ist, Vashishta als Verkörperung des Realitätsprinzips oder aber Vishwamitra als Exponent des narzisstischen Universums. Nach der Logik des Sekundärprozesses kann nur einer von beiden Recht haben. Das Chaos, das durch den Zusammenprall der beiden Welten entsteht, lässt sich dementsprechend auch als ein Denkchaos interpretieren, das die Funktion hat, die grundsätzliche Unvereinbarkeit der beiden Welten im buchstäblichen Sinne undenkbar zu machen.

Im Mythos endet das Chaos, das der Zusammenstoß der beiden Welten erzeugt, mit der Verankerung König Trishankus an der Grenze zwischen Himmel und Erde als Sternbild am Firmament. Auch Borderline-Patienten leben an einer Grenze zwischen zwei Welten, einer realen und einer omnipotenten, die beide wechselnd aufgesucht werden können. Ein dauerndes Bleiberecht bieten aber beide nicht. Denn die wahnhafte Überzeugung von der eigenen Omnipotenz unter Verzicht auf jede Realitätsprüfung hieße Psychose; ebenso wäre aber auch die Akzeptanz der Realität mit allen Trennungen, die diese bereithält, angesichts der extremen Verwundbarkeit für Borderline-Patienten eine tödliche Bedrohung. »Psychotisch werden oder sterben«, nennt Green (2000 [1975], S. 185) diese Alternative.

Gefangensein in einer endlosen Gegenwart

Borderline-Patienten verharren von daher mit großer Hartnäckigkeit in einer Grenzposition, von der aus sie jederzeit den Rückzug in das narzisstische Universum antreten können, ohne dabei aber die Fähigkeit zur Realitätsprüfung aufzugeben (Kernberg, 1975, S. 60ff.; Rohde-Dachser, 1995, S. 54), so wie schon Freud dies für den Abwehrmechanismus der Ichspaltung beschrieben hat. Dort gibt es keine Gesetze, die von außen an das Individuum herangetragen werden, und von daher auch keinen Zeitbegriff, der eine Vorstellung von Anfang und Ende einschließt. Im narzisstischen Universum herrscht grundsätzlich Zeitlosigkeit. Das heißt, dass es dort keine Vergangenheit und keine Zukunft gibt, sondern nur ein Leben in endloser Gegenwart (Hartocollis, 1983, S. 95ff.; Rohde-Dachser, 1987). Gegenwart wiederum kann nur bestehen bleiben, wenn sich nichts am Status quo verändert, alles gleichbleibt und sich endlos wiederholt. Sogar die Position der Hoffnung oder des Wartens auf etwas, das kommen wird, erhält auf diese Weise Ewigkeitscharakter. Denn jede Änderung, und das heißt auch: jede Erfüllung einer Sehnsucht, würde die Gegenwartsillusion sprengen und damit auch der Angst vor einer Veränderung Tür und Tor öffnen, die in der Fantasie von Borderline-Patienten nur zur Katastrophe führen kann. Der von Trishanku geäußerte Wunsch, in den Himmel zu kommen, ohne zu sterben, lässt sich auch vor diesem Hintergrund verstehen. Denn es gibt keine eingreifendere Veränderung als den Tod, und Trishanku träumt deshalb auch davon, unter Umgehung des Todes in den Himmel zu kommen und dort weiterzuleben, als ob es den Tod nie gegeben hätte. Festhalten an der Gegenwart unter Ausblendung der Zukunft bedeutet immer auch Verleugnung von Trennung und Tod, die sehr oft synonym erlebt werden. Borderline-Patienten klammern sich deshalb an die Vorstellung einer endlosen Gegenwart, in der sie sich gleichzeitig gefangen fühlen, aber nicht in der Lage sind, ihr zu entkommen.

Die allumfassende Gegenwart verhindert gleichzeitig jede neue Erfahrung. Borderline-Patienten können deshalb auch nicht aus Erfahrungen lernen (Bion, 1990 [1962]). Stattdessen können sie sogar noch Zustände von Sinn- und Bedeutungslosigkeit im Sinne einer nie aufhörenden »allwissenden Verzweiflung« als eine Zuflucht erleben, die vor Veränderung schützt (Weiß, 2003). Dies erklärt auch die außergewöhnliche Behandlungsresistenz dieser Patienten. Borderline-Therapien gleichen oft über lange Zeit einer Anstrengung wie der von Sisyphos, der nie zum Ziel kommt, auch wenn er sich noch so sehr darum bemüht.

Borderline-Störung als Abwehrstrategie gegen katastrophische Ängste

Steiner spricht von paranoid-schizoiden ebenso wie von depressiven Ängsten (Klein, 1996 [1937], 1996 [1946]; Steiner, 1993), die für Borderline-Patienten ein so überwältigendes Ausmaß annehmen können, dass sie vor ihnen in dem narzisstischen Universum Zuflucht suchen, das ich beschrieben habe. Aber selbst die psychotischen Verfolgungsängste der paranoid-schizoiden Position sind schon das Ergebnis einer Spaltung und zeugen von der Anwesenheit eines – wenn auch verfolgenden – Objekts. Es gibt eine

Angst, die dem vorausgeht und einem passiven Erleben völliger Hilflosigkeit entspricht, ohne ein bewahrendes Objekt, das in der Lage wäre, diese Ängste aufzunehmen und den erlebten Zerfall aufzuhalten (Bick, 1990 [1968], S. 236f.). Sie ereignet sich lange vor der Etablierung des autobiografischen Gedächtnisses und kann deshalb zwar erlebt, aber nicht gedacht, geschweige denn benannt werden. Weil es in diesem frühen Entwicklungsstadium noch keine verlässliche Trennung von Ich und Nicht-Ich gibt, gibt es auch kein benennbares Subjekt für diese Erfahrung (Winnicott, 1974, S. 104). Es handelt sich um primitive Vernichtungsängste, wie sie unter anderem als endloses Fallen (ebd.) oder als endloser Sturz in den Raum (Bick, 1990 [1968]) erfahren werden. Bion (1970) spricht im gleichen Zusammenhang von »katastrophischen Ängsten«. Was klinisch davon sichtbar wird, ist dann immer bereits eine Ersatzbildung (Winnicott, 1974, S. 107), denn die zugrunde liegende Agonie ist unvorstellbar.

Ganz Ähnliches gilt für die Erfahrung existenzieller Leere. Um zu verstehen, was damit gemeint ist, empfiehlt Winnicott, nicht so sehr daran zu denken, was in der Vergangenheit an Traumata geschah, als vielmehr daran, was nicht geschah, wo eigentlich etwas hätte geschehen sollen (ebd., S. 106). Für einen Patienten ist es sehr viel leichter, sich an etwas zu erinnern, was ihm zugefügt wurde, als an etwas, das nicht geschah (ebd.). Leere ist sehr oft die letzte noch verbliebene, negative Spur des Nichtgeschehenen und der Objekte, die dabei der Auslöschung oder Verwerfung anheimfielen.

Hierher gehört auch Greens Vorstellung von einer negativen Halluzination, die von keiner Vorstellung begleitet ist, weil mit der ursprünglichen Katastrophe auch dem Objekt die Besetzung entzogen wurde, das mit ihr verbunden war (Green, 1999). Benedetti spricht ähnlich von Todeslandschaften oder »schwarzen Löchern« (Benedetti, 1983, S. 51), in deren Zentrum die Angst vor dem Nichts steht. Was uns in diesen Fällen klinisch entgegentritt, spiegelt dann nicht mehr die ursprüngliche Erfahrung des Kindes wider, sondern ist bereits das Ergebnis eines restitutiven Akts, mit dem dieses Loch überdeckt werden soll.

Borderline-Störung und Trauma

Vor diesem Hintergrund bekommen auch die überaus häufigen traumatischen Vorerfahrungen von Borderline-Patienten einen anderen Stellenwert. Traut man einschlägigen Statistiken, dann haben – je nach untersuchter

Patientenklientel – zwischen 20 und 75 Prozent der Borderline-Patienten in ihrer Kindheit physischen und/oder sexuellen Missbrauch erlebt (dazu Rohde-Dachser, 2000, S. 141ff.; Paris, 2000, S. 159; Dulz & Jensen, 2000, S. 168). Das hat dazu geführt, dass eine Reihe von Autoren die Borderline-Entwicklung mittlerweile als Folge solcher traumatischer Vorerfahrungen versteht. Dazu gehören unter anderem Herman (1994 [1992]) und van der Kolk (1999) ebenso wie in Deutschland Reddemann & Sachsse (1999, 2000). Paris, ein bekannter amerikanischer Psychotherapieforscher, hat darauf hingewiesen, dass dieser Schluss aber voreilig ist. Untersuchungen an der Gesamtbevölkerung haben nämlich ergeben, dass ein großer Teil der Bevölkerung in der Kindheit solchen traumatischen Erfahrungen ausgesetzt war, ohne später eine Borderline-Störung zu entwickeln (genauere Hinweise bei Paris, 2000, S. 160). Das heißt, dass traumatische Vorerfahrungen das Risiko einer Borderline-Entwicklung zwar beträchtlich erhöhen. Die Vorbedingungen dazu werden aber mit großer Wahrscheinlichkeit bereits in der frühen Mutter-Kind-Beziehung gelegt, und zwar nicht nur im Rahmen einer aktiven Traumatisierung, sondern vor allem durch das, was nicht geschah, aber hätte geschehen sollen, ohne dass es jemals beim Namen genannt wurde.

Dazu gehört nicht nur die grobe Vernachlässigung durch eine Mutter, die mit ihrer Mutterrolle weit überfordert war. Dazu gehören unter anderem Mütter, die glauben, dass es richtig ist, ihre Babys nachts durchschreien zu lassen, bis diese irgendwann erschöpft aufgeben, um sie am nächsten Morgen dann liebevoll aus dem Bett zu nehmen, so als wäre nichts geschehen. Was dem Baby in einer solchen Nacht widerfahren ist, steht in keinen Akten, so wie es dafür weder Kläger noch Richter gibt. Die absolute Verlassenheit, der es ausgesetzt war, ohne dass die Mutter darauf in irgendeiner Weise einging, führt aber im Lauf der Zeit zu einer inneren Verfassung, die Green (1999) in seiner Klinik des Negativen beschrieben hat: einer »weißen Angst« und einer »weißen Trauer«, die mit Leere einhergeht, als Übersetzung eines auf der narzisstischen Ebene erlittenen Verlusts.

Später erlittene Traumata, zu denen auch psychischer oder sexueller Missbrauch gehören, können dann die Funktion übernehmen, das früher entstandene Loch zu füllen. Denn im Gegensatz zu der vernichtenden Erfahrung von Leere sind sie benennbar und in ihren Grausamkeiten nachvollziehbar; es gibt keinen Zweifel, wer der Täter ist, und dem Opfer ist Mitleid gewiss. Dass das Trauma, so verheerend es auch gewesen sein mag, in der inneren Welt des Patienten mittlerweile eine Restitutionsfunktion übernommen hat, zeigt sich in der Analyse dann oft erst daran, dass der Patient seine traumatischen Erfahrungen immer wieder aufs Neue schildert, ohne irgendwelche Anstalten zu ihrer Bearbeitung zu machen. Die innere Leere, die damit unbewusst überdeckt werden soll, wird dann oft als Erstes in der Gegenübertragung des Analytikers erlebt.

Wie stark die Angst sein kann, hinter dem immerhin noch fassbaren Trauma könnten nur mehr Leere und Nichts existieren, wird im Traum eines Patienten deutlich, der von Benedetti (1983) geschildert wird. Nach den eigenen Schilderungen des Patienten war dies der katastrophalste Traum, den er jemals hatte. Er befand sich in diesem Traum auf der Suche nach einem »Todeskandidaten« und forschte in einer Pyramide nach ihm. Dabei erkannte er, dass diese Pyramide eine kleinere umschloss, die so etwas wie ihr Schatten war. Diese zweite Pyramide barg eine dritte in sich, und so ging es immer weiter. Der Patient wollte den inneren Kern der Pyramide aufspüren, aber am Ende sah er mit Schrecken, dass die Pyramiden – kleiner und kleiner werdend – sich schließlich in Nichts auflösten: Es gab keinen inneren Kern, er war einfach nicht vorhanden. Der Todeskandidat existierte nicht (ebd., S. 50f.). Der Patient war stattdessen mit dem Nichts konfrontiert.

Inszenierungen des Unmöglichen

Um dieses Nichts zu überdecken, benötigen Borderline-Patienten ihr narzisstisches Universum. Die Objekte, die dieses Universum bevölkern, sind allerdings nicht die der depressiven Position. Denn in der depressiven Position geht es um die Wiederherstellung der Objekte, deren aggressive Zerstörung Schuldgefühle und den Wunsch nach Wiedergutmachung hervorrufen (Britton, 2001 [1998], S. 47ff.). Dies ist eine wichtige Durchgangsstufe jeder menschlichen Entwicklung. In dem narzisstischen Universum, von dem hier die Rede ist, tritt an die Stelle der Wiedergutmachung die Erschaffung narzisstischer Objekte, die das Verlorene ersetzen sollen, und zwar in einem omnipotenten Raum, in dem sie ganz der Kontrolle ihres Schöpfers unterliegen und immer verfügbar sind. Auch hier treffen wir aber zumindest noch auf Spuren jener Leidenschaft (Green, 2000 [1975]), die einmal den verworfenen und ausgelöschten Objekten galt. Narzisstische Objekte werden auch aus diesem Grund mit aller Kraft verteidigt. *Es ist der Versuch der Wiederherstellung des Verlorenen im narzisstischen Raum, die ich als »Inszenierung des Unmöglichen« verstehe.*

Im Folgenden möchte ich zeigen, wie diese Inszenierungen des Unmöglichen aussehen, und einige Versionen davon vorstellen. Dazu gehören:

- die Idealisierung der Abwesenheit des Objekts
- die Erotisierung des Leidens
- die Konservierung des Objekts
- die Kontrolle des Objekts durch Gewalt
- die Besetzung der Hoffnung als Ersatz für das verlorene Objekt

Idealisierung der Abwesenheit

In dieser Konstellation wird das verlorene Objekt durch ein idealisiertes Objekt ersetzt, dessen wichtigste Eigenschaft darin besteht, abwesend zu sein. Auf das abwesende Objekt konzentriert sich dann alle Sehnsucht, während auf das anwesende Objekt die eigenen Inkorporationswünsche und der eigene Hass projiziert werden, das auf diese Weise extrem bedrohlich wird. Würde das abwesende Objekt jemals erreicht, würde diese Abwehrkonstellation zusammenbrechen und der Patient wäre dem anwesenden Objekt hilflos ausgeliefert. In der Psychoanalyse kleinianischer Tradition spricht man deshalb auch vom klaustrophobisch-agoraphobischen Dilemma, das für Borderline-Patienten kennzeichnend ist (Rey, 1990 [1979]; Steiner, 1993).

Ganz ähnlich sieht Green (2000 [1975], S. 185) den Hauptkonflikt bei Borderline-Störungen in dem Gegensatz »Trennungsangst vs. Angst vor Eindringen«. Die Aufspaltung der Objekte erfolgt dabei nicht nur wie sonst üblich nach »gut« und »böse«, sondern auch nach »Anwesenheit« und »Abwesenheit«. Das anwesende Objekt wird vom Patienten dabei auf eine Weise beherrschend präsent erlebt, dass er mit dem Beeinflussungsgefühl des Wahns reagiert; die Unerreichbarkeit des abwesenden Objekts führt umgekehrt zur Depression (ebd., S. 187). Weil das präsente Objekt niemals abwesend ist, kann es auch nicht gedacht werden. Es ist ein Eindringling, der permanent den persönlichen psychischen Raum durchdringt und eine dauernde Gegenbesetzung mobilisiert, mit der der Patient sich gegen diesen Einbruch wehrt, während die Ressourcen des Ichs sich zunehmend erschöpfen (ebd.). Würde das präsente Objekt den Platz aber räumen, wäre der psychische Raum völlig entvölkert. Der Konflikt führt hier deshalb zur vergöttlichenden Idealisierung eines guten, unerreichbaren Objekts. Dass diesem Objekt genau wegen dieser Unerreichbarkeit auch ein tiefes Ressentiment gilt, wird dabei aktiv verleugnet. Die Aggression wird stattdessen auf das ohnehin schon gehasste, schlechte (präsente) Objekt projiziert, das auf diese Weise zum diabolischen Verfolger wird. Das unbewusste Festhalten an dieser Situation wird ebenfalls verkannt (ebd., S. 188). Der Effekt ist eine Lähmung des Denkens, ein Gefühl der Leere im Kopf, eine Lücke in der geistigen Aktivität oder ganz allgemein Konzentrations- und Erinnerungsschwierigkeiten (ebd.).

Eine eindringliche Schilderung dieser Erfahrung finden wir in einem erst nach seinem Tod veröffentlichten Gedicht von Rilke, über den Britton (2001 [1998], S. 205) schreibt, er habe sich von seiner Mutter zutiefst unerkannt gefühlt und geglaubt, er sei für sie innerlich nie wirklich lebendig gewesen. Die Präkonzeption eines liebenden und verstehenden Objekts konnte für ihn deshalb nur in der Idee eines niemals anzutreffenden Objekts überdauern. Das anwesende Objekt war demgegenüber eines, in dem er zu verschwinden drohte, wann immer er es begehrte. Rilke hatte sehr wahrscheinlich keine Borderline-Störung, aber was es heißt, von der Anwesenheit eines begehrten Objekts überwältigt zu werden, wurde von ihm auf beeindruckende Weise in diesem Gedicht (ohne Titel, 1915; zit. n. Rilke 1956, S. 101f.) in Szene gesetzt. Ich zitiere daraus die ersten beiden Strophen:

> Ach wehe, meine Mutter reißt mich ein.
> Da hab' ich Stein auf Stein zu mir gelegt,
> und stand schon wie ein kleines Haus, um das sich groß der Tag bewegt,
> sogar allein.
> Nun kommt die Mutter, kommt und reißt mich ein.
>
> Sie reißt mich ein, indem sie kommt und schaut.
> Sie sieht es nicht, dass einer baut.
> Sie geht mir mitten durch die Wand von Stein.
> Ach wehe, meine Mutter reißt mich ein.

Eindrücklicher lässt sich der Einbruch des anwesenden Objekts in eine gerade im Aufbau begriffene innere Struktur kaum darstellen.

Erotisierung des Leidens

Die Abwesenheit des erhofften Objektes bedeutet umgekehrt sowohl Sehnsucht als auch – und dies vor allem – Leiden. Die Steigerung dieser Leidenserfahrung ins Grenzenlose hat auf der narzisstischen Ebene dann oft die Bedeutung, das Objekt dadurch herbeizuzwingen, wie in der von Kafka (1951 [1910–1923]) in seinen Tagebüchern beschriebenen Szene, in der Jesus einen solchen, vom Leid gezeichneten Menschen anblickt und sagt: »Dieser hat genug gelitten. Dieser kommt zu mir.«. Leiden kann dabei auch erotisiert werden, bis hin zur Ausbildung einer masochistischen Perversion (dazu auch Rohde-Dachser, 1986; auch in diesem Band). In diesem Fall erfährt der masochistische Triumph zusätzlich eine sexuelle Überhöhung. Wichtiger noch erscheint mir aber die narzisstische Glorifizierung, die sich dem Leiden beimischen kann. Ausmaß und Intensität des Leidens entsprechen dabei der Intensität des Verschmelzungswunsches, der dem erhofften Objekt gilt. Dieses Objekt bleibt unerreichbar, aber der (sehr oft selbstgewählte) Leidenszustand kann suggerieren, dass es zumindest nahe ist.

Es gibt einen tibetanischen Mythos, in dem ein Mensch dazu verurteilt ist, unentwegt nach seinem idealisierten Objekt zu suchen und dabei unendliche Schmerzen zu erleiden. Die Marter besteht darin, dass er das Objekt auf dem Gipfel eines Baumes erblickt und beginnt, hinaufzuklettern. In dem Moment kehren sich die spitzen Zweige des Baumes nach unten und dringen, während er klettert, in ihn ein. Als er schließlich unter großen Schmerzen auf dem Wipfel des Baumes anlangt, sieht er das Objekt unten am Fuß des Baumes stehen. Während er herunterklettert, richten sich die Zweige des Baumes nach oben und beginnen erneut, ihn zu zerfleischen.

Diese Geschichte wurde mir von einem Patienten mit einer schweren sadomasochistischen Perversion berichtet, den ich längere Zeit in Analyse hatte (ebd.). Das Bild, mit dem er seine Suche nach dem Objekt beschrieb, lässt sich mit einer solchen Diagnose aus meiner Sicht aber nicht hinreichend fassen. Es weist über jede Sexualisierung hinaus auf das unwiderstehliche Angezogensein durch ein Objekt hin, dem sich dieser Patient bei dem Versuch der Annäherung selbst zum Opfer bringt, in der Hoffnung, dass dieses Opfer eines Tages mit der ersehnten (Wieder-)Vereinigung belohnt werden wird.

Beispiele für eine solche Heroisierung des Leidens finden sich zahlreich auch in den religiösen Erzählungen unserer eigenen Kultur. Dazu gehört die Leidensgeschichte Christi, dazu gehören die Leiden der Märtyrer, dazu gehören die oft mit großer Lust ausgemalten Höllenstrafen. Ein Bild aus der Leidensgeschichte Jesu, das jeder von uns kennt, ist das Bild der Pietà, auf dem Maria ihren vom Kreuz abgenommenen, toten Sohn auf ihrem

Schoß hat, selbst vor Schmerz versteinert. Ein intensiveres Bild des Leidens lässt sich aus meiner Sicht kaum denken. Unbewusst suggeriert gerade dieses Bild aber auch den Eindruck, als sei Jesus, der sich bereits mit zwölf Jahren in der bekannten Tempelszene von seiner Mutter losgesagt hatte, im Tod wieder zu ihr zurückgekehrt; wir sehen ihn als Leichnam wieder auf ihrem Schoß, dort, wo er vor langer Zeit schon einmal als Jesuskind gesessen hatte. Das Bild der Pietà drückt mit der in ihm konzentrierten Leiderfahrung eine so innige Vereinigung von Mutter und Sohn aus, wie dies vermutlich nicht einmal für das Bild der Madonna mit Kind gilt – ein im Leiden vereintes grandioses Paar. Der Vater als ödipaler Dritter ist dabei ausgeklammert; er hat hier keinen Zugang. Später wird Jesus wieder von den Toten auferstehen, in den Himmel auffahren und seine Mutter dorthin nachholen. Leiden wird auf diese Weise zur Vorstufe der himmlischen Hochzeit.

Borderline-Patienten sind bei der Erschaffung ihrer grandiosen Objekte auf Vorbilder angewiesen, und die christliche Religion stellt ihnen dafür – ganz unabhängig von ihrer bewussten religiösen Einstellung – ein umfangreiches Reservoir bereit. Sehr oft findet nach meinen Erfahrungen dabei vorbewusst eine Identifikation mit Christus statt, als Sohn des himmlischen Vaters, als Christkind, aber auch als jemand, der das Leiden der Welt auf sich genommen hat, um sie zu erlösen, so wie es die Identifikation mit Maria gibt, unter anderem auch im Bild der Pietà, als einer Station auf dem Weg zur phantasmatischen Vereinigung mit dem erhofften (göttlichen) Objekt.

Konservierung des Objekts

Die frühkindliche Enttäuschung am Objekt kann so massiv verlaufen sein, dass seine Repräsentanz sofort vor der riesigen Enttäuschungsaggression abgeschirmt werden muss, um es nicht völlig zu zerstören. Eine mögliche Reaktion ist dann das Einfrieren des Objekts in einen Zustand weder tot noch lebendig (Giovacchini, 1967). Es ist kein Zufall, dass wir in den Schilderungen von Borderline-Patienten immer wieder auf Objekte treffen, die weder wirklich lebendig noch wirklich tot sind, sondern wie Trishanku zwischen diesen beiden Zuständen in der Schwebe gehalten werden.

Eine Borderline-Patientin brachte mir dazu in ihrem Initialtraum das Bild einer verschneiten Landschaft mit, unter deren Schnee alles erstarrt und unbeweglich geworden war. Menschen kamen in dem Traum nicht vor; vielleicht waren sie aber auch einfach nur unter dem Schnee begraben. »Wie in einem Märchen, wo alles auf Erlösung wartet«, sagte diese Patientin zu dem Traum. »Aber was ist, wenn niemand kommt?« In diesem Traum wird der Erlöser (hier in der Gestalt des Analytikers) noch von außen erhofft. Im narzisstischen Universum hat das Subjekt auch die Erlösung unter seine Regie gebracht.

Green (1983) hat diese Konservierung des Objekts in seiner berühmten Arbeit über »Die tote Mutter« auf eindrucksvolle Weise beschrieben. Die reale Mutter ist hier nicht wirklich tot, aber aufgrund ihrer Depression innerlich abwesend. Das Kind introjiziert diese Imago einer abwesenden Mutter und spaltet sie gleichzeitig ab. Dabei verwandelt sich diese in eine ferne, starre, gleichsam unbeseelte Figur (ebd., S. 205), die weder betrauert noch begraben werden kann. An ihrer Stelle entsteht eine innere Leere – in den Worten Greens eine »weiße Depression« (ebd., S. 209), die in der Anwesenheit des Objekts geschieht und die Folge eines narzisstischen Verlustes ist. Hauptabwehrmechanismus ist dabei der Besetzungsabzug vom mütterlichen Objekt – ein psychischer Mord, der ohne Hass erfolgt (ebd., S. 215). Später kann sich eine – in Greens Worten – »schwarze« Depression über die so entstandene leere Stelle legen, die im Gegensatz zur weißen Depression durchaus mit Hass verbunden sein kann. Dieser Hass ist dann aber bereits ein sekundäres Phänomen, das die Spur verwischen soll, die noch von diesem »stillen Töten« (Igra, 1992) kündet. Die Interpretation dieses (sekundären) Hasses allein wird deshalb auch niemals dorthin vorstoßen, wo der Patient auch seine Liebe gelassen hat, nämlich dem Grab der toten Mutter. Der Patient verbringt dann sein Leben damit, diese Tote zu versorgen, gerade als sei einzig und allein nur er dafür zuständig. »Als Grabwächter und einziger Besitzer des Schlüssels zur Gruft erfüllt er seine Pflegeelternfunktion im Geheimen. Er hält die tote Mutter gefangen, die auf diese Weise ganz sein eigen bleibt« (Green, 1983, S. 230). Würde diese Mutter wieder zum Leben erweckt, würde er sie demgegenüber ein zweites Mal verlieren. Denn »sie würde ihn im Stich lassen und sich anderen Objekten zuwenden« (ebd.). Der Patient wählt deshalb lieber die Einsamkeit, als die Mutter aus ihrem Grab zu entlassen. Gleichzeitig werden damit aber auch Vergänglichkeit und Tod verleugnet. Stattdessen erstarrt die Zeit zu einer unaufhörlichen Gegenwart. Und doch kommt es – in den Worten Greens – manchmal ganz unerwartet zu einem Frieren mitten in der Hitze, zu einem Todesschauer, der daran gemahnt, dass es sich dabei um eine Friedhofsszene handelt (ebd., S. 222).

Nicolas Abraham und Maria Torok (2001 [1987]) sprechen im gleichen Zusammenhang von einer inneren Krypta, die getrennt vom Rest der Psyche ihr Dasein im Geheimen fristet. In ihr wird der erlittene Verlust eines narzisstisch unersetzlichen Objekts mit der Fantasie überdeckt, das Objekt nicht verloren, sondern einverleibt und damit gleichzeitig auf magische Weise in Besitz genommen zu haben.

> »Alle Worte, die nicht gesagt werden konnten, alle Szenen, die nicht erinnert werden konnten, alle Tränen, die nicht vergossen werden konnten, werden mit dem Trauma, das die Ursache des Verlustes ist, zusammen verschluckt. Verschluckt und *konserviert.* Die unsagbare Trauer errichtet im Inneren des Subjekts eine *geheime Gruft*« (ebd., S. 551; Herv. i. O.),

in der das verlorene Objekt am Leben gehalten und Zentrum einer ganzen unbewussten Fantasiewelt wird, die im Verborgenen ihr Leben führt.

Wie diese narzisstische Vereinnahmung vor sich geht, wird mit großer Überzeugungskraft in Béla Bartoks Oper *Herzog Blaubarts Burg* (Text von Béla Balázs, 1963 [1948/49 (1921)]) in Szene gesetzt. Ich möchte bei der dafür relevanten Textstelle der Oper deshalb hier noch ein wenig verweilen. In der kurzen Oper, einem Einakter, wird dargestellt, wie Judith Eltern und Verlobten verlässt und mit Herzog Blaubart auf dessen düstere Burg zieht, um diese mit ihrer Liebe zu erleuchten. Als beide dort ankommen, sieht Judith, dass es in der Burg sieben verschlossene Türen gibt, die Blaubart auf ihre Bitten hin der Reihe nach öffnet und ihr auf diese Weise Einblick in seine innere Welt des Schreckens gewährt: Sichtbar wird zunächst eine Folterkammer, dann eine Waffenkammer, dann eine Schmuckkammer, dann ein Blumengarten, dessen Blumen mit Blut befleckt sind, und hinter der fünften Tür das weite Land, in dem Blaubart herrscht und das er jetzt Judith zu Füßen legt. Die Burg wird während dieser Szenen immer heller. Blaubart wendet sich Judith zu und möchte, dass sie ihn endlich umarmt. Sie aber drängt weiter, ihr auch noch die letzten beiden Türen zu öffnen, auch wenn Blaubart sie davor warnt. Sie will, wagt sie, die ganze Wahrheit wissen. Schließlich schließt ihr Blaubart die vorletzte Tür auf, hinter der ein stiller See liegt. »Ein Tränensee«, erklärt er ihr auf Nachfrage. Die Burg beginnt sich dabei wieder zu verfinstern. Judith aber besteht auf der Öffnung der siebten Tür, offenbar in dem Glauben, dort die angeblich von Blaubart ermordeten Frauen zu finden. Blaubart gibt ihr nach längerem Weigern auch den Schlüssel zur siebten Tür, sie öffnet sie, und hervortreten seine drei früheren Frauen.

In der Textanweisung heißt es dazu: Drei an der Zahl, mit Kronen, Mantel und Schätzen beladen, in Glorie. Bleichen Gesichts, stolzen, langsamen Schrittes kommt eine hinter der anderen, und sie bleiben gegenüber Blaubart stehen.[2] »Sie leben, leben, alle leben!«, ruft Judith überrascht aus, während Blaubart sich vor ihnen auf die Knie nieder lässt und sie lobpreist: »Herrlich, herrlich, schönheitsstrahlend, unvergessen, leben alle ... Ihrer ist hier alles, alles.« Dann erfährt Judith von ihm, wie er die Frauen fand: die erste am Morgen, der nun aller Morgen gehört, zusammen mit »seinem kühlen Rosenmantel«r; die zweite »goldentflammt im Mittagsschweigen«, jetzt Königin des Mittags mit »seinem schweren Feuermantel«, und dann die dritte, »mühsalmatt im Abendfrieden«, der nun aller Abend gehört, mit »seinem dunklen Leidensmantel«. Danach schauen sich beide lange in die Augen.

Blaubart: Nachts fand ich die Vierte endlich.
Judith: Herzog Blaubart, warte, warte!
Blaubart: Unter nächtlich klaren Sternen.
Judith: Schweige, schweige, noch bin ich hier!
Blaubart: Ach wie glänzte weiß dein Antlitz,
Ach, wie flog dein Haar im Nachtwind: Alle Nacht ist dir zu eigen.

(Er holt Krone, Mantel und Geschmeide aus der Schmuckkammer und hängt ihr den Mantel um die Schulter.)

Blaubart: Dein samtner Sternenmantel.
Judith: Herzog Blaubart, laß ihn, laß ihn!
Blaubart: Eine Diamantenkrone.
Judith: Nimm es, Herzog Blaubart, nimm es!
Blaubart: Dein ist mein herrlichstes Kleinod.
Judith: Nimm es, Herzog Blaubart, nimm es!
Blaubart: Herrlich, herrlich, schönheitsstrahlend, die allerschönste!

(Sie schauen sich lange in die Augen. – Judith, unter dem Mantel fast zusammenbrechend, ihr diamantengekröntes Haupt gesenkt, geht längs des silbernen Lichtstreifens den andern Frauen nach durch die siebente Tür, die sich hinter ihnen schließt.)

Blaubart: Nacht bleibt es nun ewig, ewig, ewig.

(Es wird wieder völlige Finsternis, in welcher Blaubart verschwindet.)

2 Zitiert, wie alle weiteren Stellen, nach der Beilage zur Langspielplatte der Oper *Herzog Blaubarts Burg* von Béla Bartok (Universal Edition, Wien, 1948/49); hier Seite 10.

Die Verwandlung Judiths von einer lebendigen Gestalt, die als liebende Braut in Blaubarts Schrecken erregende (hier durch die Burg symbolisierte) Innenwelt eindringt, um diese mit ihrer Liebe zu erleuchten, zu einem konservierten inneren Objekt geschieht in dieser Textpassage fast unmerklich. Judith weigert sich zunächst, den ihr zugedachten Sternenmantel anzunehmen und versucht, ihn aufzuhalten »Warte, warte«, »lass es, lass es«, »noch bin ich hier«. Als er ihr aber, davon völlig unbeirrt, schließlich die Diamantenkrone aufsetzt, wirkt sie plötzlich einverstanden. »Nimm es, nimm es!«, fordert sie ihn auf und wird damit wie durch eine geheime Macht als Letzte und Schönste unter die Frauen eingereiht, die Blaubart in seiner Krypta aufbewahrt. Als lebendiges Gegenüber ist sie verschwunden.

Psychoanalytisch lässt sich diese Sequenz auch als Wiederholung eines scheinbar längst vergangenen Traumas verstehen, an das nur noch der Tränensee hinter der vorletzten Tür erinnert, jetzt ein stiller See, also nicht mehr in Aufruhr. Geflossen sind diese Tränen am Morgen des Lebens um eine Mutter »im kühlen Morgenmantel«, die die Liebe ihres Sohnes ähnlich »kühl« zurückgewiesen hat, wie Judith in dieser Szene dies gegenüber Blaubart tut. Und Blaubart reagiert darauf, wie er dies schon einmal mit seiner Mutter getan hat, um diesen Schmerz zu überleben: Er löscht sie als Gegenüber aus und errichtet sie stattdessen als narzisstisches Objekt in seiner inneren Krypta, wo sie ihn nie mehr verlassen kann. Denn als Produkt der eigenen Omnipotenz ist die Mutter endgültig da (Wellendorf, 2003).

Kontrolle des Objekts durch Gewalt

Nicht zuletzt ist es Gewalt, die in dem narzisstischen Universum des Borderline-Patienten dem Festhalten oder der Wiederherstellung des Objekts dient (Rosenfeld, 1990 [1971], S. 300). Die Gewalt kann sich dabei sowohl gegen äußere Objekte als auch gegen das Selbst richten (Perelberg, 1999). Gewalt kommt immer dann zum Einsatz, wenn es nicht gelungen ist, die erfahrenen Affekte auf eine psychische Ebene zu heben, sie also – in den Worten Fonagys (2000) – zu mentalisieren, sondern nach dem Denkmuster der frühen Kindheit weiter wie ein Ding zu behandeln, das sowohl der inneren als auch der Außenwelt angehört (Fonagy nennt dies den »Modus psychischer Äquivalenz«). Der andere, dem der störende Affekt zugeschrieben wird, oder auch der eigene Körper als Träger des Affekts werden dann gewaltsam angegriffen bis hin zur Vernichtung, um mit ihnen auch den Affekt auszuradieren, der das Gleichgewicht des narzisstischen Universums bedroht. Gewalt kommt vor allem dann zum Tragen, wenn die Sehnsucht nach Verschmelzung mit der idealisierten Mutterimago überhandzunehmen droht, und mit ihr auch die existenzielle Angst, von diesem Objekt eingesaugt und vernichtet zu werden. Das Objekt der Sehnsucht wird dann durch die Projektion der eigenen Verschlingungswünsche zu einem gefährlichen, lebensbedrohlichen Objekt, das vernichtet werden muss, bevor es selbst sein Vernichtungswerk in Gang setzen kann. Die Gewalt ist dann ein Notwehrakt, der dem eigenen Überleben dient (Glasser, 1998). Die Gefahr geht in der Vorstellung des Patienten dabei immer vom Objekt aus. Der Einsatz von Gewalt wird dadurch gerechtfertigt. Dies gilt auch noch für den suizidalen Akt, in dem die Gewalt sich auf den eigenen Körper richtet. Im suizidalen Akt wird der eigene Körper mit dem gefürchteten und gehassten Objekt identifiziert. Der Suizidversuch ist dann gleichzeitig ein Versuch, mit dem eigenen Körper auch das zerstörerische Objekt auszulöschen, das der ersehnten Verschmelzung mit der idealisierten Mutterimago im Wege steht. Damit verbunden ist das psychosenahe Phantasma, dass das Selbst die Auslöschung des Körpers überlebt und nun am Ziel seiner Wünsche ist (Bateman, 1999) – eine Realisierung des Unmöglichen im Tode.

Innerhalb des narzisstischen Universums richtet sich Gewalt sowohl gegen Versuche der in das narzisstische Universum eingemeindeten Objekte, aus diesem Gefängnis auszubrechen, als auch gegen Subjekte, die von außen in das narzisstische Universum einzubrechen drohen und damit die Omnipotenz des Patienten infrage stellen könnten. Manche Gewaltakte können überhaupt erst nachvollzogen werden, wenn man sie von der Logik des narzisstischen Universums aus betrachtet, nach der nichts bestehen bleiben darf, was dem Phantasma der Omnipotenz widerspricht. Dies gilt insbesondere, wenn die omnipotenten destruktiven Teile des Selbst idealisiert sind (Rosenfeld, 1990 [1971], S. 308). Die Destruktivität richtet sich dann gegen jedes Objekt, das als getrennt vom Selbst wahrgenommen wird und damit die Einmaligkeit des narzisstischen Objekts infrage stellt. »Der Patient fühlt sich [insbesondere] gedemütigt und besiegt durch die Entdeckung, dass es das äußere Objekt ist, welches in Wirklichkeit die wertvollen Eigenschaften besitzt, die er seinen eigenen schöpferischen Kräften zugeschrieben hatte« (ebd.). Er erlebt sich dadurch als beraubt und reagiert mit überwältigenden Neidgefühlen, wie sie schon von Kernberg (1975) als wichtigstes Kennzeichen des pathologischen Narzissmus beschrieben wurden. Das Kind im Patienten weiß, dass es von seinen Eltern geboren wurde und von ihnen abhängig ist. Der narzisstische Patient glaubt, dass er sich selbst das Leben gegeben hat und dass er fähig ist, sich selbst zu ernähren (Rosenfeld, 1990 [1971]). Die Konfrontation mit der Realität stellt dieses Phantasma infrage. In der Analyse kann dies dazu führen, dass der Patient jede gewonnene Einsicht sofort wieder zerstört, weil er sonst anerkennen müsste, dass der Analytiker etwas Wertvolles besitzt, was der Patient ihm zutiefst neidet. Manche Patienten werden in diesem Zusammenhang auch suizidal (ebd., S. 309). Die suizidale Gewalt richtet sich dann gegen das kindliche Selbst im Patienten, das nach Beziehung sucht und deshalb im Suizid zerstört werden muss, um das Phantasma der eigenen Omnipotenz unzerstört zu erhalten (ebd.).

Hoffnung als Ersatz für das verlorene Objekt

Potamianou, eine griechische Psychoanalytikerin und Lehranalytikerin der Pariser Psychoanalytischen Gesellschaft, hat 1997 ein Buch veröffentlicht, das den Titel *Hope. A Shield in the Economy of Borderline States*. Hoffnung ist hier allerdings kein positives Lebensgefühl, mit dem es möglich wird, auch schwierige Lebenssituationen einigermaßen gelassen zu überstehen, sondern im Gegenteil die Vorbedingung, um am Leiden festzuhalten und jedwede Veränderung abzuwehren. Sie ist Ersatz für ein realiter längst verlorenes Objekt. Dieses Objekt wird aber weder betrauert noch sein Wiedererscheinen irgendwann in der Zukunft erhofft. Stattdessen kommt es zu einer Besetzung der Hoffnung an sich, die keinem Objekt mehr gilt und von daher auch keine Inhalte mehr hat. Borderline-Patienten halten aber gerade deshalb oft eisern an ihr fest, weil sie der letzte Besitz ist, der das Selbst noch zusammenhält (ebd., S. 86ff.). Warten und Hoffen auf etwas, das kommen wird, auch wenn das Erhoffte keine konkrete Form besitzt und Warten Ewigkeitscharakter hat, besitzt dann die Funktion einer elementaren Überlebensstrategie. Potamianou zitiert dazu eine ihrer Patientinnen (Catherine):

> »Für eine lange Zeit habe ich meine Erwartungen vor ihnen verborgen. Ich habe immer in Hoffnung gelebt. Auf was habe ich gehofft? Ich kann Ihnen das nicht sagen, weil es die Hoffnung selbst ist, die für mich jetzt zählt. Als ich klein war, pflegte ich meine Augen zu schließen und zu mir zu sagen: ›Warte nur und es wird kommen.‹ […] Ich war voll mit meinen Hoffnun-

gen. Später hoffte ich immer noch, dass die Dinge sich selber sortieren würden […]. Ich hatte immer Hoffnung in mir.

Nun ist nichts übriggeblieben, aber ich hoffe immer noch. Ist es, weil ich Ihnen traue? Ich erwartete sicher eine Vielzahl von Dingen von dieser Analyse. In Wirklichkeit werden die Dinge nur schlechter […]. Aber ich hoffe weiter […]. Dieses Gefühl von Hoffnung ist da, ganz tief in mir vergraben. Können Sie all das verstehen? Für mich liegt daran mein Wohlergehen. Etwas, was nicht geteilt werden kann.

Wenn ich die Dinge geschehen lasse, habe ich nichts verloren. Wenn ich selbst etwas tue, würde ich auch meine Hoffnung verlieren. Lassen Sie mich bewegungslos bleiben. Es in mir selber nähren […]. Ich liebe meine Hoffnung. Ich werde sie für nichts eintauschen […]. In meinem Leiden kann ich immer noch hoffen« (ebd., S. 16f.).

In der Rede dieser Patientin wird deutlich, welch elementare Bedeutung Hoffnung in ihrem Leben hat. Es ist eine im Sinne von Weiß (2003) »statische Hoffnung«, die sorgfältig vor anderen verborgen werden muss, weil sie jederzeit zerplatzen könnte, würde sie mit der Realität in Berührung kommen, und trotzdem oder gerade deshalb unbeirrt festgehalten wird – als eine letzte unkündbare Verheißung.

Moser und von Zeppelin (2004) haben diesen Ansatz aufgenommen und den Begriff der »Affektkonserve« geprägt; bei der anstelle des Objekts der Affekt selbst besetzt und zum Kompagnon genommen wird. Es sind vor allem drei Affekte, die sich nach Auffassung dieser Autoren mit Hoffnung paaren können, ohne dass der dahinterstehende Wunsch zum Vorschein kommt, nämlich *Neid, Groll* und *Scham*. Für den Neid gilt, dass er sich auf ein Objekt richtet, dem eine bessere Fähigkeit zur Erreichung des Ziels »Wunscherfüllung« zugeschrieben wird, als man selbst sie besitzt. »Die Wolke ›Hoffnung‹ vernebelt [dann] das unangenehme Erleben des Neides« (ebd., S. 1105). Die Aktualisierung des Neidaffekts würde diese Konserve aufbrechen und zu einem mehr oder minder gewaltsamen Ausagieren des Neidaffekts führen. Ebenso bezeichnet Groll die Umwandlung des ursprünglichen Rachewunsches in eine inaktive Konserve. »Groll bleibt und kann immer in sich getragen werden. Auch beim Groll taucht die ›Wolke Hoffnung‹ auf. Eines Tages gibt es doch so etwas wie Vergeltung und Rache« (ebd., S. 1106), ohne dass die ursprüngliche Kränkung, die den Rachewunsch ausgelöst hat, dabei noch miterinnert wird. Scham als Affekt ist in der interaktiven Situation von der Angst begleitet, sich zu blamieren. Es gibt aber Scham auch als verinnerlichte Konserve im Sinne einer nicht mentalisierten Scham, die ständig und fortschreitend am Selbstgefühl nagt (ebd.). Hoffnung verhindert dann das Bewusstwerden der Destruktivität dieses Zustandes und signalisiert stattdessen eine Veränderung zum Besseren in einer undefinierten Zukunft.

Solche Affektkonserven gibt es selbstverständlich nicht nur bei Borderline-Patienten. Für die Borderline-Störung ist aber typisch, dass sie als Spannungszustände erhalten bleiben. Der konservierte Affekt

> »ist diffus und zeitlich (wie die Hoffnung) von einer realen Situation, von einer konkret realen Objektbeziehung abgehoben. Er ist nicht mentalisiert und deshalb nicht als spezifisches Gefühl, das man in einer spezifischen Situation hat, erlebbar. Die zugehörige Phantasie wird nicht entwickelt. Das ermöglicht aber auch, die Spannung von Zeit zu Zeit irreal an bestimmte Vorkommnisse mit irgendwelchen Objekten zu knüpfen. Kommt es zu einer Reaktivierung des Affekts in einer Beziehung, dann wandelt er sich in einen chaotischen Zustand. Dieser wiederum löst destruktive Impulse aus mit dem Ziel, den bedrohlichen chaotischen Affekt zu beseitigen« (ebd.).

Man darf vermuten, dass die hier beschriebene Neigung, den konservierten Affekt von Zeit zu Zeit eher beliebig einem Vorkommnis oder Objekt anzuheften, auch dazu dienen kann, bestimmten traumatischen Ereignissen in der Biografie von Borderline-Patienten in diesem Sinne eine nachträgliche Bedeutung zu verleihen. Tatsächlich handelt es sich dabei aber um eine falsche Verknüpfung, mit der verschleiert wird, dass es in Wirklichkeit um die Aufrechterhaltung und Bestätigung einer Affektkonserve geht.

Schlussbemerkung

Ich habe versucht, in dieser Arbeit die innere Welt von Borderline-Patienten unter einem ganz spezifischen Aspekt darzustellen, nämlich dem eines narzisstischen inneren Universums, und die narzisstischen Objekte nachzuzeichnen, die dieses Universum bevölkern und mit den Objekten der depressiven Position nichts gemeinsam haben. Sie sind vielmehr erschaffen worden, um das »schwarze Loch« (Benedetti, 1983) zu überdecken, das das verlorene oder verworfene ursprüngliche Objekt hinterlassen hat, und müssen aus diesem Grunde hartnäckig festgehalten werden.

Nicht gesprochen habe ich von dem Platz des Analytikers, den dieser in diesem narzisstischen Universum zugewiesen bekommt, wenn der Patient ihm überhaupt erlaubt, es zu betreten. Man darf vermuten, dass der Patient seinen Analytiker vor allem dazu benutzen wird, unerträgliche Anteile des eigenen Selbst auf ihn zu projizieren und sie dort solange zu bekämpfen, bis er sich irgendwann in der Lage fühlen wird, sie in veränderter Form wieder als sein Eigenes zurückzunehmen. Bis dies geschehen kann, muss der Analytiker diese Selbstanteile bei sich bewahren und ihnen auf diese Weise gleichzeitig etwas von dem Schrecken nehmen, der den Patienten dazu getrieben hat, sie im Gegenüber zu deponieren. Der Analytiker wird auf diese Weise oft für lange Zeit zu einer narzisstischen Erweiterung des Selbst des Patienten. Das bedeutet, dass er früher oder später auch das in sich erleben wird, was der Patient in ihm deponiert hat: Hass, Verzweiflung und – dies vor allem – die zutiefst gefürchtete Erfahrung der Leere und des Nichts. Das heißt aber auch, dass der Analytiker zunächst die Angst vor dieser Erfahrung in sich selber überwunden haben muss, bevor der Patient ihm darin folgen kann.

Bion (1992 [1963]) hebt hervor, wie wichtig es ist, sich als Analytiker auch mit der Möglichkeit von katastrophischen Desintegrations- und Sinnlosigkeitsgefühlen auseinanderzusetzen. Spillius (1990 [1988], S. 198) fügt dem hinzu, dass die Unfähigkeit des Analytikers, die Zersplitterung und das drohende Gefühl der Sinnlosigkeit der paranoid-schizoiden Position in sich zu ertragen, sehr leicht dazu führen kann, vorzeitig auf Integration zu drängen oder sich an einen bestimmten Zustand festzuklammern, in dem es einmal Integration und Sinn gab, der aber jetzt der Vergangenheit angehört. Der innere Zustand von Leere und Sinnlosigkeit und die katastrophischen Angstgefühle können dann aber auch nicht in Sprache übersetzt werden, sondern bleiben weiterhin namenlos.

Britton (2001 [1998], S. 211) nimmt in diesem Zusammenhang auf Rilke Bezug, der sich dieser Erfahrung in extremer Weise ausgesetzt sah.

> »Die Erfahrungen einer inneren Leere – vor der sich Menschen, die ihr so ausgesetzt sind wie Rilke, so fürchten – stammt aus der Berührung mit einem potentiellen Raum im Selbst, der nie ausgefüllt worden ist, einer angeborenen und nie erfüllten Hoffnung, einer ungeformten Erwartung, die nie Gestalt gewonnen hat. Ein Gefühl für Sein und Wissen wird wiederhergestellt, wenn diese Leere, des Nicht-Seins Bedingung, vorstellbar wird.«

»Sei und wisse zugleich des Nicht-Seins Bedingung«, ist der Satz, mit dem Rilke in den *Sonetten an Orpheus* diese Erfahrung beschreibt.

Borderline-Patienten sind dieser Erfahrung bis dahin mit allen Mitteln ausgewichen. Wenn es in der psychoanalytischen Behandlung schließlich auch für sie unumgänglich wird, sich damit ihr zu konfrontieren, eröffnet sich früher oder später auch ein innerer Raum für die Trauer um das, was wirklich verloren wurde. An die Stelle der omnipotent erschaffenen narzisstischen Objekte treten dabei die Objekte der depressiven Position. Damit sind aber auch die Inszenierungen des Unmöglichen, die immer narzisstischer Natur sind, hinfällig geworden.

Literatur

Abraham, N. & Torok, M. (2001 [1987]). Trauer *oder* Melancholie. Introjizieren – inkorporieren. *Psyche – Z. Psychoanal., 55*, 545–559.

Bálasz, B. (1963 [1948/49 (1921)]). *Text zu Bela Bartoks Oper »Herzog Blaubarts Burg«* [übers. v. W. Ziegler; rev. v. Füssl/Wagner]. Wien: Universal Edition.

Bateman, A. (1999). Narcissism and its relation to violence and suicide. In R.J. Perelberg (Hrsg.), *Psychoanalytic Understanding of Violence and Suicide* (S. 109–123). London: Routledge.

Benedetti, G. (1983). *Todeslandschaften der Seele. Psychopathologie, Psychodynamik und Psychotherapie der Schizophrenie*. Göttingen: Verlag Med. Psychologie.

Bick, E. (1990 [1968]). Das Hauterleben in frühen Objektbeziehungen. In E.B. Spillius (Hrsg.), *Melanie Klein heute. Entwicklungen in Theorie und Praxis, Bd. 1: Beiträge zur Theorie* (S. 236–240). München, Wien: Verlag Int. Psychoanalyse.

Bion, W.R. (1970). *Attention and Interpretation*. London: Tavistock.

Bion, W.R. (1990 [1959]). Angriffe auf Verbindungen. In E.B. Spillius (Hrsg.), *Melanie Klein heute. Entwicklungen in Theorie und Praxis, Bd. 1: Beiträge zur Theorie* (S. 110–129). München, Wien: Verlag Int. Psychoanalyse.

Bion, W.R. (1990 [1962]). *Lernen durch Erfahrung*. Frankfurt/M.: Suhrkamp.

Bion, W.R. (1992 [1963]). *Elemente der Psychoanalyse*. Frankfurt/M.: Suhrkamp.

Britton, R. (1998 [1989]). Die fehlende Verbindung: die Sexualität der Eltern im Ödipuskomplex. In R. Britton, M. Feldman & E. O'Shaughnessy (Hrsg.), *Der Ödipuskomplex in der Schule Melanie Kleins. Klinische Beiträge* (S. 95–115). Stuttgart: Klett-Cotta.

Britton, R. (2001 [1998]). *Glaube, Phantasie und psychische Realität. Psychoanalytische Erkundungen*. Stuttgart: Klett-Cotta.

Chasseguet-Smirgel, J. (1988 [1986]). Die archaische Matrix des Ödipuskomplexes. In dies. (Hrsg.), *Zwei Bäume im Garten. Zur psychischen Bedeutung der Vater- und Mutterbilder* (S. 88–111). München, Wien: Verlag Int. Psychoanalyse.

Dulz, B. & Jensen, M. (2000). Aspekte einer Traumaätiologie der Borderline-Persönlichkeitsstörung: psychoanalytisch-psychodynamische Überlegungen und empirische Daten. In O.F. Kernberg, B. Dulz & U. Sachsse (Hrsg.), *Handbuch der Borderline-Störungen* (S. 167–193). Stuttgart, New York: Schattauer.

Fonagy, P. (2002). Introduction. In P. Williams (Hrsg.), *Key Papers on Borderline Disorders* (S. 1–10). London: Karnac.

Fonagy, P. (2003 [2001]). *Bindungstheorie und Psychoanalyse*. Stuttgart: Kett-Cotta.

Fonagy, P. & Target, M. (2000). Mit der Realität spielen. Zur Doppelgesichtigkeit psychischer Realität von Borderline-Patienten. *Psyche – Z Psychoanal., 55*(9/10), 961–995.

Freud, S. (1940e). Die Ichspaltung im Abwehrvorgang. *GW XVII*, 57, 59–62.

Giovacchini, P. (1967). The frozen introject. *Int. J. Psychoanal., 48*, 61ff.

Glasser, M. (1998). On Violence. A Preliminary Communication. *Int. J. Psychoanal., 79*, 887–902.

Green, A. (1983). Die tote Mutter. *Psyche – Z. Psychoanal., 47*, 205–240.

Green, A. (1999). *The Work of the Negative*. London: Free Association.

Green, A. (2000 [1975]). Analytiker, Symbolisierung und Abwesenheit im Rahmen der psychoanalytischen Situation. In ders. (Hrsg.), *Geheime Verrücktheit. Grenzfälle der psychoanalytischen Praxis* (S. 171–214). Gießen: Psychosozial-Verlag.

Hartocollis, P. (1983). *Time and timelessness. The varieties of temporal experience. A psychoanalytic inquiry*. Madison/CT: Int. UP.

Herman, J. L. (1994 [1992]). *Narben der Gewalt. Traumatische Erfahrungen verstehen und überwinden*. München: Kindler.

Igra, L. (1992). Stilles Töten. Das Konzept der inneren Urszene in der psychoanalytischen Praxis. *Forum Psychoanal., 10*, 199–212.

Kafka, F. (1951 [1910–1923]). *Tagebücher*. Frankfurt/M.: Fischer.

Kapadia, S. (1998). On Borderline Phenomena. *Int. J. Psychoanal., 79*, 513–528.

Kernberg, O. F. (1975). *Borderline-Störungen und pathologischer Narzissmus*. Frankfurt/M.: Suhrkamp.

Klein, M. (1996 [1937]). Liebe, Schuldgefühl und Wiedergutmachung. In dies., *Gesammelte Schriften, Bd. 1, Teil 2* (S. 105–157). Stuttgart: frommann-holzboog.

Klein, M. (1996 [1946]). Bemerkungen über einige schizoide Mechanismen. In dies., *Gesammelte Schriften, Bd. 3* (S. 1–41). Stuttgart: frommann-holzboog.

Mani, V. (1975). *Puranic Encyclopaedia* (S. 794–795). Delhi: Motilal Banarsidass Pub.

Money-Kyrle, R. (1971). The Aim of Psychoanalysis. *Int. J. Psychoanal., 52*, 103–106.

Moser, U. & Zeppelin, I. von (2004). Die Regulierung der Beziehung bei »frühen Störungen« (Borderline-Fällen). *Psyche – Z. Psychoanal., 58*, 1089–1110.

Paris, J. (2000). Kindheitstrauma und Borderline-Persönlichkeitsstörung. In O. F. Kernberg, B. Dulz & U. Sachsse (Hrsg.), *Handbuch der Borderline-Störungen* (S. 159–166). Stuttgart, New York: Schattauer.

Perelberg, R. J. (Hrsg.). (1999). *Psychoanalytic understanding of violence and suicide*. London, New York: Routledge.

Potamianou, A. (1997). *Hope. A Shield in the Economy of Borderline States*. London: Routledge.

Reddemann, L. & Sachsse, U. (1999). Trauma first! PTT – Persönlichkeitsstörungen. *Theorie und Therapie, 1*, 16–20.

Reddemann, L. & Sachsse, U. (2000). Traumazentrierte Psychotherapie der chronifizierten, komplexen Posttraumatischen Belastungsstörung vom Phänotyp der Borderline-Persönlichkeitsstörungen. In O. F. Kernberg, B. Dulz & U. Sachsse (Hrsg.), *Handbuch der Borderline-Störungen* (S. 555–571). Stuttgart, New York: Schattauer.

Rey, J.H. (1990 [1979]). Schizoide Phänomene im Borderline-Syndrom. In E.B. Spillius (Hrsg.), *Melanie Klein heute. Entwicklungen in Theorie und Praxis, Bd. 1: Beiträge zur Theorie* (S. 253–287). München, Wien: Verlag Int. Psychoanalyse.

Rilke, R.M. (1956). *Sämtliche Werke, Bd. II*. Frankfurt/M.: Insel.

Rohde-Dachser, C. (1986). Ringen um Empathie. Ein Interpretationsversuch masochistischer Inszenierungen. *Forum Psychoanal., 2*, 44–58.

Rohde-Dachser, C. (1987). Zeitbegriff und Zeitbegrenzung in der Psychotherapie. *Prax. Psychother. Psychosom., 32*, 277–286.

Rohde-Dachser, C. (1995). *Das Borderline-Syndrom*. 5., erw. u. erg. Aufl. Bern: Huber.

Rohde-Dachser, C. (2000). *Das Borderline-Syndrom*. 6., korr. Aufl. Bern: Huber.

Rohde-Dachser, C. (2001). Aggression, Zerstörung und Wiedergutmachung in Urszenenphantasien. Eine textanalytische Studie. *Psyche – Z. Psychoanal., 55*(9/10), 1051–1085.

Rosenfeld, H. (1990 [1971]). Beitrag zur psychoanalytischen Theorie des Lebens- und Todetriebes aus klinischer Sicht: Eine Untersuchung der aggressiven Aspekte des Narzissmus. In E.B. Spillius (Hrsg.), *Melanie Klein heute. Entwicklungen in Theorie und Praxis, Bd. 1: Beiträge zur Theorie* (S. 299–319). München, Wien: Verlag Int. Psychoanalyse.

Simon, F.B. (1988). *Unterschiede, die Unterschiede machen. Klinische Epistemologie: Grundlage einer systematischen Psychiatrie und Psychosomatik*. Frankfurt/M.: Suhrkamp.

Spillius, E.B. (1990 [1988]). *Melanie Klein heute. Entwicklungen in Theorie und Praxis, Bd. 1: Beiträge zur Theorie*. München, Wien: Verlag Int. Psychoanalyse.

Steiner, J. (1993). *Orte des seelischen Rückzugs. Pathologische Organisationen bei psychotischen, neurotischen und Borderline-Patienten*. Stuttgart: Klett-Cotta.

van der Kolk, B.A. (1999). Das Trauma in der Borderline-Persönlichkeit. PTT – Persönlichkeitsstörungen. *Theorie und Therapie, 1*, 21–290.

Weiß, H. (2003). Pathologische Hoffnung und allwissende Verzweiflung – Zur Rolle von Zeitlosigkeit in Borderline-Glaubenssystemen. In A. Gerlach, A.-M. Schösser & A. Springer (Hrsg.), *Psychoanalyse des Glaubens* (S. 159–172). Gießen: Psychosozial-Verlag.

Winnicott, D.W. (1974). Fear of Breakdown. *Int. Rev. Psycho. Anal., 1*, 103–107.

Wellendorf, F. (2003). Anwesende Abwesenheit – über das Paradox der Psychoanalyse. In T. Eith & F. Wellendorf, *Fort – Da. Trennen und Verbinden im psychoanalytischen Prozess* (S. 17–36). Heidelberg: Asanger.

Der Übergang von schweren Persönlichkeitsstörungen zu psychotischen Störungen aus psychoanalytischer und gendertheoretischer Sicht[1]

Von Borderline-Patienten wissen wir spätestens seit den Veröffentlichungen Kernbergs in den 1970er Jahren, dass sie in Konfliktsituationen zu psychotischen Dekompensationen neigen, deren Unterscheidung von einer beginnenden Psychose nicht immer einfach ist. Aus diesem Grunde stand auch die diagnostische Abgrenzung der Borderline-Störung insbesondere von der Schizophrenie lange Zeit im Vordergrund der theoretischen Bemühungen. Mit der 1980 erfolgten Aufnahme der Borderline-Störung in die Gruppe der Persönlichkeitsstörungen des DSM-III und wenig später auch in das ICD-10 änderte sich das Bild. »Persönlichkeits-Störungen« sind in diesen Krankheitsverzeichnissen krankheitsüberdauernde, pathologische Denk- und Verhaltensmuster, die fest in der Persönlichkeitsstruktur eines Menschen verwurzelt und von daher auch allenfalls im Rahmen einer längerfristigen Psychotherapie einer Veränderung zugänglich sind. Das Konzept eines Übergangs hin zu psychotischen Störungen ist mit einer solchen Vorstellung nicht ohne Weiteres vereinbar. Es dauerte deshalb auch weitere 14 Jahre, bis nach langer Diskussion mit der Einführung des DSM-IV (1996 [1994]) für die Borderline-Persönlichkeitsstörung ein neuntes Kriterium eingeführt wurde, nämlich »Vorübergehende, durch Belastungen ausgelöste paranoide Vorstellungen oder schwere dissoziative Symptome«, die bei dieser Persönlichkeitsstörung vorkommen können, aber nicht müssen. Ob dies auch für andere Persönlichkeitsstörungen gilt, bleibt dabei offen. Eine weitere Komplikation, auf die ich später noch näher eingehen werde, ist die Rolle der Geschlechtsstereotypien, die in der Beschreibung der verschiedenen

---

1 Erstmals 2014 abgedruckt in *Swiss Archives of Neuroloy, Psychiatry and Psychotherapy, 165*(4), 119–125.

Persönlichkeitsstörungen mitschwingen und der Diagnose einer Persönlichkeitsstörung unbemerkt ihren Stempel aufprägen. Ich werde mich im Folgenden unter Einbeziehung dieser Schwierigkeiten dem Thema des Übergangs schwerer Persönlichkeitsstörungen hin zur Psychose in *vier Schritten* nähern:

Zunächst werde ich die Persönlichkeitsstörungen, wie sie unverändert auch ins DSM-V (2013) übernommen wurden, auf ihre Geschlechtsspezifität hin untersuchen und dabei auch die kulturellen Geschlechtsstereotypien mit einbeziehen, die darin verwoben sind.

Anschließend werde ich daraus *zwei Persönlichkeitsstörungen* herausgreifen, die die stärkste geschlechtsspezifische Polarisierung zeigen, nämlich die Borderline-Persönlichkeitsstörung und die Antisoziale Persönlichkeitsstörung, und die jeweiligen Abwehrkonstellationen darstellen, die dieser Polarisierung zugrunde liegen. Dabei wird es mir vor allem um den geschlechtsspezifisch unterschiedlichen Umgang mit Angst und Aggression gehen.

In einem dritten Schritt möchte ich zeigen, wie dabei auch der kurzfristige, krisenhaft determinierte Übergang hin zu quasipsychotischen oder psychotischen Erlebensweisen eine geschlechtsspezifische Ausprägung erfährt.

Und schließlich möchte ich einen männlichen Borderline-Patienten zu Worte kommen lassen und mit *seinen* Worten fragen, was geschehen muss, um innerhalb der therapeutischen Beziehung einen inneren Raum zu schaffen, der neue Erfahrungen möglich macht.

Geschlechtsspezifische Unterschiede bei Persönlichkeitsstörungen des DSM-V (2013)

Männer und Frauen unterscheiden sich entgegen verbreiteter Auffassungen nicht in der Häufigkeit psychischer Erkrankungen (Möller-Leimkühler & Kasper, 2010, S. 135). Was sich unterscheidet, ist die jeweilige *Art der psychischen Erkrankung*. Dies gilt auch für die Persönlichkeitsstörungen und wird noch deutlicher, wenn man dazu die Komorbidität der jeweiligen Persönlichkeitsstörung mit anderen psychischen Erkrankungen heranzieht.

Das DSM-V der American Psychiatric Association (2013) verzeichnet auf der Achse »Personality Disorders« (ebd., S. 645–684) für die unten aufgeführten Persönlichkeitsstörungen Geschlechtsunterschiede (vgl. Tab. 1).

Tab. 1: Angegebene geschlechtsspezifische Unterschiede innerhalb der Persönlichkeitsstörungen des DSM-V (2013)

Persönlichkeitsstörung	**Geschlechtsspez. Häufigkeit**	**angegebene Prozentsätze**
Borderline-Persönlichkeitsstörung	bei Frauen weitaus häufiger	1:3
Antisoziale Persönlichkeitsstörung	bei Männern weitaus häufiger	3:1
Narzisstische Persönlichkeitsstörung	überwiegend männlich	(50–75%)
Zwanghafte Persönlichkeitsstörung	überwiegend männlich	(2–1)
Histrionische Persönlichkeitsstörung	häufiger bei Frauen	
Dependente Persönlichkeitsstörung	häufiger bei Frauen	
Schizoide Persönlichkeitsstörung	etwas häufiger bei Männern	
Schizotypische Persönlichkeitsstörung	etwas häufiger bei Männern	

Borderline-Persönlichkeitsstörungen treten danach bei Frauen dreimal so häufig auf wie bei Männern. Im Gegensatz dazu finden wir die Antisoziale Persönlichkeitsstörung bei Männern mehr als dreimal so häufig wie bei Frauen. Einen, wenn auch nicht mehr ganz so ausgeprägten Überhang von Männern gibt es auch bei den narzisstischen und den zwanghaften Persönlichkeitsstörungen; die histrionische und die dependente Persönlichkeitsstörung werden demgegenüber häufiger bei Frauen diagnostiziert. Auch die schizoide und die schizotypische Persönlichkeitsstörung überwiegen bei Männern, wenn auch statistisch nicht mehr im signifikanten Bereich.

Gleichzeitig deutet sich dabei auch eine erste Richtung an, in die diese Geschlechtsverteilung geht. Danach zeichnen sich weiblich dominierte Persönlichkeitsstörungen vor allem durch Angst und Abhängigkeitsverhalten aus, während bei männlich dominierten Persönlichkeitsstörungen Aggression und Unabhängigkeitsvorstellungen im Vordergrund stehen. Diese Verteilung wird noch deutlicher, wenn man die Komorbidität der Persönlichkeitsstörungen mit anderen psychischen Erkrankungen betrachtet. Die von mir bereits nach Geschlechtsspezifität geordneten Daten in Tabelle 2 entstammen dem *Ersten Deutschen Männergesundheitsbericht* (Bardehle & Stiehler, 2010).

Tab. 2: Geschlechterrelation psychischer Störungen (Robins & Regier, 1991; zit. n. Möller-Leimkühler & Kasper, 2010, S. 137)

Krankheitsbild	Männer/Frauen
Antisoziale Persönlichkeit	4:1
Alkoholabusus/-abhängigkeit	5:1
Drogenabusus/-abhängigkeit	2:1
Panikstörung	1:3
Generalisierte Angststörung	1:2
Depressive Episode	1:2
Dysthymie	1:2–3
Phobien	1:2
Zwangsstörung	1:1
Schizophrenie	1:1
Manische Episode	1:1

Danach zeigt sich bei Männern eine ausgesprochen starke Korrelation zwischen antisozialer Persönlichkeit und Alkohol- und Drogenabusus, die darauf hindeutet, dass Männer im Gegensatz zu Frauen zum Schutz vor Schmerz, Angst und drohendem Selbstverlust viel eher mit aggressivem, antisozialem Verhalten reagieren und dazu sehr viel häufiger als Frauen auch zu Alkohol und Drogen greifen, um sich auf diese Weise innerlich unangreifbar zu machen, während Frauen in der gleichen Situation viel eher mit Angst, Depression und einer Verstärkung ihres Bindungsverhaltens reagieren und ihre Aggression deshalb auf sich selbst zurückwenden, um diese Bindungen nicht zu gefährden.

Auf der kulturellen Ebene entspricht dem eine unseren infantilen Fantasien nachgebildete und tief in unser implizites Gedächtnis eingebrannte Geschlechterkonstruktion von »Männlichkeit« und »Weiblichkeit«, die auch in modernisierten Gesellschaften ungeachtet aller Emanzipationsbestrebungen fortbesteht und das bewusste Streben nach Geschlechtergleichheit immer wieder ad absurdum führt. »Männlichkeit« verbindet sich darin mit Autonomie, Instrumentalität, Selbstvertrauen, Durchsetzungsfähigkeit, Unabhängigkeit, Überlegenheit, Unverletzlichkeit, Stärke; »Weiblichkeit« steht für die gegenteiligen Eigenschaften, nämlich Expressivität, mangelndes Selbstgefühl, Abhängigkeit, Unterlegenheit, Verletzlichkeit, Hilfsbedürftigkeit, Schwäche. Das Klischee vom »starken« und vom »schwachen« Geschlecht gehört in diesen Kontext (Braun & Stephan, 2005). Auf der emotionalen Ebene entspricht dem eine Dichotomie der Emotionsnormen, nach denen das Zeigen von Gefühlen als unmännlich gilt. »Männer haben keine Gefühle oder sie beherrschen sie; Frauen haben Gefühle und werden von ihnen beherrscht« (Teuber, 2011). Vor allem aber dürfen Männer keine Schwäche zeigen. Hilfsbedürftigkeit gilt, glaubt man dem Männergesundheitsbericht von 2010 (S. V), für Männer unbewusst nach wie vor als Stigma. Aus diesem Grunde fällt es ihnen auch sehr viel schwerer als Frauen, sich im Falle einer Krankheit ärztliche Hilfe zu holen. Dass die Suizidrate bei Männern trotz einer sehr viel niedrigeren Depressionsrate drei- bis zehnmal höher liegt als bei Frauen, zeigt, dass Männer manchmal sogar lieber sterben, als sich mit ihrer depressiven Not einem Arzt oder Psychotherapeuten anzuvertrauen (Möller-Leimkühler & Kasper, 2010, S. 148). Auch die Art und Weise, wie Ärzte und Psychotherapeuten ihrerseits auf dieses Hilfeersuchen reagieren, wird davon beeinflusst. Das zeigt sich bereits bei der Erstellung der jeweiligen Diagnosen.

So wurden in mehreren Untersuchungen (Warner, 1978, 1979; Hamilton et al., 1986; Ford & Widiger, 1989)[2] Diagnostikern in längeren Zeitabständen Fallvignetten zur Diagnose einer Persönlichkeitsstörung vorgelegt, wobei jeweils nur das Geschlecht des Patienten ausgetauscht wurde. Dabei zeigte sich durchgehend, wie stark die jeweilige Diagnosestellung mit dem Geschlecht des Patienten variierte. In der von Warner (1978, 1979) durchgeführten Studie wurde bei der gleichen Fallvignette bei Vorgabe des männlichen Geschlechts zu 41 Prozent eine Antisoziale Persönlichkeitsstörung, bei Vorgabe des weiblichen Geschlechts zu 76 Prozent eine hysterische Persönlichkeitsstörung diagnostiziert. Andere Untersuchungsergebnisse, die sich mit der bevorzugten Beurteilung des Leidens oder aber der Funktionsbeeinträchtigung eines Patienten befassten (Funtzowicz & Widiger, 1999), zeigten, dass bevorzugt mit Leiden assoziierte Persönlichkeitsstörungen eher dem weiblichen Geschlecht, mit sozialen und beruflichen

2 Diese und weitere Angaben zu empirischen Untersuchungen über den Einfluss des Geschlechts auf die Vergabe von Persönlichkeitsstörungsdiagnosen sind dem Aufsatz von Herpertz & Saß (2000) entnommen.

Beeinträchtigungen assoziierte Persönlichkeitsstörungen eher dem männlichen Geschlecht zugeordnet werden. Auch für narzisstische Persönlichkeitsstörungen gilt, dass die dort beschriebene selbstherrliche Inszenierung eigener Fähigkeiten und Talente ebenso wie die rastlose Suche nach Bewunderung und Erfolg sehr viel häufiger Männern als Frauen zugeschrieben wird (Herpetz & Saß, 2000, S. 158), während die Borderline-Diagnose mit ihrer starken Betonung von Abhängigkeit, Affektlabilität und mangelndem Selbstwertgefühl in auffälliger Weise mit der kulturellen Konstruktion von Weiblichkeit korreliert.[3] Wir sollten diese intuitiven geschlechtlichen Differenzierungen entlang von kulturellen Voreingenommenheiten in Erinnerung behalten, wenn wir im Folgenden die zwei Persönlichkeitsstörungen miteinander vergleichen, die den gravierendsten geschlechtsspezifischen Unterschied aufweisen, nämlich die *Borderline-Persönlichkeitsstörung* und die *Antisoziale Persönlichkeitsstörung*.

Borderline- und Antisoziale Persönlichkeitsstörungen im Vergleich

Strukturelle Gemeinsamkeiten

Lassen Sie mich dazu als Erstes auf einige strukturelle Gemeinsamkeiten verweisen, die diese beiden Persönlichkeitsstörungen miteinander verbinden. Für unsere Argumentation bedeutsam ist dabei vor allem, dass es sich in beiden Fällen um Persönlichkeitsstrukturen handelt, die im Gegensatz zu besser integrierten, neurotischen Störungen auf einer weitgehend *präreflexiven Ebene* angesiedelt sind, in der die Fähigkeit zur Selbstreflexion noch nicht entwickelt oder aus Abwehrgründen vorübergehend suspendiert worden ist. Mit Fonagy könnte man auch sagen, dass diese Patienten – aus welchen Gründen auch immer – nicht mentalisieren können (Fonagy & Target, 2000). Damit bleibt es ihnen aber auch unmöglich, ein inneres Repräsentantensystem aufzubauen, das ihnen eine von der aktuel-

3 Dass Mädchen in ihrer Kindheit zwei- bis dreimal häufiger Opfer sexueller Gewalt geworden sind als Jungen und in der Kindheit erfahrene Traumata als wichtiger, wenn auch keineswegs ausreichender Faktor für die Entstehung einer Borderline-Störung gilt, gibt dieser geschlechtsstereotyp eingefärbten Diagnose weitere Nahrung (vgl. dazu auch Rohde-Dachser, 2004 [1979], S. 132ff.).

len Kommunikation abkoppelbare Regulierung der Innenwelt ermöglicht (Moser & v. Zeppelin, 1996). Sie sind von daher auch im späteren Leben weiter auf die konkrete Anwesenheit eines sicherheitsgebenden Objekts angewiesen, das auf diese Weise eine existenzielle Bedeutung gewinnt. Ein solches Objekt kann deshalb auch nicht als getrennte Person wahrgenommen werden. Es behält stattdessen die Funktion eines Selbstobjekts, von dem der Patient nicht nur ein basales Sicherheitsgefühl bezieht, sondern auf das er jederzeit auch die positiven und negativen Gefühle projizieren kann, die er bei sich nicht ertragen und deshalb im Gegenüber unterbringen muss. Innere Konflikte werden deshalb hier grundsätzlich auf der zwischenmenschlichen Ebene ausgetragen (ebd.). Das Objekt bleibt auf diese Weise Teil des Selbst, sein Verlust eine innere Katastrophe, ein Sturz ins Leere, ins Nichts (Winnicott, 1974; Bion, 2006 [1970]). Die Angst, dass dies geschehen könnte, vor dem Verlassenwerden ist von daher die tiefste Befürchtung überhaupt (Moser & v. Zeppelin, 1996).

Die Abwehroperationen, die eingesetzt werden, um dieser Bedrohung zu entgehen, sind uns als *frühe Abwehrmechanismen* bekannt (dazu auch Rohde-Dachser, 2004 [1979], S. 66ff.). Neben der projektiven Identifizierung sind dies in erster Linie die *Spaltung des Objekts* in zwei Teilidentitäten, eine ganz gute und eine ganz böse, die unter keinen Umständen zusammenkommen dürfen. Einer meiner Patienten verglich diese Grenzziehung einmal mit dem Bild des Mittelstreifens auf einer Landstraße, der den todbringenden Zusammenstoß mit den Autos auf der Gegenfahrbahn verhindern soll und deshalb unter keinen Umständen überschritten werden darf. Die Befürchtung ist, dass bei einem Zusammenstoß das böse Objekt sich als stärker erweisen könnte als das gute und das gute Objekt vernichten könnte, und zwar ein für alle Mal. Der Patient bliebe dann allein in einer Welt zurück, die nur mehr von Verfolgern und Hexen bevölkert wäre, die ihn vernichten oder verschlingen wollen, und wäre dem hilflos ausgeliefert. Spaltung und Projektion der Aggression auf ein dazu erschaffenes böses äußeres Objekt erhalten auf diese Weise die Funktion eines inneren Bollwerks, das vor dieser Bedrohung schützt. Weitere Abwehrmechanismen (primitive Idealisierung, Entwertung, Verleugnung und Dissoziation) stützen dieses Bollwerk dann weiter ab.

Der zentrale Affekt, der diese Entwicklung begleitet, ist Angst, existenzielle, frei flottierende Angst (dazu Kernberg, 1978 [1975], S. 26; Dulz & Schneider, 1995), die so unvorstellbar ist, dass sie schon bei ihrem Entstehen nach der Bindung an eine Vorstellung oder ein Objekt sucht, mit der sie zumindest einen Namen bekommt (dazu auch Hoffmann, 2000). *Damit sind wir aber auch an der Stelle angekommen, an der die Bewältigungsformen von weiblichen und männlichen Patienten auseinanderdriften.*

Psychosenahe oder psychotische Übergänge im Rahmen der Borderline-Persönlichkeitsstörung

In der ganz überwiegend weiblich dominierten *Borderline-Persönlichkeitsstörung* verdichtet sich die ursprünglich frei flottierende Angst in der *Vorstellung des Verlassenwerdens* (Fabian & Thome, 2011, S. 26). Um diese Gefahr zu vermeiden, tun Borderline-Patientinnen alles, um das Objekt, das für sie lebensnotwendig ist, festzuhalten. Sie reagieren deshalb mit einer Verstärkung ihres Bindungsverhaltens. Aggressionsäußerungen, die diese Bindung gefährden könnten, müssen von daher unterbunden werden. Borderline-Patentinnen wenden diese Aggression deshalb auf sich selbst zurück, sei es in Form von selbstschädigendem Verhalten, Selbstverletzungen oder Suizidalität, die dem eigenen Körper gelten; sei es in Form von Depersonalisation oder Derealisation, die der völligen Ausblendung des eigenen Gefühlsbereichs dienen; sei es in Form der Außerkraftsetzung des eigenen Denkens, mit der bestimmte, an sich durchaus denkbare Gedankenverbindungen verhindert werden sollen, die nur unerträgliche Gefühle von Schmerz, Angst und Aggression nach sich ziehen würden. Bion (1990 [1959]) spricht im gleichen Zusammenhang von »Angriffen auf Verbindungen«, Green (2002) von einer »phobischen Position«, durch die dem Weiterdenken an bestimmten Stellen ein Riegel vorgeschoben werden soll. Von hier aus zur Entwicklung quasipsychotischen oder vorübergehend auch psychotischen Denkens ist es dann nur mehr ein kleiner Schritt.

So nimmt es nicht wunder, wenn etwa Zanarini et al. (2003; zit. n. Spitzer et al., 2011) bei einer Untersuchung von 362 Borderline-Patienten bei 83 Prozent seltsames Denken und ungewöhnliche Wahrnehmungen, bei 85 Prozent nicht wahnhafte paranoide Erlebnisse und bei 56 Prozent andere, quasipsychotische Störungen bis hin zu klassischen psychotischen Symptomen von Gedankenentzug, Wahnvorstellungen und Halluzinationen fanden. Im Gegensatz zu den eher charakterologisch verankerten Denk- und Wahrnehmungsstörungen erwiesen sich die quasipsychotischen und psychotischen Erlebensweisen dabei als relativ kurzfristig (Zanarini et al., 2007). In aller Regel handelte es sich ganz offensichtlich um Reaktionen auf Erfahrungen, die mit so hochgradiger innerer Beunruhigung verbunden waren, dass die Patientinnen sich gegen sie nur noch mit der vorübergehenden Errichtung einer inneren Wahnwelt verteidigen konnten, die Sicherheit und Schutz versprach.

Von schizophrenen Erlebensweisen unterscheiden sich solche psychoseähnlichen oder psychotischen Symptome vor allem durch ihre relativ kurze Dauer und eine meist noch in Andeutungen vorhandene Realitätsprüfung, die früher oder später den Weg zurück in die Wirklichkeit ebnet (dazu auch Rohde-Dachser, 2004 [1979], S. 40ff.; weitere Abgrenzungskriterien bei Dammann & Benecke, 2002). Nimmt man als Maßstab für die Dauer einer solchen psychotischen Beeinträchtigung die »kurze psychotische Störung« (298.8), wie sie in Achse I des DSM-IV-TR (2003 [2000], S. 376ff.) beschrieben wird, dann dauern diese »kurzen psychotischen Störungen« einen Tag bis maximal einen Monat mit anschließender Rückkehr zu dem Leistungsniveau, das vor dem Ausbruch der psychotischen Störung vorhanden war. (Im ICD-10 entspricht dem die »akute vorübergehende psychotische Störung«, F23; WHO, 1991, S. 116ff.). Von der Geschlechtsspezifität einer solchen psychotischen Störung ist an dieser Stelle nicht die Rede. In dem einzigen mir bekannten Buch über *Geschlechtsspezifische Psychiatrie und Psychotherapie* von Rohde & Marneros (darin: Maneros & Pillmann, 2007 [2006]) wird diese Feststellung nachgeholt. Für die Autoren ist es sinnlos, bei den vorübergehenden akuten psychotischen Störungen überhaupt von einer Geschlechtsspezifität zu sprechen, weil fast 80 Prozent der Erkrankten Frauen sind (ebd., S. 67). Eine vergleichbare Feststellung ausdrücklich auch für Borderliene-Patientinnen finden wir bei Spitzer et al. (2011, S. 444), nach denen vorübergehende psychosenahe oder psychotische Störungen bei weiblichen Patienten mit einer Borderline-Persönlichkeitsstörung signifikant häufiger vorkommen als bei männlichen Patienten. Nach dem Verständnis dieser Autoren handelt es sich dabei vor allem um eine Dekontextualisierung des emotionalen Erlebens, insbesondere heftiger aversiver Emotionen, die nicht bewusst wahrgenommen werden dürfen, und die wieder verschwinden, wenn sie nicht mehr nötig sind (ebd., S. 447).

Lassen Sie mich zur Veranschaulichung dazu aus der Therapie einer Borderline-Patientin berichten, die ich vor langer Zeit in der Psychiatrischen Klinik der MHH Hannover durchführte. Die Patientin hatte schwer gestörte Eltern und berichtete mir schon ziemlich zu Beginn der Therapie von der unglaublichen Einsamkeit, unter der sie während ihrer ganzen Kindheit gelitten hatte. Damals hatte sie sich mangels anderer Gesprächspartner auf ihrem Schulweg oft mit einem Busch unterhalten, an dem sie vorbeikam. Wenig später entwickelte diese Patientin in der Therapie die Überzeugung, dass ich in die Wände meines Sprechzimmers Mikrofone eingebaut hätte, um ihre Gedanken abzuhören, und dass ich die Telefonate, die manchmal in unsere Analysestunde hineinplatzten, absichtlich bestellt hätte, um zu sehen, wie sie darauf reagiere. Ich erinnere mich noch genau, wie ich damals als Erstes Angst bekam, die Patientin könnte trotz aller vorangegangen Diagnostik vielleicht doch psychotisch sein und würde nun durch die Analyse weiter in diese Krankheit hineingetrieben – eine Befürchtung, die angesichts der damaligen Einstellung der Psychiatrie gegenüber der Psychoanalyse von psychotischen Erkrankungen durchaus eine gewisse Berechtigung hatte. Schließlich folgte ich aber doch dem Gefühl, die paranoide Übertragung der Patientin auf mich als Mitteilung ihres aktuellen inneren Zustandes zu verstehen, den sie offenbar nur auf diese Weise machen konnte, und sagte zu ihr:

> »Mein Eindruck ist, dass Sie sich, wenn Sie sich in der Pause zwischen den Stunden von mir abgeschnitten fühlen, die Verbindung zu mir wenigstens über die Mikrofone in meinen Wänden und dem Telefon auf meinem Schreibtisch herzustellen suchen, so wie sie dies früher mit dem Weidenbusch auf ihrem Schulweg getan hatten, um sich zu versichern, dass der Kontakt zu mir auch zwischen den Stunden weiter fortbesteht.«

Die Patientin beruhigte sich daraufhin sehr schnell und war bereit, mit mir über den Sinn dieser wahnhaften Überzeugungen weiter nachzudenken. Diese gingen dabei zunehmend zurück und wichen realistischeren, wenn auch nicht weniger heftigen, Gefühlen, die sich um meine Person drehten.

Der »männliche« Weg in die psychotische Dekompensation

Männliche Patienten gehen, um die frei flottierende Angst, von der auch sie gequält werden, zu binden, einen anderen Weg. Ihre Sozialisation führt von der Mutter weg hinein in eine männliche Welt, in der vor allem Unerschrockenheit, Mut, Wehrhaftigkeit und Durchsetzungsvermögen gefragt sind. Die damit verbundenen Erziehungsvorstellungen prägen auch heute noch einen großen Teil der männlichen Erziehung (vgl. dazu Fabian & Thome, 2011, S. 29ff.). In der familiären Umgebung, aus der sich die späteren antisozialen Persönlichkeiten rekrutieren, gilt dies in ganz besonderem Maße. Die Peer-Groups, in die unsere Jungen hineinwachsen, setzen diesen Trend nahtlos fort. Wer dort als »Muttersöhnchen«, »Feigling« oder »Angsthase« abgestempelt wird, hat in der Peer-Group verspielt. Jungen müssen stattdessen auch dort ihre »Männlichkeit« beweisen. Das Gefühl von Angst, das der kleine Junge ursprünglich einmal genau so empfunden hat wie das kleine Mädchen, verkümmert in diesem Prozess allmählich und wird durch aggressive Verhaltensweisen ersetzt, die sich – anders als die Angst – nach außen, gegenüber einem anderen, entladen, der nunmehr die Angst verspürt, für die der Täter selbst nicht mehr empfänglich ist. Denn mit der Verkehrung von Angst in Aggression ist auch die Umkehr der ursprünglichen Opfer- in die Täterrolle gelungen. Damit ist *er* Herr der Situation und kann andere dazu bringen, vor ihm zu zittern, und nicht mehr umgekehrt. Gestützt wird er dabei von phallischen Größenfantasien, die diese Überlegenheitsillusion weiter untermauern. Mit Kernberg könnte man auch von einem *pathologischen Größenselbst* sprechen, das der Identifizierung mit den idealisierten Anteilen der Bezugspersonen entstammt, die für den Patienten früher einmal Stärke, Macht, Weisheit und Überlegenheit verkörperten (Kernberg, 1978 [1975], S. 265ff.; Clarkin et al., 2001 [1999], S. 169). Ungeachtet aller bewussten Ablehnung gehören dazu regelmäßig auch die bewunderten Eigenschaften der traumatisierenden Bindungsperson, mit der der Patient sich dabei unbewusst identifiziert (ebd.).

Fabian & Thome (2011) haben die Entwicklung zur Antisozialen Persönlichkeitsstörung deshalb auch mit dem Konzept der *defizitären Angst* in Zusammenhang gebracht, und zwar als eine nicht mehr gespürte, aus dem affektiven Reservoir ausgeblendete Angst, die im Gegensatz zu den sogenannten Angstkrankheiten, wie sie als Krankheitsetikett vor allem für Frauen bereitstehen, nirgends zu einer psychiatrischen Diagnose geronnen ist, obwohl sie die Grundlage einer ganzen Reihe schwerwiegender Fehlverhaltensweisen bildet, die vom Eingehen unkalkulierbarer Risiken bis hin zu Gewalt und Kriminalität reichen.[4] Der Spruch von Welldon[5] »Frauen be-

4 Interessant ist, dass ganz unabhängig davon Gabbard (2010 [2005], S. 597) in seinem bekannten Lehrbuch *Dynamische Psychiatrie* bei der Feststellung der Prognose der Behandlung dissozialer Patienten zu ganz ähnlichen Feststellungen kam. Aus seiner Sicht ist das Vorhandensein von Angst ebenso wie die Diagnose einer Depression oder einer psychotischen Erkrankung auf Achse I des DSM-IV ein positives prognostisches Zeichen.

5 Die Herkunft konnte ich leider nicht mehr feststellen.

kommen Tranquilizer, Männer kommen ins Gefängnis« gehört in diesen Zusammenhang.

Wollte man an dieser Stelle einen Vergleich zu der quasipsychotischen oder psychotischen Dekompensation ziehen, mit denen Borderline-Patientinnen sich einer solchen inneren Bedrohung zu entziehen trachten, dann wäre es bei Antisozialen Persönlichkeitsstörungen die nicht mehr kontrollierbare, im Dienste der Selbsterhaltung stehende Gewalthandlung als das in diesem Augenblick einzige Mittel, die gefürchtete, von innen kommende Bedrohung im anderen zu vernichten (Fonagy et al., 2004 [2002], S. 365f.). Auslösend für unkontrollierte Gewalthandlungen sind dabei ganz ähnlich wie bei der Borderline-Persönlichkeitsstörung das Verlassenwerden oder die Furcht vor dem Verlassenwerden durch ein lebenswichtiges Objekt (Rauchfleisch, 2011, S. 66f.). Das Objekt muss dann mit Gewalt festgehalten oder – im Extremfall – sogar eher getötet werden, als es aus der Kontrolle zu entlassen. Gleichzeitig fühlt er sich von diesem Objekt zutiefst abhängig und hasst es deshalb aus ganzem Herzen. Wenn sich diese, für ihn nicht weiter reflektierbare Ambivalenz ins Unerträgliche steigert, schlägt er zu. Ein anderes Ausdrucksmittel für seine Angst kennt er nicht.

Glasser (1979) hat für diese Form der Gewalthandlung den Begriff der *selbsterhaltenden Gewalt* geprägt. Selbsterhaltende Gewalt richtet sich gegen eine existenzielle Bedrohung des Selbstgefühls oder der Selbstkohärenz, die in diesem Augenblick als von außen kommend wahrgenommen wird und darauf zielt, diese Gefahr abzuwenden. Anders als bei sadistisch motivierten Gewalttaten, bei denen der Täter sich an der Angst oder Qual des Opfers weidet, gibt es dabei keine empathische Einfühlung in das Opfer, das in diesem Moment nur noch als Verursacher der Bedrohung wahrgenommen wird, der vernichtet werden muss, um die von ihm ausgehende Gefahr ein für alle Mal zu bannen. Früher oder später rufen solche Taten den Staatsanwalt auf den Plan und in der Folge auch den Psychiater, hier aber primär als Gutachter, der entscheiden soll, ob der Täter schuldfähig ist oder nicht. Nicht zuletzt vom Urteil des Psychiaters hängt es dann ab, ob der Patient ins Gefängnis kommt oder in die forensische Psychiatrie. 75 Prozent der Gefängnisinsassen haben nach einer Reihe von Studien eine Antisoziale Persönlichkeitsstörung (Kopp et al., 2009). Als psychisch krank oder im engeren Sinne psychotisch gelten sie in der Regel aber nicht. Es sieht so aus, als ob Gewalt und Krankheit sich in unserem assoziativen Denken gegenseitig ausschließen. Die Vorstellung von Krankheit ist mit Hilflosigkeit und Hilfsbedürftigkeit verbunden. Patienten mit einer Antisozialen Persönlichkeitsstörung verweigern in der Regel eine solche Hilfestellung oder nehmen sie, wenn sie ihnen von außen aufdiktiert wird, meistens nur pro forma an. Zu früh haben sie gelernt, dass nach den gemachten Erfahrungen von außen keine Hilfe mehr zu erwarten und es deshalb besser ist, auf die beschriebene negative Weise Aufmerksamkeit zu erregen, so wie Winnicott (1958) dies bereits für die dissoziale Entwicklung beschrieben hat. Dazu gehört auch der immer neu geführte Nachweis, dass man die angebotene Hilfe nicht braucht. Für den Therapeuten, der sich dieser ungeliebten Patienten (Rauchfleisch, 2011) trotzdem annimmt, ist es dann die erste Aufgabe, hinter der vordergründigen Hilfsverweigerung die latente Bitte um Hilfe herauszuhören, obwohl er weiß, dass jeder erneute Kontakt mit der verdrängten Sehnsucht, den erlittenen Enttäuschungen und der in Aggression verwandelten Angst wieder zu einem unkontrollierten Impulsdurchbruch führen kann, in dem der Patient nur mehr blindlings zuschlägt, ohne in diesem Moment die Folgen seiner Tat in irgendeiner Weise zu bedenken (ebd.).

Es wird mit Sicherheit lange dauern, bis ein solcher Patient in die Lage kommt, sich von dieser habitualisierten aggressiven Abwehr innerlich zu distanzieren. Dass auch solche, auf den ersten Blick heroische Therapieversuche erfolgreich sein können, hat aber schon Winnicott eindrucksvoll bewiesen. »Die antisoziale Tendenz«, so Winnicott (1983, S. 234), »ist ein Hinweis auf Hoffnung« – Hoffnung darauf, dass jemand das darin verborgene Hilfeersuchen sieht und darauf antwortet.

Nachwort eines Borderline-Patienten

Zum Schluss möchte ich dazu einen männlichen Borderline-Patienten zu Wort kommen lassen, der nicht in die hier beschriebene gendertypische Häufigkeitsverteilung passt – ein Patient, für den ich ein Jahr lang fast nur Zuhörer war, während er mir vor allem von seiner grenzenlosen Hoffnungslosigkeit berichtete (vgl. dazu auch Rohde-Dachser, 2004 [1979] S. 185f.):

> »Mir geht es gut, seit ich weiß, dass es für mich keine Zukunft gibt. Ich sitze mein Leben ab wie eine lebenslängliche Zuchthausstrafe, und ich bin dabei wunschlos unglücklich! Früher habe ich gelitten. Jetzt, wo ich keine Hoffnung mehr habe, kann mir niemand mehr etwas anhaben.

Gestern habe ich den Faust-Film gesehen. Ich habe mir gedacht, was dem Faust wohl erspart geblieben wäre, wenn er sich durch den sentimentalen Gesang in der Kirche nicht vom Selbstmord hätte abhalten lassen. Und der Pakt mit dem Teufel: ›Könnt' ich zum Augenblicke sagen, verweile doch, du bist so schön!‹ Einen Menschen, der an dieser Welt wirklich etwas schön findet, soll doch der Teufel holen! Warum macht man darum so ein Geschrei? Ich habe mir meine *eigene* Welt geschaffen. In diese Welt kann ich reisen, wann immer ich will; ich brauche dazu nur Alkohol und meine Musik. Ich habe dann eine ›Zeitmaschine‹. Wenn ich in diese Zeitmaschine steige, kann ich beliebig in die Vergangenheit und in die Zukunft reisen. *Mein* Land, in das ich reise, ist eine weite Landschaft in einer fernen Zukunft, wo die Menschen nach einer Weltkatastrophe mit den Relikten unserer Zivilisation leben, deren Bedeutung sie nicht mehr kennen. Für mich hat diese Katastrophe bereits stattgefunden. Ich weiß nicht mehr, wann das gewesen ist. Wo ich mit meiner Zeitmaschine lande, sprechen die Menschen nicht mehr miteinander. Sie haben nur noch Zeichen, mit denen sie sich über die notwendigsten Dinge verständigen. Neben ihnen – unterirdisch – existiert noch eine andere Welt. Dort leben Wesen, die sich von diesen Menschen ernähren. In die unterirdische Welt führt ein riesiges Tor, das am Tage verschlossen ist. Nachts öffnet sich das Tor und am darauffolgenden Tage sind jedes Mal ein paar Menschen verschwunden. Jeder weiß, dass das dunkle Tor, die unterirdischen Wesen sie eingesaugt haben, aber die Menschen gehen zu ihren täglichen Geschäften über. Der kritische Punkt in meinem Traum – ähnlich wie in dem Film, den ich einmal gesehen habe – ist dort, wo das Tor auch die Zeitmaschine meines Helden einsaugt, und er plötzlich erkennt, dass er vielleicht niemals in seine eigene Wirklichkeit, in sein Ursprungsland wird zurückkehren können. Er schafft es dann schließlich doch, aber nur unter großen Gefahren.

Einmal rettet der Held meiner Geschichte auf dieser Zukunftsreise eine Frau, die in einen Fluss gefallen und am Ertrinken ist. Er errettet sie. Sie wendet sich zunächst schweigend von ihm ab, besucht ihn aber dann abends an seinem Lagerplatz, während alle anderen Menschen sich verstecken, weil sie wissen, dass das dunkle Tor sich wieder öffnet. Die Frau setzt sich schweigend neben den Mann mit der Zeitmaschine, bis dieser das Schweigen nicht mehr erträgt und ihr eine Frage stellt, die mich vom Stuhl reißt: *›Willst du denn nicht wissen, wer ich bin und woher ich komme?‹*«

Dieser Aufsatz war ein, wenn auch unvollkommener Versuch, auf diese Frage eine Antwort zu geben.

Literatur

American Psychiatric Association [APA] (1984 [1980]). *Diagnostisches und Statistisches Manual Psychischer Störungen (DSM-III)* [dt. Bearb. v. K. Koehler & H. Saß]. Weinheim, Basel: Beltz.

American Psychiatric Association [APA] (1996 [1994]). *Diagnostisches und Statistisches Manual Psychischer Störungen (DSM-IV)* [dt. Bearb. v. H. Saß, H.-U. Wittchen & M. Zaudig]. Göttingen u.a.: Hogrefe.

American Psychiatric Association [APA] (2003 [2000]). *Diagnostisches und Statistisches Manual Psychischer Störungen – Textrevision (DSM-IV-TR)* [dt. Bearb. v. H. Saß, H.-U. Wittchen, M. Zaudig & I. Houben]. Göttingen u.a.: Hogrefe.

American Psychiatric Association [APA] (2013). *Diagnostic and Statistical Manual of Mental Disorders (DSM-V)*. Washington, D.C.: APA.

Bardehle, D. & Stiehler, M. (Hrsg.). (2010). *Erster Deutscher Männergesundheitsbericht. Ein Pilotbericht*. Germering/M.: Zuckschwerdt.

Bion, W.R. (1990 [1959]). Angriffe auf Verbindungen. In E.B. Spillius (Hrsg.), *Melanie Klein heute. Entwicklungen in Theorie und Praxis, Bd. 1: Beiträge zur Theorie* (S. 110–129). München, Wien: Verlag Int. Psychoanalyse.

Bion, W.R. (2006 [1970]). *Aufmerksamkeit und Deutung*. Freiburg/B.: edition diskord.

Braun, C. von & Stephan, I. (Hrsg.). (2005). *Gender@Wissen*. Böhlau: UTB.

Clarkin, J.F., Yeomans F.E. & Kernberg, O.F. (Hrsg.). (2001 [1999]). *Psychotherapie der Borderline-Persönlichkeit. Manual zur Transference-Focused Psychotherapy (TFP)*. Stuttgart, New York: Schattauer.

Dammann, G. & Benecke, C. (2002). Psychotische Symptome bei Patienten mit Borderline-Persönlichkeitsstörungen. *Persönlichkeitsstörungen. Theorie und Therapie, 6*, 261–273.

Dulz, B. & Schneider A. (1995). *Borderline-Störungen – Theorie und Therapie*. Stuttgart, New York: Schattauer.

Fabian, E. & Thome A. (2011). Defizitäre Angst, Aggression und Dissoziale Persönlichkeitsstörung. *Persönlichkeitsstörungen. Theorie und Praxis, 15*, 24–34.

Fonagy, P., Gergely G. & Jurist, E.L. (2004 [2002]). *Affektregulierung, Mentalisierung und die Entwicklung des Selbst*. Stuttgart, Klett-Cotta.

Fonagy, P. & Target, M. (2000). Mit der Realität spielen. Zur Doppelgesichtigkeit psychischer Realität von Borderline-Patienten. *Psyche – Z. Psychoanal., 55*(9/10), 961–995.

Ford, M.R. & Widiger, T.A. (1989). Sex bias in the diagnosis of histrionic antisocial personality disorder. *J. Consult. Clin. Psychol., 57*, 303–305.

Funtowicz, M.N. & Widiger, T.A. (1999). Sex bias in the diagnosis of personality disorders: an evaluation of the DSM-IV criteria. *J. Abnorm. Psychol., 108*, 195–201.

Gabbard, G.O. (2010 [2005]). *Psychodynamische Psychiatrie. Ein Lehrbuch*. Gießen: Psychosozial-Verlag.

Glasser, M. (1979). Some aspects of the role of aggression in the perversions. In I. Rosen (Hrsg.), *Sexual Deviation* (S. 278–305). Oxford: UP.

Green, A. (2002). Die zentrale phobische Position – mit einem Modell der freien Assoziation. *Psyche – Z. Pschoanal. 56*, 409–441.

Hamilton, S., Rothbart, M. & Dawes, R. (1986). Sex bias diagnosed in DSM-III. *Sex Roles, 15*, 269–274.

Herpertz, S.C. & Saß, H. (2000). »Die Hysterie« – ein Frauenleiden? Zur Geschlechtsverteilung bei der Histrionischen Persönlichkeitsstörung. Persönlichkeitsstörungen. *Theorie und Therapie, 4*, 154–159.

Hoffmann, S.O. (2000). Angst – ein zentrales Phänomen in der Psychodynamik und Symptomatologie des Borderline-Patienten. In O.F. Kernberg, B. Dulz & U. Sachsse, U. (Hrsg.), *Handbuch der Borderline-Störungen* (S. 227–236). Stuttgart, New York: Schattauer.

Kernberg, O.F. (1978 [1975]). *Borderlinestörungen und pathologischer Narzissmus*. Frankfurt/M.: Suhrkamp.

Kopp, D., Spitzer, C., Kuvert, P., Barnow, S., Orlob, S., Lüth, H., Freyberger, H.J. & Duddeck, M. (2009). *Psychische Störungen und Kindheitstraumata bei Strafgefangenen mit antisozialer Persönlichkeitsstörung*. Stuttgart, New York: Thieme.

Marneros, A. & Pillmann, F. (2007). Akute vorübergehende psychotische Störungen. In A. Rohde & A. Marneros (Hrsg.), *Geschlechtsspezifische Psychiatrie und Psychotherapie* (S. 67–81). Stuttgart: Kohlhammer.

Möller-Leimkühler, A.M. & Kasper, S. (2010). Psychische und Verhaltensstörungen. In D. Bardehle & M. Stiehler (Hrsg.), *Erster Deutscher Männergesundheitsbericht. Eine Pilotstudie* (S. 135–159). Germering/M.: Zuckschwerdt.

Moser, U. & Zeppelin, I. von (1996). Die Entwicklung des Affektsystems. *Psyche – Z. Psychoanal., 50*, 32–84.

Rauchfleisch, U. (2011). Antisoziale Persönlichkeiten – eine ungeliebte Patientengruppe. Persönlichkeitsstörungen. *Theorie und Therapie, 15*, 35–44.

Robins, L.N. & Regier, D.A. (1991). *Psychiatric disorders in America: The Epidemiologic Catchment Area Study*. New York: Free Press.

Rohde-Dachser, C. (2004 [1979]). *Das Borderline-Syndrom*. 7., vollst. überarb. u. erw. Aufl. Bern u.a.: Huber.

Spitzer, C., Wingenfeld, H. & Freyberger, J. (2011). Psychosenahe Symptome. In B. Dulz, S. Herpertz, O.F. Kernberg & U. Sachsse (Hrsg.), *Handbuch der Borderline-Störungen* (S. 441–448). 2. Aufl. Stuttgart: Schattauer.

Teuber, N. (2011). *Das Geschlecht der Depression*. Bielefeld: transcript.

Warner, R. (1978). The diagnosis of antisocial and hysterical personality disorder. An example of sex bias. *J. Nerv. Ment. Dis., 166*, 303–310.

Warner, R. (1979). Racial and sexual bias in psychiatric diagnosis: psychiatrists and other mental health professionals compared by race, sex, and discipline. *J. Nerv. Ment. Dis., 167*, 303–310.

Weltgesundheitsorganisation [WHO] (1991). *Internationale Klassifikation psychischer Störungen (ICD-10)* [hrsg. v. W. Dilling, W. Mombour & M.H. Schmidt]. Bern: Huber.

Winnicott, D.W. (1958). *Von der Kinderheilkunde zur Psychoanalyse*. Frankfurt/M.: Fischer.

Winnicott, D.W. (1974). Fear of Breakdown. *Int. Rev. Psycho. Anal., 1*, 103–107.

Winnicott, D.W. (1983). *Von der Kinderheilkunde zur Psychoanalyse*. Frankfurt/M.: Fischer.

Zanarini, M.C., Frankenburg, F.R., Hennen, J. & Silk, K.R. (2003). The longitudinal course of borderline psychopathology: 6 year prospective follow-up of the phenomenology of borderline personality disorder. *Am. J. Psychiat., 160*, 274–83.

Zanarini, M.C., Frankenburg, F.R., Reich, D.B., Silk, K.R., Hudson, J.I. & McSweeney, K.B. (2007). The subsyndromal phenomenology of borderline personality disorder: a 10-years follow-up study. *Am. J. Psychiat., 164*, 929–235.

Der Umgang mit Träumen in der Therapie schwer gestörter Patienten[1]

Träume als Königsweg zum Unbewussten

Für Freud (1900a) waren Träume der Königsweg zum Unbewussten. Er sah in ihnen den Ausdruck eines verpönten und deshalb verdrängten Triebwunsches, der im Traum erneut nach Befriedigung sucht und sich dazu an Tagesreste anheftet, aus denen er seine symbolische Einkleidung erfährt. Mithilfe der Traumarbeit (Verdichtung, Verschiebung, Symbolisierung und sekundärer Bearbeitung) werden diese Triebwünsche gleichzeitig so weit verkleidet, dass der Träumende vor dem, was da aus seinem Unbewussten aufsteigt, im Schlaf nicht gestört wird und vor Schreck erwacht. Was dabei entsteht, ist der manifeste Trauminhalt, die »Traumerzählung«, an die sich der Patient nach dem Aufwachen erinnern und irgendwann auch in die Analysestunde mitbringen kann. Der durch die Traumarbeit entstellte Triebwunsch lässt sich daraus allerdings nicht mehr ohne Weiteres ablesen. Es bedarf dazu erst der Assoziationen des Patienten zu den einzelnen Elementen des Traums, denen der Analytiker mit der gleichschwebenden Aufmerksamkeit folgt, wie er dies auch sonst mit den Schilderungen des Patienten tut, um daraus den unbewussten Zusammenhang zu erschließen, der auf den verdrängten Triebwunsch verweist. Neurotische Patienten, die zu Freuds Zeiten die Hauptklientel darstellten, können auf diesem Wege in Kontakt mit ihren unbewussten Konflikten und Wünschen kommen und sie nunmehr einer besseren Lösung zuführen. Der manifeste Trauminhalt lieferte den Ausgangspunkt für diesen Prozess.

In der psychoanalytischen Behandlung strukturell schwer gestörter Patienten, zu denen vor allem Borderline-Patienten gehören, die heute immer

1 Bislang unveröffentlichter Vortrag, erstmals Oktober 2014 auf dem Klinischen Workshop der Psychoanalytischen Arbeitsgemeinschaft Ulm (PAU) und der Münchner Psychoanalytischen Vereinigung (MPV) in Augsburg.

häufiger in unsere Sprechstunde kommen, haben wir es mit einer anderen Situation zu tun (Rohde-Dachser, 1983; Fonagy, 2000). Im Gegensatz zu neurotischen Patienten sind Borderline-Patienten aufgrund ihrer nur unzureichend entwickelten psychischen Struktur nicht in der Lage, für das Ich inkompatible und deshalb angsterregende Wünsche so nachhaltig aus dem Bewusstsein zu verdrängen, dass sie nicht mehr damit rechnen müssen, beim geringsten Anlass erneut von ihnen überschwemmt zu werden.[2] Das spiegelt sich auch in den Träumen dieser Patienten wider, in denen der weitgehende Wegfall der Traumzensur dazu führen kann, dass sadistische oder inzestuöse Impulse dort ganz unverhüllt zutage treten (Green, 1977; Stone, 1980). Die damit verbundenen Affekte sind von hoher Intensität und lösen deshalb ihrerseits oft starke Angstgefühle aus. Der Schlaf bleibt von daher labil; oft kommt es zu fließenden Übergängen zwischen Schlaf- und Wachzustand, wie wir sie unter anderem aus den von Isakower (1936) geschilderten Einschlafphänomenen kennen. Träume extrem aggressiven Inhalts, zum Beispiel von herumliegenden Leichenteilen, vernichtenden Naturkatastrophen oder anderweitigen tödlichen Bedrohungen (Stone, 1980) sind darüber hinaus oft Anzeichen einer drohenden Ich-Desintegration, unter der die Abwehr des Patienten vorübergehend zusammenzubrechen droht. Dazu gehören auch Träume, in denen die Patienten sterben oder träumen, dass ihr Körper sich verändert, auflöst oder verfault. Stone (ebd.) schildert dazu den Traum einer jungen Patientin kurz vor einer psychotischen Dekompensation:

Die Patientin träumte von einem Flugzeugabsturz, in welchem sie mit ungeheurer Wucht zu Boden geschleudert und buchstäblich in Stücke zerschmettert wurde. Dabei sah sie einen ihrer Arme auf den angrenzenden Feldern liegen und ihr Herz halb außerhalb ihres Körpers.

---

2 Kahn (1962) beschreibt recht anschaulich, unter welchen Bedingungen ein Mensch einen – wie er es nennt – »guten Traum« träumen kann, das heißt einen Traum, der einen unbewussten Wunsch erfolgreich verarbeitet. Dazu gehört unter anderem ein Ich, dessen Integrationsfähigkeit so verlässlich funktioniert, dass es auch vorübergehende regressive Prozesse tolerieren kann. Darüber hinaus muss das Ich stark genug sein, seine Triebwünsche zuzulassen, aber auch, ihrem starken und chaotischen Ansturm Einhalt gebieten zu können. Das Ich muss außerdem die Fähigkeit zur Traumarbeit besitzen. Traumarbeit wiederum setzt eine funktionierende Zensurinstanz voraus, die die unbewussten Triebregungen so einkleidet, dass sie dem Träumer die halluzinatorische Wunscherfüllung ermöglicht, ohne dass die Funktion des Traumes als »Hüter des Schlafes« (Freud, 1900a, S. 239ff.) dadurch beeinträchtigt würde.

Der Unterschied zu Träumen neurotischer Patienten wird hier unmittelbar deutlich. Da ist zum einen die tödliche, durch nichts aufhaltbare Wucht des Sturzes aus großer Höhe, den diese Patientin, die ursprünglich wegen einer nicht verarbeiteten Liebesenttäuschung in Analyse gekommen war, im Traum erleidet. Absturzträume nach der Enttäuschung an einem idealisierten Objekt oder dem Zusammenbruch einer narzisstischen Selbstvorstellung kommen auch bei neurotischen Patienten häufig vor, haben dort aber in der Regel nicht diesen destruktiven Charakter. Hier endet der Sturz demgegenüber ganz konkretistisch in der Zerstückelung des Körpers als sichtbarer, körperlicher Organverlust. Das »Als ob«, das wir bei solchen Redewendungen üblicherweise mitdenken, ist verloren gegangen, ähnlich, wie dies auch für das Denken schizophrener Patienten charakteristisch ist (vgl. dazu Searles, 1974 [1962]; Benedetti, 1983; Küchenhoff, 2012). Die Patientin reagierte kurz danach auch tatsächlich mit einer kurzen psychotischen Episode (Stone, 1980). In solchen Träumen ist das Erlebnis existenziellen Bedrohtseins unmittelbar evident und braucht nicht erst durch eine aufwendige Deutungsarbeit erschlossen werden. Assoziationen zu den einzelnen Elementen des Traums würden hier nur weitere Bilder des Schreckens liefern und die Panik des Patienten weiter verstärken.

Das ist auch der Hauptgrund, warum in der einschlägigen Literatur zur Borderline-Therapie lange Zeit hindurch die Meinung vertreten wurde, dass Träume nicht oder allenfalls am Rande in die Therapie einbezogen werden sollten (Grinberg, 1966; Green, 1977). Gerade Borderline-Patienten nehmen andererseits aber auch die innere Verfassung ihres Therapeuten auf sehr sensible Weise wahr, ohne dass es dazu irgendeiner sprachlichen Mitteilung bedarf (Fonagy et al., 2004 [2002]). Sie werden von daher auch die vermeidende Haltung, die der Therapeut ihren Träumen entgegenbringt, unweigerlich registrieren und daraus schließen, dass ihre Träume tatsächlich gefährlich sind, und zwar so sehr, dass sogar der Therapeut sich weigert, sich näher mit ihnen zu befassen. Sie bleiben dann mit den bedrohlichen Bildern ihres Traums auch diesmal wieder allein, so wie das in ihrem Leben schon immer der Fall war.

Der manifeste Traum als Medium der Kommunikation

Nun wissen wir aber aus der Schlaf- und Traumforschung ebenso wie aus neuropsychologischen Untersuchungen mittlerweile aber auch, dass Träume neben der von Freud betonten *Funktion der Wunscherfüllung* eine

Vielzahl weiterer Funktionen haben, die auch für die Psychoanalyse von Bedeutung sind (Solms, 2003 [1977]; Fonagy, 2000). Träume sind *Mittel der Reizverarbeitung*, der *Angstabfuhr*, der *Selbstdarstellung* und der *probatorischen Konfliktbewältigung*, um nur die wichtigsten zu nennen. Und sie sind – dies vor allem – ein spezifisches *Medium der Kommunikation*, durch das der Psychoanalytiker etwas von den unbewussten Gefühlen, Wünschen und Ängsten des Patienten erfährt, die die *aktuelle therapeutische Beziehung* prägen, auch wenn der Patient selbst sie noch nicht in Worte fassen und deshalb zunächst nur im Traum zur Darstellung bringen kann.[3] Folgt man Ermann (2005), dann wird jeder Traum, der in der Psychoanalyse berichtet wird, geträumt, um gehört zu werden, das heißt immer bereits mit dem »Analytiker im Hinterkopf« (Fonagy, 2000, S. 77).

Die *Ausdrucksmöglichkeiten*, die dem Traum dafür zur Verfügung stehen, sind aber andere als die, die wir von unserem Wachzustand her kennen. Sie entstammen dem *vorbegrifflichen kindlichen Denken*, in dem Gedanken, Vorstellungen und Gefühle noch eine bildhafte Gestalt besitzen und von daher gleichzeitig auch Einsichten in Formen der Selbstreflexion ermöglichen, wie sie für Kinder im Alter von etwa zwei bis vier Jahren charakteristisch sind (ebd.). Dies gilt zunächst für die Traumerzählung *jedes* Patienten ganz unabhängig von seiner jeweiligen strukturellen Entwicklung. Der *Unterschied* zwischen den Träumen neurotischer Patienten und denen von Borderline-Patienten besteht in dem Ausmaß an Reflexionsfähigkeit, mit dem neurotische Patienten diese Traumerzählung weiter mit symbolischen Qualitäten anreichern können, die eine Vielzahl von Perspektiven auf das Erzählte ermöglichen, die therapeutische Beziehung zum Analytiker eingeschlossen. Im Gegensatz dazu haben Patienten mit schweren strukturellen Störungen diese Fähigkeit kaum oder gar nicht entwickelt. Sie können deshalb – anders als neurotische Patienten – gegenüber ihren Traumerzählungen auch keine dritte, beobachtende Position einnehmen. Der Traum bleibt für sie von daher ein Ausdruck ihrer inneren Verfasstheit, nicht mehr und nicht weniger. Eine solche Traumerzählung nach weiteren Inhalten zu hinterfragen, ist hier schlichtweg sinnlos. Aber gerade, weil dies so ist, erlauben sie dem Analytiker Einblicke in die aktuelle Befind-

3 Auch Morgenthaler (1986) sieht den Traum nicht nur aus der Situation des Beobachters heraus, wie sie für Freuds Technik der Traumanalyse charakteristisch ist, sondern vor allem als einen Akt der Kommunikation zwischen Analytiker und Patient (zit. n. Hamburger, 2013).

lichkeit des Träumers, die er sonst nie in dieser Deutlichkeit zu Gesicht bekommen würde. Das gilt für seine konkretistische Form der Welterfassung, für die Widersprüche zwischen seinen Objektrepräsentanzen, sein Ausgeliefertsein an für ihn selbst nicht steuerbare Affekte und – dies vor allem – seine elementare Angst vor Verlassenwerden und dem Absturz ins Leere, ins Nichts. Dazu kommt seine Unfähigkeit, aus diesem inneren Zustand einen Ausweg zu finden. Denn dazu bedürfte es einer dritten, beobachtenden Position, von der aus eine solche Veränderung überhaupt erst einmal ins Auge gefasst werden könnte. Borderline-Patienten haben diese Stufe der Mentalisierung aber nicht erreicht oder sie aus Gründen der Selbsterhaltung schon sehr früh aktiv verweigert (vgl. dazu Fonagy et al., 2004 [2002], S. 335ff.). Sie können die Konflikte und Ängste, zwischen denen sie sich innerlich zerreiben, deshalb auch nicht beim Namen nennen, sondern müssen sie stattdessen ständig neu mit einem dafür geeigneten Gegenüber in Szene setzen (Moser & v. Zeppelin, 2005 [2004]). In der psychoanalytischen Behandlung wird dieses Gegenüber durch den Analytiker verkörpert, der auf diese Weise früher oder später unweigerlich zum unfreiwilligen Mitspieler des Konfliktes wird. Oft wird er vom Patienten dabei projektiv sogar als Urheber des Konfliktes wahrgenommen. Entsprechend intensiv sind von daher auch die destruktiven Affekte, die der Patient dabei auf den Analytiker überträgt. Im gleichen Umfang wächst aber auch seine Angst, dass der Analytiker sich als Rache dafür von ihm abwendet oder ihn im schlimmsten Falle sogar endgültig und für immer verlassen würde. Entscheidend ist dann, zu »containen«, bis der Patient sich in der Lage fühlt, sie mit wachsender Ichstärke wieder in sich zurücknehmen und als seine eigenen zu betrachten. Je nach der Schwere seiner Störung kann dies Monate und manchmal sogar Jahre dauern. In dieser Zeit sind Konfliktdeutungen, die sich auf die Aufdeckung unbewusster Triebkonflikte *im Innern* des Patienten richten, deshalb auch ausgesprochen kontraindiziert. Steiner (2014 [2011]) empfiehlt stattdessen *Beziehungsdeutungen*, die die aktuelle Beziehung zwischen Patient und Analytiker zum Gegenstand haben, Plassmann (2008) von *Sie-Deutungen* versus *Ich-Deutungen*, die für ihn hier das Mittel der Wahl sind. *Sie-Deutungen* beschreiben das Empfinden des Patienten aus der Beobachterposition des Analytikers heraus, nach dem Motto: »Sie fühlen, glauben, wollen, dass ...« (ebd., S. 120), ohne sich dabei auch mit seinen eigenen Gefühlen ins Spiel zu bringen. Schwer gestörte Patienten fühlen sich durch eine solche Deutung aber sehr leicht retraumatisiert, weil in ihrem Erleben der Analytiker auf diesem Wege in sie einzudringen und sich ihrer zu bemächtigen versucht, ganz ähnlich, wie früher auch ihre Primärobjekte dies mit ihnen taten. Im Gegensatz dazu lässt der Analytiker im Rahmen einer *Ich-Deutung* den Patienten auch an den Gefühlen teilhaben, die er selbst, während er dem Patienten zuhörte, bei sich registrierte, zum Beispiel: »Ich spüre, wie die schlimmen Erlebnisse, die Sie mir gerade berichten, Sie zu überwältigen drohen, aber ich bin hier und werde Sie dort nicht völlig hineingleiten lassen«, oder bei einer anderen Patientin, die in der Sitzung ihrem Therapeuten ihren Suizid ankündigt und dabei signalisiert, dass ohnehin kein Mensch, auch nicht der Analytiker, sie vermissen werde: »Da irren Sie sich. Mein Wunsch ist ganz im Gegenteil, die Therapie mit Ihnen fortzuführen, und ich hoffe sehr, Sie deshalb in der nächsten Stunde wieder zu sehen« (ebd., S. 115). Ich selbst würde wahrscheinlich noch hinzusetzen: »Ich würde Sie vermissen.«

Das gleiche Prinzip gilt, folgt man Plassmann, auch für den *Umgang mit den Träumen* dieser Patienten. So träumt einer seiner Patienten im Laufe der Behandlung, dass die Katze seiner Tochter überfahren worden sei. Er wacht auf und hat noch im Aufwachen den Impuls, zu Hause anzurufen und zu fragen, ob die Katze noch lebt. Auch in der psychoanalytischen Sitzung spürte er beim Erzählen des Traumes erneut das dringende Bedürfnis, zum Telefonhörer zu greifen und sich zu überzeugen, dass zu Hause alles in Ordnung sei (ebd., S. 125). Der Analytiker hat dann die Wahl, entweder auf den Inhalt des Traumes einzugehen, so wie dies bei neurotischen Patienten üblich ist und den Patienten zu fragen, was ihm zu der Katze seiner Tochter einfalle etc. Oder aber er thematisiert auch hier als Erstes den bedrängenden Gefühlszustand, mit dem der Patient selbst auf den Traum reagierte und auch jetzt noch ganz darin gefangen war, zum Beispiel: »Mein Eindruck ist, dass das Bild der überfahrenen Katze Sie auch jetzt im Wachzustand noch so verfolgt, als wären Sie immer noch im Traum, und es Ihnen von daher ganz schwerfällt, den Traum als Traum zu behandeln und nicht als reales Ereignis« (zit. in Anlehnung an ebd.). Gleichzeitig wird der Patient damit eingeladen, diese momentane Realitätsverwirrung zusammen mit dem Analytiker vorsichtig zu hinterfragen. Voraussetzung dafür ist auch hier, dass der Analytiker das Ausmaß der strukturellen Störung seines Patienten am besten schon bei Behandlungsbeginn einigermaßen richtig einschätzt, um auch seine Deutungspraxis auf die jeweiligen Bedürfnisse des Patienten einstellen zu können (vgl. dazu auch Moser, 2001). Was geschieht, wenn das nicht der Fall ist, möchte ich im Folgenden an zwei Beispielen zeigen, die ganz unterschiedlichen Kontexten entstammen.

Die Bedeutung der korrekten Einschätzung des Strukturniveaus des Patienten als Voraussetzung jeden Therapieerfolgs

Das erste Beispiel stammt aus der Supervision einer tiefenpsychologischen Behandlung mit einem schwer gestörten Patienten, der – wie sich sehr bald herausstellte – die Therapie mit der Erwartung begonnen hatte, die Analytikerin solle ihm sagen, was er zu tun habe. Wenn diese darauf nicht einging und ihn stattdessen aufforderte, von sich und *seinen* Gefühlen zu sprechen, verfiel der Patient in ein quälendes Schweigen, bis er sich irgendwann wieder aufraffte, um mit nur geringen Variationen immer die gleiche Geschichte zu erzählen, dass er gerade wieder eine neue Frau kennengelernt habe, die diesmal endlich die Richtige sei, um mit ihr eine Familie zu gründen und mit ihr in ein Haus zu ziehen, am besten noch mit einem Golden Retriever, einer Hunderasse, die er offenbar sehr liebte. Wenn sich diese Überzeugung als Irrtum erwies, was meist sehr bald geschah, hatte er einen depressiven Einbruch, währenddessen er manchmal tagelang nicht aus dem Bett kam, bis der gleiche Zirkel irgendwann wieder aufs Neue begann. Die angehende Analytikerin, die mir über diesen Fall berichtete, hatte immer wieder versucht, dem Patienten den Widerstandscharakter dieses Verhaltens aufzuzeigen, mit dem er ganz offensichtlich andere, tiefer gehende Konflikte abzuwehren suchte, ohne dass der Patient darauf aber näher einging, während sie selbst dabei immer ungeduldiger und gereizter wurde. Schließlich berichtete dieser Patient einen Traum, in dem er zum Frisör ging, damit dieser ihm die Haare föhnen und den Bart schneiden sollte. Während er beim Friseur war, stellte sich aber heraus, dass er überhaupt keine Haare und keinen Bart hatte und von daher in dem Frisörladen offenbar an der ganz falschen Adresse war. Wollte man diesen Traum als latente Botschaft an die Analytikerin verstehen, wie er die Psychotherapie bei ihr erlebte, dann würde diese vermutlich lauten:

> »Sie irren sich, wenn Sie glauben, dass ich Ihnen hier irgendetwas Bedeutendes verschweige. Ich suche einfach verzweifelt nach einer Frau, die die Leere füllt, die ich in mir spüre, sobald ich mich allein gelassen fühle, und ich hatte gehofft, dass Sie diese Frau sein würden oder mir zumindest sagen werden, was ich tun kann, um eine solche Frau zu finden. Sie gehen darauf aber überhaupt nicht ein und wollen mir stattdessen eine Frisur verpassen, für die ich überhaupt nicht die richtige Ausstattung habe.«

Mittlerweile ist dieser Patient in einer psychosomatischen Klinik untergekommen, die ihm offenbar so viel Containment bietet, dass er sich nicht mehr ständig an irgendwelche Frauen klammern muss, sondern zum ersten Mal selber ein Stück zur Ruhe kommen kann. Für eine Analyse hatte dieser Patient mit Sicherheit nicht die richtige Ausstattung.

Die Analytikerin, von der ich gerade gesprochen habe, war damals selbst noch in psychoanalytischer Ausbildung und in der Behandlung von Borderline-Patienten von daher noch relativ wenig erfahren. Fonagy, von dem das zweite Beispiel stammt, ist im Gegensatz dazu ein in der Behandlung von Borderline-Patienten versierter Psychoanalytiker (vgl. dazu auch Rohde-Dachser & Wellendorf, 2014 [2004], S. 163ff.). Und doch beschreibt auch er, wie schwer es für ihn anfangs war, den Grad der strukturellen Störung eines Patienten einigermaßen richtig einzuschätzen, und demonstriert dies am Traum eines 27-jährigen Patienten, der vor Beginn der psychoanalytischen Behandlung bei ihm bereits eine sechsjährige Analyse bei einer weiblichen Analytikerin hinter sich gebracht hatte, die von dieser aber wegen seiner wiederkehrenden Gewaltdurchbrüche schließlich vorzeitig beendet wurde. Auch jetzt litt der Patient noch an einer Vielzahl von Symptomen, von Wutausbrüchen, die vor allem unter Alkohol erfolgten, und psychoseähnlichen Episoden mit visuellen Halluzinationen bis hin zu wiederkehrenden Angstattacken und einer tiefen Depression. Zwei Monate nach Beginn der Analyse bei Fonagy brachte dieser Patient seinen ersten Traum in die Sitzung.

> »Der Traum handelte von einem Sekretär mit vielen Schubladen. Der Patient brauchte lange Zeit, um den Schlüssel dazu zu finden. Er wusste, dass die Schubladen voll waren, aber als er sie der Reihe nach öffnete, waren sie in Wirklichkeit alle leer« (Fonagy, 2000, S. 80; Übers. C. R.-D.).

Fonagy, der in der Therapie so schwer gestörter Patienten damals selbst noch wenig Erfahrung hatte, verstand die Leere der geöffneten Schubladen damals vor allem als einen Versuch, den Analytiker, dessen Nähe er als viel zu bedrohlich erlebte, aus seiner Wahrnehmung auszublenden und ihn mit seinen Interventionen buchstäblich ins Leere laufen zu lassen. Er interpretierte, so könnte man auch sagen, vor allem den *Widerstandscharakter* des Traums. Der Patient zeigte auf diese Interpretation hin aber keinerlei Resonanz. Irgendwie schien er sie schlichtweg nicht verstanden zu haben. Erst als Fonagy den Traum Jahre später noch einmal betrachtete, wurde ihm klar, dass der Patient damit etwas anderes auszudrücken versuchte, nämlich seine Verzweiflung darüber, dass er, wenn er tiefer in sich hineinhorchte, ähnlich wie in den Schubladen des Sekretärs in seinem Traum, nur auf eine entsetzliche Leere treffen würde, und den Zweifel darüber, ob sein Analytiker, von dem er viel erhoffte, wirklich in der Lage war, ihm bei der Suche nach dem, was er verloren hatte, zu helfen, oder ob er stattdessen auch hier wieder die gleichen Verlassenheitsgefühlen erleben würde, vor denen er schon sein ganzes Leben auf der Flucht war. Nicht umsonst steht bei der Diagnose einer Borderline-Persönlichkeitsstörung im Diagnostischen und Statistischen Manual der American Psychiatric Association 1994 (DSM-IV) und auch jetzt wieder im DSM-V (2013) das Kriterium der »Angst vor Verlassenwerden« an oberster Stelle. Der Traum von den leeren Schubladen lässt sich vor diesem Hintergrund am ehesten als ein verzweifelter Appell des Patienten an den Analytiker begreifen, ihn unter keinen Umständen alleinzulassen, so aggressiv oder zurückweisend der Patient sich ihm gegenüber in der Analyse auch verhalten mag. Gleichzeitig darf der Analytiker sich ihm aber auch nicht über Gebühr nähern, sonst liefe er Gefahr, von dieser Erfahrung überflutet zu werden und seiner ohnehin prekären Ichgrenzen gänzlich verlustig zu gehen. Die vernichtenden Wutausbrüche des Patienten, wegen derer auch schon seine letzte Psychoanalyse vorzeitig zu Ende gegangen war, lassen sich vor diesem Hintergrund auch als ein Versuch verstehen, der Verschmelzungsgefahr, die von einem zu verständnisvollen Psychoanalytiker ausgeht, rechtzeitig einen Riegel vorzuschieben. Die Entwicklung einer angemessenen Affektregulierung gilt von daher auch als eine der wichtigsten Ziele der Borderline-Therapie.

Desobjektalisierung und Wiederherstellung der Objekte in Borderline-Träumen

Andere Abwehrformen, die dazu dienen, die für Borderline-Patienten lebenswichtigen Objekte vor dem ungehinderten Anprall dieser destruktiven Gefühle zu schützen, sind *Spaltung* und *Dissoziation*, über die es mittlerweile eine sehr umfangreiche Literatur gibt (siehe dazu Dulz et al., 2011). Viele Borderline-Patienten halten die normale, entwicklungsbedingte Spaltung der inneren Objekte in »gute, lebenserhaltende« und »böse, zerstörende Teilobjekte« aus Abwehrgründen auch dann noch aufrecht, wenn sie aufgrund ihrer kognitiven Entwicklung durchaus in der Lage wären, ihr

Gegenüber als ganzes Objekt wahrzunehmen (dazu Kernberg, 1976; Klein, 2000 [1946]). Ganz ähnlich dient die Dissoziation dazu, bestimmte nicht verarbeitbare, traumatische Ereignisse durch eine aktive Unterbrechung des Gedankenflusses aus dem Bewusstsein fernzuhalten. Gedankenverbindungen, die mit allen Mitteln vermieden werden müssen, weil sie zu Schlussfolgerungen führen würden, die für das Ich unerträglich sind, werden dann zu *phobischen Objekten* (Green, 2002; vgl. dazu auch Bion, 1962).

Eine andere, noch weniger diskutierte Borderline-Abwehr gegen eine zu bedrohliche Nähe lebenswichtiger Objekte ist die ebenfalls von Green beschriebene *Desobjektalisierung*, bei der den Objekten die Besetzung entzogen wird, bis hin zu einem Zustand völliger innerer Leere, mit der das Objekt vor den andrängenden destruktiven Affekten des Patienten geschützt werden soll (Green, 2001 [1986]; Dammann, 2014).[4] Die Objektbeziehungen des Patienten wirken dann auf merkwürdige Weise affektiv entleert, so als ob sie für den Patienten jegliche Bedeutung verloren hätten. Dies gilt nicht nur für den Wachzustand der Patienten, sondern bildet sich häufig noch ausgeprägter in ihren Träumen ab, von denen ich im Folgenden zwei ausführlicher darstellen möchte. Der erste Traum wird von Ulrich Moser berichtet, der in seinen umfangreichen Untersuchungen von Borderline-Träumen vor allem den Bildcharakter der darin vorkommenden Objekte hervorgehoben hat, während die Interaktion zwischen diesen Objekten im Extremfall gegen null geht (vgl. dazu Moser & v. Zeppelin, 2005 [2004]). Beispielhaft dafür steht der folgende Traum eines Borderline-Patienten:

> »Ich komme in einen merkwürdigen Raum. Da sitzen am Boden viele Leute. Ein Mann steht da und betrachtet die Leute. Es könnte vielleicht mein Onkel sein. Der Boden ist schmutzig, voller Dreck« (ebd., S. 70).

Wenn wir diesen Traum näher betrachten, fällt als Erstes auf, wie anonym die dort vorkommenden Objekte bleiben. Die »vielen Leute«, von denen der Träumer spricht, lassen sich nicht als Personen identifizieren, sondern gehen in der Mengenbezeichnung der »vielen Leute«. Auch der Mann,

4 Weitere, für Borderline-Patienten typische Abwehrformen sind das innere Einfrieren der Objekte in einen Zustand völliger Bewegungslosigkeit (Giovacchini, 1967) oder auch der innere Rückzug in die Position eines vom Geschehen vollständig abgekoppelten Betrachters (Rohde-Dachser, 2004, S. 99f.).

der diese Leute betrachtet, wird im Traum nicht näher beschrieben, sondern bleibt anonym. Seine Identität mit dem Onkel »könnte möglich sein«; etwas Genaueres erfahren wir dazu nicht. Stattdessen wird ein weiteres, nicht animiertes Objekt eingeführt, der »Boden«, der wenigstens *ein* Attribut hat: er ist »schmutzig«. Die einzige Interaktion, die im Traum stattfindet, nämlich die zwischen dem Boden und den Leuten, die auf ihm sitzen, ist eine rein physikalische und damit affektiv neutral. Von den menschlichen Objekten, die im Traum vorkommen, erfahren wir nur, dass es »viele« sind, die alle das Gleiche tun, nämlich am Boden sitzen. Andere Vorstellungen, Gefühle oder Attribute haben sie nicht. Eine noch weiter gehende Desobjektalisierung der Objekte ist kaum denkbar, es sei denn in einer *völligen Deanimierung* wie etwa im Traum, in dem lediglich »eine Steinwüste« vorkommt, »alles Geröll« (ebd., S. 71). Hier haben die Gegenstände überhaupt keine Innenwelt und auch keinen Gefühlsgehalt mehr. Wenn ihnen Attribute zugeschrieben werden, sind diese rein beschreibend, als eine dem Gegenstand anhaftende, unveränderliche Eigenschaft.

Ein anderes Beispiel dazu stammt von einem Patienten, der lange Zeit hindurch bei mir in Behandlung war, einem damals etwa 40-jährigen Mann mit einer Borderline-Diagnose, der in der Desobjektalisierung seiner inneren Objekte eine ganz besondere Fertigkeit entwickelt hatte. Während der Analyse konnte man dies vor allem in Situationen beobachten, in denen es um die Schilderung von Konflikten mit seiner Ehefrau ging. Seine Wahrnehmung verengte sich dann blitzartig auf die Beschreibung einiger Kleidungsstücke, einzelner Körperteile oder – im Extremfall – auch einer Stimme, die irgendwo aus dem Off erklang. Auf meine Nachfrage, worum es in diesem Streit nun gegangen sei, hatte er in der Regel nur Antworten wie:

> »Da ist nichts. Das hämmert ein. Ohne Inhalt. Nur eine Filmvorstellung: eine Fläche in hellem, weißlichem Braun. Wie wenn auf dieser Fläche ein Punkt wäre, worauf das immer hinweist« (Rohde-Dachser, 1983, S. 95).

Nach dem gleichen Muster waren auch die Träume konstruiert, die dieser Patient mir lange Zeit hindurch in die Analyse mitbrachte. Sehr deutlich habe ich noch heute *einen* Traum aus der etwa 40. Analysestunde in Erinnerung, der nur aus einem einzigen Bild bestand, in dem der Patient als Träumer auf den nackten Unterleib einer Frau blickte, der mit Blut verschmiert war. Auf meine Nachfrage berichtete er dazu sonst nur noch, dass er im Traum Mitleid mit der Frau empfunden habe. In mir selbst breitete sich währenddessen eine diffuse Angst aus, während der Patient selbst davon offenbar nicht weiter beunruhigt wirkte. Was er im Traum erblickte, war ja auch keine lebendige Frau, sondern lediglich ein weiblicher Körperteil, der keiner bestimmten Person zugeschrieben werden konnte, und auch meine Frage, woher das Blut auf dem Bild stammte, konnte er mir nicht beantworten. Auch das Mitleid, das der Patient im Traum empfand, galt einer ihm gänzlich unbekannten Person. Dass der Traum in der Übertragung mir galt und die sadistischen Impulse des Patienten widerspiegelte, die eigentlich auf mich gerichtet waren, zeigte sich lediglich in der diffusen Angst, die das bewegungslose Traumbild in mir erweckte. Der blutverschmierten Unterleib rief in mir sofort die Vorstellung einer Vergewaltigung hervor, deren Spuren auf dem Unterleib der Frau noch sichtbar waren, auch wenn weit und breit kein Täter mehr in Sicht war und der Patient selbst vor allem mit der leidenden Frau identifiziert schien und mit dem Opferstatus, der ihr dabei zugewiesen wurde. Ich selbst wusste aus früheren Sitzungen, dass der Patient alles, was mit männlicher Sexualität zusammenhing, bewusst als hochgradig aggressiv empfand und deshalb zutiefst verabscheute. Allein von daher wäre eine Deutung, die auf den aggressiven Gehalt des Traumes hinwies, von ihm vermutlich nur kopfschüttelnd zurückgewiesen worden.

Ich deutete den Traum deshalb damals vor allem als Ausdruck seines Abscheus vor jeder Art männlich-aggressiver Sexualität und seiner Hoffnung, dass ich diese Vorstellung mit ihm teile und mich mit ihm auf die Seite der leidenden Frauen schlagen würde. »Wenn es anders wäre, könnte mir dieser Traum sonst auch selber Angst machen«, hatte ich damals noch hinzugefügt, und der Patient hatte dazu verständnisvoll genickt. Erst sehr viel später habe ich verstanden, dass der Patient mir mit diesem Traumbild tatsächlich Angst einflößen wollte, ohne zu den sich darin abzeichnenden sadistischen Impulsen zu stehen, deshalb das Einfrieren des Geschehens auf ein unbewegliches Bild und die Reduzierung der Frau auf das Teilobjekt »Unterleib«, für dessen Zustand er sich bewusst nicht verantwortlich fühlte.

Was es bedeutet, wenn diese Objekte lebendig werden

Was es bedeutet, wenn diese Abwehr ins Wanken gerät und die bis dahin zur Bedeutungslosigkeit verurteilten Objekte lebendig werden und dem Patienten als eigenständige Subjekte gegenübertreten, zeigt der Traum eines Patienten von Fonagy (2000, S. 81), den wir bereits von der Suche nach dem Schlüssel zu den Schubladen des Sekretärs her kennen, die er im Traum zu öffnen versuchte und sich bei näherem Zusehen als leer erwiesen haben. Der Traum, um den es hier geht, stammt aus einer späteren Analysenphase, in der der Analytiker einmal einige Minuten zu spät zur Stunde kam. Der Patient reagierte darauf mit einem intensiven Wutdurchbruch, schrie den Analytiker an, warf ihm sein unprofessionelles Verhalten vor und beschuldigte ihn, die Behandlung auch sonst auf alle möglichen Weisen zu sabotieren. In der Nacht darauf hatte dieser Patient einen Traum, den ich für mich auch den »Fotografentraum« genannt habe. Ich zitierte aus dem Bericht von Fonagy:

> »Er (der Patient) war in einer Kunstgalerie. Dabei hatte er das vage Gefühl, dass auch ich dort war. Was ihn besonders überraschte, war, dass im Traum die Leute, die er kannte, als fotografische Ausstellungsstücke an der Wand hingen« (ebd., S. 81; Übers. C. R.-D.).

Auf diese Weise in Fotografien verwandelt und in einen Rahmen gebannt, sind »die Leute«, zu denen sehr wahrscheinlich auch der Analytiker gehörte, aber auch zu keiner eigenständigen Reaktion mehr fähig. Und auch wenn dem Patienten dabei selbst offensichtlich nicht ganz wohl war, schien ihm dies die derzeit bestmögliche Lösung zu sein. Allein das vage Gefühl, dass der Analytiker nicht wie die anderen Menschen im Traum in einem sicheren Rahmen hängen könnte, den er eigens für ihn konstruiert hatte, ließ alles um ihn herum unsicher werden, bis hin zu der Befürchtung, dass er in seinem Analytiker vielleicht doch nicht das sichere, verlässliche, Halt gebende Objekt gefunden hatte, das er andererseits dringend brauchte, um mit seiner Hilfe aus den Fotografien, in die er seine bedeutsamen Objekte gezwängt hatte, wieder lebendige Menschen zu machen und zu erfahren, wie diese wirklich waren. Was dann zum Vorschein kommt, sind in der Regel traumatisierende Elternfiguren, deren Eigenschaften der Patient unbewusst schon längst auf den Analytiker projiziert hatte, um sie nunmehr dort zu bekämpfen, um nicht wahrnehmen zu müssen, dass sie in Wirklichkeit schon längst seine eigenen geworden sind. Oft fühlt sich dann auch der Analytiker darin hoffnungslos verstrickt (dazu auch Weiß, 2009), bis es ihm irgendwann möglich wird, wieder zwischen seinen eigenen Gefühlen und denen des Patienten zu unterscheiden und auf diese Weise wieder eine Differenzierung zwischen sich und dem Patienten herzustellen. Meine

Erfahrung ist, dass in dem Moment, in dem dies *dem Analytiker* gelingt, auch der Patient sehr oft bei sich eine ähnliche Erfahrung registriert, noch bevor der Analytiker diese von sich aus zur Sprache bringen konnte. Die therapeutische Veränderung findet hier also zuerst im Analytiker statt und teilt sich dabei unbewusst auch dem Patienten mit, ohne dass es dazu unbedingt eines sprachlichen Austausches bedarf (vgl. dazu auch Atwood & Stolorow, 1984). Wie weit eine solche Erkenntnis auf Dauer festgehalten werden kann, hängt nicht zuletzt von der Fähigkeit des Patienten ab, den Trennungsschmerz zu ertragen, der mit einer solchen Selbst-Objekt-Differenzierung einhergeht, und anzuerkennen, dass dieser Vorgang nicht mehr umkehrbar ist. Dann kann auch Trauer über das Verlorene möglich werden, die die Voraussetzung jedes Neuanfangs ist (dazu auch Moser & Hurtig, 2014).

Formen der Selbstdarstellung in Borderline-Träumen und Suche nach Identität

Borderline-Patienten suchen oft ein Leben lang nach einer festen, sicherheitsgebenden Identität (Thomä & Kächele, 1985, S. 151ff.). Im letzten Teil dieser Arbeit möchte ich deshalb über Borderline-Träume sprechen, in denen die Selbstrepräsentanz des Träumers im Mittelpunkt steht.

Ein eindrucksvolles Bild davon liefert der *Traum einer Borderline-Patientin, die sich im Traum als jemand sieht, der aus Maschendraht gemacht ist* (Fonagy 2000, S. 85). Sie assoziierte dazu sofort das bekannte Experiment von Harlow, bei dem Affenbabys von einer aus Draht gemachten Mutter anstatt einer lebendigen Mutter gestillt wurden. Gleichzeitig zeigt der Traum ein Abbild ihres Selbst als einer substanzlosen Drahtschale, aus der sie kein sicheres Selbstgefühl, keinen Schutz und keine Vorstellung einer eigenen Identität ziehen konnte. Verbunden damit war ein Gefühl tiefer Hilflosigkeit.

Wie sich aus einer solchen inneren Leere unter dem Schutz einer tragenden therapeutischen Beziehung allmählich ein eigenes Identitätsgefühl herausschälen kann, zeigt der Traum einer 35-jährigen Borderline-Patientin, die zum Zeitpunkt des Traums etwa ein Jahr bei mir in Analyse war, weil sie sich in ihrer Ehe immer weiter in eine Situation tiefster Abhängigkeit von den vereinnahmenden Wünschen ihres Ehemannes hineinmanövriert hatte, denen sie nichts wirklich Eigenes entgegensetzen und von daher irgendwann nur noch mit Fluchtfantasien oder Suizidvorstellungen reagieren konnte. Die Fähigkeit zur Aggression war ihr abhandengekommen und mit ihr auch die Erfahrung von Kraft und Energie, wie sie mit Ichaktivitäten üblicherweise einhergehen.

Eines Tages träumte diese Patienten, dass sie zu einer bestimmten Uhrzeit zu ihrer Hochzeit bestellt war. Sie war auf der Fahrt dorthin, und zwar in einem ihr unbekannten Auto, in dem sie auf dem Fahrersitz saß, aber ohne das Lenkrad zu berühren. Das Auto fuhr irgendwie von selbst. Sie blickte auf den Nebensitz und sah dort einen Zettel liegen, auf dem genau verzeichnet war, was »man« zu einer bestimmten Tageszeit (in einer bestimmten Lebensphase) jeweils zu tun habe.

Die Bearbeitung dieses Traumes war für die Patientin Anstoß, ihre Lebensgestaltung, die sie völlig an ihren Partner abgetreten hatte, wieder selber in die Hand zu nehmen. Leitend dabei war die Erkenntnis, dass ihr in ihrer aktuellen Lebenssituation die Subjekthaftigkeit ihres Handelns völlig entglitten war. Mit der Wiedergewinnung dieser eigenen Autorschaft wurde es ihr allmählich auch möglich, sich darüber mit ihrem Partner, wenn nötig auch aggressiv, auseinanderzusetzen, ohne dabei das Gefühl zu haben, dass damit ihre Beziehung endgültig und für immer zu Bruch gehen würde.

Bei der Suche nach einer solchen sicheren, nicht mehr zu erschütternden, kraftvollen Selbstdefinition ist der Patient auf die anerkennende Spiegelung durch den Analytiker angewiesen. Das gilt vor allem für diejenigen Teile des Selbst, die seinerzeit von Mutter oder Vater nicht anerkannt und deshalb auch nicht in die eigene Selbstrepräsentanz aufgenommen werden konnten. Hinter der oft eher verschämten Präsentation von Selbstanteilen, die dem Analytiker zunächst im Traum angeboten werden, verbirgt sich dann oft das tiefer liegende Bedürfnis des Patienten, diese abgewerteten, verachteten oder einfach auch nur »vergessenen« Selbstanteile auf dem Weg der Anerkennung durch den Analytiker aus der Versenkung zu holen, um sie dieses Mal sicher in die eigene Selbstrepräsentanz zu integrieren. Der Patient wagt mit der Darstellung dieser Selbstanteile im Traum sozusagen einen neuen Versuch.

Lassen Sie mich dazu zum Schluss den Traum einer Patientin anführen, den ich aus der Supervision dieser Behandlung kenne. Die grundsätzlich recht beredte Patientin brachte eines Tages einen Traum in die Analyse, den sie auf eine merkwürdig umständliche Weise erzählte. Sie schilderte irgendwie schüchtern, aber auch sehr umschweifig und mit vielen ablenkenden *Details eine Landschaft, in deren Zentrum sich ein rautenförmiges Rosenbeet befand, das wunderbar duftete, an welchem die Leute zu ihrer Verwunderung aber achtlos vorübergingen.* Da der Bericht dieses Traumes einen großen Teil der Sitzung einnahm, äußerte die Analytikerin irgendwann die Vermutung, dass die weitschweifige Traumerzählung unbewusst offenbar dem Zweck diente, von anderen, konflikthafteren Themen der Analyse abzulenken. Sie gab also so etwas wie eine Widerstandsdeutung. Die Patientin fing daraufhin an zu weinen und schwieg für den Rest der Stunde. In der darauffolgenden Sitzung wurde deutlich, dass die Patientin der Analytikerin mit der Schilderung des rautenförmigen, duftenden Rosenbeetes unbewusst auch ihr weibliches Genital angeboten hatte, also den Teil ihres Körpers, der von ihrer Mutter nie beachtet wurde und ihr deshalb auch selbst weitgehend wertlos erschienen war. Mit der Annahme dieses Wunsches durch die Analytikerin und seiner anschließenden Durcharbeitung konnte diese Patientin allmählich zu einer anderen Einstellung gegenüber ihrer Sexualität gelangen und sich erstmals in ihrem Leben als ganze, intakte Frau fühlen.

Zusammenfassung

Ich komme damit zum Schluss meines Vortrags, in dem ich Ihnen am Beispiel von zehn Borderline-Träumen zu zeigen versuchte, wie die Via Regia zum Unbewussten des Patienten durchaus auch über den manifesten Trauminhalt führen kann, und wie vor allem die Intensität einer Beziehung oder aber Beziehungslosigkeit, die zwischen den darin abgebildeten Objekten herrscht, Rückschlüsse auch auf die Entwicklung der Affektsteuerung erlaubt, über die der Patient aktuell verfügt, um diese Objekte vor der zerstörerischen Wucht seiner Aggression zu schützen. Ich habe zu zeigen versucht, wie dazu eine *tragende therapeutische Beziehung* notwendig ist, in der der Analytiker bereit ist, auch die auf ihn projizierten negativen Gefühle des Patienten so lange bei sich zu deponieren, bis der Patient sich in der Lage fühlt, sie vorsichtig in »entgifteter« Form wieder in sich aufzunehmen und von da an als seine eigenen zu akzeptieren (dazu ausführlicher auch Dammann, 2014). Anschließend bin ich auf Träume eingegangen, in denen es vor allem um die beschädigte *Selbstrepräsentanz des Patienten* ging, und darauf, wie auch diese sich in der Interaktion mit einem permissiven, wohlwollenden Analytiker allmählich verändern und zu einer neuen Form der Selbstdefinition führen können, die von Eigenständigkeit und aktiver Selbststeuerung zeugt. Der der jeweiligen Strukturentwicklung des

Patienten angemessene Umgang mit der manifesten Traumerzählung des Patienten kann dazu ein wichtiger Schritt sein, für den ich Sie mit diesem Vortrag hoffentlich ein Stück weit erwärmen konnte.

Literatur

American Psychiatric Association [APA] (1994). *Diagnostic and Statistical Manual of Mental Disorders (DSM-IV)*. Washington, D.C.: APA.

American Psychiatric Association [APA] (2013). *Diagnostic and Statistical Manual of Mental Disorders (DSM-5)*. Washington, D.C.: APA.

Atwood, G.E. & Stolorow, R.D. (1984). *Structures of subjectivity: Explorations in psychoanalytic phenomenology*. Hillsdale/NJ: The Analytic Press.

Benedetti, G. (1983). *Todeslandschaften der Seele. Psychopathologie, Psychodynamik und Psychotherapie der Schizophrenie*. Göttingen: Verlag Med. Psychologie.

Bion, W.R. (1962). Eine Theorie des Denkens. In E.B. Spillius (Hrsg.), *Melanie Klein Heute. Entwicklungen in Theorie und Praxis, Bd. 1: Beiträge zur Theorie* (S. 225–235). München, Wien: Verlag Int. Psychoanalyse.

Dammann, G. (2014). Desobjektalisierung: Theorie und Klinik eines Konzepts von André Green. *Psyche – Z. Psychoanal., 68*, 868–921.

Dulz, B., Herpertz, S.C., Kernberg, O.F. & Sachsse, U. (Hrsg.). (2011). *Handbuch der Borderline-Störungen*. 2., vollst. überarb. u. erw. Aufl. Stuttgart: Schattauer.

Ermann, M. (2005). *Träume und Träumen*. Stuttgart: Kohlhammer.

Fonagy, P. (2000). Dreams of borderline patients. In R.J. Perelberg (Hrsg.), *Dreaming and thinking* (S. 76–89). London: Institute of Psychoanalysis.

Fonagy, P., Gergely, G. & Jurist, E.L. (2004 [2002]). *Affektregulierung, Mentalisierung und die Entwicklung des Selbst*. Stuttgart: Klett-Cotta.

Freud, S. (1900a). *Die Traumdeutung. GW II/III*.

Giovacchini, P. (1967). The frozen introject. *Int. J. Psychoanal., 48*, 61ff.

Green, A. (1977). *The borderline concept*. New York: Int. UP.

Green, A. (2001 [1986]). Todestrieb, negativer Narzissmus, Desobjektalisierungsfunktion. *Psyche – Z. Psychoanal., 55*, 869–877.

Green, A. (2002). Die zentrale phobische Position – mit einem Modell der freien Assoziation. *Psyche – Z. Pschoanal., 56*, 409–441.

Grinberg, L. (1966). Dreams and acing out. *Psychoanal. Q., 56*, 749–789.

Hamburger, A. (2013). Traumerzählungen und ihre Resonanz. In B. Janta, B. Unruh & S. Salz-Pawlita (Hrsg.), *Der Traum* (S. 123–143). Gießen: Psychosozial-Verlag.

Isakower, O. (1936). Beitrag zur Pathopsychologie der Einschlafphänomene. *Int. Z. Psychoanal., 22*, 466.

Kernberg, O.F. (1976). *Objektbeziehungen und Praxis der Psychoanalyse*. Stuttgart: Klett-Cotta.

Khan, M.M.R. (1962). Dream psychology and the evolution of the psychoanalytical situation. *Int. J. Psychoanal., 43* [dt.: (1978). Die Psychologie der Traumvorgänge und die Entwicklung der psychoanalytischen Situation. In ders., *Selbsterfahrung und Therapie*. München: Kindler].

Klein, M. (2000 [1946]). Bemerkungen über einige schizoide Mechanismen. In dies., *Gesammelte Schriften, Bd. III* (S. 1–41). Stuttgart: frommann-holzboog.

Küchenhoff, J. (2012). *Psychose*. Gießen: Psychosozial-Verlag.

Morgenthaler, F. (1986). *Der Traum. Fragmente zur Theorie und Technik der Traumdeutung*. Frankfurt/M.: Edition Qumran.

Moser, U. (2001). »What is a Bongaloo, Daddy?« Übertragung, Gegenübertragung, therapeutische Situation. Allgemein und am Beispiel ›früher Störungen‹. *Psyche – Z. Psychoanal., 55*, 97–136.

Moser, U. & Hurtig, V. (2014). Interaktive Relationen im Traum: Resonante und responsive Wechselwirkung, Verschiebung, Verbalisierung und Selbstveränderung. *Psyche – Z. Psychoanal., 68*, 336–362.

Moser, U. & Zeppelin, I. von (2005 [2004]). »borderline« im Traumalltag. In M. Leuzinger-Bohleber & I. von Zeppelin (Hrsg.), *Ulrich Moser – Psychische Mikrowelten. Neuere Aufsätze* (S. 61–85). Göttingen: V & R.

Plassmann, R. (2008). Inhaltsdeutung und Prozessdeutung. Über die Deutungstechnik bei Patienten mit schweren Symbolisierungsstörungen. In P.H. Geißler (Hrsg.), *Der Körper in Interaktion. Handeln als Erkenntnisquelle in der psychoanalytischen Therapie* (S. 105–128). Gießen: Psychosozial-Verlag.

Rohde-Dachser, C. (1983). Träume in der Behandlung von Patienten mit schweren Ichstörungen. In M. Ermann (Hrsg.), *Der Traum in Psychoanalyse und analytischer Psychotherapie* (S. 107–119). Berlin: Springer.

Rohde-Dachser, C. (2004). *Das Borderline-Syndrom*. 7., vollst. überarb. u. erw. Aufl. Bern u.a.: Huber.

Rohde-Dachser, C. & Wellendorf, F. (Hrsg.). (2014 [2004]). *Inszenierungen des Unmöglichen. Theorie und Therapie schwerer Persönlichkeitsstörungen*. 2. Aufl. Stuttgart: Klett-Cotta.

Searles, F.S. (1974 [1962]). *Die Differenzierung zwischen konkretistischem und metaphorischem Denken bei gesunden Schizophrenen*. München: Kindler.

Solms, M. (2003 [1977]). *Neurophysiologie des Träumens*. Stuttgart: Klett-Cotta.

Steiner, J. (2014 [2011]). *Seelische Rückzugsorte verlassen. Therapeutische Schritte zur Aufgabe der Borderline-Position*. Stuttgart: Klett-Cotta.

Stone, M.H. (1980). *The borderline syndromes. Constitution, personality, and adaptation*. New York: McGraw Hill Book Comp.

Thomä, H. & Kächele, H. (1985). *Lehrbuch der psychoanalytischen Therapie. Grundlagen*. Berlin: Springer.

Weiß, H. (2009). *Das Labyrinth der Borderline-Kommunikation. Klinische Zugänge zum Erleben von Raum und Zeit*. Stuttgart: Klett-Cotta.

Ausformungen der ödipalen Dreieckskonstellation bei narzisstischen und Borderline-Störungen[1]

Problemdefinition

Die narzisstischen Persönlichkeitsstörungen ebenso wie die sogenannten Borderline-Persönlichkeiten werden den *präödipalen Störungen* zugerechnet. Das bedeutet, dass die ätiologisch bedeutsamen Kindheitskonflikte solcher Patienten auf der *psychosexuellen* Entwicklungsachse zeitlich *vor* der ödipalen Phase liegen. Sie fallen damit in eine Lebensperiode (erstes bis drittes Lebensjahr), in der sich auch die wichtigsten psychischen Strukturen, vor allem das Ich und das Selbst, konstituieren, die deshalb auch in besonderem Maße verwundbar sind. Aus diesem Grunde bezeichnet die Diagnose einer »präödipalen Störung« oft zugleich einen Strukturmangel des Patienten, eine »Ich-Störung« oder auch ein »ichstrukturelles Defizit« (vgl. Blanck & Blanck, 1979; Rohde-Dachser, 1983). Offen bleibt die Frage, wie solche früh in ihrer Trieb- und Strukturentwicklung beeinträchtigten Kinder die *ödipale Phase* bewältigt haben. War ihnen, wie oft stillschweigend vorausgesetzt wird, dieser wichtige Entwicklungsschritt überhaupt verwehrt? Wenn nicht, wie konnten sie sich, derart mangelhaft gerüstet, der ödipalen Auseinandersetzung stellen? Verlief diese Auseinandersetzung einfach *anders* als bei Individuen mit weniger einschneidenden Traumatisierungen in den vorangegangenen Entwicklungsphasen? Darf man, wie dies unter anderem Fenichel (1931), Lampl-de Groot (1980), Loewald (1980), Lebovici (1982), Meissner (1985) tun, vermuten, dass Art und Ausmaß der präödipalen Störung den *Modus der ödipalen Auseinandersetzung* auf jeweils

1 Überarbeitete Fassung eines Aufsatzes, der erstmals 1987 unter dem Titel »Die ödipale Konstellation bei narzisstischen und bei Borderlinestörungen« erschien in *Psyche – Z. Psychoanal.*, *41*, 773–799.

spezifische Weise prägen? Diesen Fragen möchte ich im Folgenden nachgehen. Dabei erscheint es mir wichtig, zunächst möglichst klar herauszuarbeiten, was überhaupt gemeint ist, wenn unter Psychoanalytikern von »Ödipalität«, »Ödipuskomplex« oder »ödipaler Dreieckskonstellation« die Rede ist.

Was heißt »Ödipuskomplex«?

Die Lehre vom Ödipuskomplex als dem »Kernkomplex der Neurosen« gilt als unverzichtbarer, von Freud zum »Schibboleth« erklärter Bestandteil der psychoanalytischen Theorie (vgl. Sacks, 1985; Cremerius, 1968). Trotzdem (vielleicht aber auch gerade deshalb!) erweist sich seine genauere begriffliche Bestimmung schwieriger als erwartet. Auf dem Panel der American Psychoanalytic Association, das 1983 in Philadelphia stattfand und neben anderen Themen auch der Neubewertung des Ödipuskomplexes gewidmet war, verglich Simon den Ödipuskomplex unwidersprochen mit einer sich bewegenden und deshalb nicht leicht zu treffenden Zielscheibe: Das, was er abdecke, habe sich in den letzten 70 bis 80 Jahren ständig verändert. Mittlerweile besitze der Begriff eine derartige theoretische Komplexität, dass eine Klärung unumgänglich geworden sei (vgl. Sacks, 1985, S. 2013).

Freud selbst hat nirgends eine systematische Darstellung des Ödipuskomplexes gegeben (vgl. Laplanche & Pontalis, 1967, S. 352). Seine seit 1910 über das Gesamtwerk verstreuten Äußerungen zu diesem Thema (z. B. Freud, 1900a, S. 264f.; 1910h, 1923b, 1924d, 1925j, 1931b) werden von Laplanche & Pontalis (1967, S. 351) zu folgender *Definition des Ödipuskomplexes* zusammengefasst.

> »*Organisierte Gesamtheit von Liebes- und feindseligen Wünschen, die das Kind seinen Eltern gegenüber empfindet* [Herv. C. R.-D.]. In seiner sogenannten positiven Form stellt sich der Komplex dar, wie wir ihn aus der Ödipus-Sage kennen: Todeswunsch gegenüber dem Rivalen als Person gleichen Geschlechts und sexueller Wünsche gegenüber der Person entgegengesetzten Geschlechts. In seiner negativen Form stellt er sich umgekehrt dar: Liebe für den gleichgeschlechtlichen Elternteil und eifersüchtiger Hass für den gegengeschlechtlichen. In Wirklichkeit finden sich beide Formen in unterschiedlichem Grade in dem sogenannten vollständigen Ödipuskomplex.«

Hier wird der Komplex also als *Triebkonflikt* beschrieben, der aus dem Antagonismus der Wünsche resultiert, die das Kind in diesem Kontext an die Eltern richtet. Wir erfahren ferner, dass dieser Konflikt sich innerhalb eines Drei-Personen-Gefüges (Vater/Mutter/Kind) ereignet, dessen strukturelle Merkmale jedoch genau so wenig näher bestimmt werden wie das psychische Strukturniveau der an ihm beteiligten Individuen. Im Zentrum des Interesses steht eindeutig die *Triebdynamik* des Geschehens. Dagegen definiert Loewald (1980, S. 377) den Ödipuskomplex knapp als »psychische Repräsentanz einer zentralen, triebmotivierten konflikthaften Dreierkonstellation von Kind-Eltern-Beziehungen«, wodurch das strukturelle (triadische) Moment des Geschehens sehr viel stärker in den Vordergrund rückt. Hohl (1983, S. 78) geht noch einen Schritt weiter und beschreibt den Ödipuskomplex praktisch ausschließlich unter *Strukturgesichtspunkten*.

> »Der für Freud zentrale neurotische Konflikt jedes Individuums liegt dort, wo das Kind im Lauf seiner Entwicklung von einer dyadischen zu einer triangulären Beziehungsform übergehen muss; Freud bezeichnet diesen Konflikt als ›Ödipuskomplex‹ und betrachtet ihn fortan als den ›Kernkomplex der Neurosen‹.«

Damit wird die strukturell vorgegebene Konflikthaftigkeit der Drei-Personen-Konstellation (Loch, 1984) zum eigentlich konstituierenden Moment von Ödipalität. Um in eine solche Konstellation eintreten zu können, muss das Kind einen gewissen psychischen Differenzierungsgrad erreicht haben, was – folgt man der herrschenden Lehrmeinung (vgl. zum Beispiel Blanck & Blanck, 1979, S. 109) – etwa mit dem Ende des dritten Lebensjahres der Fall ist. Dieser Zeitpunkt koinzidiert mit dem Beginn der ödipalen Phase der Triebentwicklung, deren Inhalte deshalb die nunmehr trianguläre Repräsentanzenwelt des Kindes vorzugsweise prägen.

Diese wenigen Zitate machen exemplarisch deutlich, wie der Begriff des Ödipuskomplexes gegenwärtig zwischen einem triebdynamischen und einem strukturellen Pol oszilliert. Im Spannungsfeld zwischen diesen beiden Polen verändert er dann oft unbemerkt auch seine Zuordnung zu verschiedenen Stufen der menschlichen Entwicklung. In einem ähnlichen Zusammenhang stellte Stolze (1976, S. 616) fest:

> »Die Schwierigkeiten im Verständnis des Ödipuskomplexes beruhen auf der Verquickung zweier Problemkreise, und zwar der Probleme, die im Rahmen

> der sexuellen Entwicklung des Kleinkindes auftreten, mit den Problemen der Entwicklung aus der frühen Dual-Beziehung Mutter-Kind heraus in die bewussten Bezüge zu mehreren Menschen.«

Damit trifft er die wohl wesentlichste Wurzel der begrifflichen Unschärfe, die den Ödipuskomplex umgibt und psychoanalytischen Theoretikern seit Längerem zu schaffen macht.

Der Versuch, diese beiden Problemkreise besser zu differenzieren, führte Abelin (1971), Rotmann (1978) unter anderem zur Formulierung des Konzepts einer »frühen Triangulierung« (oder auch »präödipalen Triangulierung«), die nach Meinung dieser Autoren etwa mit dem 18. Lebensmonat des Kindes einsetzt, der ödipalen Phase somit vorausgeht. Unter »früher Triangulierung« versteht Abelin (1975, S. 293) den (gleichzeitig traumatischen und strukturbildenden) Versuch des Kindes, die *Beziehung zwischen* seinen beiden meistbesetzten Objekten, Vater und Mutter, zu begreifen und zu verinnerlichen, ohne dass dabei – wie bei der späteren ödipalen Triangulierung – sexuelle Inhalte und Rivalität eine größere Rolle spielen. Wie die anderen bisher referierten Theorien des Ödipuskomplexes basiert auch dieses Konzept auf der Annahme einer ursprünglichen Dualbeziehung, die sich über verschiedene Zwischenstufen schließlich hin zum ausgereiften ödipalen Dreieck entwickelt. Demgegenüber postuliert Klein (1998 [1928], S. 7) ein sehr viel früheres Einsetzen des Ödipuskomplexes. Nach ihrer Auffassung löst die dem Kind durch die Entwöhnung von der Mutterbrust auferlegte Versagung die Ödipusstrebungen aus, und zwar Ende des ersten und Anfang des zweiten Lebensjahres (ebd.). Sie spricht deshalb auch von »Frühstadien des Ödipuskomplexes«, der als konflikthafte, trianguläre Struktur spätestens mit Erreichen der von ihr so genannten »depressiven Position« die gesamte weitere Entwicklung des Kindes prägt. In einer späteren Schrift (Klein, 1998 [1945]) verlegt sie die Wurzeln des Ödipuskomplexes noch weiter zurück in die »paranoid-schizoide Position«, wo begehrte – oder aber persekutorische – (Teil-)Objekte in Form der mütterlichen Brust und des väterlichen Phallus die Fantasiewelt des Kindes bevölkern.

Diese »Frühstadien des Ödipuskomplexes« sind von einem Triangulierungsbegriff zu unterscheiden, wie er beispielsweise bei Green (1975) und Lebovici (1982) auftaucht und sich in einem sehr viel allgemeineren Sinne auf trianguläre Strukturen bezieht, die aus den frühen Spaltungsoperationen des Kindes entstehen. Die damit verknüpften archaischen Selbst- und

Objekt-Imagines dienen einer ersten rudimentären Strukturierung der Erfahrungswelt in »lustvoll« und »unlustvoll« bzw. »gut« und »böse« und sind als solche ein ubiquitäres Durchgangsstadium menschlicher Entwicklung (vgl. z. B. Kernberg, 1975). Bei Borderline-Patienten persistieren diese archaischen Strukturen, sodass der Anschein entstehen kann, als seien Vater und Mutter in der ödipalen Struktur repräsentiert (vgl. Green, 1975, S. 515).

> »Indessen sind es weder die Geschlechtsunterschiede, noch ihre Funktionen, die diese beiden Objekte [hier] zutiefst voneinander unterscheiden. Die Unterscheidung geschieht (vielmehr) nach zwei Kriterien: Das gute und das schlechte Objekt einerseits, die Nichtexistenz (oder der Verlust) und die beherrschende Präsenz andererseits« (ebd.; vgl. auch Rohde-Dachser, 2004 [1979], S. 131f.).

Damit ist eine klare Trennungslinie zum eigentlichen Ödipus gezogen, wo »die Beziehung zu internalisierten Objekten genitalisiert wird, die nach Geschlechts- und Generationszugehörigkeit unterschieden werden« (Lebovici, 1982, S. 209).

Ganz anders wiederum gestaltet sich der »Ödipuskomplex« im Denken von Lacan, wo es keine eigentlich »präödipale« Entwicklungsstufe gibt. Der Ödipuskomplex stellt hier vielmehr eine Struktur dar, die von Anfang an das Sein des Menschenwesens bestimmt und seine Schicksalslinien vorzeichnet (vgl. Lang, 1973, S. 210). Der Platz des Vaters ist dabei durch eine Abwesenheit (eine »Lehrstelle«) repräsentiert, die im Signifikanten »nom du père« ihr Zeichen findet (ebd., S. 211). Sprache und Phallus erscheinen hier in der gleichen Funktion. Sie repräsentieren das für den Ödipuskomplex bei Lacan konstitutive dritte *Element,* das der dualen Beziehung (obwohl es sie provoziert) ein entschiedenes Nein entgegensetzt und so Distanz fordert (vgl. ebd., S. 212).

Standortbestimmung

Überblickt man diese vielfältigen Varianten des Ödipuskomplexes mit all ihren Abweichungen und Überschneidungen, so eröffnet sich ein weites theoretisches Feld für eigene Definitionsversuche. Ich möchte in zwei *Schritten* den Begriff der *ödipalen Dreieckskonstellation* näher bestimmen, um dann innerhalb des damit geschaffenen Bezugsrahmens einen *reifen* von einem *strategischen Ödipuskomplex* zu unterscheiden und die narzisstischen wie die Borderlinestörungen einer dieser beiden Kategorien zuzuordnen.

Unter *ödipaler Dreieckskonstellation* verstehe ich im Folgenden eine phasenspezifische, konflikthafte Form der Eltern-Kind-Beziehung, die sich in einer mehr oder weniger von entfalteten triadischen Struktur repräsentiert, wo das Kind die zwischen den Eltern wahrgenommene Beziehung in seiner Fantasie auf irgendeine Weise sexuell thematisiert. Es ist diese »*Urszenenfantasie*«, durch die sich die spezifisch ödipale Dreieckskonstellation von anderen Ausgestaltungen der Vater-Mutter-Kind-Triade unterscheidet.

Dabei verkenne ich nicht, dass der Ödipuskomplex stets ein Geflecht von Triebwünschen und Abwehrformationen von Kind *und* Eltern bezeichnet (vgl. z.B. Friedman, 1966; Deleuze & Guattari, 1972; Rangell, 1972; Loewald, 1980). Ich gehe vielmehr davon aus, dass sich der elterliche Part des ödipalen Konflikts in den Urszenenfantasien des Kindes spiegelt (vgl. dazu auch die Theorie der »Identifikationsfantasie« bei Wolberg, 1973) und bei der Untersuchung dieser Fantasien deshalb zumindest indirekt stets auf irgendeine Weise mit thematisiert wird. Ich gehe ferner davon aus, dass die Ausgestaltung der Urszenenfantasie und der damit verbundenen kindlichen Triebwünsche maßgeblich vom Entfaltungsgrad der triadischen Situation bzw. dem psychischen Reifungsgrad des Kindes (aus einem vollständigen Betrachtungswinkel natürlich aller Beteiligten, also auch der Eltern) abhängt. Eine ödipale Dreieckskonstellation ließe sich demnach durch *drei Elemente* bestimmen, die auf verschiedenen Ebenen liegen und sich wechselseitig beeinflussen:

- den Grad der Entfaltung der triadischen Struktur
- das physische Entwicklungsniveau der beteiligten Individuen, insbesondere des Kindes
- die jeweilige Ausgestaltung der kindlichen »Urszenenfantasie«

Damit ist ein Bezugsrahmen abgesteckt, innerhalb dessen sich je nach Beschaffenheit dieser Elemente und ihrer Kombinationen verschiedene Formen der ödipalen Dreieckskonstellation herausdifferenzieren und voneinander abgrenzen lassen. Dazu gehört vor allem die Unterscheidung zwischen einem sogenannten »reifen Ödipuskomplex« und anderen Formen der ödipalen Dreieckskonstellation, die diese Bezeichnung nicht verdienen.

Von einem *reifen Ödipuskomplex* werde ich immer dann sprechen, wenn sich die ödipale Auseinandersetzung (also die Auseinandersetzung des Kindes mit der sexuell fantasierten Beziehung zwischen den Eltern und der damit verbundenen Erfahrung des Ausgeschlossenseins) in einer voll entfalteten, stabilen triadischen Situation zwischen Individuen ereignet, deren psychisches Entwicklungsniveau den »Angelpunkt« der Entwicklung (Blanck & Blanck, 1979) überschritten hat, sich also auf der Ebene von ganzen, ambivalent erlebbaren Objektbeziehungen bewegt. Ein solcher Ödipuskomplex ist ein wichtiges Durchgangsstadium der Entwicklung, bei dem das Kind die Identifikationen und psychischen Strukturen erwirbt, die ihm im Laufe seines weiteren Heranwachsens die allmähliche innere und äußere Ablösung von seinen inzestuösen Objekten ermöglichen.

In denjenigen Fällen hingegen, bei denen sich die Urszenenfantasie innerhalb einer unvollständigen Triade überwiegend auf dem Niveau von Teilobjektbeziehungen, also noch vor Erreichen des Angelpunktes der psychischen Entwicklung (ebd.), etabliert, spreche ich von einem »unreifen« oder auch »strategischen« Ödipuskomplex. Dieser strategische Ödipuskomplex unterscheidet sich vom reifen Ödipuskomplex in wesentlichen Punkten: Wir haben es zum einen mit einer Situation zu tun, in der die Ichentwicklung des Kindes – aus welchen Gründen auch immer – nicht mit seiner biologischen Triebreifung Schritt gehalten hat. Trieb- und Ichentwicklung verlaufen vielmehr disparat, sodass das Kind die unter diesen Umständen besonders ängstigende ödipale Situation mit den primitiven psychischen Mitteln bewältigen muss, die ihm zu diesem Zeitpunkt zur Verfügung stehen. Man könnte nun erwarten, dass diese Situation zu einer regressiven Bewegung zurück auf präödipale, duale Beziehungsmodalitäten führt. Wenn es aber gerade diese präödipalen Beziehungen waren, die das Kind traumatisch erlebt hat und immer noch erlebt, kommt es vermutlich eher zu einer »Flucht nach vorn«, bei der es die ödipale Szene auf Lösungsmöglichkeiten für seine unbewältigten Konflikte aus früheren Entwicklungsperioden hin abtastet. Der Ödipuskomplex wird dann in die alten dualen Beziehungsmuster eingebaut, um diese zu schützen und das Kind gleichzeitig vor dem Versinken in dieser Dualunion (Gefahr des Ichverlustes) zu bewahren. Damit wird eine Konstellation geschaffen, die auf den ersten Blick auch für Mängel und Enttäuschungen der präödipalen Vorgeschichte entschädigen kann. Das heißt, ihr kommt neben der beschriebenen defensiven auch eine narzisstische Reparationsfunktion zu. Im Gegensatz zum sogenannten »reifen Ödipuskomplex« handelt es sich hier jedoch nicht um ein ubiquitäres, notwendiges Durchgangsstadium menschlicher Entwicklung, das schon aufgrund seiner immanenten Konflikthaftigkeit einer fortschreitenden Transformation unterliegt, sondern um einen fixierten Komplex von Abwehr- und Reparationsmechanismen, der sich um die Urszenenfantasie gruppiert und den Charakter einer hartnäckig festgehaltenen Überlebensstrategie besitzt. Wie wir sehen werden, ist dies die für narzisstische und für Borderline-Störungen charakteristische Situation.

Ich spreche in diesen Fällen von einem *strategischen Ödipuskomplex*, um diese Umfunktionierung zu verdeutlichen. Gleichzeitig möchte ich damit hervorheben, dass es sich hier nicht um eine Vorform oder ein »Frühstadium« des Ödipuskomplexes handelt. Diese Termini beziehen sich auf eine mehr oder minder linear gedachte Entwicklung, die von den Anfängen bis hin zur völligen Ausreifung der ödipalen Dreieckskonstellation reicht, wie sie bei ungestört verlaufender psychischer Reifung bei jedem Individuum in mannigfaltigen Übergangsstadien zu beobachten ist. Demgegenüber handelt es sich beim *strategischen Ödipuskomplex* um eine fixierte psychische Struktur, die auf Erhaltung, nicht auf Überwindung angelegt ist Man könnte auch von einem »Pseudo-Ödipus« sprechen, wie das an anderer Stelle häufig und durchaus korrekt geschieht. Ich selbst vermeide diesen Ausdruck, weil er nach meiner Erfahrung leicht dazu verführt, die Ernsthaftigkeit dieses Konflikts zu verharmlosen und stattdessen vorschnell »präödipal« umzudeuten. In den gleichen Kontext gehört auch die von Rangell (1972, S. 7) konstatierte Neigung, das Thema »ödipal« oder »präödipal« im Sinne einer Dichotomie abzuhandeln. Tatsächlich handelt es sich dabei niemals um eine Entweder-oder-Situation, sondern immer um eine komplexe Verschränkung von ödipalen und präödipalen, dualen Beziehungen entstammenden Strukturen.

Die in der Nach-Kohut-Ära wieder häufiger thematisierte Kontroverse, ob es sich bei den narzisstischen Persönlichkeitsstörungen ebenso wie auch bei den Borderline-Störungen wirklich um einen strukturellen Entwicklungsrückstand handele oder nicht vielmehr um eine regressive Abwehrformation gegen ödipale Konflikte (vgl. Forman, 1981), wirft letztlich ein Scheinproblem auf. Man kommt der Wahrheit aus meiner Sicht näher, wenn man annimmt, dass sich bei diesen Persönlichkeitsstörungen narzisstische und ödipale Konflikte in vielfachen *Zirkeln* miteinander verschränken: Die mangelhafte Ichausstattung des Kindes muss beim Eintritt in die ödipale Phase regressive Abwehrmanöver mobilisieren, die nach dem primitiven Modus verlaufen, über den das Kind zu dieser Zeit verfügt. Mit Wahrscheinlichkeit kommen dabei die Abwehrmechanismen zum Einsatz, die Kernberg (1975, 1976) und von Kohut (1971, 1979 [1977]) im Zusammenhang mit der Borderline- bzw. der narzisstischen Persönlichkeitsorganisation beschrieben wurden, also vor allem Spaltung, Projektion und Verleugnung. Der verstärkte Einsatz dieser Abwehrmechanismen verhindert die Entfaltung eines reifen Ödipuskomplexes, der vom Kind entsprechend bewältigt und schließlich auch transzendiert werden kann. Stattdessen entwickelt sich ein *strategischer Ödipuskomplex* in seiner januskköpfigen, gleichermaßen progressiven *und* regressiven Gestalt. Dies ist im Folgenden auch der theoretische Bezugsrahmen, innerhalb dessen ich die Ausformungen der ödipalen Dreieckskonstellation bei narzisstischen und Borderline-Störungen weiter nachzuzeichnen versuche. Die Darstellung erhebt dabei keinerlei Anspruch auf Vollständigkeit, sondern wird eher Rangells (1972, S. 7) Feststellung bekräftigen, nach der sich aus den verschiedenen Kombinationen der Elemente des Ödipuskomplexes eine geometrische Vielfalt klinischer Bilder konstruieren lässt, die weiterer Beschreibung harren.

Vollständige und unvollendete Triaden

Ein reifer Ödipuskomplex entwickelt sich nach unseren Kriterien innerhalb einer *vollständigen* Triade; unvollständige Triaden führen dagegen zur Herausbildung eines unreifen, sogenannten *strategischen Ödipuskomplexes*. Die Feststellung, wann eine Triade vollständig ist, liefert von daher gleichzeitig auch einen Bezugspunkt, von dem aus sich Abweichungen davon klar und eindeutig bestimmen lassen. Aus diesem Grunde will ich die nachfolgenden Erörterungen mit einer Beschreibung derjenigen Bedingungen einleiten, die eine vollständige Triade konstituieren.

Eine Dreieckskonstellation ist dann vollständig und in einem Gleichgewichtszustand,[2] wenn

1. die drei Pole der Struktur klar voneinander differenziert sind (d.h. Vater, Mutter und Kind müssen sich als voneinander getrennte Individuen wahrnehmen und erleben),

2 Als »Gleichgewichtszustand« bezeichne ich mit Heider (1958, S. 238) eine Situation, »in der die Relationen zwischen den Größen harmonisch zueinander passen; es gibt keinen Drang zu einer Veränderung.«

2. zwischen allen drei Polen (Vater, Mutter und Kind) reziproke Beziehungen bestehen,
3. alle Beteiligten diese Situation billigen,
4. alle drei Relationen des Dreiecks überwiegend positiv getönt sind[3] oder zumindest zu diesem Zustand hintendieren und wenn
5. jede der drei Relationen bei allen Beteiligten mental repräsentiert ist (d. h., A macht sich eine Fantasie über die ihn temporär ausschließende Teilbeziehung von B und C, ebenso B zu A/C und C zu A/B).

Nach dieser Definition erfüllt die Triade die Definition eines »reifen Ödipuskomplexes«, wenn das Kind die Beziehung zwischen den Eltern (also den gegenüberliegenden Polen des Dreiecks) wahrnimmt und sie mit dem Geschlechts- und Generationenunterschied in Verbindung bringt. Die Urszenenfantasien des Kindes sind nach diesem Muster gestrickt.

Nicht jede sich triangulär gebärende Situation genügt aber den genannten Bedingungen einer vollständigen Triade. Ein Kind zum Beispiel, das durchaus fähig ist, zwischen verschiedenen Objekten (Vater, Mutter und Geschwistern) zu unterscheiden (Punkt 1), muss noch nicht in der Lage sein, auch die Beziehung *zwischen* diesen Objekten wahrzunehmen und sie innerlich entsprechend zu repräsentieren (Punkt 5; vgl. dazu auch das bekannte Spatel-Beispiel bei Winnicott, 1958 [1941], S. 45ff.). Ermann (1985) äußerte die Vermutung, dass die Verinnerlichung einer Drei-Personen-Beziehung vor der eigentlichen ödipalen Erfahrung grundsätzlich unvollendet sei. Bis dahin trete die Teilbeziehung *zwischen* den Eltern hinter die Beziehung zwischen dem Kind und jedem einzelnen Elternteil zurück. Obwohl die zwischen den Eltern bestehende Beziehung wahrgenommen wird, hat diese Beziehung bei der Fixierung der Triangulierung noch ein geringes Gewicht. Die typischen Objektbeziehungen haben auf dieser Stufe noch keine sichere Dreiecksstruktur; diese scheint sich erst mit Abschluss der Triangulierungsdynamik und mit dem Ödipuskomplex zu etablieren. Bis dahin lässt sich die Struktur solcher Beziehungen eher mit dem Bild

3 Nach Heider (1958, S. 240) ist eine Triade nicht nur dann im Gleichgewicht, wenn alle drei Relationen positiv sind, sondern auch, wenn nur eine Relation positiv, die beiden anderen dagegen negativ sind. In unserem Kontext wäre dieses die Situation, wenn sich eine dyadische Beziehung zwischen dem Kind und einem Elternteil durch die gemeinsame Ablehnung des Dritten (des anderen Elternteils) stabilisiert. Diese Konstellation ist sowohl für die Borderline- als auch für die narzisstische Entwicklung typisch.

zweier Schenkel darstellen, in deren Schnittpunkt das eigene Selbst steht, deren Endpunkte aber noch nicht fest miteinander verbunden sind. Die Verinnerlichung der ödipalen Erfahrung als einer stabilen, liebevollen Beziehung zwischen den Eltern ist noch nicht gelungen (ebd., S. 108). Je brüchiger das Dreieck an dieser Stelle ist, desto leichter fällt es dem Kind deshalb auch, beim Eintritt in die ödipale Phase die Urszenenfantasie zu verleugnen und in seinem narzisstischen Universum zu verbleiben, von dessen Mittelpunkt aus es dann sozusagen sternförmig dyadische Beziehungen zu vielen unterschiedlichen Objekten aufnehmen kann, ohne sich der eigentlichen ödipalen Erfahrung zu stellen.

In unserem Zusammenhang sind darüber hinaus auch Überlegungen bedeutsam, die sich mit der Möglichkeit *loyaler Teilbeziehungen* innerhalb einer Dreieckskonstellation befassen. Dabei wird schnell klar, dass solche loyalen, das heißt von allen Beteiligten gebilligten Beziehungen (Punkt 3) nur auf der Ebene ganzer, ambivalent erlebbarer Objektbeziehungen vorstellbar sind. Denn der Umgang mit Aggression auf dieser Entwicklungsstufe ist ein anderer als der vor dem Erreichen des Angelpunktes der Entwicklung, bei der die Selbst- und Objektrepräsentanzen nach dem Gesichtspunkt von Gut und Böse voneinander gespalten werden. So beschreibt etwa Rotmann, wie ein kleines Mädchen sich nach einer situativen Enttäuschung durch die Mutter vorübergehend von dieser ab- und dem Vater zuwendet. Dabei wird die Mutter jedoch potenziell als gutes Objekt bewahrt und nicht, wie auf einer primitiveren Entwicklungsstufe, als grundsätzlich böses Objekt erfahren und projektiv ausgestoßen (ebd., S. 1135). Sie bleibt stattdessen indirekt in die Beziehung des Kindes zum Vater eingebunden, weil der Beziehungspartner des Kindes in dieser Konstellation ein Vater ist, der Mutter liebt, und vice versa (vgl. Punkt 4). In einer solchen stabilen Dreieckskonstellation sind deshalb auch loyale Teilbeziehungen zwischen zwei Polen des Dreiecks möglich, weil jeder Pol aufgrund der Reziprozität der Beziehungen (Punkt 2) indirekt auch die beiden anderen repräsentiert. Unter diesen Umständen weiß das Kind sich auch dann noch in der Liebe von Mutter *und* Vater aufgehoben, wenn beide sich einander zuwenden. Die Konstellation ist dabei an die stillschweigende Übereinkunft gebunden, dass jeder zum anderen eine Beziehung aufnehmen darf, in die der Dritte auf diese indirekte Weise mit einbezogen ist.

Wo diese Voraussetzung fehlt, gerät die autonome Teilbeziehung zwangsläufig zum »Verrat«; das Dreieck zerfällt in miteinander konkurrierende Dyaden, die einen Dritten ständig mit Ausschluss bedrohen.

Dementsprechend bedeutet es auch einen Unterschied, ob der ödipale Konflikt sich in einer stabilen Dreiecksbeziehung abspielt, in der das Kind auf den *temporären* Ausschluss aus der Beziehung der Eltern mit Eifersucht reagiert, oder aber in einer von primitiven Spaltungsvorgängen bestimmten Selbst- und Objektwelt, die nur zwei Protagonisten kennt (Rotmann, 1978, S. 1107). Letzteres ist eine für die Borderline-Entwicklung charakteristische Situation. Häufig treffen solche Kinder im Zuge ihrer psychischen Reifung auch ihrerseits auf ein *Triangulierungsverbot*, das von einem oder auch beiden Elternteilen ausgeht und das Kind in seiner narzisstischen Anwartschaft auf eine exklusive dyadische Beziehung bestärkt. Nicht selten handelt es sich dabei um Eltern, die einen erbitterten Kampf um ihr Kind austragen und es mit manipulativen Mitteln zur Parteinahme zwingen (vgl. dazu auch Lidz et al., 1969 [1957], die in der Entwicklung von schizophrenen Patienten häufig ein solches eheliches Schisma [marital schism] fanden).

Ichstrukturelle Voraussetzungen

Die Etablierung einer vollständigen Dreiecksstruktur kann nur gelingen, wenn bei allen Beteiligten auch die korrespondierenden *ichstrukturellen Voraussetzungen* vorliegen. Insbesondere muss das Niveau der Teilobjektbeziehungen überwunden sein, das heißt, das Kind ebenso wie die Eltern müssen sich auf einem Niveau jenseits des Angelpunktes der Entwicklung (Blanck & Blanck, 1979) bewegen. Weitere Voraussetzungen, die eng mit der oben beschriebenen Reife der Objektbeziehungen zusammenhängen, treten hinzu.

Um die Mutter oder den Vater vorübergehend in die Dyade mit dem jeweils anderen entlassen zu können, muss das Kind sich als einigermaßen abgegrenztes Individuum erleben, das fähig ist, in Gegenwart eines anderen, aber auch ohne diesen, vorübergehend allein zu sein (zum Zusammenhang zwischen dieser Fähigkeit und der Urszene vgl. Winnicott, 1958 [1941], S. 39). Die liebevollen Regungen des Kindes und die damit gegebene Bindung an *beide* Eltern müssen dabei den Hass überwiegen. Nur so kann das Kind sich auch seinen ödipalen Hassregungen stellen, ohne sich durch sie vernichtet zu fühlen. Eine solche Legierung von Liebe und Hass ist aber nur möglich, wenn das Niveau der Spaltung in »gute« und »böse« Selbst- und Objektbilder überwunden und das Kind zu einigermaßen realistischen Identifizierungen in der Lage ist. Ganz ähnliche Bedingungen eines reifen Ödipuskomplexes werden auch von Ciompi (1982, S. 38) beschrieben. Er sieht den Ödipuskomplex als

> »eine Dynamik, die, wie heute immer klarer erkannt wird, nur dann in der ursprünglich von Freud beschriebenen Form ablaufen kann, wenn alle Beteiligten – Kinder *und* Eltern – zuvor einen gewissen psychischen Reifegrad, d.h. eine so weitgehende narzisstische Konsolidierung und Demarkierung erreicht haben, dass echte ›objektale‹ Beziehungen von einer (relativ) autonomen Person zur anderen überhaupt möglich werden.«

Auch der Vater muss sich dabei aus der ursprünglich nebelhaften Vermischung der Beziehungspartner des Kindes herausdifferenziert haben, was nur möglich ist, wenn auch Mutter und Kind sich als eigenständige Individuen auseinanderzusetzen beginnen (ebd.). Auf der Grundlage dieses Demarkierungsprozesses bilden sich für Ciompi schließlich auch die Protagonisten des ödipalen Dreiecks heraus,

> »zwischen denen sich ein Ballett von Anziehungen und Abstoßungen, Annäherungen und Distanzierungen, Sympathien und Antipathien mitsamt entsprechenden Gefühlen von Rivalität, Eifersucht, Schuld, Kastration und Versagen einerseits, Gewinn, Bestätigung, Ganzheit und Gelingen andererseits entwickelt« (ebd., S. 39).

Auch Kohut (1979 [1977], S. 240) spricht von psychischen Voraussetzungen, die bei den *Eltern* erfüllt sein müssen, soll ihr Kind die ödipale Phase mit Gewinn durchlaufen. Entscheidend ist für ihn dabei die Fähigkeit der Eltern, neben ihren eigenen sexuellen und aggressiven Reaktionen auf die sexuellen Wünsche und die wetteifernde Rivalität ihrer ödipalen Kinder auch deren Entwicklungsfortschritt mit Freude und Stolz erleben zu können. Dazu bedarf es allerdings der Bereitschaft, das Kind überhaupt aus der Dyade in die Autonomie zu entlassen, eine Haltung also, die in scharfem Gegensatz zum Triangulierungsverbot in narzisstischen und Borderline-Entwicklungen steht.

Unvollständige Triaden erzeugen demgegenüber eine ödipale Situation, die durch Triangulierungsverbote mit entsprechenden Loyalitätskonflikten, Teilobjektbeziehungen und primitiven Abwehroperationen (Spaltung, Projektion und Verleugnung) charakterisiert ist. Bleibt es dem

Kind verwehrt, ganze und damit auch einigermaßen realistische Objektrepräsentanzen auszubilden, behalten *primitive präödipale Objekt-Imagines* einen großen Teil ihrer ursprünglichen Bedeutung. Dem entsprechen mehr oder weniger archaische Beziehungskonfigurationen, deren charakteristische Asymmetrie besonders von Stork (1983, S. 73) hervorgehoben wird. Entsprechend den Bedürfnissen des Säuglings erscheint die innere Vorstellungswelt dabei zunächst

> »von einer Mutter-Imago als einem übermächtigen Wesen beherrscht, das in hochidealisierter und bedrohlicher Gestalt auftritt und von dem eine große Anziehung ausgeht. Die Vater-Imago erweist sich demgegenüber als schwächlich, abwesend oder sogar inexistent und besitzt im Vergleich mit der Mutter-Imago kein Gewicht« (ebd., S. 74).

Folgt man Mahler et al. (1975), so tritt in diese matriarchalische Welt früher oder später der Vater in der Imago eines idealisierten, strahlenden Ritters ein, der als gleichzeitiger Repräsentant der Außenwelt die Mutter-Kind-Dyade sprengt und dem Kind vorlebt, wie man sich gefahrlos von der Mutter trennt, ohne Angst vor ihr zu haben, und sogar in der Lage ist, sie zu besiegen. Die fantastische und damit immer *auch* bedrohliche Überhöhung dieser väterlichen Imago entspricht dabei der früheren phantasmatischen Ausgestaltung des Mutterbildes, vor dem sie schützen und retten soll. In dieser späteren Konstellation wird die Vater-Imago damit gleichzeitig auch zum Symbol der Individuation, während die Mutter-Imago zum Symbol des bergenden, aber auch verschlingenden Urschoßes wird. Im strategischen Ödipuskomplex werden immer auch solche archaischen, asymmetrisch ausgestalteten Mutter- und Vater-Imagines konserviert. Sie sind auch an der Ausgestaltung der Urszenenfantasie wesentlich mitbeteiligt und verantwortlich für deren teilweise bizarren Charakter.

Die Ausgestaltung der Urszenenfantasie bei narzisstischen und bei Borderline-Störungen

Nach diesen bis hierher mehr formalen Überlegungen möchte ich mich der Frage zuwenden, wie sich die Fantasie des Kindes über die autonome Beziehung der Eltern, in unserem Fall die *Urszenenfantasie*, bei narzisstischen und Borderline-Störungen gestaltet. Dabei wird sich zeigen, dass eine unabhängige sexuelle Beziehung zwischen den Eltern sowohl für die Borderline- als auch für die narzisstische Entwicklung eine massive Bedrohung darstellen muss, weil sie lebenserhaltende Spaltungsoperationen des Kindes ebenso infrage stellt wie seine dyadische Illusion und seine (hier defensive) Grandiosität. Bei aller Vielfalt der Ausgestaltung spiegeln die Urszenenfantasien des Kindes auch diese Bedrohung wider, ebenso wie den jeweils spezifischen Abwehr- und Reparationsmodus (Mentzos, 1982), mit dem es dieser Bedrohung zu begegnen versucht. Ich möchte dies zunächst am Beispiel der Borderline-Entwicklung verdeutlichen.

Ödipuskomplex und Borderline-Entwicklung

Kernberg (1975) spricht bei Borderline-Persönlichkeiten von einer charakteristischen Verdichtung von präödipalen und ödipalen Konflikten und von einem frühzeitigen Eintritt in die ödipale Szene unter dem Eindruck massiver Enttäuschungserlebnisse mit dem primären Liebesobjekt. Die damit einhergehende Enttäuschungsaggression erzwingt dabei geradezu die Einführung eines Dritten, auf den das Kind seinen Hass umlenken kann, um auf diese Weise die Beziehung zum primären Liebesobjekt davon zu verschonen. Dabei geht es primär *nicht* um die Aufnahme einer jederzeit reversiblen Komplementärbeziehung zu einem Dritten, die dem Kind vorübergehend eine Alternative zum enttäuschenden Primärobjekt anbieten und auf diese Weise den Frustrationshass mäßigen und neutralisieren kann (vgl. Rotmann, 1978). In der typischen Borderline-Entwicklung wird der Dritte vielmehr eingeführt, um die Spaltung in eine »ganz gute« eine »ganz böse« (Teil-) Objektrepräsentanz zu stabilisieren, die das gute Objekt vor der Vernichtung durch das böse Objekt schützen soll. Der Dritte – in unserem Kontext der ödipale Rivale – wird dann zum Projektionsziel nicht nur für den ödipalen, sondern auch für den ganzen präödipalen Enttäuschungshass des Kindes. Dem Spaltungsmodus entsprechend, wird diese Aggression *nicht* durch gleichzeitige libidinöse Regungen gegenüber dem Dritten gebremst. Dieser wird auf diese Weise leicht zu einer Inkarnation des Bösen schlechthin. Ein derart böser Rivale wiederum stellt gleichzeitig eine extreme Bedrohung dar. Entsprechend groß ist deshalb in dieser Situation auch die Kastrationsangst des Kindes. *Sie* ist es denn auch, die hier die auf das Liebesobjekt gerichteten inzestuösen Wünsche bremst, und nicht der Konflikt zwischen Liebe und Hass, die dem gleichen Objekt gelten.

Kernberg (1975) beschreibt Fälle, wo sich unter solchen Umständen auch die Imago eines »absolut bösen sexuellen Elternpaares« herausbildet, in scharfem Kontrast zu einem »absolut guten, asexuellen Elternpaar«, das dem Kind Schutz und Geborgenheit vermittelt. Genauso gut kann die Spaltung der Triade aber auch vertikal verlaufen; dann verbindet sich die böse Imago mit der Repräsentanz des hinzugekommenen Dritten. Damit wird aber gleichzeitig auch die Fantasie eines Vaterungeheuers kreiert, das nicht nur das Kind, sondern auch die Mutter gefährden würde, würde sich ihr wirklich nähern. Die Urszene wird dann regelmäßig mit sadomasochistischen Vorstellungen überfrachtet, in denen die Mutter als Opfer des Vaters fantasiert wird, der Sohn als ihr erkorener Retter (manchmal bis hin zur insgeheim empfundenen Mission, den Vater zu ermorden). Dem Mädchen bleibt in dieser Situation in der Regel nur eine masochistische Identifizierung mit der Mutter übrig, insbesondere mit ihrer Opferrolle, ohne die Chance, sich gleichzeitig mit der Rolle einer liebenden Frau zu identifizieren. Manche Mädchen verweigern diese masochistische Rolle und das damit verbundene »Frauenschicksal« aber auch; sie bevorzugen die riskantere phallische Lösung und treten als Beschützer der Mutter, manchmal auch als ihr besserer Liebhaber, mit dem Vater in Konkurrenz. In manchen Fällen führt dies zu außergewöhnlich opfervollen Karrieren im Dienste der Mutter, bei der als Preis die eigene autonome Lebensgestaltung auf der Strecke bleibt.

Die Vorstellung, dass die Mutter in der Urszene nicht nur Opfer des Vaters ist, sondern sich ihm auch liebevoll zuwendet, würde die gesamte Abwehrkonstellation des Kindes gefährden und von daher leicht zum Inbegriff ödipalen Verrats. Wie hartnäckig dieses Fantasiegebäude verteidigt werden muss, zeigt sich nach meiner Erfahrung häufig auch bei erwachsenen Borderline-Patienten beiderlei Geschlechts, die an dieser Stelle eher mit Depression oder Wahnbildung reagieren, in denen sie ihren Verfolger immer wieder neu kreieren, als mit der inneren Bereitschaft, ihre Urszenenfantasie und darunter vor allem die Sicht des Vaters endlich an der Realität zu überprüfen.

Ein Patient von mir, über den ich an anderer Stelle (Rohde-Dachser, 2004 [1979]) ausführlich berichtet habe und der eine typische Borderline-Entwicklung aufwies, berichtete eine Deckerinnerung, die er etwa ins achte Lebensjahr zurückdatierte. Darin war er ungeheuer beeindruckt von einem Bild in einer Nazi-Broschüre über »Rassen-Reinheit«: auf der einen Seite eine strahlende, »reine« blonde Frau, auf der gegenüberliegenden Seite ein schwarzhaariger (vermutlich jüdischer) »Wüstling«. Die Unterschrift unter dieser Bildkombination lautete: »Diese beiden dürfen nie zusammenkommen!« Der Patient schilderte, dass ihn dieses Bild auf eine merkwürdige Weise beeindruckt und lange Zeit hindurch nicht mehr losgelassen habe. Es sei für ihn stimmig gewesen, ohne dass er genau sagen könne, warum. – Der gleiche Patient war insgeheim auch überzeugt, dass alle Frauen beim Koitus ein Martyrium erlitten und dass er auf die Welt gekommen war, um diese erlittene Unbill an ihnen wiedergutzumachen. Als er erfuhr, dass seine Frau nicht jungfräulich in die Ehe gegangen war, stand für ihn sofort fest, dass ihr früherer Liebhaber sie vergewaltigt hatte. Die Erzählungen der Frau stellten diese Version dann jedoch immer mehr infrage. Er reagierte darauf mit zunehmend wahnhaften Grübeleien, überzeugt, er müsse seine Frau ein für alle Mal als Hure degradieren, hätte sie sich wirklich freiwillig sexuell mit diesem Menschen eingelassen. Gleichzeitig hatte ich den Eindruck, dass er sich in dieser teilweise eidetisch ausgestalteten Grübelei seinen fantasierten Rivalen immer wieder neu erschuf, um ihn dann mit seinem Hass zu verfolgen.

Tatsächlich gibt es zwingende Gründe, warum sich solche Dreieckskonstellationen niemals auflösen dürfen. Sie schützen vor der als Verschlingen und/oder mörderisch fantasierten Dyade mit dem primären Liebesobjekt und schirmen dieses gleichzeitig vor dem massiven Frustrationshass des Kindes ab. Die gemeinsame Bedrohung durch den Dritten schweißt Mutter und Kind stattdessen umso nachhaltiger zusammen; dieser wird auf diese Weise also sowohl zum Trennungsriegel als auch zum Kitt der Mutter-Kind-Dyade. Im Dienste der damit verbunden libidinösen und narzisstischen Befriedigung wird die Urszenenfantasie dann weiter ausgestaltet und dramatisiert. Mutter und Sohn (seltener wohl Mutter und Tochter) sind dabei regelmäßig durch Beschützerfantasien verbunden: Der Sohn sieht in der Mutter seine Beschützerin vor dem Vaterungeheuer, insbesondere vor dessen physischen (homosexuellen oder kastrierenden) Angriffen. Seine Aufgabe ist es umgekehrt, die Mutter vor den sexuellen (Mord-)Attacken des Vaters zu schützen. Er muss auf sie »aufpassen«.

In der Analyse eines dreißigjährigen, einschlägig traumatisierten Patienten mit einer sogenannten Angstneurose stellte sich nach längerer Zeit heraus, dass Befürchtung auch der eigentliche Grund war, warum er sich nicht für längere Zeit von zu Hause entfernen durfte. Als Kind hatte er immer wieder in der Angst gelebt, seiner Mutter könnte in seiner Abwesenheit zu Hause ein Unglück zustoßen. Gleichzeitig empfand er es als eine

Art Auftrag, Mutter und Vater nicht ohne Aufsicht zu lassen. Seine weitere unbewusste Befürchtung war, »draußen«, ohne den Schutz der Mutter, homosexuell vergewaltigt zu werden. Einmal träumte er, dass er auf einem kurzen Spazierganz einen Blick durchs Stadttor tat und dort ein am Genitale schwer verletztes, durchbohrtes Mädchen erblickte. Dieser Anblick hinderte ihn im Traum, aus dem Tor hinauszutreten. Dass das »Durchschreiten des Tores« als Koitussymbol im Traum das Bild einer penetrierten, blutigen Vagina provozierte, weist auch auf die Sexualängste solcher Patienten hin, sich mit dem sadistischen Vaterungeheuer wirklich männlich zu identifizieren.

Oft dienen die dramatische Forcierung des positiven Ödipuskomplexes und die entsprechende Ausgestaltung der Urszenenfantasie bei Borderline-Patienten darüber hinaus der Abwehr homosexueller Ängste (vgl. Kernberg, 1975). Die homosexuelle Gefährdung ist in diesen Fällen so groß, weil der Patient sich gegen die Identifikation mit dem Vaterungeheuer mit allen Mitteln schützen muss, oft durch eine totale Gegenidentifikation mit »Nicht-Vater«, also seinem Gegenteil, der Mutter. Die damit verbundene passiv-feminine Einstellung wird zudem durch die Erfahrung mit einer Mutter vorgebahnt, die dem Kind nicht erlaubt hat, sich von ihr zu entfernen und eigene Aktivitäten zu entfalten (vgl. Masterson, 1976). Um von der Mutter geliebt zu werden, darf der Sohn niemals wie das Vaterungeheuer sein, dem sich passiv zu unterwerfen auch die starke Kastrationsangst drängt. Gleichzeitig bleibt aber auch die Sehnsucht nach einem guten, mächtigen Vater bestehen, der als Beschützer gegen die Mutter, als Führer aus der Dyade und als männliche Identifikationsfigur gesucht wird, oft auch in sexualisierter Form. Der homosexuelle Wunsch ist dann gleichzeitig auch der magische Wunsch nach männlicher Identifikation durch körperliche Berührung bis hin zur sexuellen Vereinigung. Es sind aber auch Fälle denkbar, in denen Vater und Sohn ein Männerbündnis gegen eine als omnipotent und bedrohlich fantasierte, in ihren Wurzeln präödipale Mutter-Imago schließen, von der Vater und Sohn sich gleichermaßen abhängig fühlen. In der Regel wird der Sohn dabei vom Vater parentifiziert und in die Rolle des selbst vermissten väterlichen Retters vor der starken Mutter geschoben. »Im Namen des Sohnes« kann der Vater diese Mutter dann verlassen, domestizieren oder beherrschen. Die dieser Situation korrespondierenden Urszenenfantasien dienen in den mir bekannt gewordenen Fällen ebenfalls der Überwältigung, dem Bann oder der Versöhnung einer überstarken Mutter-Imago im sexuellen Akt. Häufig enthalten sie dementsprechend gewalttätige Bilder von gefesselten oder sonst wie immobilisierten Frauen bis hin zu Vergewaltigungsfantasien, oder sie symbolisieren umgekehrt die masochistische Unterwerfung des Mannes unter die bedrohliche Mutter-Imago, mit der der sexuelle Akt auf diese Weise gefahrlos möglich ist. Unnötig zu sagen, dass diese Bilder meistens Frauen aufgepfropft werden, die in der Realität der Vater-Sohn-Allianz eher hilflos gegenüberstehen und weit entfernt sind von der ihnen projektiv zugewiesenen weiblichen Omnipotenz.

Gegen die Mutter gerichtete *Vater-Tochter-Bündnisse* werden gleichfalls durch die gemeinsame Abwehr einer bedrohlichen Mutter-Imago zusammengeschweißt, auch wenn sie auf den ersten Blick den Eindruck einer hochgradig libidinös getönten Bindung bieten. In dieser Konstellation ist der Vater für das Mädchen aber nicht primär ein ödipales Liebesobjekt, sondern der unverzichtbare Rettungsanker aus dem verschlingenden Sog der Mutter-Tochter-Dyade. Je verwobener das Mädchen mit seiner Mutter ist, desto gefährlicher ist dieser Sog, desto größer seine Angst vor der imaginierten, unheilvollen Macht der Mutter (vgl. Grunberger, 1982), die durch die Projektion der kindlichen Aggressivität weiter genährt wird. Das Mädchen *muss* dann zwingend ein idealisiertes Vaterbild in sich errichten und festhalten, das stark genug ist, dieser mütterlichen Imago Einhalt zu gebieten. Das idealisierte Bild des Vaters hat eine lebensrettende Funktion und darf deshalb auch nicht verrückt werden. Es bleibt stattdessen der Realitätsprüfung entzogen und mutet von außen wie eine ungewöhnlich starke, ödipal getönte Vater-Tochter-Bindung an. Mit der archaischen Mutter-Imago, also einem Kali-Bild, kann es aber keine ödipale Konkurrenz geben. Kalis Rache käme einem Todesurteil gleich, zu dessen Abwendung dann oft groteske Versöhnungs- und Unterwerfungsgesten in Szene gesetzt werden.

Eine meiner Patientinnen war so eng mit ihrer Mutter verflochten, dass sie nach ihrem Tod über mehrere Jahre hinweg immer wieder fast körperlich fühlte, die Mutter wolle sie nachholen. Auf dem Höhepunkt solcher Krisen träumte sie häufig von ihrem sonst eher schwachen und wenig verlässlichen Liebhaber als einer kraftstrotzenden, mit allen männlichen Attributen ausgestatteten Figur, die ihr breitbeinig den Weg zu einem Fenster oder Balkon versperrte, den sie in suizidaler Absicht betreten wollte. Als dieser Mann sich in einer besonders massiven Krise unerwartet von ihr zurückzog, geriet sie vorübergehend an den Rand der Psychose. In einem Traum aus dieser Zeit war der Platz im Ehebett neben ihr leer. Dahinter tauchte eine in weiße Gewänder gehüllte weibliche Gestalt auf, die ihr mit einem Wink bedeutete, ihr zu folgen. Die Patientin gehorchte wie aus einem inneren Zwang heraus, bis die Frau sich schließlich umwandte und sie in ein skelettartiges, hassverzerrtes Gesicht blickte, das den Tod verkörperte und von ihr instinktiv mit ihrer verstorbenen Mutter in Verbindung gebracht wurde.

Ähnliche strategische Allianzen findet man übrigens auch bei narzisstischen Persönlichkeitsstörungen. Bei aller unterschiedlichen individuellen Ausgestaltung dienen sie hier wie dort dem Schutz vor einer archaisch-bedrohlichen Mutter-Imago und den auf sie projizierten Verschmelzungswünschen, eng verwoben mit der Abwehr der ödipalen Konkurrenzsituation und der mit ihr verbundenen, mörderischen ödipalen Inzestwünsche.

Alles dies sind Grundthemen, die Borderline-Patienten mit narzisstischen Persönlichkeitsstörungen teilen und deshalb auch in den sexuellen Fantasien beider Patientenkategorien einigermaßen stereotyp wiederkehren. In dem mir zugänglich gewordenen kasuistischen Material habe ich aber auch Unterschiede feststellen können, die auch in der Beschreibung anderer psychoanalytischer Autoren wiederkehren und offenbar prototypisch für narzisstische Persönlichkeitsstörungen sind. Es handelt sich dabei vor allem um die *Verleugnung der Urszene* und um *Fantasien vom ödipalen Sieg*.

Die Rolle der Urszenenfantasie bei narzisstischen Persönlichkeitsstörungen

Verleugnung der Urszene

Bei narzisstischen Persönlichkeitsstörungen erfährt die Urszenenfantasie, sofern sie nicht überhaupt abgewehrt wird, eine tendenziell andere Ausgestaltung. *Narziss und Ödipus gelten als Widerspruch*. Die Dreiecksstruktur erfordert definitionsgemäß Kompromissbildung und temporären Verzicht; in der narzisstischen Dyade geht es dagegen um »Alles« oder »Nichts«, um Grenzlosigkeit schlechthin. Der Eintritt in die ödipale Szene bedroht diese narzisstische Illusion ebenso wie die Fantasie von Einzigartigkeit und Grandiosität, die manches Kind schon früh und in absoluter Form gegen die vernichtende Erfahrung von Ohnmacht und Ungeliebtsein aufrichten musste. Dies führt häufig zu dem Versuch, die Dreieckskonstellation mit all ihren Konsequenzen überhaupt zu verleugnen und die Modalitäten der narzisstischen Dyade möglichst ungebrochen auf die Beziehung zu mehreren Objekten (hier den ödipalen Eltern) zu übertragen. So entsteht die Illusion einer »narzisstischen Triade« (Grunberger, 1971), nämlich einer von absoluter Harmonie durchdrungenen Dreiergruppe, wie sie in der christlichen Mythologie in der Vorstellung von der »heiligen Dreifaltigkeit« oder auch »der Heiligen Familie« zum Ausdruck kommt (wie ich vermute, auch in manch nostalgischem Wunschbild von »Familie«, dem dann immer wieder ein Sündenbock geopfert werden muss, um die grundsätzliche Machbarkeit der Idylle nicht zu hinterfragen).

Bei fortschreitender Reifung des Denk- und Wahrnehmungsapparates beim Kinde lassen sich solche narzisstischen Wunschfantasien und Verleugnungsstrategien jedoch nur um den Preis massiver Realitätsverleugnung aufrechterhalten. Häufiger kommt es dann zu weiteren Anpassungsversuchen, die dazu dienen sollen, die narzisstischen Positionen oder ödipalen Herausforderungen zu retten. Zentral ist hier die *Abwertung* der (wahrnehmbaren und wahrgenommenen) autonomen Beziehung zwischen den Eltern, insbesondere auch von deren sexuellem Aspekt, durch das Kind. Es ist, als ob das Kind sich sagte: »Ich bin meinen Eltern (meinem Vater, meiner Mutter) das Wichtigste auf der Welt; Vater und Mutter sind nur notgedrungen allein; was sie ohne mich tun, ist unwichtig, freudlos, zählt nicht wirklich.« Im ödipalen Kontext ist es dann vor allem die Sexualität als das die Eltern exklusiv verklammernde Band, das in dieser Weise entwertet werden muss und mit ihm natürlich auch die sexuelle Attraktivität des ödipalen Rivalen. An die Stelle von Hass und Angst, die die Urszenenfantasie von Borderline-Patienten prägen, tritt hier als o die Verleugnung oder Entwertung der Urszene. Der Vater wird dann als impotent, die Mutter als sexuell desinteressiert gedacht; es gibt kein sexuelles Geheimnis.

Einer meiner Patienten, ältester einer größeren Geschwisterschar, leugnete in diesem Zusammenhang in der Analyse jahrelang hartnäckig, dass seine Eltern jemals sexuell miteinander verkehrt hatten, wenn, dann höchstens vier- oder fünfmal (so viel Kinder waren in der Familie). Dabei zerfloss er vor Mitleid mit den Eltern, die vom Leben doch so wenig gehabt hätten. Gleichzeitig strotzten seine Träume vor voyeuristisch ausgestalteten Urszenenfantasien, deren mögliche biografische Verankerung für ihn jedoch nicht Thema war.

Solchen Patienten kommt dabei eine Fähigkeit zu Hilfe, die Lüders (1986) als eine für narzisstische Persönlichkeiten charakteristisch ungewöhnliche Fähigkeit zur »Metamorphose« beschrieb, nämlich zur »Verwandlung erfahrbarer Wirklichkeit in die Unwirklichkeit, die allein von der Größenphantasie zu gestalten und allein von ihr zu ertragen und zu verkraften ist« (ebd., S. 420). »Was immer das Spiel stören oder festlegen könnte, irritiert und aggressiviert« (ebd.). Die Urszenenfantasie wird auf diesem Hintergrund dann beliebig manipulierbar; häufig gestaltet sie sich zu einer Fantasie vom »ödipalen Sieg« mit typischen, oft schwerwiegenden Konsequenzen für die weitere Persönlichkeitsentwicklung.

Fantasie vom ödipalen Sieg

Die mit der Entwertung der Urszene gleichermaßen depotenzierten Väter und Mütter sind keine ernst zu nehmenden ödipalen Rivalen, die die (zu diesem Zeitpunkt *phallische*) Grandiosität des Kindes und seine exklusiv-dyadischen Beziehungswünsche infrage stellen könnten. In dieser Situation hat es das Kind naturgemäß besonders leicht, sich als der bessere Geliebte der Mutter (die bessere Geliebte des Vaters) zu fühlen. Bestimmte Patienten wollen den ödipalen Rivalen gar nicht mehr vertreiben, denn sie sind schon an seiner Stelle (vgl. Grunberger, 1971). An die Stelle der Urszenenfantasie treten dann Fantasien vom ödipalen Sieg, wo der Patient sich scheinbar gefahrlos an den Platz des Rivalen setzt, der jedoch auch hier unter keinen Umständen aus dem Felde gehen darf, ist er doch der Garant dafür, dass die Siegesfantasie nicht in ernüchternde Wirklichkeit umschlägt, in der das Kind realisieren müsste, dass es mit seinem kindlichen Körper der Mutter (dem Vater) niemals den erwachsenen Sexualpartner ersetzen kann. In diesem Augenblick müsste der vorschnelle »Triumph« in äußerste Beschämung umkippen. Grunberger (ebd.) meint, dass die Kastrationsfantasien des Kindes seine Idee »wenn ich Vater nicht so fürchten müsste, dann ...!«, der Abwehr der unerträglichen Kränkung dienen, die da lautet: »Auch wenn es mir gelänge, Vater zu vertreiben, wäre ich nicht in der Lage, ihn der Mutter wirklich zu ersetzen.« In einem derartigen *narzisstischen* Kontext wird der ödipale Rivale dann nicht nur entwertet, sondern oft auch gleichzeitig dämonisiert, nach dem Motto: »Viel Feind, viel Ehr!« Ödipale Niederlagen sind hier niemals endgültig, der Sieg muss möglich bleiben und winkt als Stimulans narzisstischer Inszenierungen unscharf am Horizont. Vermutlich ist dies auch *einer* der Gründe, warum narzisstische Persönlichkeiten nach einem Partnerverlust kaum eine depressive Trauerreaktion entwickeln, sondern viel eher mit Angst reagieren. Brenner (1979) weist darauf hin, dass die Depression die adäquate Reaktion auf ein stattgefundenes traumatisches Ereignis darstellt; Angst ist dagegen der Affekt, mit dem ein Individuum sinnvoller Weise auf ein noch bevorstehendes Ereignis reagiert. Solange im ödipalen Kontext also noch Angst und nicht Depression und Trauer empfunden werden, ist nichts verloren. Manche Patienten halten nach meiner Erfahrung deshalb an ihrem Angstaffekt (auch an der Kastrationsangst) als Garanten ödipaler Hoffnung fest. Oft bedeutet dies auch, dass unmittelbar nach einer sexuellen Eroberung »Kampf« angesagt ist (in allen möglichen Varianten, vom rasch vom Zaun gebrochenen Streit bis zum Schmieden von »Schlachtplänen« gegen den und jenen). Dabei geht es dann aber nicht nur um die mögliche Wiedergewinnung eines sicheren Selbstgefühls nach dem sexuellen Akt durch aggressive Abgrenzung, sondern unbewusst auch um die Vergewisserung, dass der (ödipale) Gegner noch verfügbar ist, die Dreiersituation intakt und – dies vor allem – das Spiel von vorne beginnen kann.

Andere Varianten des »ödipalen Siegers« werden von Rothstein (1979) und Lasky (1984) beschrieben. Bei Lasky ist der »ödipale Sieger« ein Individuum, das während seiner Kindheit durch den gegengeschlechtlichen Elternteil massiv überstimuliert wurde, und zwar in einem Setting, in dem der gleichgeschlechtliche Elternteil unangemessen oder gar nicht rivalisierte, ohne dass jedoch jemals ein manifester Inzest stattfand (ebd., S. 351). Im Gegensatz zum reifen Ödipuskomplex hat diese Konstellation für die Entwicklung des betroffenen Individuums einen ausgesprochen desorganisierenden Effekt, der sich bei Männern und Frauen unterscheidet (ebd.).

Weil dem *männlichen ödipalen Sieger* ein wirklicher Rivale fehlt, ist er – so Lasky – auf die Wiederbelebung grandioser präödipaler Eltern-Imagines angewiesen, um sich innere Schranken zu setzen. Dabei wird die väterliche Imago zu bedrohlichen Proportionen vergrößert, die sich paradoxerweise auf Charakteristika der Mutter und nicht des Vaters gründen (ebd., S. 356). Gleichzeitig wird das »Schweigen« des ödipalen Rivalen zu der inzestuösen Situation idealisiert. Das Kind kreiert und internalisiert dann das Bild eines »starken, schweigenden, nicht mitteilsamen, rätselhaften, mächtigen Mannes, dessen Impulse gezähmt und völlig unter Kontrolle sind« (ebd., S. 357; Übers. C. R.-D.). Die Fantasie vom ödipalen Sieg, die für den Knaben weder realisierbar noch verzichtbar ist, verbleibt dabei in einer Grauzone, in der die Unterscheidung von Gedanke und Tat vermieden wird, um die Utopie zu retten. Damit bleibt aber auch das Inzestrisiko präsent. Der Preis für den »ödipalen Sieg« besteht dann in einer mehr oder minder totalen Blockade des *spontanen* Handelns, die auch die Fantasietätigkeit erfassen kann (ebd.).

Weibliche ödipale Siegerinnen scheinen – traut man unserer diagnostischen Tradition – demgegenüber eher *eine hysterische Lösung* zu bevorzugen, weil die passiv erlittene Erfahrung in eine aktive umgekehrt wird. Die ödipal siegreiche Tochter entwickelt sich dann zu einer Frau, die überall eine sexualisierte Atmosphäre schafft, um die auf diese Weise im Umfeld mobilisierten sexuellen Wünsche dann regelmäßig zu frustrieren. Nach Laskys Überzeugung geht es hier unbewusst vor allem darum, sich und andere davon zu überzeugen, dass die gefährliche Situation unter Kontrolle ist. Eine ähnliche Funktion solcher »hysterischer Inszenierungen« betont Mentzos (1980), wobei der Aspekt der »Entschuldigung« (der Versöhnung des »Überichs«, für das die Inszenierung gedacht ist) jedoch stärker im Vordergrund der Betrachtung steht.

Ich selbst möchte eher bezweifeln, dass der von Lasky beschriebene »ödipale Sieger« mit seinen ständig stimulierten ödipalen Siegerfantasien bei gleichzeitig blockierter Möglichkeit zu spontanem Handeln (also *nicht* der »Don Juan«!) weniger Hoffnungen erweckt und somit auch weniger Enttäuschungen bereitet als seine »hysterische« Schicksalsgefährtin. Der diesbezügliche weiße Fleck in der einschlägigen Literatur könnte sich dadurch erklären, dass die frustrierten »Opfer« hier *Frauen* sind, die möglicherweise weniger dazu neigen, auf das Zurückziehen eines (vermeintlichen) sexuellen Angebots mit dem Gefühl verletzter narzisstischer Anwartschaft zu reagieren und dieses dann auch noch literarisch zu vermarkten.

Interessant scheint mir in diesem Zusammenhang auch eine geschlechtsspezifische Differenzierung in der Häufigkeit der Borderline- und Narzissmus-Diagnose, die von Haaken (1983) mitgeteilt wird. Danach wird Frauen häufiger eine Borderline-Störung, Männern dagegen häufiger eine narzisstische Persönlichkeitsstörung attestiert. Haaken erklärt dies damit, dass Borderline-Patientinnen (wie Frauen in unserer Gesellschaft generell) während ihrer Sozialisation für regressives Verhalten häufiger belohnt werden als Männer, die sich deshalb auch leichter in Richtung einer narzisstischen Pseudoautonomie entwickeln, mit all der dazu gehörigen Ablehnung von Abhängigkeit jeglicher Couleur. Diese Hypothese scheint einleuchtend, wobei ich jedoch zusätzlich vermuten möchte, dass Mütter zumindest unbewusst ihre Söhne höher schätzen als die Töchter, sie also auch stärker »narzisstisch besetzen« und damit auch leichter narzisstisch missbrauchen. Das folgende von Rothstein (1979) beschriebene Schicksal des ödipalen Siegers könnte diese Vermutung bestätigen.

Rothstein fand in der Biografie seiner (männlich) narzisstisch gestörten Patienten gehäuft eine besonders brisante und verwirrende ödipale Konstellation, die durch folgende Faktoren gekennzeichnet war:

1. Der Vater wurde von der Mutter als Versager angesehen. In vielen Fällen war er dies auch.
2. Die Söhne wurden von der Mutter als narzisstische Objekte so lange hochgeschätzt und überbewertet, als sie diese aus dem Versagen des Vaters resultierende Kränkung wettzumachen versprachen.
3. Die Mutter bestätigte über Gebühr die ödipalen Wünsche des Kindes und war selbst aktiv sexuell verführend.
4. In mehreren Fällen gebrauchte der Vater drastische körperliche Strafen bei der Erziehung.

Diese Situation beinhaltet nicht nur die Erfahrung eines (relativen) ödipalen Sieges mit entsprechenden Hochgefühlen und gesteigerte Kastrationsangst, sondern auch die existenzielle Befürchtung, von der Mutter fallengelassen zu werden, sobald man ihren Ansprüchen nicht mehr genügt. Die siegreiche Überlegenheit über den ödipalen Rivalen muss unter diesen Umständen immer wieder aufs Neue unter Beweis gestellt werden, ist sie doch die einzige Möglichkeit des Sohnes, sich der Liebe und Wertschätzung der Mutter zu versichern.

Rothstein beschreibt das ödipale Agieren dieser Patienten als geradezu zwanghaft anmutende Reaktion auf Situationen narzisstischer Labilisierung und Niederlage.

Ein Patient von mir konnte sich beispielsweise nicht von seiner rigiden Freundin trennen, weil er fürchtete, ein anderer Mann könne ihr möglicherweise einen Orgasmus verschaffen. Er hatte das Gefühl, diese Kränkung nicht überleben zu können, und wurde akut suizidal, als die Freundin tatsächlich eine Beziehung zu einem anderen Mann aufnahm. Die Mutter dieses Patienten hatte sich bei ihm früher oft über die Unfähigkeit des Vaters beklagt, sie adäquat sexuell zu stimulieren, und dem Sohn dabei symbolisch die Rolle eines Gattensubstituts zugeschoben, ohne sich um seine wirklichen kindlichen Bedürfnisse zu kümmern. – Eine andere Patientin dekompensierte unter ganz ähnlichen Umständen, als nämlich ihre depressive Mutter sich wieder mit dem Vater zusammentat, mit dem sie seit der Kindheit der Patientin in Scheidung lebte. Diese junge Frau, die der Mutter in ihrer Fantasie über viele Jahre hinweg den Partner nicht nur ersetzt, sondern (auf Kosten eigener autonomer Erfahrungen) versucht hatte, ihr eine glücklichere Beziehung anzubieten, konnte – ebenso wie mein männlicher Patient – die »Entthronung« nicht verkraften, die für sie mit der Verstoßung von dem ihr angestammten (einzigen!) Platz verbunden war. – Eine andere Version ödipalen Agierens im Dienste der narzisstischen Restitution ist sicher die häufig bereits von Freud (1910h) beschriebene Objektwahl nach dem Prinzip des »geschädigten Dritten« oder auch dem des »Retters«, der sich unwiderstehlich von Frauen angezogen fühlt (und diese auch mit instinktiver Sicherheit aufspürt), die irgendwie »in Not« sind, meistens durch einen anderen und einfühlsamen Mann, um sich einer solchen Frau dann jeweils als der bessere Partner anzubieten.

Die ödipale Dreieckskonstellation und der ihr immer wieder aufs Neue abzuringende ödipale Sieg werden in diesen Fällen oft ein Leben lang in Szene gesetzt, weil sie die wichtigste Quelle narzisstischer Bestätigung darstellen, eine Quelle, die trotzdem nie den Durst stillt, weil der Patient in ihr keine empathische Spiegelung seiner wirklichen Bedürfnisse und Werte, seines Daseins und Soseins unabhängig von der ihm angesonnenen ödipalen Überlegenheit erfährt. Umso forcierter werden diejenigen Urszenenfantasien verteidigt und ausgebaut, die geeignet erscheinen, die einzig verfügbare narzisstische Krücke zu stabilisieren. Vermutlich kann man diese Beobachtungen verallgemeinern und sagen, dass die mit der Urszene verknüpften Fantasien und Handlungsmuster bei narzisstischen Persönlichkeitsstörungen stärker noch als bei Borderline-Patienten außer ihrem Befriedigungs- und Abwehraspekt auch eine *narzisstische Reparationsfunktion* besitzen (vgl. dazu Battegay, 1977, S. 126). Sie werden außerdem häufiger ausagiert, wobei (im Gegensatz zum »reiferen« Ödipuskomplex) Scham- und Schuldgefühle fehlen (vgl. Lebovici, 1982).

Schlussgedanken

In der vorliegenden Untersuchung ging es um mögliche Ausformungen der ödipalen Dreieckskonstellation bei narzisstischen und bei Borderline-Störungen. Dabei erscheint es sinnvoll, einen »reifen« von einem »strategischen« Ödipuskomplex zu unterscheiden, wobei ersterer als Prototyp der von Freud beschriebenen ödipalen Konstellation verstanden werden kann, die sich in einer voll entwickelten Triade zwischen relativ gut strukturierten Individuen ereignet, die in ihrer Entwicklung von dyadischen Selbst-Objekt-Beziehungen zum ödipalen Stadium vorgedrungen sind, um schließlich auch diese hinter sich zu lassen und zu reifen, autonomen, nicht inzestuösen Objektbeziehungen fortzuschreiten. Demgegenüber wird bei narzisstischen und bei Borderlinestörungen von einem »strategischen Ödipuskomplex« ausgegangen, der primär einer Abwehrstrategie gegen Konflikte sowohl ödipaler als auch präödipaler Genese darstellt und dabei viel eher im Dienste der Erhaltung dyadischer Strukturen steht als ihrer progressiven Öffnung im Zuge fortschreitender Individuation. Das Ziel jeder psychoanalytischen Arbeit läge demnach in der »Überwindung« des strategischen Ödipuskomplexes (je nach theoretischem Standort vorzugsweise durch Widerstandsarbeit oder Arbeit am »ichstrukturellen Defizit«) und seiner allmählichen Transformation in einen »reifen« Ödipuskomplex, dessen weitere Bearbeitung sich dann meist relativ problemlos gestaltet (vgl. z. B. Kohut, 1979 [1977]).

Obwohl die meisten mir bekannt gewordenen psychoanalytischen Behandlungen auf solchen und verwandten konzeptuellen Vorstellungen basierten und in der Regel damit auch zu einem mehr oder minder erfolgreichen Abschluss kamen, möchte ich doch auf ein mögliches Vorurteil hinweisen, das dieser Art der Theoriebildung implizit ist und gegenwärtig verstärkt in die Diskussion gerät (vgl. z. B. Loewald, 1980; Benjamin, 1985). Demnach schreitet die menschliche Entwicklung einigermaßen linear vom Verschmelzungszustand der ursprünglichen Dualunion zur Individuation, mithin zur »Vereinzelung« fort, wo eine Beziehung zwischen klar abgegrenzten »autonomen« Individuen das erwünschte Ziel darstellt. Entsprechend der Fortschrittsgläubigkeit unserer Industriegesellschaft zählt in diesem Entwicklungsmodell die »Zielnähe« stets mehr als das Ausgangsstadium und die anschließenden Zwischenstufen; jeder Schritt nach vorn auf dieser Entwicklungsachse ist deshalb immer noch ein »Fortschritt«, jeder Schritt zurück ein »Rückschritt«. Benjamin (ebd.) kritisiert diese in der Psychoanalyse verbreitete Vorstellung von »Loslösung und Individuation« als »männliches« Bias der Theoriebildung, »so als ob wirkliche Aktivität, Bewegung und wirkliches Gestaltgewinnen nur bei denen stattfände, die das Nest verlassen« (ebd., S. 23). Von einer anderen Warte aus propagiert auch Loewald (1980, S. 399), die Grenzen der Normalität dessen, was im Seelenleben archaisch und was fortgeschritten heißt, neu zu ziehen. Dazu bedarf es mehr zirkulärer anstelle linearer Denkmuster und – dies vor allem – einer Rehabilitation desjenigen menschlichen Erlebensbereiches, der in unserer Terminologie mit den Beiworten »früh«, »archaisch« oder auch »präödipal« versehen ist. In der Suche nach irrationaler Nichtdifferenzierung von Subjekt und Objekt *liegt* nicht a priori eine Pathologie, sondern »eine Wahrheit eigener Art« (ebd., S. 297), die auch dem Ödipuskomplex nicht weicht. Es kommt lediglich auf den Blickwinkel der Betrachtung an. Verändert man diesen und sieht den Ödipuskomplex und seine Folgeerscheinungen nicht mehr in der Rückschau des Erwachsenen, sondern vorausschauend, dann handelt es sich dabei ganz generell um »spätere Ausprägungen archaischer, jedoch *bleibender, unbesiegbarer Lebensprobleme*« (ebd., S. 396; Herv. C. R.-D.).

Literatur

Abelin, E.L. (1971). *Role of the father in the separation-individuation process.* New York: Int. UP.

Abelin, E.L. (1975). Some further observations and comments on the earliest role of the father. *Int. J. Psychoanal., 56,* 293–302.

Battegay, R. (1977). *Narzissmus und Objektbeziehungen. Über das Selbst zum Objekt.* Bern: Huber.

Benjamin, J. (1985). Die Fesseln der Liebe: Zur Bedeutung der Unterwerfung in erotischen Beziehungen. *Feministische Studien, 4*(2), 10–33.

Blanck, G. & Blanck, R. (1979). *Psychoanalytische Entwicklungspsychologie.* Stuttgart: Klett-Cotta.

Brenner, C. (1979). Depressive affect, anxiety, and psychic conflict in the phallic-oedipal phase. *Psychoanal. Q., 48,* 177–197.

Ciompi, L. (1982). *Affektlogik. Über die Struktur der Psyche und ihre Entwicklung. Ein Beitrag zur Schizophrenieforschung.* Stuttgart: Klett-Cotta.

Cremerius, J. (1968). Abriss der psychoanalytischen Abwehrtheorie (unter besonderer Berücksichtigung der Klinik). *Zeitschr. f. Psychotherapie, 1,* 1–14.

Deleuze, G. & Guattari, F. (1972). *Anti-Ödipus. Kapitalismus und Schizophrenie.* Frankfurt/M.: Suhrkamp.

Ermann, M. (1985). Die Fixierung in der frühen Triangulierung. *Forum Psychoanal., 1,* 93–110.

Fenichel, O. (1931). *Spezialformen des Ödipuskomplexes.* Olten: Walter.

Forman, M. (1981). Narcissistic personality disorder as a regression to a preoedipal phase of phallic narcissism. *Clin. Psychiatry, 3,* 45–59.

Freud, S. (1900a). *Die Traumdeutung. GW II/III.*

Freud, S. (1910h). Über einen besonderen Typus der Objektwahl beim Manne. Beiträge zur Psychologie des Liebeslebens. *GW VIII,* 66–77.

Freud, S. (1923b). *Das Ich und das Es. GW XIII,* 235–289.

Freud, S. (1924d). Der Untergang des Ödipuskomplexes. *GW XIII,* 395–402.

Freud, S. (1925j). Über einige psychische Folgen des anatomischen Geschlechtsunterschieds. *GW XIV,* 19–30.

Freud, S. (1931b). Über die weibliche Sexualität. *GW XIV,* 517–537.

Friedman, D.B. (1966). Toward a unitary theory of the oedipal conflict. *Psychoanal. Rev., 53,* 38–48.

Green, A. (1975). Analytiker, Symbolisierung und Abwesenheit im Rahmen der psychoanalytischen Situation. *Psyche – Z. Psychoanal., 29*, 503–541.
Grunberger, B. (1971). *Vom Narzissmus zum Objekt.* Frankfurt/M.: Suhrkamp.
Grunberger, B. (1982). Narziss und Ödipus und die Entwicklung der psychoanalytischen Theorie. *Psyche – Z. Psychoanal., 36*, 515–540.
Haaken, J. (1983). Sex differences and narcisstic disorders. *Am. J. Psychoanal., 43*, 315–324.
Heider, F. (1958). *Psychologie der internationalen Beziehungen.* Stuttgart: Klett-Cotta.
Hohl, J. (1983). Neurotischer Konflikt. Im W. Mertens (Hrsg.), *Psychoanalyse. Ein Handbuch in Schlüsselbegriffen* (S. 76–82). München: Urban & Schwarzenberg.
Kernberg, O.F. (1975). Zur Behandlung narzisstischer Persönlichkeitsstörungen. *Psyche – Z. Psychoanal, 29*, 890–905.
Kernberg, O.F. (1976). *Objektbeziehungen und Praxis der Psychoanalyse.* Stuttgart: Klett-Cotta.
Klein, M. (1998 [1928]). Frühstadien des Ödipuskomplexes. In dies., *Gesammelte Schriften 1920–1945, Bd. I, Teil 1.* Stuttgart, Bad Cannstatt: frommann-holzboog.
Klein, M. (1998 [1945]). Der Ödipuskomplex im Lichte früher Ängste. *Gesammelte Schriften 1920–1945, Bd. I, Teil 2* (S. 361–431). Stuttgart, Bad Cannstatt: frommann-holzboog.
Kohut, H. (1971). *Narzissmus. Eine Theorie der psychoanalytischen Behandlung narzisstischer Persönlichkeitsstörungen.* Frankfurt/M.: Suhrkamp.
Kohut, H. (1979 [1977]). *Die Heilung des Selbst.* Frankfurt/M.: Suhrkamp.
Lampl-de Groot, J. (1980). On the influence of early development upon the oedipal constellation. In S.I. Greenspan & G.H. Pollock (Hrsg.), *Infancy and early childhood.* Adelphi/MD: US Depart. of health & human services.
Lang, H. (1973). *Die Sprache und das Unbewusste. Jaques Lacans Grundlegung der Psychoanalyse.* Frankfurt/M.: Suhrkamp.
Laplanche, J. & Pontalis, J.B. (1967). *Das Vokabular der Psychoanalyse.* Frankfurt/M.: Suhrkamp.
Lasky, R. (1984). Dynamics and problems in the treatment of the oedipal winner. *Psychoanal. Rev., 71*, 351–374.
Lebovici, S. (1982). The origins and development of the Oedipus complex. *Int. J. Psychoanal., 63*, 201–215.
Lidz, T. (1969 [1957]). Spaltung und Strukturverschiebung in der Ehe. In G. Bateson (Hrsg.), *Schizophrenie und Familie* (S. 108–127). Frankfurt/M.: Suhrkamp.
Loch, W. (1984). Ödipus-Komplex. In J. Ritter & K. Gründer (Hrsg.), *Historisches Wörterbuch der Philosophie, Bd. 6* (S. 1098–110). Basel: Schwabe.
Loewald, H.W. (1980). Das Dahinschwinden des Ödipuskomplexes. *Aufsätze aus den Jahren 1951–1979* (S. 377–400). Stuttgart: Klett-Cotta.
Lüders, W. (1986). Narzissmus und Aggression. *Psyche – Z. Psychoanal., 40*, 412–422.
Mahler, M.S., Pine, F. & Bergman, A. (1975). *Die psychische Geburt des Menschen. Symbiose und Individuation.* Frankfurt/M.: Fischer.
Masterson, J.F. (1976). *Psychotherapie bei Borderline-Patienten.* Stuttgart: Klett-Cotta.
Meissner, W.W. (1985). A case of phallic narcissistic personality. *JAPA, 33*, 437–469.
Mentzos, S. (1980). *Hysterie. Zur Psychodynamik unbewusster Inszenierungen.* München: Kindler.
Mentzos, S. (1982). *Neurotische Konfliktverarbeitung. Einführung in die psychoanalytische Neurosenlehre unter Berücksichtigung neuer Perspektiven.* Frankfurt/M.: Fischer.

Rangell, L. (1972). Aggression, Oedipus and historical perspective. *Int. J. Psychoanal., 53*, 3–11.

Rohde-Dachser, C. (1983). Ichstrukturelles Defizit. In W. Mertens (Hrsg.), *Psychoanalyse – Ein Handbuch in Schlüsselbegriffe* (S. 83–90). München: Urban & Schwarzenberg.

Rohde-Dachser, C. (2004 [1979]). *Das Borderline-Syndrom.* Bern: Huber.

Rothstein, A. (1979). Oedipal conflicts in narcissistic personality disorders. *Int. J. Psychoanal., 60*, 189–199.

Rotmann, M. (1978). Über die Bedeutung des Vaters in der »Wiederannäherungsphase«. *Psyche – Z. Psychoanal., 32*, 1105–1147.

Sacks, M.H. (1985). The Oedipus Complex: A reevaluation. Panel der APA 1983. *JAPA, 33*, 201–216.

Stolze, H. (1976). Ödipale Situation, ödipaler Konflikt, Ödipuskomplex. In D. Eike (Hrsg.), *Freud und die Folgen (1). Die Psychodynamik des 20. Jahrhunderts* (S. 616–622). Zürich: Kindler.

Stork, J. (1983). Frühe Triangulation. In W. Mertens (Hrsg.), *Ein Handbuch in Schlüsselbegriffen* (S. 69–76). München: Urban & Schwarzenberg.

Winnicott, D.W. (1958 [1941]). Die Beobachtung von Säuglingen in einer vorgegebenen Situation. In ders., *Von der Kinderheilkunde zur Psychoanalyse* (S. 31–57). München: Kindler.

Wolberg, A.R. (1973). *The borderline patient.* New York: Intercont. Medical Book Corp.

2
Auf der Suche nach Objekten, die Halt verleihen

Ringen um Empathie

Ein Interpretationsversuch masochistischer Inszenierungen[1]

Masochistische Fantasietätigkeit als Kompensation für den Ausfall des empathischen Objekts in der frühen Kindheit

Masochistische Manifestationen sind immer mehrfach determiniert und haben vielfältige Funktionen (Stolorow, 1975). Eine dieser Funktionen möchte ich im Folgenden eingehender untersuchen. Meine These ist, dass eine im traditionellen Sinne pervers-masochistische Fantasietätigkeit auch als kreativer Versuch verstanden werden kann, einen psychischen Mangel auszugleichen, der aus der Entbehrung ausreichender empathischer Spiegelung in der frühen Kindheit stammt und zu der Unfähigkeit geführt hat, ein empathisches, das Selbst des Individuums spiegelndes und bestätigendes inneres Objekt als psychische Struktur zu etablieren. Aspekte des Selbst, die niemals eine solche empathische Spiegelung erfahren haben, können aber auch im psychischen Innenraum nicht hinreichend abgebildet und in die eigene Selbstrepräsentanz integriert werden. Sie bleiben stattdessen als »stumme Zonen der Psyche« (Benedetti, 1983) im Unbewussten erhalten. Man könnte mit Benedetti auch von »Todeslöchern« sprechen, die die psychische Landschaft überziehen und das Identitätsgefühl des Individuums auszuhöhlen drohen. Diese Bedrohung ist existenziell. Um ihr zu entgehen, muss das Kind deshalb Ersatzlösungen finden; das heißt, es muss den inneren Spiegel, der nicht vorhanden ist, selbst erschaffen, um sicher zu sein, dass es psychisch existiert.

---

1 Überarbeitete Fassung eines erstmals 1986 erschienen Aufsatzes in *Forum Psychoanal., 2*, 44–58.

Drei kasuistische Vignetten

Im Folgenden möchte ich über drei Patienten berichten, die eine solche Ersatzlösung gefunden haben. Alle drei waren mit unterschiedlichen Eingangssymptomen zu mir in psychoanalytische Behandlung gekommen. Und alle drei begannen nach Beginn der Psychoanalyse sehr bald und für mich ganz unerwartet um ein zentrales Thema zu kreisen, das sich am ehesten als »Ringen um Empathie« beschreiben lässt.

Der *erste Patient* hatte sich an einen Psychiater gewandt, weil er befürchtete, seine zwanghaft autodestruktiven sexuellen Praktiken, in denen er sich Brustwarzen und Genitalien mit Zigaretten verbrannte oder auch mit Säure verätzte, nicht mehr kontrollieren zu können und sich irreversible körperliche Schäden zuzufügen. Unter der Analyse trat dieses Problem jedoch sehr bald in den Hintergrund. Stattdessen befasste sich der Patient nunmehr intensiv mit dem Scheitern seiner Suche nach einem anderen Menschen, der bereit war, ihm nicht nur mit oberflächlicher Sympathie zu begegnen, sondern sich emotional wirklich auf ihn einzustimmen. Die Vergeblichkeit dieser Suche hatte ihn in der Vergangenheit öfters an den Rand des Suizids geführt und war auch der häufigste Anlass für seine selbstquälerischen Rituale. Die Qual dieser Suche beschrieb er mir unter anderem mit einem Bild aus der tibetanischen Mythologie, bei der ein Mensch dazu verdammt ist, unentwegt einem Phantom nachzujagen, das sich ihm jedes Mal in dem Moment wieder entzieht, in dem er glaubt, es fast schon erreicht zu haben, und der sich auf dieser Jagd buchstäblich selbst zerfleischt.

Der hochintelligente, ungewöhnlich fantasiebegabte Patient war mit einer Mutter aufgewachsen, die auf die spontanen Lebensäußerungen des Kindes offenbar nur mit Ängstlichkeit und rigiden Moralprinzipien reagieren konnte. Ein wirklicher Dialog hatte nie stattgefunden, sodass der Patient früh auf sich selbst und seine privaten Fantasien zurückverwiesen war. Die Partnerbeziehungen des nunmehr erwachsenen Patienten scheiterten ganz ähnlich immer wieder am Misslingen wirklicher Kommunikation, obwohl der Patient sich darum bis zum Äußersten bemühte. Er selbst konnte nicht genau angeben, wie diese für ihn entscheidenden Gespräche hätten aussehen können, aber das Ungesagte, nie mehr Mitteilbare trieb ihn nach dem endgültigen Rückzug der jeweiligen Partnerin fast zum Wahnsinn. In der Analyse versuchte er lange Zeit hindurch ganz ähnlich, mich in einer fast gewalttätig anmutenden Weise zu einer Stellungnahme zu zwingen, um sich zu vergewissern, dass ich mich ihm nicht innerlich entzog.

Der *zweite Patient* hatte sich in Behandlung begeben, weil er sich aufgrund eines chronischen, nicht überwindbaren Gefühls von Passivität in seinem Studium ebenso wie in seinen zwischenmenschlichen Beziehungen praktisch handlungsunfähig fühlte. Stattdessen verbrachte er sein Leben für ihn selbst unerklärlich in einer Art Wartezustand, ganz ähnlich der Stimmung in Thomas Manns Zauberberg, in welchem er wie gelähmt registrierte, wie die Zeit verstrich, ohne selbst irgendeine Initiative ergreifen zu können. In seinen Träumen tauchte in dieser Zeit häufiger ein sprachgehemmter Junge auf, dem ein furchtbares Verbrechen zur Last gelegt wurde, ohne dass er sich aufgrund seiner Sprachhemmung dagegen verteidigen konnte und deshalb die ungerechten Vorwürfe stumm über sich ergehen lassen musste. Der Patient selbst hatte in der Vorpubertät tatsächlich eine gravierende Sprachstörung in Form von Anlautstottern entwickelt, die seine ganze Schulzeit zur Qual machte und dazu führte, dass er sich aus dem Kreis der Gleichaltrigen zurückzog. In der Analyse begann er seinen Zustand allmählich als den eines Menschen zu verstehen, der sein Leben praktisch, seit er denken konnte, als eine einzige ungeheure Kränkung empfand, in welcher er sich von aller Welt abgelehnt oder – schlimmer noch – einfach übergangen fühlte, und dem es von daher auch nicht zuzumuten war, über diese Kränkung hinweg einfach zur Tagesordnung überzugehen, so als ob nichts geschehen wäre. Er wartete auf eine Entschuldigung, eine Wiedergutmachung, die er aber ebenfalls nicht aktiv einfordern konnte, weil ihm das Gefühl des Gekränktseins den Mund verschloss und weil er befürchtete, sich mit der Verlautbarung dieser auch ihm selbst eher unklaren Befindlichkeit nicht nur nicht verständlich machen zu können, sondern sich nur wieder neue Kränkungen einzuheimsen.

Ein *dritter Patient* schließlich schilderte in der psychoanalytischen Behandlung immer wieder seinen chronischen Hass auf Frauen, von denen er glaubte, dass sie ihm in boshafter Absicht ihre Brüste, für ihn der Inbegriff aller Lust und Leben spendenden Möglichkeiten, vorenthielten, während sie sein Begehren danach gleichzeitig immer wieder auf sadistische Weise provozierten. Er war von daher entschlossen, in Zukunft keiner Frau gegenüber dieses Begehren noch einmal sichtbar werden zu lassen, und verbrachte stattdessen sein Leben in bewusst gewollter, gleichzeitig aber doch auch sehr schmerzhaft empfundener Einsamkeit.

In dieser Einsamkeit suchte er immer wieder Zuflucht zu einem Tagtraum, in welchem sich der Held mithilfe einer Zeitmaschine in eine ferne Zukunft versetzte, eine Zeit nach der Weltkatastrophe, in der nur mehr wenige Menschen mit den Relikten einer Zivilisation leben, deren Bedeutung sie nicht mehr kannten. Der Tagtraum gipfelte in der Szene, in der der Held auf seiner Reise einer Frau begegnete, die sich abends stumm zu ihm ans Feuer setzte, um ihn nach einer langen Pause, während der auch der Mann sich schweigend verhielt, zu fragen: »Willst du denn nicht wissen, wer ich bin und woher ich komme?«

In diesem Satz verdichtet sich, wie ich glaube, nun aber auch das zentrale Anliegen aller drei Patienten, welches man am ehesten als Wunsch nach Gesehenwerden, nach Verstandenwerden, oder, um einen Ausdruck von Michael Balint (1968) zu gebrauchen, als »Wunsch nach Erkanntwerden« bezeichnen könnte. Gleichzeitig scheinen alle drei zutiefst davon überzeugt zu sein, dass ihnen eine solche Empathie nicht selbstverständlich gewährt wird, sondern verzweifelt erkämpft werden muss. Die Tragik liegt gleichzeitig darin, dass dieser Kampf vergeblich bleibt: Die ausgesandten Notsignale erreichen das Gegenüber nicht, sie verändern nichts an der Gleichgültigkeit des Objekts, sondern bewirken allenfalls, dass es aggressiv reagiert oder sich entzieht. Offenbar wird der Kampf mit ungeeigneten Mitteln ausgetragen, ohne dass die Patienten daraus die Folgerung ziehen können, aus dieser Erfahrung heraus ihre Strategie zu verändern. Ihr Ringen eskaliert stattdessen nach dem Muster, das Watzlawick et al. (1974 [1967]) als »Mehr-Desselben-Lösung« bezeichnet haben, während sich immer stärkere Gefühle der Enttäuschung, der Resignation, des Hasses und der Selbstverachtung breitmachen, die die Sehnsucht nach dem erlösenden Empathieerlebnis begleiten, das unverzichtbar erscheint.

Jenseits dieses gemeinsamen Zentralthemas, welches ich mit »Ringen um Empathie« beschrieben habe, wiesen diese Patienten aber noch eine weitere Übereinstimmung auf, die in ihrem vollen Umfang erst im Rahmen der Analyse deutlicher sichtbar wurde. Alle drei Patienten pflegten heimlich ausgedehnte masochistische Fantasien, mit denen sie einerseits einen Zustand quälender innerer Leere zu überbrücken suchten, andererseits aber auch eine unentbehrliche Vorbedingung für ihre sexuelle Triebbefriedigung darstellten. Konnte es sein, dass dieses Zusammentreffen von »Ringen um Empathie« als zentrales Lebensthema und (im traditionellen Sinne) pervers-masochistischer Fantasietätigkeiten mehr war als bloßer Zufall? Um dieser Frage, die mir anfangs selbst ein wenig abwegig vorkam, weiter nachgehen zu können, scheint es sinnvoll, die masochistischen Fantasiegebilde der geschilderten Patienten etwas näher zu betrachten. Der gemeinsame Kern jeder dieser Fantasien bestand in der Vorstellung, dass ein

Mensch, mit dem der Patient sich identifizierte, von einem oder mehreren anderen überwältigt, gefesselt, gedemütigt und gequält wird. Diese Vorstellung wurde dann in jeweils unterschiedlicher Weise weiter ausgefächert. In einem Fall spielte das auch realiter durchgeführte Ritual der Selbstfesselung eine beherrschende Rolle, zusammen mit der Fantasie, dass eine Frau in diesem hilflosen Zustand traktiert und vergewaltigt wird. Der Patient identifizierte sich mit dem Opfer, trat manchmal aber auch als Retter auf den Plan, um die Frau aus den Händen ihrer Peiniger, deren Geschlecht nicht genau bestimmt war, zu befreien, und an den Bösewichten in einer Art Rollenumkehr fürchterliche Rache zu nehmen.

Ein anderer Patient fantasierte regelmäßig, dass er von einer Frau gefangen genommen wird, die ihn durch Folter zu einem Geständnis pressen wollen. Er erleidet in diesem Fantasieverhör die schlimmsten körperlichen Qualen, bis er schließlich das gewünschte Geständnis preisgibt. Danach wird er von den Frauen liebevoll in den Arm genommen, gestreichelt, getröstet, seine Wunden werden verbunden.

Nur einer von meinen drei Patienten fügte sich im Zusammenhang mit solchen Fantasien auch real körperliche Schmerzen zu. Auch er beschrieb jedoch die dieses Ritual begleitenden Fantasien als das eigentlich stimulierende Element; der körperliche Schmerz war für ihn eine Art zusätzliches Reizmittel, wenn die Fantasie allein keine sexuelle Erregungssteigerung mehr bewirkte. In dieser Fantasie ging es ebenfalls um Geschlagen- und Gequältwerden durch eine Frau, die ihm gleichzeitig die Erektion verbot oder ihn dafür bestrafte, um ihn am Ende der Prozedur ebenfalls liebevoll – wie zur Belohnung – in die Arme zu schließen.

Derartige Fantasiegebilde wirken auf den unvorbereiteten Betrachter zunächst befremdlich und paradox, werden in ihnen doch gedanklich Situationen aufgesucht und offensichtlich lustvoll genossen, die Menschen sonst eher mit allen Mitteln zu meiden suchen. Dies galt – wie ausdrücklich betont werden soll – realiter auch für die hier beschriebenen Patienten. Mit einer einzigen Ausnahme hatten alle eher Angst vor wirklichen körperlichen Schmerzen und auch der Patient, der sich selbst solche Schmerzen zufügte, strahlte nicht vor Begeisterung, wenn er etwa zum Zahnarzt musste. Seine Schmerzlust war streng auf das ausgestanzte sadomasochistische Ritual begrenzt. Alle Patienten waren überdies eher überempfindlich gegenüber Kränkungen und realen Demütigungen und widersetzten sich solchen Insultationen mit allen ihnen verfügbaren Kräften. Sei schämten sich ihrer masochistischen Fantasie, die sie außerhalb des sexuellen Aktes als ichfremd, peinlich und nicht mit ihrer Selbstvorstellung vereinbar empfanden. Trotzdem konnten (und wollten) sie nicht von ihnen lassen.

Die Erschaffung des empathischen Objekts in der masochistischen Fantasie

Gängige psychoanalytische Interpretationen, die mit der Vermeidung von Kastrationsangst, einem übersteigerten, durch ein strenges Überich induzierten Strafbedürfnis oder auch einem auf das Selbst zurückgewendeten Sadismus zu tun hatten (vgl. dazu Freud, 1905d, 1924c; Deutsch, 1930; Reich, 1940 Reik, 1940/41), brachten bei diesen drei Patienten eine allenfalls vorübergehende Erleichterung. Eine Veränderung trat erst ein, als ich die masochistische Fantasietätigkeit mit der Suche nach einem empathischen Objekt in Zusammenhang brachte. Dies geschah erstmals in einer Sitzung, in der einer meiner Patienten schilderte, wie er sich schon früh von seiner Mutter abgewandt hatte, weil er sich nach vielen vergeblichen Anläufen von ihr keine empathische Resonanz mehr erwartete, um dann weiter zu berichten, wie er sich tags zuvor wieder stundenlang selbst gefesselt und gequält hatte.

Ich sagte ihm: »Vielleicht ist dies jetzt Ihr Weg, um nicht nur Ihrer Mutter, sondern ganz aktuell auch mir zu zeigen, wie sehr Sie darunter gelitten haben und immer noch leiden.« Der Patient reagierte darauf zunächst mit Verwirrung, fragte dann zögernd nach, ob ich meinen Satz noch einmal wiederholen könnte, um dann lange bewegt zu schweigen. Die Atmosphäre in der Behandlung veränderte sich von da an gründlich. Wenn er jetzt von seinen Selbstquälereien sprach, die zunehmend seltener wurden und nur mehr während längerer Unterbrechungen der Analyse in ihrer alten Intensität wieder auftauchten, fehlte das quälende und beschämende Gefühl von Isolierung und Vergeblichkeit, das diese Schilderungen sonst begleitete und nichts von der Lust verspüren ließ, die der Patient nach seinen Worten selbst damit verband. Aus der dumpfen Vereinzelung, die sich auch mir in den Sitzungen dabei schmerzlich mitgeteilt hatte, war plötzlich Kommunikation entstanden, in der auch meine Sicht des Patienten sich einschneidend veränderte. Ich sah mich plötzlich einem Menschen gegenüber, der mit den Schilderungen seiner Perversion nicht mehr eine im Grunde klägliche Ersatzlösung für sein Versagen in realen zwischenmenschlichen Beziehungen demonstrierte, sondern der mir damit Zugang zu seiner eigenen, vor Menschenaugen sonst sorgfältig verborgenen

Leidensgeschichte gewährte, die er in seinen perversen Fantasien immer wieder aufs Neue inszenierte. Dieses Leiden wollte gesehen und nachempfunden werden. Es wollte ausgesprochen werden, auch wenn die Worte dafür nicht (oder noch nicht) zur Verfügung standen, und es suchte nach Linderung und Trost; in der ständigen Wiederholung suchte es nach einem Ende. Natürlich ging es dabei auch um Rache- und Widergutmachungsfantasien, aber diese Ziele schienen immer mehr an Bedeutung zu verlieren, je näher sich der Patient seinem – wie ich meine – eigentlichen Ziel fühlte, nämlich in seinem seelischen Schmerz (Khan, 1983 [1979]) auf ein empathisches Gegenüber zu treffen, das hier im Analytiker verkörperte.

Seine Erfahrung bisher war gewesen, dass ihm diese Empathie verweigert wurde, dass er allenfalls versuchen konnte, sie sich zu erzwingen. In seinem masochistischen Arrangement geschah dies, indem er den von ihm dabei kreierten sadistischen Partner durch die Brutalität der Szene praktisch dazu zwang, sich in die Schmerzen seines Opfers hineinzuversetzen. Die Frauen, die ihn quälten, *mussten* sich vorstellen, was ihr Opfer empfand, und sie *mussten* sich offen dazu bekennen, dass sie es waren, die ihm diese Leiden zufügten. In seiner Fantasie verlieh der Patient diesem Leiden auch einen Sinn: Es war nicht Gleichgültigkeit, Stumpfheit oder Unbezogenheit, die seine Peiniger dabei motivierten. Sie waren an seiner Reaktion interessiert, sie wollten ihn leiden lassen, um ihn am Ende der Szene zu belohnen und zärtlich in die Arme zu nehmen. So gesehen, war das Leiden also immer nur vorübergehend, eine Art Feuerprobe, von der man sicher sein konnte, dass ihr Ende nahe war, bevor der damit verbundene Schmerz sich ins Unerträgliche steigerte. Bei Kafka fand ich in einem ähnlichen Zusammenhang ein Bibelwort Jesu zitiert: »Diesen sollt Ihr mir nicht wieder einsperren. Dieser hat genug gelitten, er kommt zu mir.« Das empathische Objekt wird also hier im buchstäblichen Sinne »herbeigelitten« und im orgiastischen Triumph – wenn auch illusionär – für einen Augenblick erreicht.

Die Frau, die den Patienten nach der Feuerprobe umarmt, hat mit der Peinigerin nichts mehr gemeinsam, sonst wäre die Umarmung nicht möglich. Sie war es vielmehr, die die ganze Zeit hindurch ersehnt wurde, und nicht die Marter noch der, der sie zufügte. Der Peiniger ist in dieser emotionalen Logik eine andere Person als die liebend Umarmende, die den Peiniger zum Verschwinden bringt. Es ist, als hätte der Patient unter der fantasierten Folter auch für den sadistischen Partner mitgesühnt, sodass dieser jetzt abtreten kann, ohne eine Spur zu hinterlassen. Die Umarmung zum Schluss der Folterszene hat, so gesehen, gleichzeitig den Charakter einer Versöhnungsgeste, so als ob der Patient die ganze Zeit hindurch hätte ausdrücken wollen: »Ich könnte dir das, was gewesen ist, verzeihen, wenn du nur verstehst, wie sehr ich gelitten habe, und nun in anderer Gestalt bei mit bleibst.« In der tiefsten Schicht wären es dann liebende Gefühle, die in der sadomasochistischen Fantasie einen Ausdruck suchen, die auf der manifesten Ebene von Hass und Grausamkeit geprägt ist (vgl. hierzu auch Berliner, 1958).

Vieles spricht dafür, dass diese Patienten dabei gleichzeitig mit schlafwandlerischer Sicherheit auf der Fantasiebühne ihre Leidensgeschichte in Szene setzen, nach einem Drehbuch, das in verschlüsselter, primärprozesshafter Form und verwoben mit oft lebenswichtigen Abwehrstrategien bis in Einzelheiten hinein ihre traumatischen Kindheitserfahrungen widerspiegelt: Die erlebte Übermacht der anderen, die eigene Ohnmacht und Hilflosigkeit; die Gleichgültigkeit des Objekts, seine Unbarmherzigkeit, sein Nichtreagieren auf die kindlichen Notsignale und seine unausgesprochenen Verbote, ein Mensch mit einem eigenem Willen zu werden, sich seine eigenen Liebesobjekte zu suchen und nach seinen eigenen sexuellen Wünschen zu leben. In der masochistischen Fantasie kommen diese anders nicht darstellbaren schmerzhaften Erfahrungen ans Licht, bereit, sie um den Preis fantasierten Schmerzes immer wieder neu zu bezeugen.

Die auf den ersten Blick autoerotisch anmutende Fantasie wird dabei unerwartet zu einem Mehrpersonenstück, in dem Kommunikation stattfindet, wenn auch nur mit einem fantasierten Partner und einem fantasierten Publikum. Der Patient kann – anders als in der äußeren Realität – sicher sein, dass dieser Zuschauerraum niemals leer bleibt, ist er dabei doch nicht nur sein eigener Regisseur, sondern immer auch sein eigener Zuschauer. Betrachter. *Er* versteht – wenn vielleicht auch nur unbewusst – den Sinn dieser Inszenierung, in der er sich auch selbst die ersehnte empathische Antwort gibt, mit den Mitteln, die ihm dabei zur Verfügung stehen. In ihrem Zuge scheint die Ohnmacht aufgehoben; sie kehrt sich um in orgiastischen Triumpf.

Die Überführung der masochistischen Fantasie auf die Bühne der therapeutischen Beziehung

Unter der psychoanalytischen Behandlung verlagert sich diese innere Bühne zunehmend auf die Ebene der therapeutischen Beziehung, wo sie mit einem realen Gegenüber, hier dem Analytiker, weiter ausgetragen wird.

Der Ausgang dieses Ringens bleibt ungewiss; er hängt nach meiner Erfahrung entscheidend davon ab, welche der in dem masochistischen Mehrpersonenstück bereitgestellten Rollen dem Analytiker dabei unbewusst zugewiesen wird und wie er diese (bewusst oder unbewusst) auch übernimmt.

Der Analytiker als unfreiwilliger sadistischer Widerpart

In ihrer allgegenwärtigen Erwartung von Kritik und Bestrafung, die unter der Analyse oft zusätzlich in den Dienst des Widerstandes tritt (Berliner, 1958), fassen diese Patienten oft auch die Interventionen des Analytikers ebenso wie sein Schweigen als Ausdruck von Missbilligung oder Feindseligkeit auf. Damit entfaltet sich aber früher oder später fast zwangsläufig eine Übertragungskonstellation, in der der Analytiker unbewusst die Rolle des sadistischen Parts in der Inszenierung des Patienten übernimmt, während er selbst sich als missverstandenes, missbrauchtes Opfer fühlt und diesen Nachweis in der Analyse über lange Strecken hinweg immer wieder neu zu führen versucht. Auch der geduldigste Analytiker gerät unter diesen Umständen in die Versuchung, seinerseits entsprechend gereizt zu reagieren, was aber nur dazu führt, das masochistische Übertragungsangebot des Patienten weiter zu intensivieren. Auf diese Weise kann eine sadomasochistische Kollusion entstehen, die sich immer mehr verfestigt und nach einem für alle Beteiligten schmerzhaften Prozess manchmal nur mit dem Abbruch der Analyse beendet werden kann.

Nach meiner Erfahrung sind es vor allem verfrühte Deutungen des aggressiven, sadistischen Aspektes der sadomasochistischen Inszenierung, die den Weg für eine solche pathologische Entwicklung bahnen. Oft stützt sich der Analytiker dabei auf theoretische Prämissen, die Berliner (ebd., S. 56) ausdrücklich als »falsch« bezeichnet. Dazu gehört vor allem die Vorstellung, dass der masochistische Patient unbewusst leiden *möchte*, weil Schmerz und Demütigung für ihn eine verkappte sexuelle Lust darstellen, oder auch, dass er mit seinem Verhalten sein Strafbedürfnis befriedigen möchte, das aus seinen inzestuösen oder aggressiven Wünschen herrührt, oder – dies vor allem – dass seine manifest selbstschädigende Haltung in Wirklichkeit Ausdruck seiner auf den Analytiker gerichteten sadistischen Wünsche ist, die er in einer Art Rollenumkehr bewusst auf sich zurück wendet.

Deutungen, die von solchen theoretischen Voraussetzungen ausgehen, werden vom Patienten in aller Regel zu Recht nicht nur als unempathisch erlebt, sondern als Kritik oder Angriff, mit dem der Patient erneut zum Störenfried oder zum Schuldigen gestempelt werden soll, anstatt im Analytiker den erhofften Beistand bei seinen unbeholfenen Versuchen zu finden, seine wirkliche innere Not entsprechend zu artikulieren. In der Supervision solcher Fälle fiel mir überdies immer wieder auf, dass das Insistieren des Analytikers auf der Deutung des aggressiven Aspekts der masochistischen Inszenierung mit dessen unbewusster Gegenübertragungsangst zusammenhing, vom Patienten andernfalls in den masochistischen Part seines Drehbuchs gedrängt zu werden, sobald er dessen sadistische Latenz auch nur einen Moment lang aus der Kontrolle entließ. Ebenso kann aber auch eine ausgesprochen passiv-abwartende Haltung des Analytikers zu einer sadomasochistischen Verstrickung führen, gegen die sie gerade schützen soll: Der passive Analytiker wird vom Patienten dann als sadistischer Voyeur erlebt, der unter der Vorspiegelung psychoanalytischer Abstinenz sich insgeheim an der Abhängigkeit und am Leiden seines Patienten weidet.

Anders als in diesen eher malignen Beziehungskonstellationen, zu denen meist auch die Abwehr des Analytikers ihren Teil beiträgt, sind es umgekehrt manchmal gerade auch das Wohlwollen und die Empathie des Analytikers, gegen die der Patient sich in der beschriebenen Weise zur Wehr setzt, so als könne oder wolle er von seiner gewohnten Rolle als missverstandenes, zurückgewiesenes und gedemütigtes Opfer eines mächtigen, bösartigen Objekts einfach nicht lassen. Das gängige Vorurteil, dass ein solcher Patient im Grunde leiden *wolle* und sein Ringen um Empathie in der Analyse nur ein Vorwand dafür ist, sich insgeheim diese gesuchte Erfahrung immer wieder aufs Neue zu verschaffen, wird damit scheinbar bestätigt. Berliner (ebd.) hat demgegenüber wohl am eindringlichsten darauf hingewiesen, dass die (ersehnte, nicht aber wirklich erwartete!) Erfahrung von unambivalenter, liebender Zuwendung für manche dieser Patienten eine so vitale Bedrohung darstellt, dass sie sich dagegen mit dem scheinbar unerschütterlichen Bollwerk ihrer masochistischen Weltinterpretation schützen müssen. Die Bedrohung resultiert aus der Tatsache, dass mit der Zuwendung des Objekts (hier also des Analytikers) unweigerlich präödipale libidinöse Bedürfnisse aktiviert werden, die tief und intensiv mit Versagung assoziiert sind (ebd., S. 60). Was dann ausagiert wird, ist

> »weder das libidinöse Bedürfnis als solches, noch die Abwehr dagegen. Es ist immer der gesamte Konflikt, das libidinöse Streben zusammen mit den äußeren und inneren Kräften, die diesem entgegenstehen. Die Person braucht

> Liebe, kann sie jedoch nie finden. Was sie findet, ist nur frustrierte, unglückliche Liebe, ein erneutes Ausagieren der ursprünglichen Situation, mit der sie identifiziert ist. Wenn es so aussieht, als könne das Sehnen nach Liebe endlich eine Erfüllung finden, werden unter Umständen gleichzeitig die Gegenkräfte, die aus tiefen unbewussten Quellen stammen, so heftig stimuliert und intensiviert, dass das Individuum an dieser Erfüllung zugrunde gehen muss« (ebd.).

In einem solchen Kontext drücken die an den Analytiker adressierten hartnäckigen Klagen und Anklagen in ihrer tiefsten Schicht dann die Angst des Patienten vor der Erfüllung seiner sehnsüchtigsten Erwartung aus, die er unbewusst nicht als Erlösung, sondern im Gegenteil nur als Katastrophe fantasieren kann, die mit seinem Untergang oder dem Untergang beider Beteiligten endet und deshalb rechtzeitig verhindert werden muss. Das Wissen um diesen Zusammenhang ist für den Analytiker nicht nur von Bedeutung, um die Risiken einer solchen Behandlung jeweils angemessen einzuschätzen. Es kann ihm darüber hinaus auch die Aufrechterhaltung einer unaufdringlichen empathischen Einstellung gegenüber dem Patienten erleichtern, auch wenn dieser sein empathisches Entgegenkommen immer wieder zurückweist und mit dem ganzen Widersinn masochistischer Logik darauf besteht, dass ihm nicht zu helfen sei oder der Analytiker ihm gar nicht wirklich helfen wolle.

Die Rolle des unaufdringlichen Zeugen (Khan, 1983 [1979]) oder eines im guten Sinne reagierenden, nämlich »antwortenden Objektes« (Heigl-Evers, 1980) sind Alternativen zu der des sadistischen Widerparts; sie bilden von daher auch die Basis für eine andere, benignere Übertragungskonstellation im »Ringen um Empathie«, das jeder masochistischen Inszenierung zugrunde liegt.

Der Analytiker als unaufdringlicher Zeuge seelischen Schmerzen

Für Khan (1983 [1979], S. 312) besteht der innere Kern jeder masochistischen Fantasie oder Praxis in einem seelischen Schmerz, der erlebt wurde und verloren ging und an dessen Stelle es zur Ausbildung masochistischer Deckfantasien kam.

Seelischer Schmerz, der keine solche symbolische Repräsentanz innerhalb der Psyche gefunden hat, sondern radikal verworfen wurde (McDougall, 1978, S. 388), tendiert zur *Somatisierung*.

> »Wenn es dem Körper allein überlassen bleibt, eine (unvermeidlich) biologische Reaktion auf psychische Konflikte und seelische Schmerzen zu entwickeln, dann sind seine Erfindungen schon von ihrer Definition her in Worten nicht wiederzugeben. Der Analytiker lauscht hier etwas Unaussprechlichem, einer unsagbaren Nichtigkeit, die eigentlich eine Metapher des Todes ist« (ebd., S. 22).

Der derart in der Somatisierung verstummte seelische Schmerz äußert sich dann als organische Erkrankung, die wiederum erst dann seelisch repräsentiert werden kann, wenn sie Schmerzen, nunmehr jedoch *körperliche* Schmerzen, verursacht. Der ursprünglich seelische Schmerz wird auf diese Weise zum körperlichen und – da ein anderes Ausdrucksmittel dem Patienten nicht zur Verfügung steht – in dieser verleiblichten Form häufig auch zum hauptsächlichen Vehikel des Ringens um Empathie, nunmehr jedoch innerhalb des institutionellen Settings der *Organmedizin*, bei der sich der Patient sozial legitim als körperlich (!) leidender einem anderen präsentieren kann, der Kraft seiner Rolle verpflichtet ist, die Darbietung ernst zu nehmen und auf sie zu reagieren, nämlich dem *Arzt*. Häufig genug gelingt es dem Patienten auf diese Weise tatsächlich, einen medizinischen Apparat in Bewegung zu setzen, der ihm vielfältige, oft schmerzhafte und sogar verstümmelnde körperliche Eingriffe zumutet, die am Zustand des Patienten auf Dauer jedoch nichts ändern und deshalb nach Wiederholung drängen (vgl. zum Beispiel Pflanz' Studie zum sogenannten »Münchhausensyndrom«, 1968).

Darf man vermuten, dass solche Patienten dem Arzt ihre seelische Not in der Chiffre der Organsprache präsentieren, weil ihnen nur diese Sprache zur Verfügung steht, verbunden mit der unbewussten Erwartung, dass der oft schmerzhafte *körperliche* Eingriff, auf dem sie häufig mit großer Hartnäckigkeit bestehen, ihnen die Erlösung aus dieser Not verschafft? Muss diese Klage immer wiederholt werden, weil das Körpersymptom für den Patienten das einzig mögliche Kommunikationsmedium für ein in Wirklichkeit anders geartetes, existenzielles inneres Leidensgefühl darstellt, dass nach Mitteilung verlangt? Wird diese Mitteilung an den *Arzt* adressiert, weil dieser aus seiner Rolle heraus reagieren *muss*, wenn sich ihm ein Mensch als körperlich Kranker anbietet, das Körpersymptom hier also eine Reaktion erzwingt, von der der Patient glaubt, dass sie ihm auf andere Weise freiwillig niemals gewährt wird? Das Nichtobjektivierbare oder auf unerklärliche Weise therapieresistente

»Schmerzsyndrom« wäre nach dieser inneren Logik dann unabhängig vom viel zitierten *sekundären* Krankheitsgewinn *primär* unverzichtbar, weil es für den Patienten die einzige Möglichkeit darstellt, sich mit dem Teil seines Selbst in ein System zwischenmenschlicher Beziehungen einzubinden, der in seiner Stummheit und Fragilität anders nicht artikuliert werden kann und deshalb darauf angewiesen ist, sich in der Krankheit abzubilden und mitzuteilen? Wo dies so ist, wird die empathische Antwort des Arztes im Allgemeinen nur darin bestehen können, die Notwendigkeit der Krankheit bzw. der Körperklage, in der sie ausgedrückt wird, zu akzeptieren und mit seiner medizinischen Autorität gleichzeitig der Provokation des Patienten zu widerstehen, die auf den körperlichen Eingriff drängt. Einen solchen Patienten ernst zu nehmen, ist sicherlich keine leichte Aufgabe. Deren Bewältigung wird davon abhängen, inwieweit der geforderte Arzt den *Sinn* der Krankheit versteht, welcher sich nicht mit der medizinischen Diagnose zur Deckung bringen lässt, gleichzeitig aber auch das Ausmaß der Kränkung begreift, die der Patient empfinden muss, wenn ihm sein Arzt mit der Feststellung »Sie haben wirklich nichts« entlässt. Für den Analytiker ergibt sich im gleichen Zusammenhang die Notwendigkeit, dem Körpersymptom seines Patienten mehr Aufmerksamkeit zu schenken, als dies im psychoanalytischen Dialog, der als *sprachlicher Dialog* konzipiert ist, gemeinhin üblich ist, um diese körperliche Schmerzerfahrung allmählich wieder in eine psychische zurückzuverwandeln.

Fragt man nach dem Wesen des »seelischen Schmerzes«, der sich hinter der masochistischen Deckfantasie verbirgt, dann lässt sich dieser in topografischen oder Strukturmodellen nicht definieren. Denn dieser seelische Schmerz wird – so Khan – vom *Selbst* erlebt, während die verschiedenen schmerzlichen Affekte in den Erfahrungsbereich des *Ich* gehören. In der masochistischen Fantasie erschafft sich das Ich mit wirklichen oder imaginierten Gestalten dann einen solchen Affekt und damit eine stets verfügbare Atmosphäre von Schmerz, die der Kontrolle des Ich unterliegt und libidinisiert werden kann. Auf diese Weise schützt das Ich das Selbst vor einem seelischen Schmerz, der, wenn er erfahren würde, dieses Selbst – und damit auch das Ich – auszulöschen drohte (Khan, 1983 [1979], S. 304f.).

Folgt man dieser Vorstellung, dann muss es bei der Analyse der masochistischen *Deckfantasie* darum gehen, dem Patienten den durch sie signalisierten und gleichzeitig abgewehrten »eigentlichen« seelischen Schmerz vorstellbar und erlebbar zu machen, ohne ihn damit zu zerstören. Dieser seelische Schmerz will *gesehen* werden, und zwar von einem unaufdringlichen Zeugen, der nicht das voreilige Bedürfnis hat, diesen Kummer zu stillen, worauf Khan ausdrücklich hinweist. Er vermutet sogar, »dass eben dieses Bedürfnis des Menschen, ein anderer möge im Schweigen und Zurückhaltung Zeuge seines seelischen Schmerzes sein, den Gedanken der Allgegenwart Gottes im menschlichen Leben schuf« (ebd., S. 302). Seelischer Schmerz, der sich ohne einen solchen allgegenwärtigen anderen in einem von Objekten entvölkerten psychischen Raum ereignet, ist vernichtend und verwandelt deshalb ein sonst toleriertes und akzeptiertes Leiden sehr schnell in seine pathologischen Substitute (ebd.).

Die Zurückführung des masochistischen Ersatzgefühls in den ursprünglichen, authentischen seelischen Schmerz kann mithilfe eines Analytikers möglich werden, der selbst davon überzeugt ist, dass ein solcher Schmerz nicht tötet, und der dem Patienten durch seine unaufdringliche Anwesenheit dazu verhilft, diese bis dahin stumme Zone seiner Psyche zu beleben und den dabei erfahrenen Schmerz als Teil seines Selbst zu akzeptieren. Mit dieser Zurückhaltung respektiert der Analytiker gleichzeitig die autoerotische Abwehr des Patienten und gerät nicht so leicht in die Rolle eines eindringenden Verfolgers, gegen den diese Abwehr ursprünglich einmal errichtet wurde.

Das »Prinzip Antwort«: der Analytiker als reagierendes Objekt

Masochistische Fantasien sind, wie ausführlich geschildert, oft der Versuch, frühe Erfahrungen mit einem gleichgültigen, nicht ansprechbaren oder nicht irritierbaren, das heißt letztlich immunen, Objekt durch die Imagination eines Objekts zu ersetzen, die *absichtlich leiden* lässt. In der Analyse solcher Patienten ist es für den Analytiker deshalb von besonderer Bedeutung, dass der Analytiker dem Patienten als *reagierendes* (mitfühlendes, aber auch irritierbares) Objekt erlebbar wird. Für manche dieser Patienten ist es eine völlig neue Erfahrung, dass sie in der Lage sind, beim Gegenüber überhaupt *irgendetwas* zu bewirken. Eine solche Erfahrung ist aber gleichzeitig auch die unabdingbare Voraussetzung, sich selbst empathisch auf einen anderen zu beziehen. Sie bremst auch wirksam die Tendenz zur paranoiden Verkennung des Analytikers und seiner feindseligen Motive, zu der solche Patienten immer dann tendieren, wenn sie durch eine falsch verstandene Abstinenz des Analytikers darauf verwiesen bleiben, den therapeutischen Raum stattdessen mit der archaisch-destruktiven Welt ihrer selbst erschaffenen Selbst- und Objektrepräsentanzen zu bevölkern (vgl. Rohde-Dachser, 1982).

Heigl-Evers (1980) und Heigl & Heigl-Evers (1983) haben für den Umgang mit solchen »früh« gestörten Patienten deshalb schon in den frühen 80er Jahren eine therapeutische Technik vorgeschlagen, die sie als »Prinzip Antwort« bezeichnet haben und dem »Prinzip Deutung« der traditionellen Psychoanalyse gegenüberstellen. Die hier vorgeschlagene »Antwort« besteht in einer Mitteilung an den Patienten über Gefühle und Vorstellungen des *Analytikers*, die dieser in ihm ausgelöst hat und ihrerseits dem Patienten eine ähnliche Antwort ermöglichen soll (Heigl-Evers, 1980, S. 90). Damit ist gleichzeitig ein therapeutisches Vorgehen skizziert, in dem der Patient die Reaktion des Gegenübers nicht mehr erzwingen muss, sondern ihm stattdessen neue, wenn anfangs auch manchmal eher ängstigende Erfahrungshorizonte in einer lebendigen Interaktion erschließen, hinter denen die monotonen, aus der Not geborene sadomasochistischen Fantasiekreationen allmählich verblassen.

Schlussbemerkung

Ein Patient, der in der therapeutischen Beziehung mit einem derart unaufdringlich anwesenden, antwortenden Analytiker fähig geworden ist, seinen authentischen seelischen Schmerz zu erleben, und um den Sinn seiner masochistischen Inszenierung weiß, wird dann irgendwann auch nicht mehr zwingend auf die Empathie eines anderen angewiesen sein, weil er mittlerweile in der Lage ist, sich selbst zu verstehen und seine jeweilige Befindlichkeit im inneren Dialog mit sich selbst empathisch zu spiegeln.

Ich möchte zum Schluss dazu nochmals McDougall (1978) zu Wort kommen lassen, die in ihrem »Plädoyer für eine gewisse Anomalität« die Frage stellt, wie man einen Menschen, der früh auf den Dialog mit sich selbst, einen narzisstischen Dialog also, zurückverwiesen wurde und deshalb gewohnt ist, nur auf sich selbst zu hören, dazu bringen kann, etwas anderes zu hören und in sich aufzunehmen (ebd., S. 322). Wollte man die hier vertretene therapeutische Haltung auf eine knappe Formel bringen, dann könnte die Antwort lauten: »Indem man ihm zuhört und ihm dabei signalisiert, dass man ihn wirklich hören möchte.«

Literatur

Balint, M. (1968). *Therapeutische Aspekte der Regression. Die Theorie der Grundstörung.* Reinbek/H.: Rowohlt.

Benedetti, G. (1983). *Todeslandschaften der Seele. Psychopathologie, Psychodynamik und Psychotherapie der Schizophrenie.* Göttingen: Verlag Med. Psychologie.

Berliner, B. (1958). Die Rolle der Objektbeziehungen im moralischen Masochismus. In J. Grunert (Hrsg.), *Leiden am Selbst. Zum Phänomen des Masochismus.* München: Kindler.

Deutsch, H. (1930). Der feminine Masochismus und seine Beziehung zur Frigidität. *Int. Zeitschr. f. Psa, 16.*

Freud, S. (1905d). *Drei Abhandlungen zur Sexualtheorie. GW V*, 27, 33–145.

Freud, S. (1919e). Ein Kind wird geschlagen. Beitrag zur Kenntnis der Entstehung sexueller Perversionen. *GW XII*, 197–226.

Freud, S. (1924c). Das ökonomische Problem des Masochismus. *GW XIII*, 371–383.

Heigl-Evers, A. (1980). *Zur Bedeutung des psychotherapeutischen Prinzips der Interaktion.* Erlangen: Perimed.

Heigl-Evers, A. & Heigl, F. (1983). Das interaktionelle Prinzip in der Einzel- und Gruppentherapie. *Zeitsch. f. psychosom. Med., 29*, 1–14.

Khan, M. M. R. (1983 [1979]). *Entfremdung bei Perversionen.* Frankfurt/M.: Suhrkamp.

McDougall, J. (1978). *Plädoyer für eine gewisse Anomalität.* Frankfurt/M.: Suhrkamp.

Pflanz, M. (1968). *Münchhausen-Syndrom.* Darmstadt: wbg.

Reich, A. (1940). A contribution to the psychoanalysis of extreme submissiveness in women. In C. Zanardi (Hrsg.), *Essential papers on the psychology of women* (S. 198–206). New York: UP.

Reik, T. (1940). *Aus Leiden Freuden.* Hamburg: Hoffmann & Campe.

Rohde-Dachser, C. (1982). Diagnostische und behandlungstechnische Probleme im Bereich der sogenannten Ich-Störungen. *Psychotherapie med. Psychologie, 32*, 14–18.

Stolorow, R. D. (1975). *Die narzisstische Funktion des Masochismus.* München: Kindler.

Watzlawick, P., Beavin, J. H. & Jackson, D. D. (1974 [1967]). *Menschliche Kommunikation. Formen, Störungen, Paradoxien.* 4., unveränd. Aufl. Bern u. a.: Huber.

Sexualität als inneres Theater

Zur Psychodynamik der Hysterie[1]

Hysterie als Diagnose heute

Was in der Psychoanalyse lange Zeit »hysterische Neurose« hieß, ist heute aus unserem diagnostischen Repertoire weitgehend verschwunden. Die Patientinnen, die Charcot Ende des 19. Jahrhundert in der Salpetrière in Paris behandelte und in seinen Vorlesungen einem Kreis von Kollegen vorstellte, die dafür teilweise von weit her angereist kamen, sind Repräsentanten einer vergangenen Epoche. Das Gleiche gilt auch für die hysterischen Patientinnen Freuds – Anna O., Emmy von N., Elisabeth von R., Dora –, die er uns in seinen berühmten Krankengeschichten präsentierte. Die Patienten, die heute in unsere Sprechstunde kommen, leiden unter Borderline-Persönlichkeitsstörungen, unter Posttraumatischen Belastungsstörungen (PTSD), unter Somatisierungsstörungen oder unter Depressionen. Depression gilt heute bereits als neue Volkskrankheit.

Auch das psychodynamische Verständnis der Hysterie hat sich seit Freud mehrfach gewandelt (genauere Übersicht bei Küchenhoff, 2002, S. 225ff.). *Freud* (1895d [1983–95]) verstand die hysterischen Symptome bekanntlich als Ausdruck verdrängter ödipaler Wünsche. Seine Nachfolger führten die gleichen Symptome immer mehr auf präödipale, vor allem orale Konflikte zurück. Zetzel (1968) unterschied zwischen benigner und maligner Hysterie, je nach dem Regressionsniveau, auf dem die Störung sich manifestierte. Andere Autoren wiederum stellten das für die Hysterie typische Abwehrverhalten in den Vordergrund, in dem die Realität verleugnet und durch eine Illusion ersetzt wird. Nach Kohon (1999) gehen Hysterikerinnen einer endgültigen Festlegung ihrer Geschlechtsidentität aus dem Weg und verharren auf der Ebene der Bisexualität. Sie können

1 Erstveröffentlichung 2008 in *Psyche – Z. Psychoanal., 62*, 331–355.

deshalb auch das Objekt ihres Begehrens nicht endgültig bestimmen. Israel (1976) betont demgegenüber vor allem die Idealisierung des Vaters, die in der Hysterie aufrechterhalten werden muss, weil sich von ihr auch die eigene Vollkommenheit herleitet. Für Mentzos (1980) ist die Hysterie ein neurotischer Konfliktlösungsmodus, in dem das Ich durch eine Veränderung der Selbstrepräsentanz der Verurteilung durch das Über-Ich zu entgehen sucht. Perelberg (1999) sieht in der hysterischen Erregung eine Vermeidung von innerer Leere und Tod, die von ihr mit Weiblichkeit gleichgesetzt werden. Auch in der prognostischen Einschätzung der Hysterie gibt es Unterschiede. Rupprecht-Schampera (1995, 1996) versteht die Hysterie als einen Triangulierungsversuch, bei dem die Sexualisierung die Funktion hat, den Vater als trennenden Dritten in die Mutter-Kind-Symbiose hineinzuziehen. Für sie steht die Hysterie deshalb im Dienste der Progression. Anders Bollas (2000), für den die Hysterie ein Weg ist, um unter einer Pseudotriangulierung an der Mutter als Primärobjekt festzuhalten. Meistens wird vorausgesetzt, dass die Hysterie sowohl bei Frauen als auch bei Männern vorkommt, auch wenn der Anteil der Hysterikerinnen mit etwa 75 Prozent weit überwiegt (DSM-IV, 1996 [1994] S. 737). Autoren, die sich wie Kohon (1999) auf Lacan beziehen, sehen in der Hysterie aber auch eine typisch weibliche Erkrankung. Seidler (1996) sprach deshalb bei der Beschreibung des Wandels der Hysterie in den vergangenen 100 Jahren nicht von ungefähr als »Metamorphosen eines Paradiesvogels«.

Angesichts dieses verwirrenden Theorieangebots könnte man versucht sein, die Diagnose »Hysterie« insgesamt fallen zu lassen, so wie das ICD-10 (1991) und das DSM-IV (1996 [1994]) dies bereits weitgehend getan haben. Man kann sich aber auch auf den Standpunkt stellen, dass diese Widersprüche der Hysterie inhärent sind und ihr spezifisches Kennzeichen darstellen. Die Aufgabe wäre dann, eine spezifisch hysterische Struktur herauszuarbeiten, die diesen Widersprüchen Rechnung trägt, und nach Möglichkeit dabei auch die kulturspezifischen Faktoren einzubeziehen, die zu ihrer aktuellen Ausgestaltung beigetragen haben. Ich möchte mich für dieses Vorgehen entscheiden, auch wenn damit immer das Risiko verbunden ist, nur bei einer Teilerklärung stehen zu bleiben und das Geheimnis der Hysterie unentschleiert zu lassen. Neben meiner eigenen klinischen Erfahrung werde ich mich dabei vor allem auf die theoretischen Vorstellungen Greens (1976, 2000a, b), Bollas' (2000), Kohons (1999) und Brittons (1999, 2001 [1998], 2006 [2003]) stützen. An einigen Stellen werde ich auch Ergebnisse eines eigenen Forschungsprojekts heranziehen.[2] *Hysterie ist – so meine These – eine stabile, pathologische innere Organisation an der Schwelle zur symbolischen Ordnung, die dazu dient, die Trennung der ursprünglichen Mutter-Kind-Einheit zu verleugnen und sich dabei auf eine phantasmatische Ausarbeitung der Urszene stützt.*

Um diese These zu erläutern, möchte ich im Folgenden als Erstes über das Phantasma der unsichtbaren Urszene sprechen, die aus der Sicht des Kindes die Ursache für die Abwesenheit der Mutter ist. Das erregende innere Theater, das dabei kreiert wird, kann unter steigendem Konfliktdruck auch später jederzeit wieder in Szene gesetzt werden. In den folgenden Abschnitten möchte ich zeigen, wie dies geschieht, und mich dabei auch mit der Frage der Schuld beschäftigen, vor der die Hysterikerin auf der Flucht ist. Und ich werde die Hysterikerin als eine Wandlerin zwischen zwei Welten darstellen. Anschließend möchte ich mich der Rolle der Mutter zuwenden, die diese Entwicklung unfreiwillig initiiert, und aufzeigen, wie dies früher oder später zwangsläufig zur Entthronung der Mutter führt. Eine Vignette aus unserem Forschungsprojekt soll diesen Hergang verdeutlichen. In einem weiteren Abschnitt werde ich auf Formen der hysterischen Abwehr eingehen und zeigen, wie auch diese durchweg als Verweis auf etwas Abwesendes verstanden werden können. In der Zusammenfassung sollen die Ergebnisse dieser Überlegungen noch einmal präzisiert und auf ihre therapeutischen Schlussfolgerungen hin untersucht werden.

Weil Hysterie als Konfliktlösung bei Frauen sehr viel häufiger vorkommt als bei Männern, die eher zu einer zwangsneurotischen oder narzisstische Konfliktlösung neigen, werde ich im Folgenden von Hysteriker*innen* sprechen, auch wenn es sich dabei zunächst nur um eine Häufigkeitsaussage handelt. Eine Differenzierung zwischen weiblicher und männlicher Hysterie werde ich nicht vornehmen.

---

2 Das Forschungsprojekt wurde in den 1990er Jahren am Institut für Psychoanalyse der Johann Wolfgang Goethe-Universität Frankfurt durchgeführt. Dabei wurden bis zum Zeitpunkt dieses Berichts 46 Probanden verschiedener Altersstufen (26 Frauen, 21 Männer) befragt, was die wichtigsten Wünsche in ihrem Leben waren, was sie taten, um diese Wünsche durchzusetzen, und was sie taten, wenn sich dem Hindernisse in den Weg stellten. Nach dem etwa einstündigen, halb strukturierten Interview wurden den Probanden dabei auch einige Tafeln des Thematischen Apperzeptionstests (TAT) vorgelegt. Die Tonbandaufnahmen wurden transkribiert und anschließend tiefenhermeneutisch ausgewertet. Das Forschungsprojekt wurde von der Breuninger-Stiftung unterstützt.

Über das Phantasma der unsichtbaren Urszene

Symbolische Kastration und Urszene

Unter »Urszene« verstehe ich im Anschluss an Freud die Fantasien des kleinen Kindes über die sexuelle Vereinigung der Eltern, an der es selber keinen Anteil hat. Die Urszene steht deshalb symbolisch auch für die Trennung der Mutter-Kind-Einheit und die Einführung von Differenz in das ursprünglich symbiotische Universum. Dazu gehört die Differenz zwischen innen und außen, zwischen Ich und Du, zwischen Mann und Frau und die Differenz zwischen den Generationen. Bis zu diesem Zeitpunkt konnte das Kind sich als Zentrum der mütterlichen Aufmerksamkeit fühlen. Nun entdeckt es, dass die Mutter auch eine ganz spezifische Beziehung zum Vater unterhält. »Nicht ich bin es, der Vater ist es, den die Mutter begehrt«, lautet die daraus gezogene Schlussfolgerung (Kohon, 1999, S. 10). Mit dieser Erkenntnis tritt das Kind in die symbolische Ordnung ein. In der symbolischen Ordnung gilt das Gesetz des Vaters, das dem unbeschränkten Genießen der Mutter einen Riegel vorschiebt. Lacan bezeichnet diesen Schritt deshalb auch als »symbolische Kastration«, die für die menschliche Subjektwerdung unerlässlich ist. Damit verbunden ist die Anerkennung der eigenen Begrenztheit und des Gefühls des Mangels, das an die Stelle des verlorenen Objekts getreten ist und das menschliche Leben von da an begleitet. Die Erfahrung des Mangels ist die unvermeidliche Kehrseite des menschlichen Begehrens, das nach der Wiederherstellung der vollen Befriedigung mit dem verlorenen Objekt strebt, die außerhalb der menschlichen Möglichkeiten liegt und deshalb unerreichbar ist (Lacan, 1986 [1975]).

In der hysterischen Entwicklung wird diese Anerkennung verweigert und der Glaube aufrechterhalten, es existiere ein Objekt des Begehrens, das volle Erfüllung verspricht. Der Schritt in die symbolische Ordnung wird deshalb nur halb vollzogen. Es ist, als halte die Hysterikerin auf halbem Wege inne, paralysiert von dem, was ihr die Konfrontation mit der Urszene vor Augen führt, nämlich den Zusammenbruch ihrer omnipotenten Überzeugung, der Inbegriff des mütterlichen Begehrens zu sein, und stattdessen ein demütigendes Zurückgeworfenwerden auf das eigene Kindsein, mit allen Gefühlen der Hilflosigkeit, der Abhängigkeit und des Ausgeliefertseins, die damit einhergehen. Kinder, denen es bis dahin nicht gelungen ist, ein gutes und verlässliches inneres Objekt in sich aufzubauen, können diese Situation als ungeheuer schmerzlich erleben. Das Phantasma des vereinigten sexuellen Elternpaars erweckt dann nicht nur ungeheuren Neid. Es wird auch zum Inbegriff des eigenen Ausgeschlossenseins und der Angst vor endloser Verlassenheit. Die sexuell vereinigten Eltern sollen deshalb vernichtet werden. Das Kind projiziert auch diese Vernichtungswünsche auf das vereinigte Elternpaar, das auf diese Weise noch bedrohlicher wird. Damit steigen wiederum die eigenen Vernichtungsängste usw. (Klein, 1932, S. 173ff.).

Ein Ausweg aus dieser unerträglichen Situation besteht in der *Idealisierung der Urszene.* Die größte Quelle des Glücks oder des triumphalen Erfolgs wird dann nicht mehr in der Mutter-Kind-Beziehung gesucht, sondern auf die sexuelle Beziehung der Eltern verschoben (Britton, 2001 [1998], S. 162). Dieser Wechsel hat weitreichende Folgen.[3] Das Kind versucht von da an alles, um sich in seiner Fantasie selbst auf dem Weg der projektiven Identifizierung in diese Urszene einzuklinken und so an der sexuellen Erregung der Eltern teilzuhaben (ebd.). Die Erregung, die das Kind dabei verspürt, dient gleichzeitig als Deckaffekt gegen die zugrunde liegende Angst (Klein, 1932, S. 257; Rohde-Dachser, 2004, S. 88f.). Für Britton (1999) wird mit dieser Strategie eine innere Katastrophe abgewendet, in der das Kind aller guten inneren Objekte verlustig zu gehen droht. Der damit verbundene Besetzungsentzug des mütterlichen Primärobjekts hinterlässt im Unbewussten Spuren in Form tiefer Löcher, die nicht mehr symbolisch repräsentiert werden können und mit Todesangst einhergehen (Perelberg, 1999). Die projektive Identifikation des Kindes mit dem erregten Elternpaar im Phantasma der Urszene steht von daher nicht nur im Dienste des Lustprinzips. Sie ist ein existenzieller Mechanismus der Selbsterhaltung, der das Kind vor dem Absturz in diese Todeslöcher schützt und deshalb mit allen Mitteln festgehalten werden muss.

3 Aus der Sicht der Bindungstheorie erfolgt die Affektregulierung des Kindes im Normalfall innerhalb der Mutter-Kind-Beziehung (Fonagy et al., 2004 [2002]; Weinstein, 2007, S. 122). Wenn dieses System versagt, kann das Kind dazu auch auf eigene Fantasien zurückgreifen, die dem Bereich der kindlichen Sexualität entstammen (Widlöcher, 2002). In diesem Fall haben wir es aber nicht mehr mit realen, sondern mit fantasierten Beziehungen zu tun, in denen anders nicht regulierbare, erregende innere Erfahrungen eine strukturelle Einbindung gewinnen (Weinstein, 2007, S. 118). Die Idealisierung der ursprünglich als Bedrohung erlebten Urszene zur Quelle allen Glücks kann als eine solche kindliche Fantasieschöpfung verstanden werden. Der vorher überwältigenden Erfahrung des Ausgeschlossenseins aus der Beziehung des elterlichen Paares wird damit der Stachel gezogen.

Die Urszene als Ort der Fiktion

Fantasien über die Urszene können erst entwickelt werden, wenn das Kind in seiner kognitiven Entwicklung die Ebene der Objektpermanenz (Piaget, 1986 [1954]) erreicht hat, das heißt, dass es weiß, dass die Mutter weiter existiert, auch wenn sie physisch abwesend ist. Die Mutter ist in der Fantasie des Kindes dann »woanders«, in einem anderen Raum, nicht »hier«, sondern »dort«. Der Prototyp dieses anderen Raumes ist das elterliche Schlafzimmer (Britton, 2001 [1998], S. 159). In diesem »anderen Zimmer« führt die Mutter ihre »unsichtbare« Existenz, und zwar in der Beziehung zu einem Dritten, dem Vater, der in der Fantasie des Kindes die Ursache dafür ist, dass sie fortgegangen ist (Britton, 2006 [2003], S. 36, 159). Das elterliche Schlafzimmer wird damit zum Schauplatz der *unsichtbaren Urszene* (ebd.).

Weil das Kind darin physisch abwesend ist, muss es fantasieren, was dort geschieht. »Die unsichtbare Urszene ist nur durch unsere Phantasien belebt; sie ist der Ort der Fiktion« (Britton, 2001 [1998], S. 159). An diesem Ort ereignet sich auch das vom Kind kreierte innere Theater, in dem das, was nach den Fantasien des Kindes in der Urszene geschieht, zur Aufführung gelangt. Für dieses innere Theater ist das Kind Drehbuchautor und Regisseur zugleich. Es kann das Stück also ganz nach seinen Wünschen gestalten (dazu auch Rohde-Dachser, 1986). Es kann sich darin mit einem oder beiden Eltern in der Urszene identifizieren, die dadurch vorübergehend als eigenständige Figuren von der Bühne verschwinden. Es kann aber auch als Störer auftreten, mit dem Wunsch, die Eltern auseinanderzubringen (Birksted-Breen, 1996). Wie es dies tut, hängt unter anderem von der kognitiven Entwicklung ab, die es zu diesem Zeitpunkt bereits erreicht hat. Was drei- bis vierjährige Kinder über die Urszene fantasieren, wird sich von denen eines Sechs- bis Achtjährigen unterscheiden.

Drei- bis vierjährige Kinder fantasieren die Urszene zunächst vor allem als gewalttätigen Akt, in dem der Vater die Mutter schlägt, entmachtet und kastriert (Freud, 1905d, S. 97).

In seiner Arbeit »Ein Kind wird geschlagen« (1919e) bezeichnet Freud die Fantasie des Geschlagenwerdens ausdrücklich als regressiven Ersatz für die sexuelle Vorstellung der Urszene. Kindliche Sexualfantasien haben oft eine sadomasochistische Prägung, in der die sexuelle Beziehung der Eltern als Streit oder Gewaltakt fantasiert wird. Paradigmatisch dafür ist die Geschichte eines Patienten, der sich in der Ambulanz unseres Instituts vorstellte und während des Erstgesprächs erzählte, wie seine Eltern sich dauernd gestritten hätten. Er habe daraufhin (etwa achtjährig) zu ihnen gesagt: »Hört sofort auf, sonst springe ich aus dem Fenster!« Dieser Patient sah seine Eltern innerlich offenbar als Streitpaar und sich selbst als omnipotenten Retter. Weil das Kind weiß, dass die Eltern es lieben, kann es mit der Androhung des Sprungs aus dem Fenster den Streit zumindest vorübergehend zum Stillstand bringen. Die Drohung bezweckt hier also unbewusst die Trennung des elterlichen Paares. Eine andere, noch jugendliche Patientin kann nicht aus dem Hause gehen, wenn die Eltern sich streiten. Da dies in der Regel die ganze Nacht hindurch dauert, kann sie mehrmals den Gesprächstermin in der Ambulanz nicht wahrnehmen, weil sie sich morgens selbst ganz gerädert fühlt und zuerst einmal ausschlafen muss. Auch hier handelt es sich mit großer Wahrscheinlichkeit um die unbewusste Teilnahme an einer als Streit gedachten sexuellen Vereinigung der Eltern. Die Erschöpfung am Morgen verrät es.

Im weiteren Verlauf der kindlichen Entwicklung nehmen diese Fantasien dann in der Regel eine zunehmend sexuelle Färbung an. In einem der Bücher Brittons – ich habe den genauen Ort nicht mehr finden können – las ich dazu den folgenden Witz:

> Drei Jungen, der eine drei, der andere fünf und der dritte sieben Jahre alt, schauen aus dem Fenster und sehen im gegenüberliegenden Park, wie ein Paar auf der Wiese Liebe macht. »Schau her, wie die zwei da streiten!«, sagt der Jüngste. »Gott, bist du dumm!«, sagt der Fünfjährige. »Die beiden machen Liebe.« – »Ja«, sagt der Siebenjährige, »und zwar schlecht.«

Die Kreation des hysterischen Theaters

Suspendierung des Denkens im Dienste der Fiktion

Hysterische Patientinnen können sich – anders als dieser Junge – leider kein solch reifes Urteil erlauben. Sie sind in ihrer Entwicklung vom Einbruch der Sexualität zu einem Zeitpunkt überrascht worden, in dem sie noch selbst um ein sicheres mütterliches Objekt kämpfen mussten, sodass die Vorstellung, diese Mutter an den Vater abtreten zu müssen und selbst aus der Urszene ausgeschlossen zu sein, für sie eine massive Bedrohung darstellt. Diese Vorstellung darf von daher nicht zu Ende gedacht werden, auch wenn dies vom Stand der kognitiven Entwicklung her durchaus möglich wäre. Stattdessen wird das Denken an dieser Stelle suspendiert. Bion (1959) bezeichnet diesen Abwehrvorgang treffend als »Angriff auf Verbindungen«. Green (2000c, S. 429) spricht von einer »phobischen Position«, die das Denken betrifft. Dabei müssen alle psychischen Vorgänge unaufhörlich überprüft werden, um die Herstellung bestimmter Zusammenhänge zu vermeiden, durch die die tiefste Not eines Menschen offenbar würde. Dabei würden nicht nur die ganze Wut, der Neid und die Destruktivität offenbar, die bis dahin sorgfältig verborgen waren, sondern auch eine Omnipotenzvorstellung, die nur in der Überschreitung artikuliert werden kann: ein Zustand grenzenloser Erregung gepaart mit einer Energie, die der Verzweiflung entstammt.

Der Mentalisierungsprozess des Kindes wird auf diese Weise unterbrochen. Mit Fonagy & Target (2000) könnte man auch sagen: Die *Ebene der Selbstreflexion,* die eine Reflexion über das eigene Denken ermöglicht, wird nicht erreicht. Das Kind gaukelt sich stattdessen weiter vor, dass es ganz nach seinen gerade vorherrschenden Wünschen Vater oder Mutter innerhalb der Urszene *ist*. Fantasie und Realität gehen dabei ineinander über. Hinzu tritt ein Gefühl der narzisstischen Berechtigung, das nicht hinterfragt werden darf (Britton, 2001 [1998], S. 161). Shapiro (1965) beschreibt den hysterischen Denkstil dementsprechend auch als impressionistisch, das heißt am Augenblick orientiert, mit einer Neigung zur Dramatisierung und zur Verwechslung von Fantasie und Realität. Hysterikerinnen können von daher auch nur schwer die dritte Position einnehmen, die ihnen einen Überblick über das Geschehen liefern könnte. Entsprechend schwer fällt es ihnen, aus Erfahrung zu lernen (Bion, 1992 [1962]). Ihr Gefühl von Stabilität müssen sie deshalb aus der Wiederholung beziehen.

Von der hysterischen Fiktion zum hysterischen Theater

In Zeiten erhöhter innerer Labilisierung kann es geschehen, dass die hysterische Fiktion auch ganz die Herrschaft über das Verhalten übernimmt. Das sind die Situationen, in denen das hysterische Theater zur Aufführung gelangt (Britton, 2006 [2003], S. 43). In mehr oder minder sekundärprozesshafter Verkleidung kommt dabei das Urszenenphantasma zur Darstellung, das immer schon dazu diente, die Abwesenheit der Mutter und die damit einhergehenden Gefühle extremer Einsamkeit zu überdecken (Britton, 2001 [1998], S. 159f.). Konversionssymptome, vor allem Schmerzsyndrome, aber auch Eifersuchtsfantasien und andere dramatische Darstellungen von Verzweiflung bis hin zu Suiziddrohungen gehören in dieses Szenarium. Die damit einhergehende Erregung verwandelt die zugrunde liegende Angst vor endloser Verlassenheit vorübergehend in manischen Triumph. Täter sind dabei die anderen, während die Hysterikerin für sich selbst die Rolle des Opfers reklamiert. Das hysterische Theater dient also auch der Vermeidung von Schuld. Auf einer tieferen Ebene wird damit der seelische Schmerz abgewehrt, der dem Verlust der Mutter-Kind-Einheit gilt, der mit dem Einbruch der Sexualität in der Urszene verloren zu gehen droht. In der analytischen Situation kommen hysterische Inszenierungen vonseiten des Patienten deshalb vor allem dann zum Tragen, wenn eine psychoanalytische Deutung diesen Schmerz zu aktivieren droht (Riesenberg-Malcolm, 1999, S. 187).

Riesenberg-Malcolm (1999, S. 188ff.) schildert in diesem Kontext den dramatischen Auftritt einer Patientin in einer Analysesitzung nach der Wochenendunterbrechung, die für sie mit einem tief sitzenden Gefühl des Ausgeschlossenseins verbunden war. Die Patientin war dafür bekannt, dass sie häufig psychotisch wirkende Szenen machte, in denen sie schrie, mit Gegenständen um sich warf und damit drohte, sich umzubringen oder aus dem Fenster zu springen. Diesmal eröffnete sie die Sitzung mit der Mitteilung: »Ich werde nicht denken.« Anschließend rezitierte sie mit erhobener Stimme in immer neuen Wiederholungen Bibelstellen, die sie stets mit den Worten beendete: »Ich bin die Wunde, ich bin das Schwert, ich bin das Wort – ich bin Gott« (ebd., S. 189). All dies wirkte gleichzeitig so unecht, dass die Analytikerin das Gefühl hatte, in einer drittklassigen Theateraufführung zu sein. Sie bezog sich mit ihrer Intervention deshalb auch nicht auf den Inhalt der Szene, sondern auf die Form der Darstellung. Sie sagte der Patientin:

> »Sie fühlen sich so, als agierten Sie auf einer Bühne, und die Darstellung, die Sie so erregend finden, ist die Übertreibung von etwas Realem und Schmerzhaftem. Meine Worte bringen Sie mit unangenehmen Gedanken darüber, dass wir uns zwei Tage lang nicht gesehen haben, in Verbindung. In

> Ihrem Schmerz über diese Unterbrechung nehmen Sie Zuflucht zum großen Drama, in dem Sie den Eindruck vermitteln wollen, Gott zu sein und von Gefühlen der Verletztheit nicht berührt zu werden« (leicht verkürzte Wiedergabe des Originalzitats, ebd., S. 189f.).

Der Abwehrmechanismus der Patientin ist hier manischer Natur (»ich bin Gott«). Offenbar reagierte sie auf das schmerzhafte Gefühl des Ausgeschlossenseins mit einer dramatischen Anschwellung der gesamten Erfahrung (ebd., S. 194). Gleichzeitig verlagert sie diese Erfahrung auf eine Bühne, die der Aufführung des Theaterstücks dient, der Patientin aber auch erlaubt, sich davon ein Stück weit zu distanzieren, ohne den Kontakt zum Geschehen ganz zu verlieren. Der Symbolisierungsprozess wird dabei allerdings erheblich in Mitleidenschaft gezogen. In der von Malcolm-Riesenberg beschriebenen Fallvignette haben wir es mit einem ständigen Schwanken zwischen symbolischem Funktionieren und symbolischer Gleichsetzung zu tun. »Dieses rasche Oszillieren verhindert, dass das symbolische Funktionieren vollständig zusammenbricht. Aber es verhindert auch, dass sich das symbolische Funktionieren konsolidieren und zu einem Funktionieren weiterentwickeln kann, das der depressiven Position in höherem Maße entspräche« (ebd., S. 196). In diesem merkwürdigen Zwischenzustand kann das Phantasma abgespalten von der Realität am Leben erhalten werden und auch den Psychoanalytiker vor immer neue Überraschungen stellen.

Britton (2006 [2003], S. 37f.) schildert in diesem Zusammenhang die Analyse einer hysterischen Patientin, die lange Zeit hindurch scheinbar erfolgreich verlief, bis der Analytiker in eine andere Stadt übersiedeln und die Analyse deshalb vorzeitig beenden musste. In diesem Moment kam die ganze Enttäuschung der Patientin zum Vorschein, die immer geglaubt hatte, dass der Analytiker sie nach erfolgreicher Analyse heiraten werde, ohne dass dies in der Analyse jemals zur Sprache gekommen war, so nachhaltig hatte sie Realität und Fiktion voneinander getrennt. Das damit verbundene Phantasma lautet: »Wir beide sind das sexuelle Paar und wissen das, und eines Tages wird es auch allen anderen offenkundig werden.« Mit der Aufrechterhaltung dieser Überzeugung kämpft die Patientin gleichzeitig gegen die Depression an, die sich sonst mit der anstehenden Trennung verbinden würde. Das Phantasma muss auch aus diesem Grunde immer neu in Szene gesetzt werden. Im hysterischen Theater gibt es keinen letzten Akt.

Schuldgefühle und manische Wiedergutmachung

Nicht erörtert wurde bis hierher die Frage der Schuld. Im Fantasieszenarium der Hysterikerin geht es immer wieder darum, die eigene Unschuld unter Beweis zu stellen. Was aber ist die Schuld, der die Hysterikerin zu entrinnen sucht? Meine Vermutung ist, dass sie in der Urszenenfantasie der Tochter zu suchen ist, in der diese über die projektive Identifizierung mit dem Vater der Urszene nicht nur ihre libidinösen, sondern auch ihre Rachewünsche zu befriedigen sucht. In der von Allmachtsfantasien getragenen projektiven Identifizierung mit dem sadistischen Vater der Urszene richtet sich dieses der Tochter gegen eine Mutter, deren sexuelle Zuwendung zum Vater von ihr als Verrat erlebt wird. In der projektiven Identifizierung mit dem sadistischen Vater der Urszene, dem die Macht zugeschrieben wird, die Mutter im Koitus zu kastrieren, und in der lustvollen Beteiligung an dieser Entmachtung der Mutter wird diese Rache vollzogen. Die fantasierte Zerstörung der Mutter im Koitus weckt gleichzeitig aber auch massive Schuldgefühle, die zusammen mit der Angst vor der Rache der Mutter zu dem angestrengten Versuch führen, das Geschehene rückgängig zu machen und es erneut unter einer Decke von Harmonie zu begraben. Mit Klein (1932, S. 51) könnte man die Rachefantasie der Tochter auch als ein vom Vater stellvertretend für sie vollzogenes aggressives Eindringen in den Mutterleib beschreiben, in dem Versuch, diesen Mutterleib und seine Inhalte zu zerstören. Das Instrument dazu ist der erigierte, eindringende Penis des Vaters in der Urszene. Die Fantasie der Tochter ist aber auch, die Mutter könnte auf gleiche Weise Rache nehmen und ihren Körper zu zerstören suchen (ähnlich Loch, 1985).

Die Auswertung der Geschichten zum Thematischen Apperzeptionstest (TAT) (Revers, 1958), und hier wiederum insbesondere zum Bild 8 (BM)[4] aus dem bereits erwähnten Forschungsprojekt am Institut für Psychoanalyse der Universität Frankfurt, bestätigt diese These (vgl. dazu auch

4 Das Bild 8 (BM) ist nach der Gebrauchsanweisung des TAT nur für Jungen und Männer gedacht, wurde im Rahmen des Forschungsprojekts aber auch den weiblichen Teilnehmern vorgelegt. Auf dem Bild sieht man im Vordergrund einen nachdenklich wirkenden Jungen neben einem Gewehr stehen, das an der Wand lehnt. Im Hintergrund liegt ein lebloser Körper, an dem zwei Männer einen Eingriff vorzunehmen scheinen. Die zu diesem Bild erzählten Geschichten drehen sich dementsprechend vor allem um ödipale Wünsche, Urszenenfantasien und Kastrationsangst (Rauchfleisch, 1989).

Rohde-Dachser, 2001). Bei der Auswertung der Geschichten der weiblichen Teilnehmer zum Bild 8 fanden wir (mehr oder weniger verschleiert) eine starke Identifizierung mit dem männlichen Aggressor, der in der Lage ist, in die Mutter einzudringen, sie auszurauben und zu kastrieren, bis hin zu dem Impuls, sich den dafür notwendigen Penis auf räuberische Weise anzueignen.

Am deutlichsten zeigte sich dies in der Geschichte einer 28-jährigen Probandin, die in dem Jungen im Vordergrund, mit dem sie sich sichtlich identifizierte, eine Frau sah, von der sie sagte: »Was sie [die Frau] denkt, setzen die [die beiden Männer im Hintergrund] in die Tat um« (ebd., S. 1071). Die beiden sadistischen Männer, die sich an einem weiblichen Körper zu schaffen machten, traten in dieser Geschichte als ihre Handlanger auf. Gleichzeitig wurde in der Geschichte aber auch der intensive Wunsch nach der Wiederherstellung einer harmonischen Mutter-Tochter-Beziehung deutlich, und zwar insbesondere dann, wenn der Interviewer eine Frau war. Es war, als ob die Probandinnen der Interviewerin (als Mutterersatz) im Rahmen ihrer Geschichten auch ihre Unschuld beteuern wollten, nach dem Motto: »Ich habe – anders als der Vater – gar nicht das Instrument, das dich kastrieren könnte. Es ist der Vater, der das tut. Ich war es nicht, ich kann es gar nicht sein, ich habe das nicht gewollt, ich bin unschuldig.« Dabei verwandeln sich die ursprünglich von Groll und Rachewünschen durchsetzten Geschichten in eine Welt, die statt in Blut in Rosarot getaucht ist, mit teilweise kitschig verbrämten Objekten und sentimentalen Gefühlen, die unecht oder übertrieben wirken. In dieser Welt gibt es keine Trennungsaggression. Zu notwendig wird die Mutter gebraucht, die man in der Fantasie gerade vernichtet hat, und zu groß ist die Angst, dass die Mutter via Projektion mit den gleichen Waffen zurückschlägt. Aus diesem Grunde führt das hysterische Theater am Ende regelmäßig zurück in die Harmonie, dorthin, wo es begonnen hat, an den Anfang, das heißt in die Welt der Mutter.

Wie diese Umkehrbewegung verläuft, zeigt der Traum einer 30-jährigen, hysterischen Patientin, in dem sie in einem Flugzeug zwischen steilen Bergabhängen hindurchfliegt. Das Flugzeug ist in großer Gefahr, an einem der Berghänge anzuschrammen und abzustürzen, und sie hat große Angst. Dann ist diese tödliche Gefahr plötzlich gebannt. Dem Piloten ist es offenbar gelungen, das Flugzeug heil aus der Gefahrenzone zu bringen. Und alle, der Pilot, die Stewardess und die Träumerin selbst, treffen sich in der Mitte des Flugzeugs und schlecken Himbeereis.

Die Hysterikerin als Wandlerin zwischen zwei Welten

In diesem Kontext mit seinen hin- und herfließenden Identifizierungen lässt sich keine stabile Identität etablieren. Dies gilt auch für die Entwicklung der Geschlechtsidentität. Die Hysterikerin identifiziert sich stattdessen wechselnd mit männlichen und weiblichen Geschlechtsentwürfen, ohne sich einem von ihnen endgültig zu verschreiben. In Freuds Terminologie könnte man auch sagen, dass das Mädchen den Objektwechsel von der Mutter zum Vater nicht endgültig vollziehen kann. Es versucht stattdessen zum einen, den idealisierten Vater mit seinen weiblichen Verführungskünsten auf seine Seite zu ziehen; im nächsten Augenblicke konkurriert es mit ihm um die Mutter wie ein Mann (Kohon, 1999, S. 19). Manche Autoren sehen in dieser latenten Bisexualität deshalb auch das eigentliche Geheimnis der Hysterie. Im Rahmen der Bisexualität gibt es auch kein eindeutiges Objekt des Begehrens. Alles bleibt stattdessen doppelt repräsentiert:

> »permanente Verführung *und* Frigidität; Erotisierung der Bindung zu den anderen und zur Welt *und* unberührbare Selbstsinnlichkeit; verbale Hast *und* Verruf des Sprechens; erotomanische Exaltiertheit *und* unerbittliche Traurigkeit, latente Depressivität; Herausforderung des Vaters und seines Wissens *und* spasmische, zornige oder stumme körperliche Einheit bis zum Morbiden mit der Rivalin, dem Double, der Mutter« (Kristeva, 2007 [1993], S. 82; Herv. i. O.).

Die Hysterikerin muss sich deshalb das Begehren des anderen aneignen, indem sie sich mit diesem identifiziert. Auch eine solche Identifizierung ist aber nicht von Bestand. Früher oder später wird die Hysterikerin deshalb jeden zurückweisen, der sie liebt, und sich nach einem anderen sehnen, der unerreichbar ist (Kohon, 1999, S. 20). Denn sie lebt von der Sehnsucht, und Sehnsucht ist mit Abwesenheit verbunden. Erfüllung würde dieser Sehnsucht ein Ende setzen. Solange dies nicht geschieht, bleibt jede Möglichkeit offen. Aus dieser von ihr selbst kreierten Unbestimmtheit beziehen Hysterikerinnen ihr Lebenselixier.

Auf der strukturellen Ebene entspricht dem eine ständige innere Hin- und Herbewegung zwischen den Polen der imaginären und der symbolischen Ordnung, oder – um einen Terminus von Bollas (2000, S. 71) aufzunehmen – der *Ordnung im Namen der Mutter* (franz.: *du nom de la mère*) und der *Ordnung im Namen des Vaters* (franz.: *du nom du père*) (ebd.).

Die mütterliche Ordnung ist die des Imaginären, das sich aus inneren Bildern und Fantasien rekrutiert; die väterliche Ordnung steht für Differenz, Sprache, Realität und Gesetz (ebd., S. 72). Wie in der Urszene Mutter und Vater, so stehen auf der strukturellen Ebene auch mütterliche und väterliche Ordnung in einer ständigen Verbindung, um etwas Drittes zu erschaffen (ebd., S. 72f.). In der Urszene ist dazu die Voraussetzung, dass die Mutter den Vater begehrt. Im Aufeinandertreffen von mütterlicher und väterlicher Ordnung bedarf es des Begehrens der mütterlichen Welt nach einer Benennung durch Sprache als Zugang zum Bewusstsein (ebd.). In der hysterischen Entwicklung wird dem Vater ebenso wie der von ihm repräsentierten väterlichen Welt genau diese Funktion aber abgesprochen. Der ständige Wechsel der Hysterikerin zwischen mütterlichen und väterlichen Identifizierungen kann auch aus diesem Grunde nicht zum Stillstand kommen (Perelberg, 1999). Die Hysterikerin ist eine Wandlerin zwischen zwei Welten, in denen sie vergeblich nach einer Bleibe sucht. Aber die Hoffnung, dass dies eines Tages doch geschehen könne, hält die Suche am Leben.

Die Mutter als gleichzeitig erregendes und zurückweisendes Objekt

Die »kalte Hand« der Mutter

Am Anfang der hysterischen Entwicklung steht die Mutter (Bollas, 2000, S. 31ff.). Von der Mutter kommt die Nahrung, die den Säugling am Leben erhält, ihr gilt das erste Lächeln, mit dem der Säugling sie als Mutter begrüßt, und in ihrem zärtlichen Umgang mit seinem Körper bildet sich ein erstes, noch ganz im Körper verankertes Ichgefühl heraus, das die Grundlage seiner späteren Identität bildet. Genauso entscheidende Auswirkungen gehen aber von dem aus, was die Mutter *nicht* tut. Folgt man Bollas, dann ist die Mutter hier – anders als in der Borderline-Entwicklung – dem Kind mit leidenschaftlicher Liebe zugetan und lässt es dies durch ihre Zärtlichkeiten auch körperlich spüren. Nur die Geschlechtsteile des Kindes werden dabei ausgeklammert. Auf diese Weise werden die sexuellen Hemmungen der Mutter an das Kind weitergegeben, ohne dass es dazu irgendwelcher Worte bedarf. Bollas (ebd., S. 47f.) spricht auch von der »kalten Hand« der Mutter, mit der diese die Genitalien ihres Kindes berührt und ihm auf diese Weise vermittelt, dass ihr alles an seinem Körper willkommen ist, nur nicht die Genitalien. Ihre eigenen sexuellen Wünsche verschiebt die Mutter unbewusst auf andere Körperteile oder Eigenschaften des Kindes (seine Augen, seine Wangen, seinen Mund, sein Haar, seine Kindlichkeit, seinen schönen Körper, sein Lachen usw.), denen sie dann ihre ganze Aufmerksamkeit widmet. Das Kind identifiziert sich mit dieser mütterlichen Rêverie, die seinem idealisierten Körper gilt, und wird ihr später das zurückspiegeln, was sie von ihm ersonnen hat – die Ausblendung seiner Sexualität eingeschlossen (ebd., S. 51ff.). Dahinter steht unsichtbar die Internalisierung der Mutter als eines ebenso so intensiv erregenden wie intensiv abweisenden Objekts (Fairbairn, 1954). Die damit einhergehende Mischung aus sexueller Erregung, Enttäuschung und Ressentiment wird im Laufe der Zeit zu einem habituellen Charakterzug, der als ich-synton erlebt wird.

Die verborgene Botschaft der Mutter

Bevor wir uns diese Erklärung endgültig zu eigen machen, sollten wir bedenken, dass es in vermutlich jeder Mutter so etwas wie eine natürliche Scheu gibt, dem Wunsch des Kindes nachzugeben und mit seinen Genitalien ebenso zu spielen wie mit anderen Teilen seines Körpers. Mit dieser Zurückhaltung verweist sie das Kind aber zwangsläufig zurück auf seinen eigenen Körper und später auf einen Bereich außerhalb der Mutter-Kind-Beziehung, in dem diese Befriedigung möglich sein wird. Target spricht unter Bezugnahme auf Fonagy in einem Spiegel-Interview (Lakotta, 2006) deshalb von der menschlichen Sexualität als einem »Alien«, das sich nicht in die herkömmliche Form der mütterlichen Spiegelung einfügen lässt. Sie vermutet in dem Ausbleiben der Spiegelung der kindlich-sexuellen Lust eine angeborene Reaktion der Mutter, die im Dienste der Exogamie steht. Die hysterische Entwicklung kann mit dem Hinweis auf das Ausbleiben der mütterlichen Spiegelung allein also nicht ausreichend erklärt werden. Es muss eine verborgene Botschaft der Mutter hinzukommen, die im Widerspruch zu ihrer vordergründigen Zurückweisung in der Tochter eine Hoffnung auf Erfüllung kreiert, auch wenn unklar bleibt, wann und wie dies geschehen könnte, und dass sich deshalb das Warten lohnt. Vermutlich entspringt diese »rätselhafte Botschaft« (Laplanche, 1988) den verdrängten inzestuösen Wünschen der Mutter, die mit dem weiblichen Kind als einladendem Gegenüber wieder zur vollen Blüte gelangen. Das Kind nimmt diese Verheißung unbewusst auf und entwickelt sie in seinen

Fantasien weiter. Das versprochene Glück wird dabei aber nicht in der Gegenwart gesucht, sondern auf eine unbestimmte Zukunft verlagert. Der sexuelle Wunsch nach Erfüllung verknüpft sich auf diese Weise mit einem eindeutigen »Jetzt nicht!«. Die sexuelle Spannung kann dabei allerdings keine Abfuhr erfahren. Stattdessen verwandelt sich die ganze Welt in eine erotische Szene (Bollas, 2000, S. 178), aus der die Fantasien des Kindes immer wieder neue Nahrung beziehen.

Das sexuelle Begehren der Hysterikerin zielt von daher auch nicht primär auf genitale Vereinigung. Die Vollziehung des Koitus ist hier ein eher notgedrungener Ersatz für die verloren gegangene Mutter-Kind-Symbiose und für die mütterliche Zärtlichkeit, zu der das Kind in dieser Beziehung ungehindert Zugang hatte. Hysterische Sexualität hat von daher eher den Charakter eines endlosen Vorspiels. Wer das sexuelle Versprechen, das darin zu liegen scheint, ernst nimmt und sich in das Theaterstück locken lässt, wird eine Enttäuschung erleben: Im entscheidenden Augenblick antwortet die Hysterikerin mit »Nein« und gibt damit unbewusst die Zurückweisung weiter, die sie in ihren kindlich-sexuellen Wünschen von der Mutter erfahren hat, lange bevor ihr Gedächtnis in der Lage war, dies als erzählbare Erinnerung zu kodieren. Der damit verbundene Affekt kehrt aber in den Urszenenfantasien wieder, die im hysterischen Theater in Szene gesetzt werden. Dazu gehört neben der Erregung auch ein vager Groll (Khan, 1988), der auf eine vorangegangene Verlusterfahrung verweist. Urszenenfantasien tragen insofern immer bereits den Charakter der Nachträglichkeit (Loch, 1985, S. 145). Sie setzen mit ihrer aktuellen Umschrift auch die präverbalen Wünsche, Konflikte und Ängste des Kindes in Szene, die bis dahin nur erlebt, aber nicht gedacht werden konnten (Bollas, 1997 [1987], S. 58) und nun in der Urszenenfantasie eine narrative Einkleidung erfahren haben (Loch, 1985, S. 154f.). Beispielhaft dafür steht die Erzählung einer 37-jährigen Probandin aus dem bereits genannten Forschungsprojekt, das ich hier deshalb ausführlicher darstellen möchte.

Die Entthronung der Mutter

Die 37-jährige Probandin mit dem Codenamen Lea war eine Frau mit ausgesprochen hysterischen Zügen. Nach ihrer Kindheit befragt, spricht Lea sehr schnell von ihrer Mutter, die sie ständig verlassen habe.

»Sie ist im Gastronomiegewerbe tätig gewesen und hatte sehr viel Nachtarbeit. Wenn alle Familien praktisch hätten zusammen sein können, war sie nicht da […]. Mein Vater hat die Einsamkeit benutzt, um seine Abende in Kneipen zu verbringen und dem Alkohol zuzusprechen. Und beide Parteien trafen sich dann nachts um drei in der Wohnung und es gab Grabenkämpfe schlimmster Güte. Und ich bin dazwischen und war immer in der Lage, meine Mutter gegen meinen Vater zu beschützen. Und zur Quittung dafür hat sie mich – bildlich gesprochen – verlassen. Jedes Mal ist sie wieder gegangen und ich habe gefleht: ›Mutti, Mutti, bleib doch hier. Bitte, bleib hier. Geh nicht.‹ – ›Ich muss, lass mich‹, sagte sie, und weg war sie […]. Das ging die ganze Kinderzeit so. Da war ich noch nicht in der Schule, da habe ich die Nachbarschaft zusammen geschrien, und das Bett war klitschnass […]. Und ich hab gebrüllt, gebrüllt, gebrüllt. Da war ich ganz allein zu Hause.«

Und weiter:

»Ich kenn also meine Nächte, wo ich den Mond angebetet habe, nachts, und gedacht: ›Oh Gott, lieber Mond, du bist der einzige da oben‹. Ich habe dieses Gesicht immer gesehen, die Augen und so, im Mond. Und hab zu ihm gebetet, er möge mir meine Eltern wiedergeben oder wiederbringen, beide waren ja nicht da. Und der lächelte da oben herab und tat nichts. Und ich bin durch die Wohnung gegangen, habe geschaut: ›Ach ja, die Wäsche hat sie noch aufgehängt, und das hat sie noch […]. Ich dachte immer, die kommt nicht mehr. Es war so spät nachts, und ich wachte auf, und es war zwei Uhr nachts, es war keiner da. Und ich fühlte mich völlig allein, konnte nirgends hin, in mir waren nur diese Ängste […]. Mein Vater war letztlich auch nicht da, ich weiß nicht, warum nicht, ich weiß nicht, warum meine Mutter, ich weiß es nicht.‹ – Die Probandin hatte kurz zuvor eine Therapie angefangen. Nun fügt sie hinzu: ›Bis zu meiner Therapie war meine Mutter in einer Schleife verpackt und stand auf einem Sockel, Zellophan drum rum, Schleife drum, unantastbar. In der Therapie ist diese Maske heruntergerissen worden und ich habe sie so nackt gesehen, wie sie wirklich ist. Und trotzdem will ich immer noch, dass sie mich liebt.‹«

In dieser kurzen Äußerung klingt vieles von dem an, was wir in Variationen bei fast allen Hysterikerinnen wiederfinden: eine panische Angst vor Alleinsein, die Angst, die Mutter könne nicht wiederkommen, das Mitansehen des Kampfes zwischen Vater und Mutter in der Nacht, das Eingreifen der

Tochter, um die Mutter vor dem Vater zu beschützen, die unverständliche Reaktion der Mutter, die trotzdem immer wieder geht, die verachtete nackte Mutter und die Mutter, um deren Liebe die Tochter immer noch ringt. Das Bild des Mondes, zu dem das Kind in seiner Verzweiflung betet, erinnert an das Gesicht einer Mutter, die beim Stillen auf ihr Kind niederschaut und es dabei anlächelt. Der Mond lächelt auch jetzt noch, aber er stillt nicht mehr. Statt des Stillpaares gibt es jetzt ein sexuelles Paar, dessen Begegnung die Tochter mit allen Mitteln zu verhindern trachtet und aus Leibeskräften dagegen anbrüllt. Wenn Vater und Mutter doch zusammenkommen, sieht sie es als ihre Aufgabe an, die Mutter zu beschützen. In dieser Aufgabe wachsen ihr plötzlich allmächtige Kräfte zu. Wie das alles gekommen ist, weiß sie nicht. Die damit verbundenen sexuellen Vorstellungen bleiben verdrängt. Ihre Fantasien schwanken zwischen der Vorstellung einer nackten, sexuellen Mutter und einer Madonnen-Mutter hin und her. Die nackte Mutter wird verachtet; die Liebe des Kindes gilt der Madonnen-Mutter, die sie immer noch sucht, obwohl sie von der realen Mutter eine Zurückweisung nach der anderen erfährt. Aber das Verlangen nach ihr bleibt – davon unbehindert – bestehen.

Hysterische Abwehr als Symbolisierung des »Nein«

Was mit dem »Nein« der Mutter seinen Anfang nimmt und sich in der Erotisierung von Abwesenheit fortsetzt, kehrt auch in der hysterischen Abwehr wieder, in der die Realität mit einem »Nicht« versehen wird: »*Nicht* Sehen, *Nicht* Hören, *Nicht* Fühlen, *Nichts* Sagen und – dies vor allem – *Nicht* Wissen« (Loch, 1985, S. 136). »Ich weiß nichts, ich bin unschuldig, ich bin rein«, sagt die Hysterikerin und verweist damit auf etwas, was nur in der Verneinung existieren darf, nämlich Wissen, Sexualität, Unreinheit, Sünde, Schuld. Das »Nein« richtet sich dabei sowohl gegen die Zumutung der symbolischen Kastration als auch gegen die Erfahrung eigener sexueller Lust, die immer schon verboten war und trotzdem weiter nach ihrem Recht verlangt. In der hysterischen Abwehr findet diese *doppelte Verneinung* ihren Niederschlag.

Die Verneinung ist in den Körper der Hysterikerin eingeschrieben. Sie kehrt in den Verwirrspielen wieder, in denen die Hysterikerin sich immer dort gesucht wird, wo sie gerade nicht ist. Auch die Sexualisierung ist nicht das, was sie zu sein vorgibt, nämlich Ausdruck eines sexuellen Wunsches, sondern ein Versuch der Manipulation. Askese kann als Verneinung von Sexualität verstanden werden. Und auch die Idealisierung des Vaters, die aus der Sicht der Hysterikerin mit allen Mitteln festgehalten werden muss (Israel, 1976), erweist sich bei näherem Zusehen als eine Erotisierung von Abwesenheit, mit der die sexuelle Erfüllung in unerreichbare Ferne gerückt wird.

Die Rolle des Körpers

Die mütterliche Ablehnung der Sexualität spiegelt sich auch in einem hysterisierten Körper wider, der sexuelle Lust allenfalls in der Heimlichkeit der Selbstbefriedigung erfahren darf. Die »belle indifference«, mit der Hysterikerinnen ihren Körper behandeln, weist darauf hin, dass sie diesen Körper abgespalten haben und an seiner sexuellen Erregung deshalb unschuldig sind. Die Verleugnung der eigenen Sexualität geht aber noch weiter. Weil die sexuelle Erregung nicht sichtbar werden darf, wird sie in körperliches Leiden umgewandelt, für das wir Bezeichnungen erfunden haben, die nichts mehr von der Sexualität erkennen lassen, für die sie stellvertretend stehen: Konversionssymptome, Schmerzsyndrome, Somatisierungsstörung, somatoforme Störungen usw. Hysterikerinnen präsentieren uns in der Regel einen Körper, der nur im Leiden existieren darf, das seinerseits auf ein »Nein« verweist, dem seine Wünsche und Ansprüche nach Lust schon vor langer Zeit zum Opfer gefallen sind (Green, 2000b, S. 1205). Aber auch noch ein schmerzender Körper will gesehen werden und verrät mit seinem Schmerz noch etwas von der Erregung, die sich ursprünglich am Phantasma der Urszene entzündete und festgehalten werden musste, um damit unerträgliche Erfahrungen von Abwesenheit und Leere zu überdecken, die nie in Sprache übersetzt werden konnten. Immer, wenn diese unerträglichen Gefühle die Oberhand zu gewinnen drohen, muss das hysterische Theater, das hier ein Theater des Körpers ist (McDougall, 1989), deshalb neu in Szene gesetzt werden. Den Ärzten wird dabei die undankbare Aufgabe zugewiesen, dem Theaterstück die medizinische Legitimation zu erteilen. Wenn dies gelingt, bleibt die dahinterliegende Botschaft auf immer ungehört.

Verwirrspiele

Hysterikerinnen haben sich in einem omnipotenten Universum eingerichtet, in der sich die Erfahrung von Hilflosigkeit in Allmacht verkehrt und sie von daher der Realität jederzeit ein Schnippchen schlagen können.

Wie dies aussieht, zeigt der Traum einer hysterischen Patientin, die während ihrer Analyse träumte, sie stehe auf einem Podest, von dem aus sie die Blicke aller Leute auf sich zog. Aber niemand erkannte sie, denn sobald sich die Leute ein bestimmtes Bild von ihr gemacht hatten, wechselte sie wie durch Zauberei ihr Kleid und erschien in einem neuen Habitus. Was sich unter den Kleidern versteckte, blieb auf diese Weise für immer unentdeckt. In der Analyse konnte dieser Traum als eine unbewusste Botschaft an die Analytikerin verstanden werden, die lautete:

> »Was immer Du von mir auch erwarten magst: Ich kann jede Rolle spielen. Ich bin eine Meisterin der Verwandlung. Ich kann mich von einem Mann in eine Frau verwandeln, vom Kind in einen Erwachsenen, und umgekehrt. Du wirst mich auf diese Weise niemals wirklich erkennen können, denn ich wechsle kurz zuvor einfach das Kleid. Auch die Analyse wird mir von daher nichts anhaben können. Ich werde immer die bleiben die, die ich bin.«

Green (2000b, S. 1210) spricht im gleichen Zusammenhang von der Chamäleonabwehr, mit der Hysterikerinnen sich jeder Deutung des Analytikers zu entziehen trachten. Mentzos (1980, 1982, S. 157) spricht von der Neigung der Hysterikerin, auf steigenden inneren Konfliktdruck mit einer Veränderung der Selbstrepräsentanz zu reagieren, um vor einem inneren Beobachter anders zu erscheinen, als dies der Wirklichkeit entspricht. Auf diese Weise ist die Hysterikerin wie der kleine Däumling immer schon woanders und nie da, wo man sie sucht. Auch die Sprache wird in dieses Verwirrspiel einbezogen.

Beispielhaft dafür ist die berühmte Episode aus der Behandlung der Anna O. durch Breuer (Freud, 1895d). Die Behandlung endete bekanntlich damit, dass Breuer zu Anna O. gerufen wurde, die mit einer Scheinschwangerschaft im Bett lag und ihm eröffnete, dass jetzt das Kind von ihm komme. Die Eröffnung führte dazu, dass Breuer den Kontakt mit ihr abbrach. Die Episode zeigt, wie darin eine psychotisch anmutende hysterische Fantasie vorübergehend Realität annimmt, und zwar durch eine Desymbolisierung der Sprache. Der Wunsch der Patientin heißt: »Ich möchte ein Kind von ihm.« Die fantasierte Erfüllung heißt: »Ich habe das Kind von ihm.« Um diese Veränderung zu erreichen, bedarf es neben der Veränderung der Selbstrepräsentanz auch der sprachlichen Desymbolisierung unter Aufgabe des »Als ob«. Damit wird aus dem Satz »Ich möchte ein Kind von ihm« der ganz nach dem Lustprinzip konstruierte Satz »Ich habe ein Kind von ihm«. Die begleitende Veränderung der Selbstrepräsentanz bewegt sich von »Ich möchte seine Frau sein« zu »Ich bin seine Frau« (dazu auch Mentzos, 1971).

Sexualisierung und ihre Umkehrung in Askese

Sexualisierung oder umgekehrt demonstrative Triebaskese treten hinzu, um dieses Verwirrspiel zu vervollkommnen. Aus dem sexuell erregten Kind wird dabei eine aufreizende Verführerin oder aber – in der Umkehr – eine Heilige, die auf die Sexualität mit Verachtung nieder schaut.

Mit *Sexualisierung* meine ich hier ein sexuell aufreizendes Verhalten, durch das ein anderer dazu verführt werden soll, das zu tun, was von ihm erwartet wird, und auf diese Weise Macht über ihn zu gewinnen. Sexualisierung dient also nicht der sexuellen Lustgewinnung, sondern der Manipulation und Kontrolle des anderen; insofern ist sie geradezu das Gegenteil von Sexualität (Green, 1976, S. 634). Allein mit ihrem Anblick Männer so weit verführen zu können, dass sie einem völlig zu Willen sind, ist eine bevorzugte Fantasie hysterischer Frauen, die oft weit bis in die Kindheit zurückreicht. Rotter (1934) beschreibt, wie kleine Mädchen oft schon sehr früh bemerken, dass sie allein durch ihre körperliche Zurschaustellung oder durch körperliche Berührungen beim Vater eine Erektion auslösen können, und wie dies sogar zu der Fantasie führen kann, der Penis des Vaters gehöre in Wirklichkeit ihnen. Eine stärkere Bestätigung kindlicher Omnipotenz lässt sich kaum denken. Wenn es der Tochter gelingen sollte, mit diesem Manöver zusätzlich den Neid der Mutter zu erwecken, wird dieser Triumph perfekt (Boothe, 2000). Verführerische Weiblichkeit kann darüber hinaus ein Weg sein, den Vater zu besänftigen, wenn man ihn zuvor in der Fantasie von seinem Platz in der Urszene vertrieben hat und sich nun vor seiner Rache fürchtet. Rivière (1929) spricht deshalb auch von »Weiblichkeit als Maskerade« und meint damit den forcierten Einsatz von Weiblichkeit, der in erster Linie der Entmachtung des Mannes dienen soll. Im Gegensatz zu Rupprecht-Schampera sehe ich in der Sexualisierung des kindlichen Verhaltens deshalb auch weniger einen progressiven Schritt in Richtung Triangulierung als eher den Versuch, diesen Schritt zu vermeiden und sich stattdessen in einem hysterischen Zwischenreich einzurichten, in dem die eigene Omnipotenz aufrechterhalten werden kann und alles möglich bleibt.

Das Gegenteil von Sexualität ist sexuelle *Askese*, die mit einer Abwertung der Sexualität einhergeht. Während andere sich sexuell vergnügen, richtet der Asket seinen Blick nach oben, so wie der Säugling zum Gesicht der Mutter aufschaut, die ihm Milch und Honig gibt (Bollas, 2000, S. 28f.). Der Blick nach oben ist eine Wendung weg vom Fleischlichen hin zum Geistigen, zur Transzendenz. Sexualität wandelt sich dabei in Spiritualität und der sexuelle Körper in eine Seele, die den Heiligen Eltern, für die in unserer Kultur Gott und Maria stehen, dargebracht werden kann (ebd., S. 29). Mit dieser »Verschiebung nach oben« entsteht eine neue Unschuld, die von da an leidenschaftlich verteidigt wird, während die sexuellen Repräsentanzen der Eltern nur mehr negativ halluziniert werden (ebd.). Die christliche Erzählung von der Geburt Jesu durch Maria, der Jungfrau, das heißt ohne Zeugung durch einen leiblichen Vater, aber mit einem göttlichen Vater im Himmel, setzt diese hysterische Fantasie in Szene. Der Familienroman der Hysteriker ist nach diesem Muster gestrickt. Ihren Höhepunkt erreicht die Verkehrung von Sexualität in Askese in der *Anorexie*, die nicht zuletzt dazu dient, die triebhafte Sexualität der Eltern der Verachtung preiszugeben und an ihrer Stelle eine Form von »Reinheit« zu zelebrieren, die bis zur Selbstvernichtung gehen kann, wobei der eigene Körper als Opfer dargebracht wird (ebd., S. 126).

Die Idealisierung des Vaters

Auch bei der Idealisierung des Vaters, wie sie oft stereotyp mit der Hysterie verbunden wird, handelt es sich nicht um ein normales Durchgangsstadium der weiblichen Entwicklung, wie es unter anderem von Chasseguet-Smirgel (1976) beschrieben wurde. Die Idealisierung des Vaters entspringt hier einer Urszenenfantasie, in der die Tochter sich an die Stelle der sexuellen Mutter setzt und mit dem Vater das Paar bildet, während die Mutter die ausgeschlossene Dritte ist und irgendwo klein und kastriert in der Ecke sitzt. Dem Vater wird dabei alle Vollkommenheit zugeschrieben, die früher einmal die Mutter innehatte, und die Tochter partizipiert in der Identifikation mit dem Vater an der ihm zugeschriebenen Vollkommenheit. Auch diese Fantasie ist im Raum der Omnipotenz angesiedelt. Der Vater tritt dabei nicht als ganzes Objekt in Erscheinung. Innerhalb der Spaltung von rein und unrein steht er nunmehr anstelle der Mutter für ein ideales Objekt, dem alle Hoffnungen gelten. Gleichzeitig ist er ein entsexualisierter, unerreichbarer Vater, von dem man in extenso fantasieren kann, was alles anders wäre, wäre er da. Seine Unerreichbarkeit steigert das Interesse, das die hysterische Tochter ihm entgegenbringt, und die Erregung, die die auf ihn gerichteten Fantasien begleiten: Wie vorher die Mutter wird der Vater auf diese Weise zu einem gleichzeitig erregenden und abwesendes Objekt. Diese Idealisierung darf nicht infrage gestellt werden, weil mit ihr auch die Aufrechterhaltung der Hoffnung steht und fällt. Hysterikerinnen antworten auf die Frage, was das Schlimmste wäre, was ihnen im Leben passieren könnte, deshalb oft, dass das Schlimmste für sie wäre, wenn der Vater sich nicht so vollkommen erweisen würde, wie sie ihn fantasierten. Denn die dem Vater zugeschriebene Vollkommenheit ist gleichzeitig Garant der eigenen Omnipotenz (Isreal, 1976): ein Gottvater, der nie vergeht. Damit wird auch die auf ihn gerichtete Hoffnung unvergänglich.

Zusammenfassung

In der Hysterie – so war meine Eingangsthese – verleugnet das Kind den Ausschluss aus der Urszene und setzt sich stattdessen in einer omnipotenten Fantasie auf dem Wege der projektiven Identifikation wechselnd an die Stelle eines oder beider Partner der Urszene, um an deren Erregung teilzuhaben. Die sexuelle Erregung verdeckt ihrerseits die Angst und den Schmerz, mit denen die Tochter auf die Abwesenheit der Mutter reagiert, die an einem »andern Ort« weilt, einem für das Kind unsichtbaren Ort, dem Ort der Urszene. Das Kind malt sich aus, was dort geschieht, und greift dazu auf seine eigenen, infantil-sexuellen Wünsche zurück. Was dabei entsteht, ist ein erregendes Fantasietheater, das die innere Leere füllt, die die Abwesenheit der Mutter hinterlässt, und Sicherheit und Struktur verleiht. Unter steigendem Konfliktdruck wird dieses innere Theater auch später in mehr oder weniger verkleideter Form wieder in Szene gesetzt. Die hysterische Entwicklung macht an dieser Stelle halt. Der Verzicht auf die Illusion, das idealisierte Kind – in der Sprache der Psychoanalyse: der Phallus der Mutter – zu sein, wird nicht vollzogen, die Anerkennung der symbolischen Kastration verweigert. In der hysterischen Fantasie gibt es kein fruchtbares elterliches Paar, aus dem das Kind hervorgegangen ist. Im omnipotenten Universum der Hysterikerin gibt es nur dyadische Beziehungen, in denen sie sich wechselnd mit einer der in der Urszene bereitgestellten Positionen projektiv identifiziert. Der Eintritt in die symbolische Ordnung wird verweigert. Stattdessen versucht die Tochter in der Identifikation mit dem Penis des Vaters der Urszene, der in die Mutter eindringt, sich doch noch einen Zugang zu ihr zu verschaffen.

Ob das Festhalten an diesem Punkt der inneren Entwicklung durch den Mangel an mütterlicher Zufuhr und Spiegelung in den ersten Lebensjahren des Kindes bereits vorprogrammiert ist oder ob es sich dabei um eine aktive Verweigerung handelt, die symbolische Kastration anzunehmen und stattdessen an der Fantasie eines Objekts festzuhalten, das vollkommene Erfüllung verspricht, kann an dieser Stelle nicht endgültig entschieden werden. Je weiter der Symbolisierungsprozess in diesem Entwicklungsstadium bereits fortgeschritten ist, desto mehr dürfte sich diese Skala in Richtung einer aktiven Verweigerung neigen. Mein Eindruck ist, dass das Festhalten an einem inneren omnipotenten Universum, dessen Fantasien keine Grenzen gesetzt sind, nicht nur erregend wirkt, sondern auch das Widerfinden des verlorenen Objekts in Aussicht stellt, und sei es in einer noch so fernen Zukunft, nicht nur dem Sicherheitsprinzip geschuldet ist. Es dient auch einem aktiven, von narzisstischem Triumph beflügelten »Nein« zu den Begrenzungen der symbolischen Ordnung. Dazu gehört neben der Anerkennung der Urszene auch die – wenn auch noch so schmerzhafte – Bejahung von Trennung und Tod als Lebenstatsache (Money-Kyrle. 1971). Hysterikerinnen verkehren sogar die Angst vor dem Tod als endgültiger Trennung oft noch in eine romantische Fantasie, in der der Tod zu einer Voraussetzung der endgültigen Vereinigung wird (Britton, 2006 [2003], S. 46).

An dieser Stelle zeigt sich auch klar der Unterschied zur Borderline-Störung, mit der die Hysterie oft verwechselt wird (dazu Bollas, 2000, S. 2). Hysterikerinnen verweigern den Eintritt in die symbolische Ordnung im Dienste der Liebe, auch wenn diese noch so rosarot eingefärbt ist, und nicht im Dienste der Aggression, während dies bei Borderline-Patienten genau umgekehrt ist (Green, 2000b). Borderline-Patienten suchen das Chaos, weil sie immer nur Chaos erlebt haben (Bollas, 1998). Hysteriker suchen Harmonie und werden, auch wenn das Leiden noch so groß ist, dabei von der Hoffnung getragen, dass die Welt grundsätzlich harmonisch ist und sich irgendwann auch für sie als solche erweisen wird. Borderline-Patienten hatten nie eine solche Überzeugung. Die meisten von ihnen blicken auf eine Geschichte von Missbrauch zurück, die ihr weiteres Leben prägt. Hysterikerinnen folgen einem inneren Drehbuch, das sie der Realität aufzuzwingen versuchen, und sind entzückt, wenn sie jemand finden, der diesem Drehbuch entspricht. Borderline-Patienten erleben die gleiche Realität als bedrohlich, weil sie in ihr die projektive Widerspiegelung ihrer eigenen Aggression erfahren (zur weiteren Differenzialdiagnose vgl. Kernberg, 1976; Green, 2000b).

Hysterikerinnen, die es wagen, im Lauf der psychoanalytischen Behandlung irgendwann das von ihnen kreierte omnipotente Universum zu verlassen und sich einer Realität zu stellen, die nicht mehr nur nach ihren eigenen Träumen konstruiert ist, haben deshalb einen langen Weg vor sich, der von Kränkungen, narzisstischer Wut, innerer Leere, Schuldgefühlen und Trauer gepflastert ist. Es ist dieser Weg, den wir mit unseren hysterischen Patientinnen gehen müssen.

Aber keine Realität kann auf Dauer anerkannt werden, ohne dass es gleichzeitig einen privaten inneren Raum gibt, in dem die Menschen sich von dieser Anstrengung erholen dürfen, die nach Winnicott (1969) eine lebenslange ist. In diesem inneren Raum werden auch die Träume und Hoffnungen deponiert, die die Fantasien der Hysterikerin speisten, wenn nun auch in klarer Abgrenzung zur Realität, in der wir alle unser Leben zu bestehen haben. Denn das Begehren bleibt bestehen, und die Suche nach dem verlorenen Objekt hört niemals auf.

Literatur

American Psychiatric Association [APA] (1996 [1994]). *Diagnostisches und Statistisches Manual Psychischer Störungen (DSM-IV)*. Göttingen u.a.: Hogrefe.

Bion, W.R. (1959). Angriffe auf Verbindungen. In E.B. Spillius (Hrsg.), *Melanie Klein Heute. Entwicklungen in Theorie und Praxis, Bd. 1: Beiträge zur Theorie* (S. 110–129). München, Wien: Verlag Int. Psychoanalyse.

Bion, W.R. (1992 [1962]). *Lernen durch Erfahrung*. Frankfurt/M.: Suhrkamp.

Birksted-Breen, D. (1996). Phallus, Penis and Mental Space. *Int. J. Psychoanal., 77*, 649–657.

Bollas, C. (1997 [1987]). *Der Schatten des Objekts. Das ungedachte Bekannte: Zur Psychoanalyse der frühen Entwicklung*. Stuttgart: Klett-Cotta.

Bollas, C. (1998). Der Wunsch bei Borderline-Patienten. *ZPTP, 12*, 128–135.

Bollas, C. (2000). *Hysteria*. London, New York: Routledge.

Boothe, B. (2000). Hysterie. In W. Mertens & B. Waldvogel (Hrsg.), *Handbuch psychoanalytischer Grundbegriffe* (S. 300–306). Stuttgart: Kohlhammer.

Britton, R. (1999). Getting in on the act: the hysterical solution. *Int. J. Psychoanal., 80*, 1–13.

Britton, R. (2001 [1998]). *Glaube, Phantasie und psychische Realität. Psychoanalytische Erkundungen*. Stuttgart: Klett-Cotta.

Britton, R. (2006 [2003]). *Sexualität, Tod und Über-Ich. Psychoanalytische Erfahrungen*. Stuttgart: Klett-Cotta.

Chasseguet-Smirgel, J. (1976). Freud und die Weiblichkeit. Einige blinde Flecken auf dem dunklen Kontinent. In dies., *Zwei Bäume im Garten. Zur psychischen Bedeutung der Vater- und Mutterbilder* (S. 1–26). München: Verlag Int. Psychoanalyse.

Fairbairn, R. (1954). Observations on the nature of hysterical states. *BJP, 27*, 106–125.

Fonagy, P., Gergely, E. L. & Target, M. (2004 [2002]). *Affektregulierung, Mentalisierung und die Entwicklung des Selbst.* Stuttgart: Klett-Cotta.

Fonagy, P. & Target, M. (2000). Mit der Realität spielen. Zur Doppelgesichtigkeit psychischer Realität von Borderline-Patienten. *Psyche – Z. Psychoanal., 55*(9/10), 961–995.

Freud, S. (1895d [1893–95]). *Studien über Hysterie. GW I*, 75–312.

Freud, S. (1905d). *Drei Abhandlungen zur Sexualtheorie. GW V*, 27, 33–145.

Freud, S. (1919e). Ein Kind wird geschlagen. Beitrag zur Kenntnis der Entstehung sexueller Perversionen. *GW XII*, 197–226.

Green, A. (1976). Die Hysterie. In D. Eicke (Hrsg.), *Die Psychologie des 20. Jahrhunderts, Bd. II: Freud und die Folgen (I). Von der klassischen Psychoanalyse bis zur allgemeinärztlichen Psychotherapie* (S. 623–651). München: Kindler.

Green, A. (2000a). *Geheime Verrücktheit. Grenzfälle der psychoanalytischen Praxis.* Gießen: Psychosozial-Verlag.

Green, A. (2000b). Chiasmus. Prospektiv: Die Grenzfälle aus der Sicht der Hysterie; retrospektiv: die Hysterie aus der Sicht der Grenzfälle. *Psyche – Z. Psychoanal., 54*, 1191–1221.

Green, A. (2000c). Die zentrale phobische Position – mit einem Modell der freien Assoziation. *Psyche – Z. Pschoanal., 56*, 409–441.

Israel, L. (1976). *Die unerhörte Botschaft der Hysterie.* München: Reinhardt.

Kernberg, O. F. (1976). *Objektbeziehungen und Praxis der Psychoanalyse.* Stuttgart: Klett-Cotta.

Khan, M. M. R. (1988). Der Groll des Hysterikers. *Forum Psychoanal., 4*, 169–176.

Klein, M. (1932). *Die Psychoanalyse des Kindes.* Stuttgart, Bad Cannstatt: frommann-holzboog.

Kohon, G. (1999). *No Lost Certainties to be Recovered.* London: Karnac.

Kristeva, J. (2007 [1993]). *Die neuen Leiden der Seele.* Gießen: Psychosozial-Verlag.

Küchenhoff, J. (2002). Hysterie heute – eine Revision. *Forum Psychoanal., 18*, 224–244.

Lacan, J. (1986 [1975]). *Encore. Das Seminar. Buch XX (1972–73).* Weinheim: Quadriga.

Lakotta, B. (2006). Triebwerk im Keller der Seele [anlässlich des 150. Geburtstages Freuds]. *Der Spiegel*, Nr. 18 vom 29.04.2006, 160–174.

Laplanche, J. (1988). *Die allgemeine Verführungstheorie und andere Aufsätze.* Tübingen: edition diskord.

Loch, W. (1985). Anmerkungen zu Pathogenese und Psychodynamik der Hysterie. *Jahrb. Psychoanal., 17*, 135–174.

McDougall, J. (1989). *Theater des Körpers.* Weinheim: Verlag Int. Psychoanalyse.

Mentzos, S. (1971). Die Veränderung der Selbstrepräsentanz in der Hysterie: Eine spezifische Form der regressiven De-Symbolisierung. *Psyche – Z. Psychoanal., 25*, 669–684.

Mentzos, S. (1980). *Hysterie. Zur Psychodynamik unbewusster Inszenierungen.* München: Kindler.

Mentzos, S. (1982). *Neurotische Konfliktverarbeitung. Einführung in die psychoanalytische Neurosenlehre unter Berücksichtigung neuer Perspektiven.* Frankfurt/M.: Fischer.

Money-Kyrle, R. (1971). The Aim of Psychoanalysis. *Int. J. Psychoanal., 52*, 103–106.

Perelberg, J.R. (1999). The interplay of identifications. Violence, hysteria and the repudiaton of feminity. In G. Kohon (Hrsg.), *The Dead Mother. The Work of André Green* (S. 173–192). London: Routledge.

Piaget, J. (1986 [1954]). *Das moralische Urteil beim Kinde*. München: dtv.

Rauchfleisch, U. (1989). *Der Thematische Apperzeptionstest (TAT) in Diagnostik und Therapie. Eine psychoanalytische Interpretationsmethode*. Stuttgart: Enke.

Revers, W.J. (1958). *Der thematische Apperzeptionstest (TAT). Handbuch zur Verwendung des TAT in der psychologischen Persönlichkeitsdiagnostik*. Bern: Huber.

Riesenberg-Malcolm, R. (1999). *On bearing unbearable states of mind*. London, New York: Routledge.

Rivière, J. (1929). Weiblichkeit als Maske. In L. Gast (Hrsg.), *Joan Rivière. Ausgewählte Schriften* (S. 102–113). Tübingen: edition diskord.

Rohde-Dachser, C. (1986). Ringen um Empathie. Ein Interpretationsversuch masochistischer Inszenierungen. *Forum Psychoanal., 2*, 44–58.

Rohde-Dachser, C. (2001). Aggression, Zerstörung und Wiedergutmachung in Urszenenphantasien. Eine textanalytische Studie. *Psyche – Z. Psychoanal., 55*(9/10), 1051–1085.

Rohde-Dachser, C. (2004). *Das Borderline-Syndrom*. 7., überarb. u. erw. Aufl. Bern u.a.: Huber.

Rotter, L. (1934). Zur Psychologie der weiblichen Sexualität. In M. Mitscherlich & C. Rohde-Dachser (Hrsg.), *Psychoanalytische Diskurse über die Weiblichkeit von Freud bis heute* (S. 48–57). Stuttgart: Verlag Int. Psychoanalyse.

Rupprecht-Schampera, U. (1995). Das Konzept der ›frühen Triangulierung‹ als Schlüssel zu einem einheitlichen Modell der Hysterie. *Psyche – Z. Psychoanal., 51*, 637–664.

Rupprecht-Schampera, U. (1996). »Hysterie« – eine klassische psychoanalytische Theorie? In G.H. Seidler (Hrsg.), *Hysterie heute. Metamorphosen eines Paradiesvogels* (S. 56–74). Stuttgart: Enke.

Seidler, G.H. (Hrsg.). (1996). *Hysterie heute. Metamorphosen eines Paradiesvogels*. Stuttgart: Enke.

Shapiro, D. (1965). *Neurotische Stile*. Göttingen: V & R.

Weinstein, L. (2007). When Sexuality Reaches Beyond the Pleasure Principle: Attachment, Repetition, and Infantile Sexuality. In D. Diamond, S.J. Blatt & J.D. Lichtenberg (Hrsg.), *Attachment and Sexuality* (S. 107–136). New York; London: The Analytic Press.

Weltgesundheitsorganisation [WHO] (1991). *Internationale Klassifikation psychischer Störungen. ICD-10*. Bern: Huber.

Widlöcher, D. (2002). Primary love and infantile sexuality: An eternal debate. In ders., *Intantile sexuality and attachment* (S. 1–36). New York: Other Press.

Winnicott, D.W. (1969). Übergangsobjekte und Übergangsphänomene. *Psyche – Z Psychoanal., 23*, 666–682.

Zetzel, E.R. (1968). The So Called Good Hysteric. *Int. J. Psychoanal., 49*, 256–260.

Schwermut als Objekt

Über Struktur und Inhalt der Borderline-Depression[1]

Depression ist eine affektive Störung, die schon von Freud (1916–1917g [1915]) in »Trauer und Melancholie« sehr eindrucksvoll beschrieben wurde. Er nennt dort als Hauptmerkmal eine tief schmerzliche Verstimmung, eine Aufhebung des Interesses für die Außenwelt, den Verlust der Liebesfähigkeit und eine tief greifende Leistungshemmung; hinzu kommt eine starke Herabsetzung des Selbstgefühls, die sich in Selbstvorwürfen und Selbstbeschimpfungen äußert und bis zur wahnhaften Erwartung von Strafe steigern kann (ebd., S. 429). Freud verstand dies als den pathologischen Niederschlag einer so schmerzlichen Verlusterfahrung, dass der Betroffene, anstatt das verlorene Objekt innerlich loszulassen, sich unbewusst mit ihm identifizierte. Das bedeutete aber auch, dass die auf das verlorene Objekt gerichteten Aggressionen nunmehr dem eigenen Ich galten. »Der Schatten des Objekts fiel auf das Ich«, war der Satz, mit dem Freud den zentralen psychischen Mechanismus der Depression beschrieb. Danach sind die Selbstvorwürfe, die der Depressive gegen sich richtet, eigentlich Vorwürfe gegen das verlorene Liebesobjekt. Das Ich steht dabei sozusagen stellvertretend für das verlorene Objekt. Auf diese Weise wird die Beziehung unbewusst am Leben erhalten. Die Depression ist von daher immer auch eine Verweigerung von Trauer. »Bei der Trauer ist die Welt arm und leer geworden, bei der Melancholie ist es das Ich«, beschreibt Freud (ebd., S. 431) den Unterschied zwischen Trauer und Melancholie. Um den stattgefundenen Verlust zu verleugnen, wird das Ich als Opfer gebracht.

Voraussetzung dafür ist allerdings ein inneres Repräsentanzensystem, das eine von der aktuellen Kommunikation abkoppelbare Regulierung der Innenwelt ermöglicht (Moser & v. Zeppelin, 1996; Fonagy & Target, 1996).

---

1 Erstveröffentlichung 2010 in *Psyche – Z. Psychoanal., 64,* 862–889.

Ebenso müssen Selbst- und Objektrepräsentanz hinreichend voneinander getrennt sein. Nur dann wird es möglich, das Ich per Identifizierung an die Stelle des Objekts zu setzen und die eigene Aggression weg vom Objekt auf das Ich zu lenken. Nicht alle Patienten, die über eine Depression berichten, verfügen über eine solche innere Struktur. Dies gilt insbesondere für Borderline-Patienten, die in ihrer Strukturentwicklung überwiegend auf der Ebene der Situationstheorie und des präkonzeptuellen Denkens stehen geblieben sind (Moser & v. Zeppelin, 2004). Dort ist die Regulierung der Beziehung noch ganz auf die konkrete Anwesenheit des Objekts angewiesen. Der Verlust des Objekts wird hier deshalb zu einer inneren Katastrophe, zu einem Sturz ins Leere, ins Nichts. Dies gilt auch schon für die Befürchtung einer solchen Katastrophe (Moser & v. Zeppelin, 1996). Aus empirischen Untersuchungen wissen wir, dass Borderline-Patienten genauso häufig über depressive Erfahrungen klagen wie Patienten mit einer höheren Persönlichkeitsorganisation (Frances et al., 1984; Leichsenring & Sachsse, 2002). Ihr Bericht besitzt aber eine andere Färbung, als wir dies von diesen Patienten her kennen.

Klinik der Borderline-Depression

Für Kernberg (1975) ist das depressive Grundgefühl von Borderline-Patienten nicht primär durch Selbstanklagen gekennzeichnet. Die Anklagen richten sich vielmehr nach außen und sind durch Ansprüchlichkeit und Wut markiert; hinzu kommen Gefühle von Wertlosigkeit, Einsamkeit und Isolierung (ebd., S. 179ff.). Die klinischen Beschreibungen der Borderline-Depression durch andere Autoren stimmen mit diesem Urteil nahtlos überein (Masterson, 1976; Hartocollis, 1977; Gunderson & Phillips, 1991). Ärger und Wut gelten dabei als die Hauptaffekte der Borderline-Depression. Die Wut richtet sich vor allem gegen die Erfahrung von Zurückweisung durch geliebte Objekte und verwandelt sich in Hilflosigkeit und Hoffnungslosigkeit, sobald sie sich nach innen kehrt (Hartocollis, 1977, S. 496). Schuldgefühle oder Empathie gegenüber dem nicht verfügbaren Liebesobjekt spielen dabei keine Rolle (ebd.). Die dysphorischen Klagen signalisieren viel eher Gefühle von Einsamkeit, Leere und Langeweile, die mit Hartocollis auch als Niederschlag negativer Halluzinationen verstanden werden können (»keine Mutter«, »keine Brust«, »die Mutter wird nicht kommen«; ebd., S. 497).

Westen et al. (1992) haben diese klinischen Beobachtungen als Erste einer empirischen Überprüfung unterzogen. Sie stützten sich dazu auf eine von Blatt (1974; Blatt & Zuroff, 1992) vorgelegte Depressionsstudie, in der zwischen einer anaklitischen und einer introjektiven Depression unterschieden wurde. Die *anaklitische Depression* konzentriert sich auf zwischenmenschliche Beziehungen und die damit verbundenen Gefühle, wie Abhängigkeit, Verlassenwerden, Zurückweisung, Sinnlosigkeit und Leere. Die *introjektive Depression* bezieht sich auf das Selbsterleben, das durch Versagensgefühl, Selbstverachtung und das Gefühl, grundsätzlich schlecht zu sein, charakterisiert ist (vgl. dazu auch Blatt et al., 2005). Blatt et al. (1976, 1982) haben dazu auch einen Selbstbeurteilungsfragebogen (Depressive Experiences Questionnare [DEQ]) entwickelt, mit dem das Vorliegen dieser Depressionstypen empirisch überprüft werden kann.

Westen et al. (1992) untersuchten mithilfe dieses Fragebogens eine stationäre Gruppe von Borderline-Patienten im Vergleich mit einer Patientengruppe mit *Major Depression*.[2] Weil der Fragebogen nicht spezifisch auf das Erleben von Borderline-Patienten zugeschnitten war, extrahierten sie daraus eine Untergruppe von Items, von denen anzunehmen war, dass sie spezifisch die Erfahrungen von Borderline-Patienten widerspiegelten. Dazu gehörten Fragen wie: »Ohne die Unterstützung anderer, die mir nahe sind, wäre ich hilflos«; »Es gibt Zeiten, wo ich mich innerlich leer fühle«; »Ich bin sehr empfindlich gegenüber Anzeichen von Zurückweisung durch andere«.[3] Überprüft werden sollte die spezifische Qualität des depressiven Erlebens der Borderline-Patientengruppe sowohl auf der anaklitischen als auch der introjektiven Achse, im Vergleich mit der Patientengruppe mit *Major Depression*. Das Ergebnis zeigte, dass Borderline-Patienten sich in ihrem depressiven Erleben von der Vergleichsgruppe in signifikanter Weise unterschieden: *Die Borderline-Depression zeichnete sich durch Gefühle von Leere, Einsamkeit und ein breites Spektrum negativer Affekte aus, zu denen Ärger, Furcht und Verzweiflung gehörten, ebenso wie ein tief sitzendes Gefühl von Abhängigkeit und einer elementaren*

2 Ein Teil der Patienten litt sowohl an einer Borderline-Persönlichkeitsstörung als auch einer *Major Depression*. Weil die qualitativen Merkmale der Borderline-Depression im Gegensatz zur *Major Depression* aber nicht einer vorübergehenden Störung zuzuordnen sind, sondern einer stabilen Persönlichkeitsstruktur angehören, wurde dieser Unterschied vernachlässigt (Westen et al., 1992, S. 4).

3 Die Übersetzung aller hier aufgeführten Fragen des DEQ stammt von mir.

Angst vor Verlassenwerden. Für das Selbsterleben typisch war das Gefühl tief sitzender Schlechtigkeit (ebd., S. 8). Am höchsten signifikant erwies sich dabei die Frage: »*Ich fühle mich in einer engen Beziehung niemals wirklich sicher*« (p ≤ .001). Damit wird bereits deutlich, wie stark die Borderline-Depression auf der anaklitischen Ebene der Objektbezogenheit angesiedelt ist.

Eine von Leichsenring (2004) durchgeführte Studie, in der eine Gruppe von 30 Borderline-Patienten mit einer Patientengruppe mit höher organisierter Persönlichkeitsstruktur (Angstneurose, depressive Neurose etc.) verglichen wurde, kam zu einem ähnlichen Ergebnis: *Die Borderline-Depression war im Gegensatz zur Vergleichsgruppe signifikant mit Ärger, Angst und Furcht und mit dem Vorherrschen primitiver Objektbeziehungen korreliert* (ebd., S. 11f.). Für die Untersuchung der Qualität dieser Objektbeziehungen verwendete Leichsenring einen projektiven Test, nämlich den Holtzman-Inkblot-Test (Holtzman et al., 1961). Die Objekte, die die Patienten zu diesen Bildern assoziierten, waren von durchweg destruktiver Natur: folternd, würgend, parasitär, überwältigend, verschlingend (Leichsenring, 2004, S. 11). Wenn man mit Dahl (1995) davon ausgeht, dass Depression gleichbedeutend mit der Vorstellung ist, dass die eigenen Wünsche niemals erfüllt werden, dann kann man sich leicht vorstellen, dass diese Objekte für die Erfüllung von Wünschen nicht zur Verfügung stehen, es sei denn, diese wären masochistischer Natur. Die Gefühle von Ärger, Angst oder Furcht, die in der Borderline-Depression vorherrschen, könnten von daher auch als Reaktionen auf die Erfahrung verstanden werden, dass es nicht möglich ist, sich von diesen Objekten zu trennen, so grausam und zerstörerisch diese auch sein mögen (Leichsenring, 2004, S. 11). Die Frage, warum dies so ist, wird uns im nächsten Abschnitt beschäftigen.

Psychoanalytische Erklärungsansätze zur Entstehung der Borderline-Depression

Warum kommen Borderline-Patienten, die wir sonst eher mit mangelnder Impulskontrolle, Wutausbrüchen und süchtigem Verhalten in Verbindung bringen (vgl. ICD-10, 1993 [1991], S. 229ff. DSM-IV, 1996 [1994], S. 739), dazu, so intensiv auch über Depression zu klagen? Erklärungsansätze dazu finden wir sowohl auf der Ebene der Objektbeziehungstheorie als auch der Trauma- und der Bindungstheorie, auf die ich im Folgenden näher eingehen möchte. Ich werde mich dabei auf drei für unsere Fragestellung maßgebliche Themen konzentrieren, nämlich *die Angst der Borderline-Patienten vor dem Verlassenwerden durch ein lebensnotwendiges Objekt; den Einfluss traumatischer Kindheitserfahrungen; die Auswirkung von Bindungstraumata*, und schließlich die Bedeutung der *Identifizierung mit dem Aggressor als Introjekt*. Sie alle bestätigen trotz ihrer sonst sehr unterschiedlichen theoretischen Ansätze die These Fonagys, dass Borderline-Patienten auf einer Ebene des Mentalisierungsprozesses stehen geblieben sind, auf der es noch nicht möglich ist, das eigene Erleben von einer dritten Position heraus zu reflektieren. Das schränkt die Handlungsmöglichkeiten dieser Patienten entsprechend ein. Das Erlebnis von Hilflosigkeit, das damit verbunden ist, liefert dem depressiven Erleben von Borderline-Patienten von daher immer wieder neue Nahrung. Ich möchte mich aber nicht auf diese Erklärungen beschränken, sondern im zweiten Teil dieser Arbeit die Borderline-Depression weiter auf die Funktion hin untersuchen, die sie für die Aufrechterhaltung der psychischen Integration von Borderline-Patienten besitzt. Die wichtigste Funktion der Borderline-Depression, so meine These, ist, diese in der Welt der Objekte zu verankern und sie auf diese Weise vor dem inneren Sturz in die Leere, ins Nichts zu bewahren. Im letzten Teil der Arbeit werde ich darstellen, was sich daraus für die Behandlung dieser Patienten ergibt.

Die Angst vor Verlassenwerden durch ein lebensnotwendiges Objekt

Borderline-Patienten verfügen über kein inneres System von Objektrepräsentanzen, das ihnen erlauben könnte, sich von der realen Präsenz eines Objekts zu emanzipieren (Moser & v. Zeppelin, 1996). Sie brauchen für die Aufrechterhaltung ihres Sicherheitsgefühls deshalb die konkrete Anwesenheit des Objekts. Weil diese niemals vollständig gewährleistet werden kann, bleibt dieses Sicherheitsgefühl auch in nahen Beziehungen immer ein Stück weit gefährdet (Westen et al., 1992). Ein sicher verfügbares inneres Objekt steht auch für Berechenbarkeit und Kontinuität. Dazu bedarf es in den ersten Jahren des Lebens einer Mutter, die dem Kind für die Erfüllung seiner vitalen Bedürfnisse zur Verfügung steht, ohne dass das Warten darauf die Zeitspanne, die mit halluzinatorischer Wunscherfüllung überbrückbar ist, allzu sehr übersteigt. Wenn das doch der Fall ist, und zwar nicht nur einmal, sondern immer wieder, dann verwandeln sich für das Baby Wartenkönnen in Wartenmüssen und schließlich in das Gefühl »Ich kann nicht mehr warten, gleich sterbe ich« (Gutwinski-Jeggle, 2007, S. 144). Es ist diese Erfahrung nicht repräsentierbarer Unerträglichkeit, die später auch das Lebensgefühl von Borderline-Patienten prägt (ebd.). Das Gefühl, allein zu sein, lädt sich dabei ununterscheidbar mit den Schreckenserinnerungen der Vergangenheit auf, die wieder gegenwärtig werden, so als ob die Zeit stehen geblieben wäre (ebd., S. 145). Das Diagnostische und Statistische Manual psychischer Störungen (DSM-IV, 1996 [1994]) nennt bei den Merkmalen der Borderline-Persönlichkeitsstörung die *Angst vor Verlassenwerden* deshalb auch an erster Stelle (ebd., S. 739). Verlassenwerden bezeichnet in diesem Zusammenhang den Gefühlszustand eines Kindes, das sich verhält, als würde es seine Mutter nie mehr wiedersehen, und dabei einen Verlustschmerz fühlt, der, weil das Kind noch kein Gefühl vergehender Zeit hat, niemals endet (Gutwinski-Jeggle, 2007, S. 145). Dahinter steht die noch bedrohlichere Angst vor Leere, auf die ich im zweiten Teil dieser Arbeit näher eingehen werde. Borderline-Patienten tun deshalb alles, um das Objekt festzuhalten, koste es, was es wolle.

Dem steht nicht entgegen, dass die Objektbeziehungen von Borderline-Patienten auch nach DSM-IV (1996 [1994], S. 739, Kriterium 2) starken Schwankungen unterworfen sind und regelmäßig zwischen Idealisierung und Entwertung hin und her pendeln, ohne dass der Patient zwischen diesen gegensätzlichen Gefühlszuständen eine Verbindung herstellen kann. Die Beziehung bleibt aus diesem Grunde »stabil instabil« (Schmideberg, 1959). Die Idealisierung gilt dabei in der Regel einem Objekt, das real abwesend ist, aber mit aller Macht herbeigesehnt wird. Sobald es aber nahekommt, fühlt der Patient sich in seiner Selbstintegration bedroht (Green, 2000 [1975]). Die Furcht vor der »Wiederverschlingung« durch das Objekt ist dabei umso stärker, je mehr sie unbewusst vom Wunsch des Patienten nach der Verschmelzung mit dem idealisierten Objekt getragen ist. Das Objekt wird in diesem Kontext zu einem verschlingenden Monster, von dem eine tödliche Gefahr ausgeht (ebd.; Rey, 1979). Spätestens an dieser Stelle schlägt die Idealisierung in Ärger oder Entwertung um, die der Nähesituation ein abruptes Ende setzen. Mit der (Wieder-)Herstellung des notwendigen Abstands kann die Idealisierung des Objekts wieder Platz greifen und das kräftezehrende Spiel von Neuem beginnen. Borderline-Patienten stellen dabei auch den Partner oft auf eine harte Probe. Die Patienten spüren dies und auch, dass der Partner sie irgendwann deshalb vielleicht wirklich verlässt. Entsprechend steigt ihre Angst und mit ihr der Kampf um den Partner, der unter den beschriebenen Bedingungen aber niemals gewonnen werden kann. Die Erfahrung der Vergeblichkeit, die damit einhergeht, macht hilflos und depressiv. In der Einsamkeit wird die Depression manchmal sogar zum einzigen inneren Begleiter (Moser, 2009, S. 99ff.) Die verfolgenden Objekte sind dabei das Produkt von Fantasien, die der eigenen Aggression entstammen.

Der Einfluss traumatischer Kindheitserfahrungen

In dem gerade beschriebenen, objektbeziehungstheoretischen Ansatz waren es die Fantasien des Patienten, die das Objekt, wenn es zu nahe kam, als Bedrohung oder Verfolger erlebten. Vielleicht dürfen die Objekte aber auch nicht in ihrer mentalen Verfassung wahrgenommen werden, weil sie sich wirklich als grausame und verfolgende Objekte erweisen könnten. Dies behaupten zumindest Traumaforscher, darunter vor allem Herman (1992) und van der Kolk (1999). Empirische Untersuchungen weisen auf eine hohe Häufigkeit von Kindheitstraumata bei Borderline-Patienten hin, vor allem von sexuellem Missbrauch und körperlicher Misshandlung (Paris, 2000; S. 159ff.; Rohde-Dachser, 2004, S. 127ff.). Die für die Borderline-Persönlichkeitsstörung typischen Symptome haben zudem starke Ähnlichkeit mit der Posttraumatischen Belastungsstörung. Bei beiden Störungsbildern finden wir wiederholtes suizidales oder selbstverletzendes Verhalten, inadäquate Wut, Impulsivität, affektive Instabilität, durch Belastung ausgelöste paranoide Vorstellungen oder schwere dissoziative Symptome. Dies hat einige Autoren dazu veranlasst, Traumatisierung als den entscheidenden Faktor für die Entstehung einer Borderline-Störung zu sehen (Herman, 1992; van der Kolk, 1999; Reddemann & Sachse, 1999). Die gesamte Borderline-Symptomatik wird dann zu einem Ensemble von Coping-Strategien zur Bewältigung der traumatischen Erfahrung (Reddemann & Sachse, 2000). Obwohl auf den ersten Blick manches für einen solchen Zusammenhang spricht, lässt er sich empirisch nicht erhärten (Paris, 2000, S. 159; Rohde-Dachser, 2004, S. 132f.). Es bedarf des Zusammenspiels einer Vielzahl von Faktoren, damit die traumatische Erfahrung in eine Borderline-Entwicklung mündet (dazu auch Bohleber, 2008, S. 49). Dass sie bei der Entwicklung der Borderline-Störung aber eine maßgebliche Rolle spielen, steht außer Zweifel.

Die traumatische Erfahrung lässt sich als ein vitales Diskrepanzerlebnis zwischen bedrohlichen Situationsfaktoren und den individuellen Bewältigungsmöglichkeiten verstehen, das mit Gefühlen von Hilflosigkeit und schutzloser Preisgabe einhergeht und auf diese Weise eine dauerhafte Erschütterung des Selbst- und des Weltverständnisses bewirkt (Fischer & Riedesser, 1999, S. 79). Die Bedrohung konfrontiert das Ich dabei mit einem »fait accompli« (Furst, 1978, S. 349). Die Reaktionen des Ich erfolgen hier also nicht als Antwort auf eine drohende Gefahr, sondern erst, nachdem diese Realität geworden ist und das Ich ihr durch den Zusammenbruch ihrer Abwehrfunktionen passiv ausgeliefert war (Bohleber, 2008, S. 48). Bohleber hat diesen traumatischen Prozess eindrücklich beschrieben. Die traumatische Realität – so Bohleber – zerstört den empathischen Schutzschild, den das verinnerlichte Primärobjekt bildete, und damit das Vertrauen auf die kontinuierliche Präsenz des guten Objekts und die Erwartbarkeit mitmenschlicher Empathie (ebd., S. 47). Reifere Ichfunktionen brechen zusammen. Das gute Objekt geht verloren. Weil die Erwartung von Empathie gerade in Situationen überwältigender Angst aber unverzichtbar ist, kommt es zur Projektion des Empathiebedürfnisses auf den Täter und zu dessen maligner Internalisierung (Bohleber, 2000, S. 822). Archaische Fantasien von Zerstörung, Vernichtung und Grausamkeit, die bis dahin tief verdrängt waren, drängen wieder ins Bewusstsein. Die Gegenwart wird mit der Bedeutung dieser destruktiven und verfolgenden Fantasien durchtränkt. Traumatische Gegenwart und psychische Vergangenheit lassen sich dabei nicht mehr unterscheiden (Bohleber, 2008, S. 51). Die destruktiven inneren Objekte, auf die Leichsenring (2004) in seiner Holtzman-Inkblot-Analyse von Borderline-Patienten gestoßen ist, lassen sich hier nahtlos einordnen. Das Selbst wird in diesem Prozess annihiliert und versinkt in eine katastrophische Einsamkeit, der sich, sofern die Affekte in diesem Augenblick nicht gänzlich dissoziiert sind, Hass, Angst, Scham und Verzweiflung beimischen (Bohleber, 2008, S. 47).

Aufgrund der hochgradigen Erregung können solche traumatischen Erfahrungen nicht in das narrative Gedächtnis integriert werden. Sie werden vor allem im impliziten Gedächtnis enkodiert, und zwar als nicht symbolisierbarer und von daher auch nicht veränderbarer Niederschlag – visuell als Bilder, als Gerüche und Geräusche, als spezifischer affektiver Zustand oder als somatische Empfindung (ebd., S. 51). Als solche können sie über verwandte Sinnenreize jederzeit wieder aufgerufen werden. Traumatisierte leben deshalb häufig in Angst vor dem unveränderten Wiederauftauchen der implizit gespeicherten Erinnerungen in Szenen, die mit der ursprünglichen traumatischen Szene assoziiert sind (ebd.). Die traumatische Szene wird dann erneut so erlebt, als ob sie Gegenwart wäre. Häufig weigern sich Überlebende von traumatischen Ereignissen sogar, über diese nachzudenken, weil das Nachdenken bereits ein Wiedererleben bedeutet (Fonagy, 2008, S. 135). Die gleiche Angst vor Retraumatisierung färbt oft über lange Zeit auch das Verhalten des Patienten in der psychoanalytischen Behandlung. Der Analytiker sollte dies respektieren, denn eine solche Befürchtung ist durchaus real.

Traumatische Kindheitserfahrungen hindern darüber hinaus die Entwicklung mentaler Fähigkeiten, das haben neurologische Untersuchungen eindeutig bewiesen. So zeigen Erwachsene, die in ihrer Kindheit traumatisiert worden sind, häufig eine erworbene Unfähigkeit, sich die Gedanken und Gefühle anderer Menschen vorzustellen (ebd., S. 133). Kinder können keine Worte für Gefühle lernen, und traumatisierte Erwachsene haben es schwerer, die Intention in einem Gesichtsausdruck zu erkennen (ebd., S. 134). Schneider-Rosen und Cicchetti (1984, 1991) haben gezeigt, dass missbrauchte Kleinkinder auf ihr eigenes Spiegelbild affektiv weniger positiv reagieren als die Kinder der Kontrollgruppe, und Beeghly & Cicchetti (1994) stellten fest, dass diese Kleinkinder ein spezifisches Defizit im Gebrauch von Bezeichnungen für innere Zustände aufwiesen und die Sprache bei ihnen eher kontextgebunden blieb. Alle diese Befunde lassen vermuten, dass Kinder durch Misshandlungen zum Rückzug von der mentalen Welt veranlasst werden (Fonagy et al., 2004 [2002], S. 348). Dies allein lässt aber noch nicht auf die Entwicklung einer Borderline-Störung schließen. Ausschlaggebend scheint vielmehr zu sein, ob sich der Missbrauch – welcher Art auch immer – im Rahmen einer Bindungsbeziehung abspielte.

Die Auswirkung von Bindungstraumata

Trauma aktiviert das Bindungsverhalten. »Im Distress wollen wir umarmt werden«, sagt Fonagy (2008, S. 136) und leitet daraus das gesteigerte Bindungsverhalten des Kindes insbesondere gegenüber Objekten ab, die gleichzeitig die Verursacher von Angst und Verzweiflung sind. Aus der Bindung, die eigentlich der sicherheitsgebende Hintergrund für die Entwicklung der Mentalisierung ist, wird auf diese Weise ein *Bindungstrauma*, das den Mentalisierungsprozess zum Stocken bringt (ebd., S. 139). Denn die Bindungsfigur ist hier Angst- und Trostquelle zugleich (Main & Hesse, 1990). Mittlerweile glaubt man, dass »sämtliche Erfahrungen im Säuglingsalter und in der frühen Kindheit, die das Bindungsverhalten massiv aktivieren, ohne es wieder zu beenden, zu einer Desorganisation des Bindungssystems führen« (Hopkins, 2000, S. 337). Gemeinsam ist allen diesen Erfahrungen, zu denen auch Vernachlässigung und sämtliche Formen des Missbrauchs zählen, die Verletzung der dem Bindungssystem inhärenten Erwartung von Schutz und Sicherheit (ebd.). Die Nichterfüllung dieser Erwartungen ruft massive Abwehrstrategien auf den Plan, wie wir sie aus der Entwicklung von Borderline-Störungen kennen (dazu auch Woods, 2008, S. 286). Dazu gehört insbesondere auch die *Vermeidung von Mentalisierung, nun aber zu defensiven Zwecken.*

In Menschen, die einem erfahrungsgemäß Böses wollen und von denen man gleichzeitig existenziell abhängig ist, will man sich nicht empathisch hineinversetzen. Man würde auf diese Weise nur entdecken, dass der andere keinesfalls nur gute Absichten hegt. Die hypervigilante Beobachtung des Verhaltens der Bindungsperson steht hier deshalb auch nicht im Dienst der Mentalisierung, sondern dient vor allem dem Selbstschutz vor den nicht berechenbaren Reaktionen des Objekts (Fonagy et al., 2004 [2002], S. 355ff.). Die Fähigkeit des Kindes, die Gedanken und Gefühle anderer zu verstehen, wird dadurch in wachsendem Maße eingeschränkt (ebd.). Wenn das Kind trotzdem kohärente Repräsentationen seines Gegenübers in sich aufbauen will (Denett, 1983; Gergely, 2002, dann kann es dies nur tun, indem es die Repräsentation des anderen in unterschiedliche, kohärente Subsysteme aufspaltet, die dann entweder idealisierte oder verfolgende Qualitäten besitzen. Aufgrund seiner mangelnden (oder aus Abwehrgründen suspendierten!) Mentalisierungsfähigkeit kann das Kind diese widersprüchlichen Repräsentationen nicht auf einer übergeordneten Ebene des Denkens zusammenführen (Fonagy et al., 2004 [2002], S. 366). Die mentalisierten Bilder des anderen entsprechen von daher nicht der Realität und können allenfalls die Illusion eines interpersonalen Austauschs verschaffen (ebd.). Klinisch spricht man in diesem Zusammenhang von *Dissoziation* als einer Abwehroperation, die es möglich macht, die idealisierende Wahrnehmung des Bindungsobjekts aufrechtzuerhalten. Die nicht kontrollierbaren Unterbrechungen des Gedankenflusses muten dabei wie eine *Denkstörung* an. Die Denkstörung ist hier aber kein Anzeichen für eine drohende Selbstdesintegration, sondern Ausdruck einer vorübergehenden, abwehrbedingten *Suspendierung des Denkens* in Situationen, in denen das Subjekt durchaus Verknüpfungen zwischen seinen verschiedenen, gegensätzlichen Erfahrungen herstellen könnte, dies aber unbewusst mit allen Mitteln vermeidet, weil die damit verbundenen Erkenntnisse katastrophal wären. Für Bion (1959) stellt diese abwehrbedingte Verweigerung des Denkens deshalb auch einen »Angriff auf Verbindungen« dar. Green (2002) spricht im gleichen Zusammenhang von einer »phobischen Position«, wobei die Phobie sich auf Denkvorgänge bezieht, mit denen ein Zusammenhang von Ereignissen hergestellt werden könnte, der sehr viel traumatischer wäre als jede, bis dahin bewusste Realität. Wissen wird an dieser Stelle schädlich und muss vermieden werden. Bion (1992 [1962]) hat diese Form der Abwehr auch als negatives Wissen (–K) bezeichnet (K = knowledge). Borderline-Patienten können deshalb auch nicht aus Erfahrung lernen (ebd.).

Die Bedeutung der Identifizierung mit dem Aggressor als Introjekt

Für die Borderline-Erfahrung am einschneidendsten ist aber die mit dem Wegfall des empathischen Objekts verbundene Introjektion des Täters als neues traumatisches Introjekt. Amati (1977) hat diesen Vorgang für Folteropfer eindrücklich beschrieben (Bohleber, 2000, S. 822f.). Gleiches gilt aber auch für die Introjektion einer traumatischen Bindungsfigur, die von da an die innere Welt des Kindes dominiert. Das Introjekt wirkt dabei wie ein Fremdkörper, der nicht mehr ausgestoßen, aber aufgrund seiner persekutorischen Intention auch nicht endgültig ins Selbst integriert werden kann (Fonagy, 2008). Das Kind kann dann nicht anders, als sich mit diesem destruktiven Introjekt zu identifizieren, das es von da an wie eine Bedrohung erlebt, die von innen kommt. Es sucht dafür nach Gründen für diese Erfahrung und schreibt sich dabei selbst extrem negative Eigenschaften zu – Wertlosigkeit, Ungewolltheit, Hässlichkeit, Schuld (ebd., S. 355). Man wird an die extrem schlechten Selbstbewertungen erinnert, die sowohl Westen et al. (1992) als auch Leichsenring (2004) bei den von ihnen untersuchten Borderline-Patienten fanden.

»Der einzige Weg, mit solchen Introjektionen umzugehen, ist eine konstante Externalisierung dieser fremden Teile der Selbststruktur in einen *Container*« (Fonagy, 2008, S. 141). Dies geschieht auf dem Weg der *projektiven Identifizierung*. Die verfolgenden Teile werden dann als außerhalb des Selbst erlebt. Dadurch erreicht das Selbst vorübergehend ein illusorisches Gefühl von Sicherheit. Das Bedürfnis nach einem Container für die traumatisierenden Teile der Selbststruktur kann für den Borderline-Patienten eine Angelegenheit von Leben oder Tod sein (ebd.). Denn sobald das Projektionsobjekt verloren geht, kehrt der projizierte feindselige und quälende Fremdanteil ins Selbst zurück. Damit stellen sich auch das Bedrohungsgefühl, die panische Angst und das Gefühl der Desorganisation wieder ein (Fonagy et al., 2004 [2002], S. 362). Die einzige Möglichkeit, den fremden Anteil im Selbst zu vernichten, ist dann oft nur mehr der Suizid (ebd., S. 365). Borderline-Patienten können nicht zuletzt aus diesem Grunde sich von Objekten, die bösartig und destruktiv erscheinen, nicht trennen. Sie halten sie fest oder holen sie, wenn sie ihnen wirklich einmal den Laufpass gegeben haben sollten, wieder zurück, nicht primär aus masochistischen Motiven, sondern weil sie sie für das eigene Überleben brauchen: Solange das introjizierte maligne Objekt draußen geortet werden kann, braucht der Patient, um es zu vernichten, sich nicht selbst zu suizidieren. Gleichzeitig erzeugt diese Konstellation eine suchtartige Abhängigkeit von dem Objekt, das Träger dieser Projektionen ist, zusammen mit dem Gefühl der Ohnmacht und Hilflosigkeit, dieser Situation jemals zu entrinnen. Die mit Vorwürfen durchsetzte Depression des Borderline-Patienten hat hier eine ganz entscheidende Wurzel.

Borderline-Depression als Abwehr von Leere und dem Absturz ins Nichts

Bis hierher ging es immer um das Festhalten an einer Objektbeziehung, auch wenn diese noch so ängstigend oder verfolgend war. Es gibt aber eine Angst, die dem vorausgeht und einem passiven Erleben völliger Hilflosigkeit entspricht, ohne ein sicherheitsspendendes Objekt, das in der Lage wäre, diese Ängste aufzunehmen und den erlebten Zerfall aufzuhalten (Bick, 1988 [1968], S. 236f.). Sie ereignet sich lange vor der Etablierung des autobiografischen Gedächtnisses und kann deshalb zwar erfahren, aber nicht gedacht, geschweige denn benannt werden. Weil es in diesem frühen Entwicklungsstadium noch keine verlässliche Trennung von Ich und Nicht-Ich gibt, gibt es auch kein benennbares Subjekt für diese Erfahrung (Winnicott, 1974, S. 104). Es handelt sich um primitive Vernichtungsängste, wie sie unter anderem als endloses Fallen (ebd.) oder als endloser Sturz in den Raum (Bick, 1988 [1968]) erlebt werden. Bion (1970) spricht im gleichen Zusammenhang von »katastrophischen Ängsten« vor einer nicht mehr wiedergutzumachenden Beschädigung der Objekte, die in Wirklichkeit längst stattgefunden hat (Birkstedt-Breen, 2003). Was klinisch davon sichtbar wird, ist dann immer bereits eine Ersatzbildung (Winnicott, 1974, S. 107), denn die zugrunde liegende Agonie ist unvorstellbar.

Ganz Ähnliches gilt für die Erfahrung *existenzieller Leere*. Um zu verstehen, was damit gemeint ist, empfiehlt Winnicott, nicht so sehr daran zu denken, was in der Vergangenheit an Traumata geschehen ist, als vielmehr daran, was nicht geschah, wo eigentlich etwas hätte geschehen sollen (ebd., S. 106). Für einen Patienten ist es sehr viel leichter, sich an etwas zu erinnern, was ihm zugefügt wurde, als an etwas, das bewusst oder unbewusst erwartet wurde, aber *nicht* geschah. Leere ist dann sehr oft die letzte noch verbliebene, negative Spur des Nichtgeschehenen und der Objekte, die dabei der Auslöschung oder Verwerfung anheimfielen. Green spricht im gleichen Zusammenhang von einer *negativen Halluzination*, die von keiner Vorstellung begleitet ist, weil mit der ursprünglichen Katastrophe auch dem Objekt die Besetzung entzogen wurde, die mit ihr verbunden war (Green, 1999), Benedetti (1983) von »Todeslandschaften«, »Leerräumen«, »stummen Zonen des Unbewussten« oder »schwarzen Löchern«, in deren Zentrum die Angst vor dem Nichts steht. Was uns in diesen Fällen *klinisch* entgegentritt, spiegelt dann nicht mehr die ursprüngliche Erfahrung des Kindes wider, sondern ist bereits das Ergebnis eines restitutiven Akts, mit dem dieses Loch überdeckt werden soll. Das nicht benennbare Trauma bekommt auf diese Weise einen Namen, während die Abwesenheit selbst im Nichtsymbolischen verbleibt, als »Nichts«, aber mit einem tief reichenden, zerstörerischen Einfluss auf das verwundbare Selbst (Gurevich, 2008, S. 563; Übers. C. R.-D.). Oder, in Faimbergs (2005, S. 11; Übers. C. R.-D.) Worten: »Eine Abwesenheit ist eine Anwesenheit, die angreift.«

Folgt man Bråten (1992, 1998), dann gibt es in der Psyche des Säuglings ein angeborenes Design über die Mutter als *virtuellen anderen*, der die Mutter als die *tatsächliche andere* im wechselseitigen Dialog erwartet und willkommen heißt (vgl. dazu auch Dornes, 2002, S. 306). Was es heißt, wenn die tatsächliche andere diese Spur verfehlt, kann man an den Experimenten der Säuglingsforschung ablesen, in denen die Mutter veranlasst wird, in der Interaktion mit dem Säugling für kurze Zeit ein unbewegtes Gesicht zu zeigen (Tronick et al., 1978; Tronick, 1998). Die abwehrende und schließlich verzweifelte Reaktion des Säuglings auf die Erfahrung des unbewegten Gesichts der Mutter muss etwas mit der Enttäuschung einer vorangehenden Erwartung zu tun haben. Wenn das Kind anstelle von Geborgenheit und Harmonie auf die Abwesenheit dessen trifft, was es erwartet hat, und noch nicht erkennen kann, dass es dem Schmerz der Abwesenheit ausgesetzt ist, kann es diese Abwesenheit nur als Schock erleben. Das ausbleibende Lächeln der Mutter bringt sein eigenes Lächeln zum Gefrieren (Gurevich, 2008, S. 562). Was hier für das ausbleibende Lächeln beschrieben wird, gilt auch für alle anderen Erfahrungen von Abwesenheit. Wir brauchen dazu nur an eine Mutter denken, die es für richtig hält, ihr Baby nachts durchschreien zu lassen, bis es irgendwann erschöpft aufgibt, um es am nächsten Morgen liebevoll aus dem Bett zu nehmen, so als wäre nichts geschehen. Was dem Baby in einer solchen Nacht widerfahren ist, steht in keinen Akten, so wie es dafür weder Kläger noch Richter gibt. Die absolute Verlassenheit, der es ausgesetzt war, ohne dass die damit verbundenen Affekte jemals eine adäquate Spiegelung erfahren, erzeugt im Laufe der Zeit aber eine innere Verfassung, die Green (1999) in seiner Klinik des Negativen als »weiße Angst« und »weiße Trauer« beschrieben hat, als Übersetzung eines auf der narzisstischen Ebene erlittenen Verlusts. Später erlittene Traumata, zu denen auch psychischer oder sexueller Missbrauch gehören, können dann die Funktion übernehmen, das dadurch entstandene psychische Loch zu füllen. Denn im Gegensatz zu der vernichtenden Erfahrung von Leere sind sie benennbar und in ihren Grausamkeiten nachvollziehbar; es gibt keinen Zweifel, wer der Täter ist, und dem Opfer ist Mitleid gewiss. Die oft ungemein hartnäckigen depressiven Klagen (und Anklagen) von Borderline-Patienten lassen sich vor diesem Hintergrund auch als »schwarze Depression« beschreiben, die eine »weiße Depression« überdeckt. Woods (2008, S. 230) beschreibt die gleiche Erfahrung mit dem Bild einer Patientin, die in ihren wiederkehrenden Träumen sich selbst immer wieder als bewegungsloses, mumifiziertes Baby sah, das durch das All schwebte.

Stärker noch drückt sich die Angst, dass hinter dem immerhin noch fassbaren Trauma oder einer wenn auch noch so schrecklichen Verlassenheitserfahrung nur mehr Leere und Nichts stehen könnten, im Traum eines Patienten aus, der von Benedetti (1983) geschildert wird. Nach den Schilderungen des Patienten war dies der katastrophalste Traum, den er jemals hatte. Er befand sich in diesem Traum auf der Suche nach einem »Todeskandidaten« und forschte in einer Pyramide nach ihm. Dabei erkannte er, dass diese Pyramide eine kleinere umschloss, die so etwas wie ihr Schatten war. Diese zweite Pyramide barg eine dritte in sich, und so ging es immer weiter. Der Patient wollte den inneren Kern der Pyramide aufspüren, aber am Ende sah er mit Schrecken, dass die Pyramiden – kleiner und kleiner werdend – sich schließlich in Nichts auflösten: Es gab keinen inneren Kern, er war einfach nicht vorhanden. Der Todeskandidat existierte nicht (ebd., S. 50f.). Der Patient war stattdessen mit dem Nichts konfrontiert. Bei einem solchen Patienten, so Benedetti, wäre es sinnlos, diese Leere zu analysieren und nach frühen Angsterlebnissen zu suchen, die dafür verantwortlich sein könnten. Denn dazu muss es erst einen Adressaten geben, ein Ich im Patienten, dem man diese Einsichten mitteilen könnte (ebd.). Dem Analytiker bleibt an dieser Stelle deshalb zunächst nichts anderes übrig, als dieses Nichts stellvertretend für den Patienten zu containen, bis sich die damit verbundene Vernichtungserfahrung nicht mehr in sinnlosen Aktionen Ausdruck verschaffen muss, die lediglich der Evakuation des Unerträglichen dienen. Bis dahin müssen Borderline-Patienten das schwarze Loch, das sich in ihrem Innern auftut, auf andere Weise stopfen, damit seine Bodenlosigkeit nicht sichtbar wird. Das rigide *Festhalten an einer erlittenen traumatischen Erfahrung* ist eine davon. Eine andere ist das *Verdecken der Vernichtungsangst durch Wut und Hass* (zur Deckabwehr vgl. Greenson, 1982 [1958]). Die existenzielle Bedrohung von innen wird auf diese Weise externalisiert und im Wege der Rollenumkehr gleichzeitig vom Passiven ins Aktive gewendet. Mit Klein (2000 [1946]) könnten wir auch sagen, dass anstelle des nicht verfügbaren, abwesenden guten Objekts ein anwesendes böses Objekt erschaffen wird, dem nun die ganze Wut des Borderline-Patienten gilt. Dieser Prozess kann sich so verselbstständigen, dass er später allein bei der Vorstellung von Trennung wie automatisch in Gang gesetzt wird.

Ich erinnere mich in diesem Zusammenhang an eine Borderline-Patientin, die während ihrer psychoanalytischen Therapie Symptome einer Multiplen Sklerose entwickelte und dadurch in so schwere Angstzustände geriet, dass sie vorübergehend nicht mehr allein in ihrer Wohnung sein konnte und selbst dringend nach der Aufnahme in eine psychosomatische Klinik verlangte. Ich tat alles, um diese Aufnahme so schnell wie möglich in die Wege zu leiten, und die Patientin verabschiedete sich von mir sichtlich dankbar, wenn auch mit Tränen in den Augen. Nach ihrer Rückkehr aus der Klinik erfuhr ich von ihr, dass sie unmittelbar nach dieser Sitzung zu Hause von einer solchen Wut überfallen wurde, dass sie ihre ganze Wohnung kurz und klein schlug. Sie konnte sich dies im Nachhinein selber nicht mehr erklären. Es sei aber ein solcher Schmerz über sie gekommen, dass sie sich nicht anders zu helfen wusste, als zu der offenbar schon bereitliegenden Axt zu greifen. Unbewusst galt der maßlose Wutanfall zweifellos mir. Wie die Patientin mir später schilderte, erlebte sie mich in diesem Moment als jemand, die sie nicht aus Besorgnis in die Klinik schickte, sondern weil die sie loswerden wollte. Dieses erschreckende Gefühl musste sie deshalb sofort im Außen buchstäblich mit der Axt vernichten.

Die gleiche Patientin sagte mir, als sie über den Tod ihrer Mutter sprach, die kurz zuvor an Krebs gestorben war:

> »Die Mutter hätte nicht sterben dürfen. Sie ist einfach gestorben, während ich mich für einen Moment von ihr entfernt hatte. Das hätte sie mir nicht antun dürfen. Das verzeihe ich ihr nie. Ich hätte damals den Leichnam am liebsten aus dem Fenster geschmissen, so sehr habe ich sie in dem Moment gehasst.«

Diese Patientin hatte ihr Leben lang um die Liebe der Mutter gerungen und sie gleichzeitig zutiefst gehasst, weil sie ihr in den ersten Lebensjahren nicht zuletzt wegen der Geburt immer weiterer Kinder nicht die Liebe und Fürsorge hatte angedeihen lassen können, die sie in dieser Zeit unbedingt gebraucht hätte. Vermutlich war die Mutter damals auch selbst schwer depressiv gewesen. Nun kämpfte die Patientin in der Therapie weiter mit allen Mitteln um eine Zuwendung, die durch nichts unterbrochen werden und niemals ende durfte. Das hartnäckige Festhalten an ihrer wütenden Anklage mir gegenüber blockierte in ihr lange Zeit hindurch die Erkenntnis, dass es sich dabei um ein Phantasma handelte und ich ihr, selbst wenn ich dies gewollt hätte, niemals in einer Weise hätte zur Verfügung stehen können, wie es diesem phantasmatischen Wunsch entsprach. Auf meine Frage, was geschehen würde, wenn sie diesen wellenförmig wiederkehrenden Hass mir gegenüber einmal aufgeben würde, sprach sie von auftauchenden Leeregefühlen, denen sie dann nicht mehr ausweichen könnte und die sie fürchte wie sonst nichts in ihrem Leben. Es gebe dann nichts mehr, was sie am Leben hielte.

Depression als Füllsel von Leere

Wenn Wut und Hass zur Abwehr katastrophischer Ängste nicht mehr ausreichen und die Leeregefühle sich Bahn zu brechen drohen, muss der Patient zu anderen Abwehrformen greifen, die geeignet sind, das schwarze

Loch in seinem Innern zu füllen. Beschrieben werden im Folgenden die *Konservierung des verlorenen Objekts in einer inneren Krypta*, die *Heroisierung des Leidens* und, bevor das Objekt endgültig verloren zu gehen droht, die *Konservierung des depressiven Affekts* als eines inneren Dauerzustands, der den mit dem Verlust des Objekts sich öffnenden inneren Abgrund füllt.

Die Konservierung des Objekts

Was mit »Konservierung des Objekts« gemeint ist, hat Green in seiner berühmten Arbeit über »Die tote Mutter« (Green, 1983) auf eindrucksvolle Weise beschrieben. Die reale Mutter ist hier nicht wirklich tot, aber aufgrund ihrer Depression innerlich abwesend. Das Kind introjiziert die Imago dieser abwesenden Mutter und spaltet sie gleichzeitig ab. Dabei verwandelt sie sich in eine ferne, starre, gleichsam unbeseelte Figur (ebd., S. 205), die weder betrauert noch begraben werden kann. An ihrer Stelle entsteht eine innere Leere – in den Worten Greens (ebd., S. 209) eine *weiße Depression*, die in der Anwesenheit des Objekts geschieht und die Folge eines narzisstischen Verlustes ist. Hauptabwehrmechanismus ist dabei der Besetzungsabzug vom mütterlichen Objekt – ein psychischer Mord, der ohne Hass erfolgt (ebd., S. 215). Später kann sich eine – in Greens Worten – *schwarze* Depression über die so entstandene leere Stelle legen, die im Gegensatz zur weißen Depression durchaus mit Hass verbunden sein kann. Dieser Hass ist dann aber bereits ein sekundäres Phänomen, das die Spur verwischen soll, die noch von diesem »stillen Töten« (Igra, 1992) kündet. Die therapeutische Interpretation dieses Hasses allein wird deshalb auch niemals dorthin vorstoßen, wo der Patient auch seine Liebe gelassen hat, nämlich am Grab der toten Mutter. Der Patient verbringt sein Leben damit, diese Tote zu versorgen, gerade als sei einzig und allein nur er dafür zuständig. »Als Grabwächter und einziger Besitzer des Schlüssels zur Gruft erfüllt er seine Pflegeelternfunktion im Geheimen. Er hält die tote Mutter gefangen, die auf diese Weise ganz sein eigen bleibt« (Green, 1983, S. 230). Gleichzeitig werden auf diese Weise auch Vergänglichkeit und Tod verleugnet. Stattdessen gerinnt die Zeit zu einer unaufhörlichen Gegenwart. Und doch kommt es – in Greens Worten – manchmal ganz unerwartet zu einem Frieren mitten in der Hitze, zu einem Todesschauer, der daran gemahnt, dass es sich dabei um eine Friedhofsszene handelt (ebd., S. 222).

Nicolas Abraham und Maria Torok (2001 [1987]) sprechen im gleichen Zusammenhang von einer inneren Krypta, die getrennt vom Rest der Psyche ihr Dasein im Geheimen fristet. In ihr wird der erlittene Verlust eines narzisstisch unersetzlichen Objekts mit der Fantasie überdeckt, das Objekt nicht verloren, sondern einverleibt und damit gleichzeitig auf magische Weise in Besitz genommen zu haben.

> »Alle Worte, die nicht gesagt werden konnten, alle Szenen, die nicht erinnert werden konnten, alle Tränen, die nicht vergossen werden konnten, werden mit dem Trauma, das die Ursache des Verlustes ist, zusammen verschluckt. Verschluckt und *konserviert.* Die unsagbare Trauer errichtet im Inneren des Subjekts eine *geheime Gruft*« (ebd., S. 551; Herv. i. O.),

in der das verlorene Objekt am Leben gehalten und Zentrum einer unbewussten Fantasiewelt wird, die im Verborgenen ihr Leben führt.

Die Heroisierung des Leidens

Die Abwesenheit des erhofften Objektes bedeutet nicht nur Sehnsucht, sondern vor allem auch *Leiden.* Die Steigerung dieser Leidenserfahrung ins Grenzenlose hat auf der narzisstischen Ebene dann oft den Sinn, das Objekt herbeizuzwingen, wie in der von Kafka (1951 [1910–1923]) in seinen Tagebüchern beschriebenen Szene, in der Jesus einen solchen, von abgrundtiefem Leid gezeichneten Menschen anblickt und Mitleid empfindet. »Dieser hat genug gelitten. Dieser kommt zu mir«, sagt er und nimmt ihn – endlich – bei sich auf. Oft besitzt diese Form des Leidens eine erotische Qualität, die nur schwer von einer masochistischen Perversion zu trennen ist. Der masochistische Triumph erfährt dann zugleich eine sexuelle Überhöhung. Bedeutsamer noch ist die narzisstische Glorifizierung, die sich dem Leiden beimischen kann. Ausmaß und Intensität des Leidens entsprechen dabei der Intensität des Verschmelzungswunsches, der dem erhofften, idealisierten Objekt gilt. Das Objekt selbst bleibt unerreichbar, aber der unbewusst induzierte Leidenszustand suggeriert, dass es zumindest nahe ist.

Es gibt einen tibetanischen Mythos, in dem ein Mensch dazu verurteilt ist, unentwegt nach seinem ersehnten Objekt zu suchen und dabei unendliche Schmerzen zu erleiden. Die Marter besteht darin, dass er das Objekt auf dem Gipfel eines Baumes erblickt und beginnt, hinaufzuklettern. In dem Moment kehren sich die spitzen Zweige des Baumes nach unten und dringen, während er klettert, in ihn ein. Als er schließlich unter großen Schmerzen auf dem Wipfel des Baumes anlangt, sieht er das Objekt unten am Fuß des Baumes stehen. Während er herunterklettert, richten sich die Zweige des Baumes nach oben und beginnen erneut, ihn zu zerfleischen.

Diese Geschichte wurde mir von einem Patienten mit einer schweren sadomasochistischen Perversion erzählt, den ich längere Zeit in Analyse hatte (Rohde-Dachser, 1986). Das Bild, mit dem er seine verzweifelte Suche nach dem Objekt beschrieb, lässt sich auf dieser sexuellen Ebene allein aber nicht hinreichend erfassen. Es weist auf die unstillbare Sehnsucht nach einem Objekt hin, dem sich der Patient beim Versuch der Annäherung selbst zum Opfer bringt, in der Hoffnung, dafür eines Tages mit der erhofften (Wieder-)Vereinigung belohnt zu werden.

Depression als Objektersatz und ständiger innerer Begleiter

Moser & v. Zeppelin (2004) und Moser (2009)[4] haben im gleichen Zusammenhang den Begriff der »Affektkonserve« geprägt, bei dem anstelle des verlorenen Objekts der dazugehörige vorherrschende Affekt besetzt und zum inneren Begleiter gewählt wird. Denn der vom Objekt losgelöste Affekt und die gefühlshaften Stimmungen, in denen er zum Ausdruck kommt, sind im Gegensatz zum Objekt immer verfügbar und können sich zudem mit der Hoffnung paaren, dass sich irgendwann in einer fernen Zukunft doch noch alles zum Guten wenden wird, ohne diese Hoffnung jemals auf ihre Erfüllbarkeit hin überprüfen zu müssen (Potamianou, 1997). Die Depression ist dazu der Affekt *par excellence*. Wenn alle anderen Mittel versagen, kann der innere Rückzug in eine Welt, die mit der Depression gefüllt ist, die einmal dem verlorenen Objekt gegolten hat, einen letzten, manchmal lebensrettenden Weg darstellen, um der Konfrontation mit dem Nichts zu entgehen (Steiner, 1993). Was wir dann in der psychoanalytischen Situation zu sehen bekommen, ist eine stabile, sich selbst verstärkende Abwehrorganisation, deren oberstes Ziel es ist, den Status quo aufrechtzuerhalten (Moser, 2009, S. 91; vgl. dazu auch Weiß, 2009, S. 20ff.).

4 Ich stütze mich im Folgenden hauptsächlich auf Moser (2009; darin auf Kap. 28 »Depression. Ein zweiter Nachschlag«, S. 91–105).

Der depressive Affekt signalisiert einen drohenden oder bereits eingetretenen psychischen Stillstand, verbunden mit einem Gefühl von *Lähmung*, das sich von innen her ausbreitet und die ganze Person erfüllt. Auch das Bewusstsein verändert sich. Das Denken erfolgt in »lähmender Schläfrigkeit« (Moser, 2009, S. 99); mit dem Verlust des Gefühls, das Objekt doch noch zu erreichen, geht auch die Selbstachtung zunehmend verloren. Das Subjekt klagt über Gefühle, nicht geliebt zu werden, nicht fähig sein zu lieben, das begehrte Objekt zu verlieren, nicht gut zu sein, dem eigenen Ideal nicht zu genügen usw. (ebd.). Hinzu kommen Gefühle der Scham, der Schuld und des Verlassenseins (ebd., S. 95). Es gelingt dem Subjekt nicht, sich aus dieser Lähmung herauszubewegen, die sich wie eine Verfärbung immer weiter ausbreitet und jede Situation dominiert. Die Bedeutung der Dinge geht verloren, das Erleben verkümmert (ebd., S. 93). Weil die Bewegung auf das Objekt des Begehrens hin deaktiviert ist, bleiben auch die Wünsche in einer ewigen Warteschleife hängen (ebd., S. 105). Dem Ganzen liegt ein Teufelskreis zugrunde, der nach meinen Erfahrungen insbesondere das Erleben von Borderline-Patienten auf spezifische Weise kennzeichnet: Am Anfang steht die fortgesetzte Enttäuschung oder Kränkung durch ein Objekt, das die Erfüllung vitaler Wünsche (nach Zuwendung, Spiegelung, Sicherheit, Kontinuität) verweigerte, so lange, bis das Subjekt sukzessive die damit verbundenen Erwartungen aufgab. Die damit verbundenen Wünsche werden dadurch aber nicht ausgelöscht. Sie werden dem Objekt gegenüber aber nicht mehr signalisiert, sondern kommen nur mehr indirekt in der Depression des Subjekts zum Ausdruck. Mit jeder neuen Hinwendung zum Objekt und jeder neuen Zurückweisung verstärkt sich die Depression, bis sie schließlich als Zustandsaffekt ganz an die Stelle der Objektbeziehung tritt.

Das Objekt wird in diesem Prozess in der Regel aggressiv entwertet (»Meine Mutter, von der habe ich nie etwas gehabt!«). Für Moser handelt es sich dabei aber nicht um Hass auf das Objekt, auch wenn dies auf den ersten Blick leicht so erscheinen mag, denn Hass und Liebe sind Teil eines Beziehungsgefühls (ebd., S. 46ff.). Hier geht es aber gerade nicht um Beziehung, sondern um die aggressive Abwehr von Beziehung, die sich nicht auf aggressive Wünsche gegenüber dem Objekt zurückführen lässt (ebd., S. 102). Das Objekt muss vielmehr ferngehalten werden, damit es nicht zu einer erneuten Bedrohung wird, und dazu muss es seines Werts entkleidet werden. Erst wenn das vollständig gelungen ist, hört es auf, Objekt des Begehrens zu sein. Moser sieht darin eine *Form der Regulierung der Nicht-*

Regulierung unter Beibehaltung des Objekts (ebd., S. 102), während die depressive Traurigkeit *(depressive sadness)* im Subjekt einen immer größeren Raum einnimmt. Entscheidend ist dann, inwieweit daneben noch ein Teil des Selbst erhalten geblieben ist, der diese depressive Traurigkeit containen kann, oder ein Teil des Selbst noch Hoffnung hegt, das Objekt eines Tages doch noch für sich gewinnen zu können (ebd., S. 100). Wenn dies nicht der Fall ist, kann das depressive Erleben Ausmaße annehmen, aus denen oft nur noch der Suizid als Ausweg erscheint – oft mit der Fantasie eines glücklicheren Seins in einer anderen Welt. Kristeva (2007 [1987]) hat dieses Erleben eindrucksvoll in Worte gefasst: Für bestimmte Patienten, so sagt sie und meint damit Patienten mit einer frühen, nicht symbolisierbaren Verletzung, die sich als narzisstisches Gefühl des Mangels und der Furcht vor Leere niederschlägt, ist

> »die Schwermut in Wirklichkeit das einzige Objekt, genauer: sie ist Ersatzobjekt, an das er sich bindet, das er, mangels eines anderen, hegt und pflegt. In diesem Fall stellt der Selbstmord keinen verschleierten Kriegsakt dar, vielmehr die Vereinigung mit der Schwermut und, über sie hinaus, mit jener unmöglichen, niemals berührten Liebe, die gleich den Versprechen des Nichts, des Todes, immer anderswo ist« (ebd., S. 20).

Diesem Zitat habe ich auch den Titel für diese Arbeit entnommen.

Zur Therapie der Borderline-Depression

Patienten, die in der hier beschriebenen Weise gezeichnet sind, können auf der Ebene der Konfliktdeutung kaum oder gar nicht erreicht werden. An ihrer Stelle hat die Regulierung der therapeutischen Beziehung absolute Priorität (Moser, 2001). Dabei geht es zunächst vor allem um die Reduktion der mit der therapeutischen Beziehung verbundenen Erregung (Fonagy, 2008, S. 140). In der Borderline-Therapie wiederholt der Patient die Beziehungen, die er selbst einmal mit frühen, traumatisierenden Objekten hatte, und erlebt sie dabei erneut als unmittelbare Realität. Der Analytiker wird dabei immer wieder zum Verfolger, zum Vergifter der Beziehung oder auch zu einem Objekt, dem man nie trauen kann (Moser, 2001, S. 118). Der Patient fühlt sich in dieser unerträglichen Beziehung gefangen; er kann aber auch nicht auf sie verzichten. Denn so negativ der

Analytiker in der Übertragung auch erscheinen mag: Als Container seiner Projektionen ist er für den Patienten gleichzeitig unverzichtbar; oft wird er auf diese Weise zur letzten Rettung vor dem sonst unmittelbar drohenden Suizid. Aus diesem Grunde ist allein schon die Vorstellung, dass der Analytiker ihn verlassen könne, unerträglich und aktiviert das Bindungsverhalten des Patienten – als verzweifelte Suche nach einem sicheren Halt, der der Auslieferung an maligne innere Objekte und der damit verbundenen Selbstfragmentierung eine Grenze setzt. Unabdingbare Voraussetzung für das Gelingen der Therapie ist deshalb eine lange und verlässliche therapeutische Beziehung, in der der Analytiker dem Patienten immer wieder signalisiert, dass er verstanden hat, worum es ihm vor allem geht, nämlich der (Wieder-)Errichtung eines stabilen Selbst, dem wieder eigene Wirkmöglichkeiten offenstehen. Denn erst, wenn dies gelungen ist, kann er sich auch mit seinen inneren Konflikten konfrontieren, die er bis dahin nur als Chaos oder Leere wahrnehmen konnte. Borderline-Therapien scheitern nach meiner Erfahrung vor allem daran, dass der Analytiker den Patienten in seinen strukturellen Möglichkeiten überschätzt und ihn mit Konfliktdeutungen traktiert, während dieser selbst verzweifelt gegen die Gefahr der Selbstfragmentierung kämpft. Dem Patienten bleibt dann nur mehr der Rückzug aus der therapeutischen Beziehung in ein inneres Refugium, in das der Psychoanalytiker ihm nicht mehr nachstellen kann (Steiner, 1993). Dort fühlt er sich geschützt, wenn auch auf Kosten seiner Beziehung zum Psychoanalytiker, der zu seiner Überraschung irgendwann bemerkt, dass der Patient ihm unbemerkt entglitten ist. Borderline-Patienten sind aufgrund ihrer frühen traumatischen Erfahrungen extrem verwundbar, auch wenn sie dies nach außen nicht immer zeigen. Konfliktdeutungen gleich welcher Art werden dann wie das Rühren in einer offenen Wunde erlebt. Dies gilt für die Deutung ödipaler Konflikte ebenso wie für die Deutung von Aggressionskonflikten. Die positive Verarbeitung solcher Deutungen erfordert eine Ichstruktur, über die Borderline-Patienten zumindest am Beginn ihrer Behandlung in der Regel nicht verfügen. Der Analytiker kann unter diesen Bedingungen den Patienten oft lange Zeit nur durch *analytikerzentrierte Deutungen* (ebd.) erreichen, in denen er die Gefühle und Ängste des Patienten thematisiert, die dieser auf den Analytiker richtet.

Der Patient lernt auf diese Weise allmählich, auch über andere Perspektiven nachzudenken, das heißt, zu mentalisieren (Fonagy, 2008, S. 140). Auch für Fonagy besteht das Ziel der Borderline-Therapie vor allem im Aufbau eines *robusteren, mentalisierenden Selbst* (ebd., S. 142). Er vertritt damit eine andere Auffassung als Kernberg, für den die *Deutung der negativen Übertragung* in der Borderline-Therapie von Beginn an Priorität hat (Kernberg, 1975, 2000). Die negative Übertragung kann aus meiner Sicht aber erst erkannt und überdacht werden, wenn der Patient in der Lage ist, eine dritte Position einzunehmen, von der aus er das Geschehen in der therapeutischen Beziehung reflektieren kann. Vorher wird jede Konfrontation mit den eigenen negativen Gefühlen wie eine Zurückweisung erfahren, die anstelle von Einsicht nur ein vermehrtes Bindungsverhalten zur Folge hat. Sicher ist es so, dass die negative Übertragung in der Borderline-Therapie einen großen Raum einnimmt, dem aufseiten des Analytikers entsprechend heftige negative Gegenübertragungen entsprechen (dazu auch Rohde-Dachser, 2004, S. 147ff.). Nach meiner Erfahrung geschieht dies aber vor allem, weil diese Patienten sich nicht vorstellen können, dass es eine andere Möglichkeit der Bindung gibt als die oft katastrophische, unter der sie selbst ein Leben lang gelitten haben.

Früher oder später kommen Borderline-Patienten in der Therapie dabei auch in Kontakt mit einer Form von Abwesenheit, in der ein anderer, von dem er in dieser Situation völlig abhängig war, für ihn nur als Abwesender erfahrbar war und er, der Patient, damals nicht anders konnte, als sich mit dieser Abwesenheit zu identifizieren (Green, 2000 [1975]; Gurevich, 2008). Eine solche Erfahrung ist nicht in Worten mitteilbar, obwohl sie das Erleben des Subjekts mit jeder Faser durchdringt. Die Erfahrung der Abwesenheit kann sich nur negativ verständlich machen, in der Verweigerung, im Rückzug, in dem, was in den psychiatrischen Krankheitsverzeichnissen unter der Diagnose »Schizoidie« firmiert (ebd.). Der Analytiker muss in der Lage sein, auch diese Sprache zu verstehen und eine Umgebung herzustellen, in der der Patient diese Abwesenheit erfahren und in der er sie wiederbeleben kann. Früher oder später wird der Patient dann auch mit der Vernichtungsangst in Berührung kommen, die vor langer Zeit einmal der Abwesenheit eines anderen gegolten hat. Wenn diese Erfahrung möglich geworden ist, und zwar in einer aufeinander abgestimmten *(attuned)* therapeutischen Beziehung, wird sie mit Bedeutung, Symbolisierung und Bestätigung versehen und braucht nicht mehr weiter dissoziiert werden (ebd., S. 89f.). Dann wird es auch möglich, das Erinnerte in eine authentische Geschichte zu transformieren, die den Schmerz, der damit verbunden ist, zwar nicht aufheben kann, ihn aber zu einem Teil der eigenen Lebensgeschichte macht, vor dem man nicht mehr fliehen muss. Das Gleiche gilt auch für die Erfahrung von *Leere.*

Der Patient braucht oft lange Zeit, um zu begreifen, dass auch das Gefühl von absoluter Leere zum Leben gehört, und dass diese Leere nicht unbedingt in den katastrophischen Absturz führen muss, vor dem er sich bisher so maßlos fürchtete. Man muss diese Leere dazu aber in sich erkennen und ihr einen Namen geben (Britton, 2001 [1998], S. 209). »Sei und wisse zugleich des Nicht-Seins Bedingung«, schreibt Rilke in den Sonetten an Orpheus (Rilke, 1955 [1928], S. 759f.); zit. n. Britton, 2001 [1998], S. 211). Für Britton entstammt die Erfahrung innerer Leere »aus der Berührung mit einem potenziellen Raum im Selbst, der nie ausgefüllt worden ist, einer angeborenen und nie erfüllten Hoffnung, einer ungeformten Erwartung, die nie Gestalt gewonnen hat« (ebd.). Ein Gefühl für Sein und für Wissen wird wiederhergestellt, wenn diese Leere, des *Nichtseins Bedingung*, vorstellbar wird. Wenn, so könnten wir hinzufügen, ein Punkt im Leben erreicht worden ist, von dem aus Fülle und Leere, Leben und Tod, Sein und Nichtsein in ihrer gegenseitigen Bedingtheit erkannt und akzeptiert werden können und nicht mehr als sich gegenseitig ausschließende Gegensätze. Money-Kyrle (1971) spricht im gleichen Zusammenhang von der Anerkennung der Grundtatsachen des Lebens, zu denen auch Trennung und Tod gehören, Lacan (1958) von der symbolischen Kastration als Anerkennung des Verzichts auf die fantasierte Einheit mit der Mutter, die den Eintritt in die symbolische Ordnung ermöglicht. Es dauert oft lange Zeit, bis Borderline-Patienten diesen Punkt erreichen. Zu sehr fühlen sie sich, um überleben zu können, auf die Aufrechterhaltung ihrer früh errichteten Abwehrstrukturen angewiesen. Die Psychoanalyse hat heute aber eine ganze Reihe methodischer Zugangsweisen entwickelt, um dieses hartnäckige Festhalten am Status quo zu verstehen. Die Verschiebung des psychoanalytischen Augenmerks von der sprachlichen Äußerung auf die szenischen Inszenierungen des Patienten ist davon eine der wichtigsten. Die psychoanalytische Behandlung von Borderline-Patienten hat von daher heute eine durchaus gute Prognose. Voraussetzung dafür ist allerdings, dass der Analytiker dem Patienten so lange, wie dieser es braucht, in einer verlässlichen therapeutischen Beziehung zur Verfügung steht. Ob unser medizinisches Versorgungssystem dafür immer die notwendigen Voraussetzungen bereitstellt, ist eine andere Frage. Die Psychoanalyse hat die dazu notwendigen Behandlungsinstrumente jedenfalls entwickelt.

Literatur

Abraham, N. & Torok, M. (2001 [1987]). Trauer oder Melancholie. Introjizieren – inkorporieren. *Psyche – Z. Psychoanal., 55*, 545–559.

Amati, S. (1977). Reflexionen über Folter. *Psyche – Z. Psychoanal., 31*, 22–245.

American Psychiatric Association [APA] (1996 [1994]). *Diagnostisches und Statistisches Manual Psychischer Störungen (DSM-IV)* [dt. Bearb. u. Einf. v. H. Saß, H.-U. Wittchen & M. Zaudig]. Göttingen u. a.: Hogrefe.

Beeghly, M. & Cicchetti, D. (1994). Child maltreatment, attachment, and the self esteem: Emergence of an internal state lexicon in toddlers at high social risk. *Dev. Psychopatholog., 6*, 5–30.

Benedetti, G. (1983). *Todeslandschaften der Seele. Psychopathologie, Psychodynamik und Psychotherapie der Schizophrenie*. Göttingen: Verlag Med. Psychologie.

Bick, E. (1988 [1968]). Das Hauterleben in frühen Objektbeziehungen. In E. B. Spillius (Hrsg.), *Melanie Klein heute. Entwicklungen in Theorie und Praxis, Bd. 1: Beiträge zur Theorie*. München, Wien: Verlag Int. Psychoanalyse.

Bion, W. R. (1959). Angriffe auf Verbindungen. In E. B. Spillius (Hrsg.), *Melanie Klein Heute. Entwicklungen in Theorie und Praxis, Bd. 1: Beiträge zur Theorie* (S. 110–129). München, Wien: Verlag Int. Psychoanalyse.

Bion, W. R. (1970). *Attention and Interpretation*. London: Tavistock.

Bion, W. R. (1992 [1962]). *Lernen durch Erfahrung*. Frankfurt/M.: Suhrkamp.

Birkstedt-Breen, D. (2003). Time and the après-coup. *Int. J. Psychoanal., 84*, 1501–1515.

Blatt, S. J. (1974). Levels of object representations in anaclitic and introjective depression. *Psychoanal. Stud. Chil., 29*, 107–157.

Blatt, S. J., D'Affliti, J. P. & Quinlan, D. M. (1976). Experiences of depression in normal young adults. *J. Abnorm. Psychol., 85*, 383–389.

Blatt, S. J., Luyten, P. & Corveleyn, J. (2005). Zur Entwicklung eines dynamischen Interaktionsmodells der Depression und ihrer Behandlung. *Psyche – Z. Psychoanal., 59*, 864–891.

Blatt, S. J., Quinian, D. M. & Chevron, E. S. (1982). Dependency and self-criticism: Psychological dimensions of depression. *J. Consult. Clin. Psychol., 50*, 113–124.

Blatt, S. & Zuroff, D. (1992). Interpersonal relatedness and self-definition: Two prototypes for depression. *Clin. Psychol. Rev., 12*, 527–562.

Bohleber, W. (2000). Die Entwicklung der Traumatheorie in der Psychoanalyse. *Psyche – Z. Psychoanal., 54*, 797–839.

Bohleber, W. (2008). Einige Probleme psychoanalytischer Traumatheorie. In M. Leuzinger-Bohleber, G. Roth & A. Buchheim (Hrsg.), *Psychoanalyse, Neurobiologie, Trauma* (S. 45–54). Stuttgart, New York: Schattauer.

Bråten, S. (1992). The virtual other in infants' minds and social feelings. In A. Wold (Hrsg.), *The Dialogical Alternative. Toward a Theory of Language and Mind* (S. 77–97). Oslo: Scandinavian UP.

Bråten, S. (1998). *Intersubjective Communication and Emotion in Early Ontogeny*. Cambridge: UP.

Britton, R. (2001 [1998]). *Glaube, Phantasie und psychische Realität. Psychoanalytische Erkundungen*. Stuttgart: Klett-Cotta.

Dahl, H. (1995). An informaton feedback theory of emotions and defenses. In A. Conte & R. Plutchik (Hrsg.), *Ego defenses: Theory and measurement* (S. 98–179). New York: Wiley.

Dennett, D.C. (1983). *The Intentional Stance*. Cambridge/MA: MIT Press.
Dornes, M. (2002). Der virtuelle Andere. Aspekte vorsprachlicher Intersubjektivität. *Forum Psychoanal., 18*, 303–331.
Faimberg, H. (2005). Après-coup. Response. *Int. J. Psychoanal., 86*, 1–6.
Fischer, G. & Riedesser, P. (1999). *Lehrbuch der Psychotraumatologie*. München: Reinhardt.
Fonagy, P. (2008). Psychoanalyse und Bindungstrauma unter neurobiologischen Aspekten. In M. Leuzinger-Bohleber, G. Roth & A. Buchheim (Hrsg.), *Psychoanalyse, Neurobiologie, Trauma* (S. 132–148). Stuttgart, New York: Schattauer.
Fonagy, P., Gergely, G. & Jurist, E.L. (2004 [2002]). *Affektregulierung, Mentalisierung und die Entwicklung des Selbst*. Stuttgart: Klett-Cotta.
Fonagy, P. & Target, M. (1996). Playing with reality: I. Theory of mind and the normal development of psychic reality. *Int. J. Psychoanal., 77*, 217–233.
Frances, A., Clarkin, J.F., Gilmore, M., Hurt, S.W. & Brown, R. (1984). Reliability of criteria for borderline personality disorder. A comparison of DSM-III and the Diagnostic Interview for Borderline Patients. *Am. J. Psychiat., 141*, 1080–1084.
Freud, S. (1916–1917g [1915]). Trauer und Melancholie. *GW X*, 428–446.
Furst, S. (1978). The stimulus barrier and the pathogenicity of trauma. *Int. J. Psychoanal., 59*, 345–352.
Gergely, G. (2002). Ein neuer Zugang zu Margaret Mahler: Normaler Autismus, Symbiose, Spaltung und libidinöse Objektkonstanz aus der Perspektive der kognitiven Entwicklungspsychologie. *Psyche – Z. Psychoanal., 56*, 809–838.
Green, A. (1983). Die tote Mutter. *Psyche – Z. Psychoanal., 47*, 205–240.
Green, A. (1999). *The Work of the Negative*. London: Free Association.
Green, A. (2000 [1975]). Analytiker, Symbolisierung und Abwesenheit im Rahmen der psychoanalytischen Situation. In ders., *Geheime Verrücktheit. Grenzfälle der psychoanalytischen Praxis* (S. 171–214). Gießen: Psychosozial-Verlag.
Green, A. (2002). Die zentrale phobische Position – mit einem Modell der freien Assoziation. *Psyche – Z. Pschoanal., 56*, 409–441.
Greenson, R.R. (1982 [1958]). Über Deckabwehr, Deckhunger und Deckidentität. In ders., *Psychoanalytische Erkundungen* (S. 68–89). Stuttgart: Klett-Cotta.
Gunderson, J. & Phillips, K.A. (1991).«A current view of the interface between borderline personality disorder and depression. *Am. J. Psychiat., 148*, 967–975.
Gurevich, H. (2008). The language of absence. *Int. J. Psychoanal., 89*, 561–578.
Gutwinski-Jeggle, J. (2007). Die Depression als »Zeitkrankheit«. Wenn Zeiträume nicht zu Spiel- und Denkräumen werden. *Forum Psychoanal., 23*, 133–148.
Hartocollis, P. (1977). Affects in borderline disorders. In P. Hartocollis (Hrsg.), *Borderline Personality Disorders. The Concept, the Syndrome, the Patient* (S. 495–507). New York: Int. UP.
Herman, J.L. (1992). *Narben der Gewalt. Traumatische Erfahrungen verstehen und überwinden*. München: Kindler.
Holtzman, W.H., Thorpe, J.S., Swartz, J.D. & Herron, E.W. (1961). *Inkblot perception and personality*. Austin: Univ. of Texas Press.
Hopkins, J. (2000). Overcoming a child's resistance to late adoption: how one new attachment can facilitate another. *J. Chil. Psychoth., 26*, 335–347.
Igra, L. (1992). Stilles Töten. Das Konzept der inneren Urszene in der psychoanalytischen Praxis. *Forum Psychoanal., 10*, 199–212.
Kafka, F. (1951 [1910–1923]). *Tagebücher*. Frankfurt/M.: Fischer.

Kernberg, O.F. (1975). *Borderlinestörungen und pathologischer Narzissmus*. Frankfurt/M.: Suhrkamp.

Kernberg, O.F. (2000). Die übertragungsfokussierte (oder psychodynamische) Psychotherapie von Patienten mit einer Borderline-Persönlichkeitsorganisation. In O.F. Kernberg, B. Dulz & U. Sachsse (Hrsg.), *Handbuch der Borderline-Störungen* (S. 447–460). Stuttgart, New York: Schattauer.

Klein, M. (2000 [1946]). Bemerkungen über einige schizoide Mechanismen. In dies., *Gesammelte Schriften, Bd. III* (S. 1–41). Stuttgart: frommann-holzboog.

Kristeva, J. (2007 [1987]). *Schwarze Sonne. Depression und Melancholie*. Frankfurt/M.: Brandes & Apsel.

Lacan, J. (1958). Die Bedeutung des Phallus. In ders., *Schriften II* (S. 119–132). Olten: Walter-Verlag.

Leichsenring, F. (2004). Quality of depressive experiences in borderline personality disorders: Differences between patients with borderline personality disorder and patients with higher levels of personality organization. *Bulletin of the Menninger Clinic, 68*, 9–22.

Leichsenring, F. & Sachsse, U. (2002). Emotions as wishes and belief. *J. Personal. Assessm., 79*, 257–273.

Main, M. & Hesse, E. (1990). Parents' unresolved traumatic experiences are related to infant disorganized attachment status: is frightened and/or frightened parental bevavior the linking mechanism? In M.T. Greenberg, D. Cicchetti & E.M. Cummings (Hrsg.), *Attachment in the Preschool Years: Theory, Research, and Intervention* (S. 161–182). Chicago: Univ. of Chicago Press.

Masterson, J.F. (1976). Psychotherapie bei Borderline-Patienten. Stuttgart: Klett-Cotta.

Money-Kyrle, R. (1971). The Aim of Psychoanalysis. *Int. J. Psychoanal., 52*, 103–106.

Moser, U. (2001). »What is a Bongaloo, Daddy?« Übertragung, Gegenübertragung, therapeutische Situation. Allgemein und am Beispiel »früher Störungen«. *Psyche – Z. Psychoanal., 55*, 97–136.

Moser, U. (2009). *Theorie der Abwehrprozesse. die mentale Organisation psychischer Störungen*. Frankfurt/M.: Brandes & Apsel.

Moser, U. & Zeppelin, I. von (1996). Die Entwicklung des Affektsystems. *Psyche – Z. Psychoanal., 50*, 32–84.

Moser, U. & Zeppelin, I. von (2004). Die Regulierung der Beziehung bei »frühen Störungen« (Borderline-Fällen). *Psyche – Z. Psychoanal., 58*, 1089–1110.

Paris, J. (2000). Kindheitstrauma und Borderline-Persönlichkeitsstörung. In O.F. Kernberg, B. Dulz & U. Sachsse (Hrsg.), *Handbuch der Borderline-Störungen* (S. 159–166). Stuttgart, New York: Schattauer.

Potamianou, A. (1997). *Hope. A Shield in the Economy of Borderline States*. London: Routledge.

Reddemann, L. & Sachsse, U. (1999). »Trauma first!«. PTT – Persönlichkeitsstörungen. *Theorie und Therapie, 1*, 16–20.

Reddemann, L. & Sachsse, U. (2000). Traumazentrierte Psychotherapie der chronifizierten, komplexen Posttraumatischen Belastungsstörung vom Phänotyp der Borderline-Persönlichkeitsstörungen. In O.F. Kernberg, B. Dulz & U. Sachsse (Hrsg.), *Handbuch der Borderline-Störungen* (S. 555–571). Stuttgart, New York: Schattauer.

Rey, J.H. (1979). Schizoide Phänomene im Borderline-Syndrom. In E.B. Spillius (Hrsg.), *Melanie Klein Heute. Entwicklungen in Theorie und Praxis. Bd. 1: Beiträge zur Theorie* (S. 253–287). München, Wien: Verlag Int. Psychoanalyse.

Rilke, R.M. (1955 [1928]). Sonette an Orpheus. In ders., *Sämtliche Werke, Bd. 1* (S. 727–775). Frankfurt/M.: Insel.
Rohde-Dachser, C. (1986). Ringen um Empathie. Ein Interpretationsversuch masochistischer Inszenierungen. *Forum Psychoanal., 2*, 44–58.
Rohde-Dachser, C. (2004). *Das Borderline-Syndrom*. 7., voll. überarb. u. erw. Aufl. Bern u.a.: Huber.
Schmideberg, M. (1959). The borderline patient. In S. Arieti (Hrsg.), *American Handbook of Psychiatry, Vol. I*. New York: Basic Books.
Schneider-Rosen, K. & Cicchetti, D. (1984). The relationship between affect and cognition in maltreated infants: Quality of attachment and the development of visual self-recognition. *Child Dev., 55*, 648–658.
Schneider-Rosen, K. & Cicchetti, D. (1991). Early self-knowledge and emotional development: Visual self-recognition and affective reaction to mirror self image in maltreated and non-maltreated toddlers. *Dev. Psychol., 27*, 481–488.
Steiner, J. (1993). *Orte des seelischen Rückzugs. Pathologische Organisationen bei psychotischen, neurotischen und Borderline-Patienten*. Stuttgart: Klett-Cotta.
Tronick, E. (1998). Dyadically expanded states of consciousness and the process of therapeutic change. *Infant Mental Health J., 19*, 290–299.
Tronick, E., Als, H., Adamson, L., Wise, S. & Brazelton, B. (1978). The infant's response to entrapment between contradictory messages in face-to-face interaction. *J. Am. Academ. Child Psychiat., 17*, 1–13.
van der Kolk, B.A. (1999). Das Trauma in der Borderline-Persönlichkeit. PTT – Persönlichkeitsstörungen. *Theorie und Therapie, 1*, 21–290.
Weiß, H. (2009). *Das Labyrinth der Borderline-Kommunikation. Klinische Zugänge zum Erleben von Raum und Zeit*. Stuttgart: Kett-Cotta.
Weltgesundheitsorganisation [WHO] (1993 [1991]). *Internationale Klassifikation psychischer Störungen (ICD-10)* [übers. u. herausg. v. H. Dilling, W. Mombour, M.H. Schmidt]. 2. Aufl. Bern u.a.: Huber.
Westen, D., Moses, M.J., Silk, K.R., Lohr, N.E., Dogen, R. & Segal, H. (1992). Quality of depressive experiences in borderline personality disorders and major depression: When depression is not just depression. *J. Pers. Dis., 6*, 382–393.
Winnicott, D.W. (1974). Fear of Breakdown. *Int. Rev. Psycho. Anal., 1*, 103–107.
Woods, M.Z. (2008). Entwicklungspsychologische Überlegungen in der Erwachsenenpsychoanalyse. In V. Green (Hrsg.), *Emotionale Entwicklung in Psychoanalyse, Bindungstheorie und Neurowissenschaften. Theoretische Konzepte und Behandlungspraxis* (S. 285–310). Frankfurt/M.: Brandes & Apsel.

B
Spuren des Verlorenen in der Ausgestaltung der Geschlechterdifferenz

1
»Weiblichkeit« und »Männlichkeit« aus der Sicht der Psychoanalyse heute

Über Hingabe, Tod und das Rätsel der Geschlechtlichkeit

Freuds Weiblichkeitstheorie aus heutiger Sicht[1]

In diesem Aufsatz möchte ich der Frage nachgehen, warum sich Freuds Theorie der Weiblichkeit (1925j, 1931b, 1933a [1932]) ungeachtet des veränderten Verständnisses der weiblichen Entwicklung und der Geschlechterdifferenz innerhalb der Psychoanalyse bis heute erhalten hat, und sei es auch nur im Rahmen einer fortgesetzten Widerlegung. Weniger beachtet, aber ebenso weiter in der Diskussion ist seine Feststellung von der Ablehnung der Weiblichkeit durch beide Geschlechter (Freud, 1937c; Perelberg, 1997, S. 219f.). Im Vergleich dazu wurde der männlichen Entwicklung bis heute sehr viel weniger Aufmerksamkeit geschenkt, so als sei diese längst ausreichend beschrieben (Person, 2005, S. 1055; McDermott Long, 2005, S. 1161ff.). Freuds Weiblichkeitstheorie konzentriert sich bekanntlich auf das Haben oder Nichthaben des Penis, wobei das »Nicht« der weiblichen Entwicklung seinen spezifischen Stempel aufdrückt. Von hier aus ergeben sich einige interessante Parallelen zu einer empirischen Untersuchung, die vor einigen Jahren am Institut für Psychoanalyse der Universität Frankfurt durchgeführt wurde und sich mit den Wünschen befasste, die Männer und Frauen im Leben haben.[2] Dabei zeigten sich geschlechtsspezifische Unterscheidungen in der Verwendung des Wortes »Nicht«, die auch für unsere Fragestellung von Bedeutung sind. Ich möchte deshalb zunächst darüber kurz berichten.

1 Erstveröffentlichung 2008 in *Psyche – Z. Psychoanal., 60*, 948–977.

2 Mitarbeiter/innen des von mir geleiteten Forschungsprojekts waren unter anderem Elke Brech, Tilman Grande, Wolfgang Gephart, Johannes Kaufhold, Martina McClymont, Elke Salmen und Bettina Wunderlich. Das Projekt fand mit Unterstützung der Breuninger Stiftung statt. Ich habe darüber bereits unter einem anderen Gesichtspunkt berichtet (Rohde-Dachser, 2001a).

Über die Verwendung des Wortes »Nicht« in männlichen und weiblichen Lebensentwürfen

In dem Frankfurter Forschungsprojekt wurden über 50 Männer und Frauen aller Altersstufen daraufhin befragt, was die wichtigsten Wünsche in ihrem Leben waren und was sie taten, um diese Wünsche zu realisieren. Die Untersuchungsmethode bestand in einem etwa einstündigen narrativen Interview, das transkribiert und anschließend einer tiefenhermeneutischen Auswertung unterzogen wurde. Besonderen Wert legten wir dabei auf die im Text vorkommenden Verneinungen, weil wir glaubten, dass schuldhaft erlebte Wünsche oft nur in der Verneinung zum Ausdruck kommen können. Wir nahmen zudem an, dass die Verwendung des Wortes »Nicht« im Anschluss an die Eingangsfrage nach den wichtigsten Wünschen im Leben auf Erfahrungen verwies, die mit der Nichterfüllung von Wünschen zusammenhingen.

Bei der Durchsicht der Transkripte hatten wir zunächst den Eindruck, dass Frauen das Wort »Nicht« sehr viel häufiger verwendeten als Männer. Bei genauerer Überprüfung ergab sich jedoch, dass in der Häufigkeit der Verwendung des Wortes »Nicht« zwischen Männern und Frauen kein signifikanter Unterschied bestand. Unterschiedlich war aber der Kontext, in dem das Wort »Nicht« verwendet wurde. Frauen brachten ihr »Nicht« überwiegend mit der Erfahrung von Mangel, Verlust, eigener Unfähigkeit oder Versagen in Verbindung, zum Beispiel:[3] »Ich habe mich **nicht** durchsetzen können und auch **nicht** durchsetzen sollen«; »Mehr Wünsche fallen mir **nicht** ein«; »Ich weiß es **nicht**«; »Mir gelingt das meistens **nicht**«; »Ich bin damit **nicht** fertig geworden«; der – bei einer sonst recht erfolgsbewussten Probandin – gleich zu Beginn des Interviews: »Es hieß zu Hause, dass ich **nicht** musikalisch bin.«

Das »Nicht« unserer männlichen Probanden war demgegenüber ganz überwiegend in einem Raum von Omnipotenz angesiedelt, der durch das »nicht« eher verteidigt als infrage gestellt wurde, zum Beispiel: »Der konnte mir **nicht** dreinreden«; »Das lasse ich mir **nicht** abnehmen«; oder (nach dem Versagen in einer Prüfung): »Es hat mir **nichts** ausgemacht, denn ich habe das gar **nicht** gewollt.« Von einer Minderung des Selbstbewusstseins oder gar einer Depression war dabei nichts zu spüren. Ein besonders eindrucksvolles Beispiel dafür ist die Antwort eines Probanden,

3 Das Wort »nicht« wird zur besseren Übersicht in den zitierten Textpassagen fett gedruckt.

der nach seiner sonstigen Beschreibung eine eher katastrophale Kindheit hatte:

> »Wenn ich so mal den Rückblick starte, ist eigentlich immer alles so gelaufen, wie es laufen sollte … Also ich muss sagen, dass ich wahrscheinlich ein Glückskind bin, ich hab ja auch an Weihnachten Geburtstag, Heiligabend, um genau zu sein … Ich weiß **nicht**, wie es anderen Menschen geht, die Heiligabend Geburtstag haben. Also ich muss sagen, dass ich sehr, sehr zufrieden bin mit dem, was ich erreicht habe.«

Hier entsteht beim Lesen der Eindruck, dass der Proband zwar weiß, dass auch noch andere Menschen am Heiligen Abend Geburtstag haben, aber in seiner Fantasie ist *er* das Christkind, das am Heiligen Abend geboren wurde und deshalb nicht so wie andere Menschen ist. Er ist das göttliche Kind. Mehr kann niemand erreichen.

Diese tendenziell ungleiche Verwendung des Wortes »Nicht« und das damit verbundene unterschiedliche Lebensgefühl – bei den Frauen Verlust und Deprivation, bei den Männern Kampfbereitschaft und Überlegenheitsgefühl – verlangte nach einer Erklärung. Könnte es sein, so fragten wir uns damals, dass Freud wider alle Erwartungen mit seiner Weiblichkeitstheorie doch Recht hatte? Dass Männer stolz sind auf das, was sie haben, während Frauen an der gleichen Stelle ein Gefühl der Frustration und des Mangels empfinden, das sich unbewusst bis in die Verwendung des Wortes »Nicht« fortsetzt, wenn sie von ihren Wünschen reden? Freud (1923b, 1925j, 1933a [1932]) führte dieses weibliche Mangelgefühl bekanntlich auf das Fehlen des Penis zurück, das vom Mädchen wie eine Kastration erlebt wird, während der Junge stolz auf seinen Penis ist und ihn mit allen Mitteln zu verteidigen sucht. Dass diese Theorie in ihrer ursprünglichen, von Freud konzipierten Form nicht zu halten ist, darüber waren sich Psychoanalytikerinnen und Feministinnen sehr bald einig.[4] Könnte es trotzdem sein, dass Freud mit seiner Theorie der Weiblichkeit eine Ebene des Unbewussten getroffen hat, von der aus die Unterscheidung zwischen dem Besitz oder Nichtbesitz des Penis nach wie vor ihre Bedeutung herleitet? Ich möchte, um diese Frage zu beantworten, als Erstes Freuds Theorie der

4 Eine ausführliche Darstellung der Widersprüche zu dieser Theorie findet sich nachfolgend im Kapitel »Psychoanalytische Theorien der Weiblichkeit und der Geschlechterdifferenz seit Freud – moderne und postmoderne Konzepte«.

Weiblichkeit und seine damit verbundenen Vorstellungen über die Geschlechterdifferenz einer genaueren Betrachtung unterziehen.

Freuds Vorstellungen über die Weiblichkeit und die Differenz der Geschlechter

Freuds Vorstellungen über die Weiblichkeit und die Differenz der Geschlechter sind von Widersprüchen durchzogen, die er selbst durchaus registrierte, aber aus Gründen, über die noch zu sprechen sein wird, offenbar keiner Auflösung zuführen konnte. Seine Vorstellungen waren für die damalige Zeit revolutionär und standen ganz im Dienste der Aufklärung. Dazu gehörte seine Feststellung über die grundsätzliche Bisexualität des Menschen, die unter einer oberflächlichen geschlechtlichen Festlegung ein Leben lang bestehen bleibt (Freud, 1905d, S. 43ff.); dazu gehört seine Theorie über die polymorph-perverse Sexualität des Kindes, die im Erwachsenenleben zu einer Vielzahl sexueller Präferenzen führen kann, auch solchen, die wir als pervers bezeichnen (ebd., S. 92ff.); dazu gehört seine Theorie des Ödipuskomplexes, der grundsätzlich sowohl eine positive (heterosexuelle) als auch eine negative (homosexuelle) Form besitzt (Freud, 1923b, S. 262); dazu gehört seine Feststellung, dass Homosexualität und Heterosexualität zwei Formen der menschlichen Sexualität darstellen, die beide einer psychoanalytischen Erklärung bedürfen, Heterosexualität also nicht die einzig normale sei (Freud, 1905d, S. 44); dazu gehört seine Theorie der Spaltung der Persönlichkeit in männliche und weibliche Anteile, die nebeneinander existieren können und sich nicht gegenseitig auszuschließen brauchen (ebd.). Freud eröffnete der menschlichen Sexualität damit einen breiten Horizont von Gestaltungsmöglichkeiten, durch den auch sexuelle Verhaltensformen, die bis dahin als pathologisch oder abartig galten, einer psychodynamischen Erklärung zugeführt werden konnten.

Parallel dazu etablierte er – mehr oder weniger unverbunden – eine *Theorie der Weiblichkeit*, die seither immer wieder Anstoß erregt hat (Freud, 1925j, 1931b, 1933a [1932]). Danach sind Jungen und Mädchen von Geburt an zunächst den gleichen Erfahrungen unterworfen. Weil es in diesem Stadium noch keinen Geschlechtsunterschied gibt, sind für ihn deshalb beide männlich. Mit der Entdeckung des Geschlechtsunterschieds beginnt für das Mädchen dann der schwere Weg in die Weiblichkeit (ebd., S. 124). Schwer erscheint dieser Weg vor allem deshalb, weil er von der

Aktivität in die Passivität führt. Das Mädchen erlebt das Fehlen des Penis als Kastration. Es lastet diese Kastration der Mutter an und wendet sich deshalb enttäuscht von ihr ab und dem Vater zu, in der Hoffnung, von ihm doch noch den Penis oder später – als Ersatz für den Penis – ein Kind zu bekommen (Freud, 1925j, S. 27f.). Der Vater wird dabei hochgradig idealisiert, die Mutter entsprechend entwertet. Die gleiche Entwertung gilt auch dem eigenen Geschlecht. Der Penisneid des Mädchens als Neid auf das andere Geschlecht resultiert aus dieser Erfahrung. Auch der Ödipuskomplex ist für das Mädchen anders strukturiert als für den Jungen. Der negative Ödipuskomplex geht hier dem positiven Ödipuskomplex voraus. Erst nach dessen Scheitern an der Erkenntnis, der Mutter niemals ein dem Vater gleichwertiger sexueller Partner sein zu können, wendet sich das Mädchen dem Vater zu und läuft in den positiven Ödipuskomplex ein »wie in einen Hafen« (Freud, 1933a [1932], S. 138). Weil es anders als der Junge keine Kastration befürchten muss (es ist nach Freud ja schon kastriert), verbleibt es dort auf unbestimmte Zeit in einer »töchterlichen Existenz« (Rohde-Dachser, 1990). Sein Penisneid bleibt ein Leben lang bestehen.

Trotz aller Widersprüche, die diese Theorie der Weiblichkeit schon bald nach ihrem Erscheinen hervorrief (Übersicht dazu bei Fliegel, 1986), hielt Freud an dieser Auffassung ein Leben lang fest. Er könne, so schrieb er, die Erfahrungen seiner wissenschaftlichen Gegner nicht teilen (Freud, 1931b, S. 537). In seiner letzten Arbeit über »Die endliche und die unendliche Analyse« (1937c) bestätigte er seine Auffassung von Neuem und erweiterte sie durch eine gleichlautende Feststellung über das männliche Geschlecht: Beiden Geschlechtern gemeinsam sei – so Freud – die *Ablehnung der Weiblichkeit*, nur dass diese durch den Geschlechtsunterschied in eine jeweils andere Ausdrucksform gepresst werde (ebd., S. 97). Sie äußere sich bei der Frau als Penisneid (das heißt als Ausdruck des Wunsches, ein Mann zu sein), beim Mann als Verweigerung der passiven Einstellung Männern gegenüber (das heißt als Ausdruck der Ablehnung von Weiblichkeit, die hier mit Passivität gleichgesetzt wird). Freud betrachtete diese für beide Geschlechter spiegelbildliche Reaktion als eine biologische Tatsache, »ein Stück jenes großen Rätsels der Geschlechtlichkeit« (ebd., S. 99), das sich jeder Auflösung widersetzt (ebd., S. 98).

> »Zu keiner Zeit der psychoanalytischen Arbeit leidet man mehr unter dem bedrückenden Gefühl erfolglos wiederholter Anstrengung, unter dem Ver-

dacht, dass man ›Fischpredigten‹ abhält, als wenn man die Frauen bewegen will, ihren Peniswunsch als undurchsetzbar aufzugeben, und wenn man die Männer überzeugen möchte, dass eine passive Einstellung zum Mann nicht immer die Bedeutung einer Kastration hat und in vielen Lebensbeziehungen unerlässlich ist« (ebd.).

»Man hat oft den Eindruck, mit dem Peniswunsch und dem männlichen Protest sei man durch alle psychologische Schichtung hindurch zum ›gewachsenen Fels‹ durchgedrungen und so am Ende seiner Tätigkeit« (ebd., S. 99).

Dekonstruktion und Mythenbildung in psychoanalytischen Theorien über die Differenz der Geschlechter

Vergleicht man diese Theorie der Weiblichkeit (die indirekt ja auch eine Theorie der Männlichkeit ist), mit Freuds Aussagen über die menschliche Bisexualität, dann stößt man sehr schnell auf Widersprüche, die nach weiterer Aufklärung verlangen. Schlesier (1981, S. 166) spricht in ähnlicher Weise von der »Unabgeschlossenheit des Aufklärungsvorgangs«, der Freuds Weiblichkeitstheorie anhaftet, und beruft sich dabei vor allem auf die darin enthaltenen Verneinungen, mit denen »Weiblichkeit« zum Negativ von »Männlichkeit« stilisiert wird (dazu auch Rohde-Dachser, 1991, S. 95ff.). Offenbar war das Kastrationsmodell des Weiblichen für Freud so selbstverständlich, dass er seinen möglichen Abwehrcharakter gar nicht weiter in Betracht zog. Man darf deshalb vermuten, dass an dieser Stelle der psychoanalytische Aufklärungsvorgang erneut in Remythologisierung umgeschlagen ist, im Sinne einer Dialektik, die nach Horkheimer und Adorno der Aufklärung grundsätzlich anhaftet (Horkheimer & Adorno, 1944). Dass auch psychoanalytische Theorien für einen solchen Umschwung anfällig sind und wie die dafür notwendige Denk- und Wahrnehmungsidentität hergestellt wird, habe ich an anderer Stelle ausführlich beschrieben (Rohde-Dachser, 1991, S. 68ff.). Mit Derrida könnte man den gleichen Prozess auch als einen ständigen Wechsel von Dekonstruktion und Mythenbildung beschreiben, der nicht zum Stillstand kommen darf, weil er auf einem existenziellen Triebwunsch aufruht, der mit immer neuen Kompromissbildungen seinen Weg ins Bewusstsein sucht (Derrida, 1976, S. 320ff.).

Für Freud bestand dieser existenzielle Triebwunsch in der *identischen Wiederherstellung eines ursprünglichen Befriedigungserlebnisses*, das am Anfang der menschlichen Entwicklung steht und sich deshalb der Erinnerung grundsätzlich entzieht. Trotzdem ist der Mensch nach dieser Wiederherstellung ein Leben lang auf der Suche. Realiter trifft er dabei aber immer nur ein Erinnerungsbild an, das der identischen Wiederholung im Wege steht (Freud, 1900a, S. 571). Aus dieser Differenz zwischen der gefundenen und der geforderten Befriedigungslust entsteht für Freud das treibende Moment, welches bei keiner der hergestellten Situationen zu verharren gestattet, sondern, wie Mephisto in Goethes Faust, »ungebändigt immer weiter vorwärts drängt« (Freud, 1920g, S. 44f.). Diese Differenz wird sich erst im Tode schließen. So gesehen, ist der Wunsch nach der identischen Wiederherstellung des ursprünglichen Befriedigungserlebnisses also gleichzeitig ein Wunsch zum Tode. Freuds Konzept des Todestriebs, den er als einen dem Organischen innewohnenden Drang beschreibt, über alle Umwege der Entwicklung hinweg die Wiederherstellung eines Ausgangszustands anzustreben, der dem Leben vorangegangen ist (ebd., S. 40), gehört in diesen Zusammenhang. Oder mit Hocks Worten: »Todestrieb und Leben sind Kinder der gleichen Nacht« (Hock, 2000, S. 273).

Lacan (1966, 1986 [1975]) spricht von *symbolischer Kastration* und meint damit den Verlust einer ursprünglichen Ganzheit, wie sie auch in der Metapher vom verlorenen Paradies zum Ausdruck kommt, dessen Tür für immer geschlossen bleibt und nach dem der Mensch trotzdem ein Leben lang auf der Suche ist. Denn im Paradies steht nicht nur der Baum der Erkenntnis, sondern auch der Baum der Unsterblichkeit als Zeichen einer Gott vorbehaltenen Existenz jenseits der Begrenzungen der Conditio humana (Chasseguet-Smirgel, 1986a). Nach Lacan erfolgt der Verlust der imaginären Ganzheit mit dem Eintritt des Menschen in die symbolische Ordnung der Sprache, mit der gleichzeitig auch die Geschlechterdifferenz festgeschrieben wird, und zwar unter dem Primat des Phallus, in dem die Frau als Objekt des Begehrens erscheint und nicht als eigenständiges Subjekt.

Chasseguet-Smirgel (1986b) beschreibt den menschlichen Drang nach der Rückgängigmachung der symbolischen Kastration als *archaischen Ödipuskomplex*, den sie dem von Freud beschriebenen *reifen Ödipuskomplex* an die Seite stellt. Der archaische Ödipuskomplex ist von dem Wunsch beherrscht, direkt und ohne Umweg über die mit dem reifen Ödipuskomplex eingeleitete Individuation in den mütterlichen Schoß zurückzukehren und dabei alles zu eliminieren, was dieser Rückkehr im Wege steht – das heißt die *Realität* und mit ihr auch die Figur des Vaters und das von ihm verhängte Inzesttabu. Damit einher geht die Fantasie einer Welt ohne Hindernisse, ohne Unebenheiten und ohne Unterschiede, »eine völlig glatte Welt, die mit einem seines Inhalts entleerten Mutterleib identifiziert wird, einem Innenraum, zu dem man freien Zugang hat« (ebd., S. 91). Weil die Rückkehr an den Ort der Herkunft aber nur um den Preis der eigenen, teuer erworbenen Identität möglich wäre und der Wunsch danach deshalb gleichzeitig ein Wunsch zum Tode ist, wird er von Schrecken und Todesangst begleitet (ebd., S. 110). Das weibliche Genitale wird deshalb oft als etwas Unheimliches empfunden (Freud, 1919h, S. 259):

> »Dieses Unheimliche ist aber der Eingang zur alten Heimat des Menschenkindes, zur Örtlichkeit, in der jeder einmal und zuerst geweilt hat. ›Liebe ist Heimweh‹, behauptet ein Scherzwort, und wenn der Träumer von einer Örtlichkeit oder Landschaft noch im Traume denkt: Das ist mir bekannt, da war ich schon einmal, so darf die Deutung dafür das Genitale oder den Leib der Mutter einsetzen.«

Auch für Freud verbinden sich nach dieser Äußerung also Furcht und Sehnsucht, sich in der ursprünglichen Einheit aufzulösen.

Wie immer man diesen elementaren Triebwunsch aber auch in Worte zu fassen versucht: Immer handelt er von der Rückgängigmachung der symbolischen Kastration, das heißt dem Aufheben der Begrenzungen der Conditio humana, zu der auch Zeitlichkeit, Trennung und Tod gehören, von der Einebnung der Differenzen, die diesen Seinszustand hervorgebracht haben, allen voran der Geschlechts- und Generationendifferenz, und von der Wiederherstellung einer primären Ganzheit vor dem Einbruch dieser als traumatisch erlebten Erfahrungen. Man darf vermuten, dass es diese Triebkonstellation ist, die auch der freudschen Weiblichkeitstheorie zugrunde liegt und für ihre Fortdauer verantwortlich zeichnet.

Ich möchte, um diese Vermutung zu überprüfen, im Folgenden zunächst die *Weiterentwicklungen* untersuchen, die Freuds Theorie der Weiblichkeit seither erfahren hat und dabei auch auf die Veränderungen des zeitgenössischen Denkens eingehen, die sich als Übergang von der Moderne zur Postmoderne beschreiben lassen und dem psychoanalytischen Denken neue Horizonte eröffnet haben (siehe dazu Gediman, 2005; Harris, 2005; Chodorow, 2005). Anschließend werde ich versuchen, Freuds Auffassungen über die Weiblichkeit und ihre Ablehnung durch beide Geschlechter in diesem mittlerweile recht umfangreich gewordenen psychoanalytischen Theoriegebäude zu verorten. Schließlich werde ich auf den Tabucharakter zu sprechen kommen, der dem freudschen Begriff der Weiblichkeit anhaftet und ihm nach wie vor den Charakter eines *Skandals* (Schaeffer, 2000 [1999]) verleiht.

Psychoanalytische Theorien der Weiblichkeit und der Geschlechterdifferenz seit Freud – moderne und postmoderne Konzepte

Erste Einsprüche gegen die von Freud vorgelegte Theorie der weiblichen Entwicklung kamen bekanntlich bereits zu Lebzeiten Freuds insbesondere von Horney (1926) und Rivière (1961 [1929]). Horneys Beschreibungen des phallischen Monismus als Knabenfantasie und Rivières Entlarvung der Weiblichkeit als »Maskerade« zur Vermeidung von Schuldgefühlen und Racheängsten eilten ihrer Zeit weit voraus und stellten traditionelle geschlechtliche Festschreibungen infrage. Mit dem Erstarken der Frauenbewegung in den 1970er Jahren erhielt auch das feministische Denken innerhalb der Psychoanalyse neuen Aufschwung. Das zeitgenössische Denken war schon zu dieser Zeit von Heterogenität und Vielfalt geprägt. Unter seinem Einfluss begannen Psychoanalytikerinnen nicht nur, Freuds Theorie des phallischen Monismus systematisch zu dekonstruieren. Ihr Bestreben war, die kulturelle Konstruktion der Geschlechter nachzuweisen und jede essenzialistische Festlegung von »Frau« und »Mann« zu hinterfragen. Frauen waren keine »Ergänzungsbestimmung« des Mannes mehr (vgl. Rohde-Dachser, 1991, S. 96ff.); sie traten als Subjekte hervor, die ihr eigenes weibliches Erleben unabhängig von männlichen Zuschreibungen formulierten und sich dazu mit Stolz bekannten.

Von der Einheit zur Vielfalt

Bahnbrechend dafür war der von Chasseguet-Smirgel herausgegebene Band über *Psychoanalyse der weiblichen Sexualität* (1964), in dem unter anderem Psychoanalytikerinnen wie Maria Torok, Joyce McDougall (1964) und Luquet-Parat (1964) die freudsche Weiblichkeitstheorie einer kritischen Überprüfung unterzogen. Auch der weibliche Körper und die mit ihm verbundenen Empfindungen und Ängste rückten immer mehr ins

Zentrum der Betrachtungen. Stoller (1968a) unterschied im Anschluss an Money (1956) und Money & Ehrhardt (1972) innerhalb der sexuellen Identität eine *Kerngeschlechtsidentität*, eine *Geschlechtsrollenidentität* und eine *sexuelle Objektwahl*, die sich zu unterschiedlichen Zeitpunkten entwickeln und auch Formen annehmen können, die sich gegenseitig widersprechen. Er entwickelte auch das Konzept der *primären Feminität* als einer von Geburt an bestehenden, konfliktfreien Form von Weiblichkeit, mit einem spezifisch weiblichen Körpererleben (Stoller, 1968b, 1976). Bernstein (1990) ging von der Vorstellung aus, dass angesichts der Verschiedenheit des männlichen und des weiblichen Körpers auch die mit dem Körpererleben verbundenen Ängste, Entwicklungskonflikte und Bewältigungsformen verschieden sein müssen. Sie beschrieb die Ängste, die mit der weiblichen Körpererfahrung zusammenhängen, als *Angst vor der Diffusion des inneren genitalen Erlebens*, als *Angst vor der Offenheit des körperlichen Zugangs* und als *Angst vor Penetration* (ebd., S. 534ff.). Chodorow (1978) und Dinnerstein (1976) betonten demgegenüber vor allem die Rolle der Mutter als hauptsächlicher Pflegeperson des Kindes, die sich von Generation zu Generation fortsetze und die Ungleichheit des Geschlechterverhältnisses aufrechterhalte.

Birksted-Breen (1996a) entwickelte auf der Grundlage dieser Betrachtungen das *Konzept einer doppelt kodierten Weiblichkeit*, die zum einen die Erfahrung des Mangels repräsentiere, die schon von Freud der Frau zugeschrieben wurde. Zum anderen umfasse Weiblichkeit das positive Erleben des weiblichen Körpers, wie es im Konzept der primären Feminität angelegt sei und mit Gefühlen des Stolzes auf das eigene Geschlecht einhergehe.[5] Freuds Vorstellung einer ausschließlich negativ konnotierten Weiblichkeit bedarf für Birksted-Breen deshalb einer Einschränkung. Sie beziehe sich nur auf denjenigen Teil des weiblichen Erlebens, der mit der Erfahrung von Verlust und Mangel einhergehe, und vernachlässige den anderen Teil, in dem Frauen stolz sind auf ihr Geschlecht.

---

5 Paradigmatisch dafür steht die Studie von de Marneffe (2005), in der Kindern im Alter von 22 Monaten zwei nackte Puppen vorgelegt wurden, eine mit männlichen, die andere mit weiblichen Genitalien, und die Kinder gefragt wurden: »Welche Puppe ist wie Du?«, und dann: »Welche Puppe magst Du lieber?« Die Antwort der Mädchen war ganz klar. Sie identifizierten sich mit der gleichgeschlechtlichen Puppe und erklärten, dass sie diese Puppe auch lieber mochten als die andere, männliche (was im Übrigen nicht hieß, dass die Mädchen nicht auch sehr an der gegengeschlechtlichen Puppe interessiert waren). Mädchen sind danach also ganz einverstanden mit ihrem Geschlecht.

Mayer (1985, 1995) nimmt an, dass die doppelte Kodierung von Weiblichkeit auf zwei unterschiedliche Entwicklungslinien zurückgehe, die mit jeweils unterschiedlichen Affekten verbunden sind. Die erste Entwicklungslinie, die sie als »phallischen Kastrationskomplex« bezeichnet, gelte einem Verlust, der bereits stattgefunden hat und ein Gefühl der Depression auslöse. Die zweite Entwicklungslinie beziehe sich auf die Furcht vor einer Gefahr, die noch bevorstehe und deshalb mit dem Gefühl der Angst einhergehe. Die Befürchtung besteht darin, etwas Kostbares zu verlieren, das man besitzt, nämlich das eigene Körperinnere und die weibliche Schöpfungskraft; sie gilt einer inneren Mutter, die sich für die ödipalen Wünsche des Mädchens rächen könnte. Klinisch gesehen, können beide Gefühle, also sowohl die *Depression*, die einer zurückliegenden Erfahrung gilt, als auch die *Angst* vor einer Gefahr, die noch bevorsteht, zu einer Reaktion führen, die dem Stereotyp weiblicher Passivität und Hilflosigkeit entspricht. Die klinische Differenzierung der dahinterstehenden Konflikte erscheint für Mayer daher besonders wichtig.

Die hier zitierten Arbeiten waren neben andern (z. B. Mitchell, 1974; Mitscherlich-Nielsen, 1975; Hagemann-White, 1979) für die Weiterentwicklung der psychoanalytischen Theorie über die Differenz der Geschlechter richtungsweisend. Gleichwohl sind auch sie über weite Strecken von essenzialistischem Charakter. Die Annahme einer primären Feminität oder eines auf die Anatomie des weiblichen Körpers zurückführbaren Körpererlebens sind Aussagen, die sich auf biologische Grundlagen stützen und in dieser Struktur den Argumenten ähneln, mit denen Freud die Geschlechterdifferenz begründete. Das Gleiche gilt auch für die Annahme eines »weiblichen Selbst-in-Beziehung« (Jordan & Surray, 1986), eines »weiblichen Über-Ich« (Gilligan, 1982; Bernstein, 1983), einer »weiblichen Aggression« (Björqvist & Niemelä, 1992; Musfeld, 1997) oder einer »weiblichen Perversion« (Kaplan, 1991). Das Erkenntnisobjekt der Psychoanalyse ist aber nicht die biologische, sondern die psychische Realität, die anderen Gesetzen folgt, welche dem biologischen Substrat auch diametral widersprechen können.

Symbolische Überschreitungen der Geschlechterdifferenz im postödipalen Raum

Die weitere Entwicklung des psychoanalytischen Diskurses vollzog sich unter dem Eindruck dieser Kritik immer mehr in eine Richtung, die sich am ehesten als postmodern bezeichnen lässt. In der Postmoderne geht es mehr noch als in der Moderne um die Pluralität und Heterogenität von Lebensstilen, Haltungen, Wissensformen und Handlungsmustern und um ein Hinterfragen aller Letztbegründungen (Lyotard, 1986 [1979]). Verbunden damit ist die Aufwertung des Partikularen gegenüber dem Universalen, des Peripheren gegenüber dem Zentrum und der Pluralität flexibler Identitäten und Lebensformen gegenüber jeder essenzialistischen Festschreibung (Gediman, 2005, S. 1059ff.). Die Subjekte sind dementsprechend dezentriert und in sich gespalten. An die Stelle von Sexualität treten *Sexualitäten*, so wie die Identität durch *Identitäten* abgelöst wird, die fließend bleiben und zu keiner festen Größe gerinnen. Auch das Körpererleben wird hier nicht mehr durch die Anatomie bestimmt, sondern durch die jeweiligen Beziehungserfahrungen und den kulturellen und sozialen Kontext, in dem ein Individuum lebt (Harris, 2005, S. 1083). Garfinkel (1967) hatte dazu bereits das Konzept des »Doing gender« entwickelt, in dem Geschlecht durch routinisierte, permanent wiederholte Praxis erworben wird (siehe auch Gildemeister & Wetterer, 1992). Die postmoderne Identitätsauflösung gipfelt in der Theorie einer *performativen Geschlechtsidentität* (Butler, 1990), in der die Rollenfixiertheit und das Inszenatorische des täglichen Lebens ganz im Vordergrund stehen. Judith Butler hat mit diesem Begriff nicht nur die Konstrukthaftigkeit der Geschlechtsidentität unterstrichen, sondern auch den Körper ganz als Einschreibefläche regulatorischer Diskurse beschrieben, die auch das Körperbild erzeugen, das wir als scheinbar geschlechtsbedingt mit uns herumtragen (dazu auch Funk, 2006, S. 45f.). Die anatomische Beschaffenheit der Körper spielt dabei keine Rolle mehr.

Das bedeutet aber auch, dass die multiplen sexuellen Erfahrungen, die jedem Individuum zur Verfügung stehen, nicht an das biologische Geschlecht des jeweiligen Individuums gebunden sind. Innerhalb des postmodernen psychoanalytischen Diskurses war Fast (1984) eine der Ersten, die dies in ihre Theorie der Geschlechterdifferenzierung einbezog. Sie nahm an, dass Kinder bis zur Entdeckung des Geschlechtsunterschieds in einem narzisstischen Zustand von »Allumfassendheit« *(overinclusiveness)* leben, in dem sie glauben, alles haben und sein zu können, und mit beiden Eltern identifiziert sind. Das Erkennen der Begrenzung durch die Zugehörigkeit zu *einem* Geschlecht führt deshalb zunächst zu einer narzisstischen Krise, die mit Protest und Trauer einhergeht. Das Selbstgefühl und die Identifizierungen, die der frühen narzisstischen Phase entstammen, bestehen unter der Decke der geschlechtlichen Festlegung aber fort und können das spätere sexuelle Erleben auch geschlechtsübergreifend prägen. – Benjamin (1988,

1992) entwickelte in Anlehnung an Hegels Herr-Knecht-Gleichnis ein Beziehungsmodell der gegenseitigen Anerkennung, in dem Abhängigkeit und Freiheit zusammen gedacht werden können. Für sie prägt dieses Modell auch die Beziehung zwischen den Geschlechtern (Benjamin, 1988). Mit der identifikatorischen Liebe des Mädchens zum Vater beschreibt sie darüber hinaus eine Form weiblicher Identifizierung, die die Geschlechtergrenzen überschreitet und auf symbolische Freiräume verweist, die beiden Geschlechtern bei der Konstruktion ihrer Geschlechtsidentität zur Verfügung stehen (Benjamin, 1992). Stellvertretend für viele weitere psychoanalytische Autorinnen im Übergang vom modernen zum postmodernen Denken sollen hier lediglich Silverman (1987), Goldner (1991) und Chodorow (2001 [1999]) in den USA, Irigaray (1974) und Kristeva (1974, 1989 [1987]) in Frankreich, Birkstedt-Breen (1996a, b) in England und Poluda-Korte (2000) und Rohde-Dachser (1991) in Deutschland erwähnt werden.

Bassin (1996) hat gezeigt, wie diese geschlechtsübergreifenden Identifizierungen und Symbolbildungen sich im *postödipalen Raum* fortsetzen. So kann ein Phallus, der in unserer Kultur für Macht und Vollkommenheit steht, sowohl für einen Mann als auch für eine Frau Zeichen für das Gefühl eigenen Erfolges sein, so wie die Fantasie, eine Brust zu haben, sowohl für eine Frau als auch für einen Mann den Wunsch ausdrücken kann, kreativ zu sein oder zu nähren. Die Psychoanalyse hat bis heute noch keine Theorie entwickelt, um diesen fortschreitenden symbolischen Prozess genauer zu beschreiben. Sie unterliegt von daher auch immer wieder der Gefahr, auch diese postödipalen symbolischen Prozesse so zu behandeln, als handle es sich dabei um frühe, konkretistische Vorstellungen. Bassin zeigt dies unter anderem am Traum einer 28-jährigen Patientin, die große Schwierigkeiten hatte, mit ihrem Verlobten sexuell zu verkehren, weil sie dabei das Gefühl hatte, innerlich zu zerfließen. Die Patientin träumte während der psychoanalytischen Behandlung von einem Koitus:

> »Ich war mit meinem Kopf in seinem Körper. Ich machte Liebe mit einer Frau, aber in Wirklichkeit war er es. Ich habe ein Gefühl des Eindringens. Ich bin ich selbst, und dann bin ich er. Ich habe eine Erektion, und er weiß, wie ich mich fühle« (ebd., S. 165; Übers. C. R.-D.).

Frau A. fühlte sich durch diesen Traum innerlich befreit, hatte aber auch Angst davor, ihre Analytikerin könnte den Traum als Ausdruck einer sexuellen Verwirrung verstehen oder glauben, dass sie homosexuell sei. Sie konnte sich zunächst nicht vorstellen, dass die Analytikerin ihren Wunsch verstehen könne, zu wissen, wie es sich anfühlt, als Mann im Körper einer Frau zu sein oder umgekehrt als Frau im Körper eines Mannes, ohne damit gleichzeitig ihre Sexualität oder ihre Identität als Frau zu verleugnen. Frau A. hatte sich aus der Sicht der Analytikerin im Traum einfach den Körper ihres Freundes ausgeliehen, um ihren eigenen Wünschen Ausdruck zu geben. Von Hannah Segal stammt der Ausspruch: »Das Symbol ist das Resultat psychischer Arbeit, und deshalb hat das Subjekt die Freiheit, wie sie es gebraucht« (zit. n. ebd., S. 180). Donna Bassin zeigt, wie durch die Schaffung bzw. Nutzung von Symbolen diesseits und jenseits der eigenen Geschlechtsidentität ein innerer Freiraum entstehen kann, der auch der sexuellen Entfaltung neue Spielräume eröffnet.

Die Negierung von »Weiblichkeit« als Abwehrfantasie gegen die Begrenzungen der Conditio humana

Dieser (notwendigerweise kursorische) Überblick über die Auseinandersetzung mit Freuds Theorie der Weiblichkeit und der Geschlechterdifferenz seit ihrem ersten Erscheinen vor nunmehr fast 100 Jahren hat gezeigt, wie sehr sich die Psychoanalyse mittlerweile von einer binären Gegensetzung der Geschlechter abgewandt hat und stattdessen einem postmodernen Denkansatz folgt, in dem eine Vielzahl von Sexualitäten und Identitäten möglich sind, die fließend ineinander übergehen und keiner Festschreibung unterliegen. Freuds Theorie der Weiblichkeit kann vor diesem Hintergrund sicher nicht als Beschreibung der weiblichen Identität verstanden werden, so wenig, wie wir heute einem Mann, der neben phallisch-aktiven auch passiv-rezeptive Eigenschaften aufweist, seine männliche Identität absprechen würden. Die von Birksted-Breen (1996a) und Mayer (1995) vorgelegte *Theorie einer doppelt kodierten Weiblichkeit* zeigt vielmehr, wie Weiblichkeit ein Spektrum von Gefühlen umfasst, die von Deprivation und Depression bis hin zum Stolz und zur Freude darüber reichen, einen weiblichen Körper zu haben und weibliche Kreativität zu besitzen. Die Verlagerung des Interesses von der anatomisch bedingten Geschlechterdifferenz auf das unbewusste Fantasieszenarium, von dem sie ihre Bedeutung herleiten, die Einbeziehung der kindlichen Denkstrukturen, die diese Fantasien prägen (dazu Rohde-Dachser, 1989, S. 205ff.) und die Möglichkeit, geschlechtliche Symbole sowohl dem ödipalen als auch dem postödipalen Raum zuzuordnen, erlauben es, auch Freuds Theorien über die Weiblichkeit und ihre Ablehnung durch beide Geschlechter einer neuen Betrachtung zu unterziehen.

Meine These ist, dass es sich bei dieser Theorie um eine konkretistisch ausgestaltete, monosexuelle Abwehrfantasie handelt, mit der das Kind ursprünglich auf die Entdeckung der Geschlechterdifferenz reagierte und an der es trotz fortschreitender kognitiver Reifung festhält, um die Anerkennung der symbolischen Kastration zu vermeiden. In dieser Fantasie wird der Phallus auf den Plan gerufen, um dem Sog zurück in die ursprüngliche Mutter-Kind-Beziehung Einhalt zu gebieten und damit auch die Todesangst zu umgehen, die mit diesem Wunsch verbunden ist, bei gleichzeitiger Verleugnung der Geschlechts- und der Generationendifferenz, die die Conditio humana charakterisieren.

Die Fantasie ist monosexuell, weil sie auf dem Haben oder Nichthaben des Penis basiert, der dabei zum Phallus hochstilisiert wird, und zwar als einzige Alternative. Weiblichkeit kann in diesem Kontext nur negativ gedacht werden, und zwar als Kastration. Das weibliche Genitale erscheint dann als Wunde, die an die Kastration erinnert, die Frau entsprechend als Inkarnation von Verwundbarkeit, Unterlegenheit und Schwäche. Es gibt an dieser Stelle deshalb auch keine Vorstellung von den Eltern als sexuellem Paar und einer Urszene, aus der das Kind hervorgegangen ist und damit nicht an ihr teilhaben kann. Die Geschlechts- und die Generationendifferenz werden verleugnet. Es ist, als trete das Kind – zunächst gleich, ob Junge oder Mädchen – angesichts der schmerzhaften Erfahrungen, die mit dem Eintritt in die symbolische Ordnung verbunden sind, innerlich noch einmal einen Schritt zurück, um an ihrer Schwelle zu verharren, in einer inneren Welt, die vom Phallus (als einem idealisierten Penis in Dauererektion) beherrscht wird und in der Trennung und Tod noch keine Rolle spielen. Die Idealisierung des Phallus unter Ausklammerung des Weiblichen spielt dabei eine wichtige Rolle.

In der unbewussten Fantasie ist der Phallus der Träger der Macht und Vollkommenheit, die früher der Mutter zugeschrieben wurde. Von daher stammt auch die Aura des Heiligen und Absoluten, die ihn umgibt (Laplanche & Pontalis, 1975 [1967], S. 368). Gleichzeitig repräsentiert er aber auch das Gesetz des Vaters, der den Wunsch nach der Rückkehr in den Mutterschoß mit einem kategorischen Nein belegt. Der Phallus ist also nicht nur Ersatz der Mutterbrust, sondern erhält seine Gestalt auch dadurch, dass er sich ihr machtvoll »entgegensetzt« (Stemann-Acheampong, 1996, S. 132). Vor allem aber garantiert der Besitz des Phallus den fortgesetzten Zugang zum Leib der Mutter (oder einem Muttterersatz) auf dem Wege des Koitus, während sich das Mädchen von dieser Möglichkeit im buchstäblichen Sinne »abgeschnitten« fühlt (dazu auch Ferenczi, 1924). Wer sich als Phallusträger fühlt, kann deshalb auch leichter die symbolische Kastration verleugnen, die mit dem Bruch der ursprünglichen Mutter-Kind-Einheit einhergeht, denn der Weg zurück in den Leib der Mutter steht ihm ja scheinbar immer noch offen. In der ihm zugeschriebenen Allmacht und Vollkommenheit kann der Phallus auch als symbolischer Ausdruck für das eingesetzt werden, was bei Bion »letzte Realität« heißt und mit dem Signum »O« versehen wird, das göttliche Qualitäten besitzt (dazu auch Eigen, 1981). Gott aber ist unsterblich und in seiner Allmacht auch Herr über Leben und Tod. Wer sich im Besitz des Phallus fühlt, partizipiert damit auch an dessen Unsterblichkeit, während Tod und Verderben im mütterlichen Schoß vermutet werden (dazu auch Rohde-Dachser, 2000, S. 405ff.).

Ein auf diese Weise zum Phallus erhobener Penis wird unbewusst von beiden Geschlechtern begehrt. Die Fantasien, die damit verbunden sind, erfahren bei Jungen und Mädchen aber eine unterschiedliche Ausgestaltung. Der Junge reagiert auf den Besitz des Penis mit narzisstischem Stolz, das Mädchen auf sein Fehlen mit Gefühlen von Verlust und Deprivation. Beides sind Erlebensweisen, die sich auch in dem männlichen und weiblichen »Nicht« der Probanden in unserem Forschungsprojekt widerspiegeln. Haben oder Nichthaben des Penis werden von Jungen und Mädchen darüber hinaus in einen unterschiedlichen Ursache-Wirkung-Zusammenhang gestellt. Im kindlichen (präoperationalen) Denken hat jedes Ereignis eine Ursache. Das gilt auch für die Erfahrungen, die mit dem Bruch der ursprünglichen Mutter-Kind-Einheit verbunden sind. Mit dem Feststellen einer Ursache für diese schmerzhafte Erfahrung kann aber auch die Illusion aufrechterhalten werden, dass es sich dabei nicht um ein unabwendbares Schicksal handelt. Man muss dafür nur die Ursache aus der Welt schaffen. In der hier beschriebenen Fantasie nimmt der Phallus diese Rolle ein. Seine Anwesenheit macht es möglich, dem erlittenen Verlust nachträglich einen Namen zu geben. Mit seiner Unverrückbarkeit bietet er gleichzeitig die Garantie, dass die erhoffte Rückgängigmachung niemals eintreten wird, weil dies eine Rückkehr zum Tode wäre. Die Konstellation erinnert insofern an den von Volkan eingeführten Begriff des »gewählten Traumas«. Volkan (1999, S. 73f.) beschreibt solche »gewählten Traumata« im Zusammenhang mit Großgruppenidentitäten, wo sie die Funktion haben, für erlittene Demütigungen und Traumata vergangener Generationen, die damals nicht betrauert werden konnten und weiter nach Wiedergutmachung verlangen, eine geistige Repräsentanz zu schaffen.[6]

Das *gewählte Trauma*, von dem hier die Rede ist, hält, wenn es schon eingetreten ist, die Erinnerung an eine paradiesisch verklärte Mutter-Kind-Einheit wach, ebenso wie die Hass- und Rachegefühle für den erlittenen Verlust und den Wunsch nach Wiedergutmachung. Der erlittene Verlust kann aber auch verleugnet und durch eine Bedrohung ersetzt werden, die noch bevorsteht. Solange diese Bedrohung am Leben erhalten wird, kann auch die Illusion aufrechterhalten werden, das befürchtete Trauma habe nie stattgefunden. Die erste Version ist für das weibliche, die zweite Version für das männliche Fantasieszenarium charakteristisch. Die unbewusste Fantasie des Mädchens lautet dann: »Wenn ich nur einen Penis hätte, dann …«, während sie für den Jungen die Form annimmt: »Wenn ich nur nicht die Kastration zu fürchten hätte, dann …« Im Folgenden möchte ich zeigen, wie Penisneid und Kastrationsangst als gewählte Traumata im Dienste der Verleugnung der symbolischen Kastration zur weiteren Ausgestaltung dieser Fantasien beitragen.

Neid auf den Penis als gewähltes Trauma in der weiblichen Entwicklung

Penisneid, genauer: Neid auf einen idealisierten Penis (Torok, 1964, S. 196) drückt den Wunsch nach etwas Unmöglichem aus, denn der Penis oder das, wofür er symbolisch steht, gehört nicht dem eigenen Körper an und wird ihm auch nie angehören. Er ist insofern der Wunsch nach etwas Unmöglichem. Für Torok steht dahinter der Wunsch nach der Ablösung von einer analen Mutter, die das Körperinnere der Tochter als ihren Besitz betrachtet. Die Verschiebung dieses Wunsches auf etwas Unmögliches beinhaltet dann

6 Der Vergleich ist insofern gewagt, als sich die von Volkan beschriebenen »gewählten Traumata« auf real erlebte Traumata einer Großgruppe beziehen, auch wenn diese, wie etwa die Schlacht auf dem Amselfeld im nationalen Gedächtnis der Serben, Jahrhunderte zurückliegen können. Die symbolische Kastration ist demgegenüber ein allen Menschen gemeinsames Schicksal, und vieles spricht dafür, den Traumabegriff nicht derart auszuweiten. Ich fand aber kein besseres Wort, um die Suche nach dem »Warum?« zu beschreiben, mit der Menschen die Unvermeidbarkeit der symbolische Kastration (Unvollkommenheit, Trennung, Tod) auszuhebeln versuchen. Der Begriff des »gewählten Traumas« kommt dem meiner Sicht nach am nächsten.

gleichzeitig einen Treueschwur an diese Mutter, deren Liebe um jeden Preis erhalten werden muss (ebd., S. 199f.). Das Ausmaß des Penisneides deutet auf die Größe des Opfers hin, das die Tochter hier für die Mutter bringt. Aus meiner Sicht sind es darüber hinaus aber auch sexuelle Wünsche der Tochter an die Mutter nach einem Zugang zu ihrem Körper, die dem homosexuellen Tabu zum Opfer fallen und von da an nur mehr im Penisneid als dem Wunsch nach etwas Unmöglichem ihren Ausdruck finden können. Wie stark diese homosexuellen Wünsche die frühe sexuelle Beziehung des Mädchens zur Mutter beherrschen, kann man bei Schäfer (2000 [1999]) und Poluda-Korte (2000) nachlesen. Poluda-Korte hat deshalb sogar vorgeschlagen, den negativen Ödipuskomplex des Mädchens – so die Bezeichnung Freuds – als »lesbischen Komplex« umzubenennen. Penisneid ist dann der indirekte Ausdruck des Wunsches, ebenso wie der Vater Zugang zum Körper der Mutter zu haben. »Wenn ich nur einen Penis hätte, würde die Mutter mich begehren, so wie sie den Vater begehrt. Ich könnte wieder mit ihr eins werden, und alles wäre gut«, ist die damit verbundene Fantasie.

Wie die Fantasie eines Halt gebenden Phallus darüber hinaus die Funktion eines Pfahls gegen das Zurückgesogenwerden durch eine erregende Mutter hat, zeigt der Traum einer Patientin, die während einer mehrjährigen psychoanalytischen Behandlung von ihrer Mutter nur abschätzig gesprochen hatte (McDougall, 1997 [1996], S. 52; Herv. i. O.):

> »Ich hatte letzte Nacht einen schrecklichen Traum. Ich schwamm bei starkem Seegang im Meer und hatte Angst zu ertrinken, obwohl ich bemerkte, dass das Wasser und die Landschaft eigentlich schön anzusehen waren. Ich hatte das Gefühl, dies alles schon früher gesehen zu haben. *Die Wellen wurden immer stärker, und ich sagte mir: ich muss was finden, woran ich mich festhalten kann, oder ich ertrinke.* Im selben Augenblick sah ich einen von diesen – ich hab jetzt vergessen, wie sie heißen – einen von diesen Pfählen, an denen man Boote festmacht. Ich schwamm auf ihn zu und griff danach. Er war aus Stein. Wie auch immer – ich erwachte in einem Zustand der Panik.«

In diesem Traum repräsentiert das Meer das Bild einer Mutter, die – anders als die Mutter in den Schilderungen der Patientin – schön anzusehen ist. Der Patientin ist diese Schönheit bekannt: Im Traum hatte sie das Gefühl, dies alles schon früher gesehen zu haben – wie ein Déjà-vu-Erlebnis, das nach Freud etwas dem Seelenleben von alters her Vertrautes darstellt und nur durch den Prozess der Verdrängung fremd geworden ist und deshalb jetzt unheimlich erscheint (Freud, 1919h, S. 254). Im Traum schwimmt die Patientin trotz des starken Seegangs im Meer. Die Einfälle der Patientin deuten darauf hin, dass der starke Seegang dabei weniger auf ein verschlingendes Mutterungeheuer hinweist als vielmehr auf die brodelnde Erregung, die von den Wellen ausgeht und schließlich so heftig wird, dass die Patientin Angst bekommt, in dieser Umarmung des Meeres (der Mutter) zu ertrinken. Der Pfahl im Meer, an die sie sich klammert, rettet sie vor dem Untergang.

Kastrationsdrohung des Vaters als gewähltes Trauma in der männlichen Entwicklung

In der männlichen Entwicklung halten sich Lust und Angst angesichts der drohenden Übermacht der verschlingenden archaischen Mutter auf andere Weise die Waage. Der Junge lebt in der Fantasie, mit seinem Penis so wie der Vater Zugang zum Körper der Mutter zu haben, während ihm die Identifizierung mit dem idealisierten Vater und der ihm zugeschriebenen Kastrationsdrohung die Sicherheit liefert, diese Versuchung niemals einlösen zu müssen. Dazu bedarf es nicht einmal unbedingt der Vorstellung einer sexuellen Mutter, deren Begehren sich auf einen Dritten, nämlich den Vater, richtet. In der ödipalen Fantasie fantasiert sich *der Junge* als Zentrum des mütterlichen Begehrens, und wenn der Vater nicht wäre, wären in dieser Fantasie er und die Mutter das Paar. Folgt man Freud, dann zerbrechen diese ödipalen Wünsche des Jungen an der vom Vater befürchteten Kastration (Freud, 1924d, S. 393ff.). Genauso gut könnte man aber auch sagen: Die fantasierte Kastrationsdrohung des Vaters hält diese ödipale Illusion am Leben. Die prototypische Fantasie des Jungen lautet dann: »Ich könnte der Mutter den Vater ersetzen und mit ihr das Paar bilden, wenn nur der Vater nicht wäre, der mich dafür mit Kastration bestrafen würde.« Ausgeklammert wird dabei die Tatsache, dass der Junge auch dann, wenn es ihm wirklich gelingen sollte, den Vater aus dem Feld zu schlagen, kein sexueller Partner der Mutter sein könnte, und zwar einfach deshalb, weil er ein Kind ist und die Mutter eine erwachsene Frau. In der ödipalen Fantasie wird diese Generationendifferenz verleugnet (dazu auch Grunberger, 1971).

Die ödipale Fantasie des Jungen beinhaltet insofern genauso den Wunsch nach etwas Unmöglichem, wie dies für den Penisneid des Mädchens gilt, nur dass diese Fantasie hier einen eher manischen Charakter hat, ähnlich dem »Nicht« der männlichen Probanden in dem Frankfurter Forschungsprojekt.

Die Manie resultiert aus der Verleugnung der Tatsache, dass die Trennung der ursprünglichen Mutter-Kind-Einheit in Wirklichkeit längst stattgefunden hat, genauso wie für das Mädchen. Anders als das Mädchen sonnt sich der Junge aber weiter in dem Phantasma, dass er der Liebhaber der Mutter wäre, wenn es nur nicht den Vater geben würde, der dem im Wege steht. Heimlich ist er dies ja immer schon gewesen. So lässt sich auch die Entschlossenheit verstehen, etwas festhalten zu müssen, was einem unter keinen Umständen entrissen werden darf. Dies kann die Mutter sein oder der Penis, der in Gefahr geraten könnte, oder der Glaube an einen ödipalen Sieg über den Vater anstelle der befürchteten Niederlage. Immer geht es dabei um das Abweisen der symbolischen Kastration. Das Fortbestehen der Kastrationsdrohung ermöglicht auch das Fortbestehen der Hoffnung auf den einstigen ödipalen Sieg, die – folgt man Loewald (1980) – niemals ganz untergeht.

Freud sprach sehr klar davon, dass das Unbewusste den Tod nicht kenne, weil es im Gegensatz zu anderen Verlusterfahrungen den Tod nie erlebt hat und der Tod von daher im Unbewussten auch keine nachweisbaren Spuren hinterlassen habe (Freud, 1926d, S. 160). Er zog daraus die Schlussfolgerung, dass die bewusst erlebte Todesangst der Kastrationsangst nachgebildet sei. Das heißt aber auch, dass die für die Kastrationsangst gültigen Bewältigungsstrategien auch für die Todesangst Gültigkeit besitzen. Die Bewältigung der Kastrationsangst erfolgt aber auf dem Wege der Unterwerfung unter das väterliche Inzestverbot und der Identifizierung mit dem geliebten Vater. *Leben ist für das Ich gleichbedeutend mit Geliebt werden, vom Über-Ich geliebt werden* (Freud, 1923b, S. 288). Wenn wir für das Über-Ich hier symbolisch das Gesetz des Vaters einsetzen, dann führt die Identifikation mit diesem väterlichen Gesetz in einer phantasmatischen Verknüpfung auch zum Leben und letztlich zu Unsterblichkeit, während Kastration und Tod mit Weiblichkeit verbunden bleiben. Der Verzicht auf die Realisierung des Inzests unter dem Eindruck der fantasierten väterlichen Kastrationsdrohung beinhaltet dann gleichzeitig einen Treueschwur an den Vater, ganz ähnlich, wie Torok (1964) im Penisneid des Mädchens einen unbewussten Treueschwur an die Mutter sah. Die dazugehörige Fantasie des Jungen lautet dann: »So sehr liegt mir an deiner Liebe, dass ich auf etwas verzichte, was eigentlich mir gehört, nämlich den Körper der Mutter. Stattdessen möchte ich eins sein mit dir und deiner Macht und Unsterblichkeit.« Mit dieser Fantasie wird damit unbewusst auch dem Tod die Macht aberkannt. Mit der Frage, was geschieht, wenn diese Fantasie zusammenbricht, befasst sich der letzte Teil dieses Aufsatzes, in dem es um den *Skandal der Weiblichkeit* geht. Ich werde dort auch das Verhältnis von Weiblichkeit und Tod noch genauer untersuchen.

Der Skandal der Weiblichkeit

Wenn für Freud das Rätsel der Geschlechtlichkeit in der Ablehnung der Weiblichkeit durch beide Geschlechter besteht, die wie ein Felsen anmutet, an dessen Undurchdringlichkeit die Anstrengungen der Psychoanalyse scheitern, dann ist es an der Zeit, auch diese Behauptung auf ihren Abwehrcharakter hin zu hinterfragen. Ich beziehe mich dabei hauptsächlich auf zwei französische Autorinnen, nämlich Guignard (2000) und Schaeffer (2000), die beide – wenn auch mit unterschiedlichen Begründungen – den Skandal des Weiblichen betonen, der sich hinter diesem scheinbar so undurchdringlichen Felsen verbirgt. Weiblichkeit ist danach zunächst und vor allem ein Skandal, weil sie das Gebäude des phallischen Monismus aufsprengt, in der sie nur negativ, das heißt als kastriert, gedacht werden kann und sich mit ihren eigenen Sexualorganen präsentiert, die nicht nur der Lust, sondern auch der Fortpflanzung dienen. Die gewählten Traumata, die sich am Besitz oder Nichtbesitz des Penis orientieren und der Frau ein eigenes Genitale absprechen, verlieren damit ihre Erklärungskraft. Stattdessen wird erkennbar, dass der Penis ein *Ziel* hat, und zwar das Eindringen in das weibliche Genitale.

> »Der Wunsch, einen Penis zu besitzen, und die Angst, ihn zu verlieren, können jeweils ihre Erscheinungsformen nach Lust und Laune entwickeln, solange die Ablehnung der Weiblichkeit besteht, wie ein Fels, um das Objekt zu verleugnen, das dieser Penis erreichen könnte, um es zu befruchten« (Guignard, 2000, S. 26).

Dieses Objekt ist die mütterliche Gebärmutter. Für Guignard hat der »gewachsene Fels« deshalb vor allem die Aufgabe eines Wächters über das Inzesttabu. »Die ›Ablehnung der Weiblichkeit‹ ist […], genauer gesagt, die Ablehnung der Sexualität der Mutter« (ebd., S. 25). Denn mit der Sexualität der Mutter ist auch die Möglichkeit des Inzests gegeben. Ödipus hat, so Guignard, nicht nur seinen Vater umgebracht; er hat sich die Augen ausgestochen, um nicht sehen zu müssen, dass er der eigenen Mutter Kinder gemacht hatte (ebd., S. 21). Der Inzest ist gleichzeitig ein Angriff auf die Zeitlichkeit, in der Geburt und Tod aufeinander folgen. Stattdessen wird in ihm die elementare Sehnsucht nach der Rückkehr in den Mutterleib, zum Ort der eigenen Herkunft unter Rückgängigmachung der Geburt, für einen Moment lang schreckliche Realität. Tod und Inzest fallen dabei unbewusst in eins. Die sexuelle Mutter verkörpert neben dem Versprechen endlosen Glücks deshalb immer auch eine Einladung zum Tode. Die Versuchung, dieser Verführung zu unterliegen, erzeugt auch die Todesangst. Durch die Ablehnung der Weiblichkeit (genauer: der Sexualität der Mutter) wird dieser Gefahr ein Riegel vorgeschoben. Das Schlimmste wäre demgegenüber, sich dieser sexuellen Mutter passiv zu überlassen. Die Idealisierung von Aktivität, die Freuds Werk durchzieht, dürfte hier eine entscheidende Wurzel haben.

In seinem Aufsatz »Das Geheimnis der Kästchenwahl« beschreibt Freud einen Mann, der nach dem Motiv aus Shakespeares *Kaufmann in Venedig* bei der Werbung um eine schöne, begehrenswerte Frau zwischen drei Kästchen wählen muss. Sie wird demjenigen gehören, der sich für das Kästchen entscheidet, das ihr Bild enthält. Die Kästchen sind aus Gold, Silber und Blei. Zwei Bewerber haben sich bereits erfolglos für Gold und Silber entschieden. Der dritte wählt das Kästchen aus Blei; »er gewinnt damit die Braut, deren Neigung ihm bereits vor der Schicksalsprobe gehört hat« (Freud, 1913f, S. 24). Für Freud repräsentieren die drei Kästchen die drei für den Mann unvermeidlichen Beziehungen zum Weibe:

> »Die Gebärerin, die Genossin und die Verderberin. Oder die drei Formen, zu denen sich ihm das Bild der Mutter im Laufe des Lebens wandelt: Die Mutter selbst, die Geliebte, die er nach deren Ebenbild gewählt, und zuletzt die Mutter Erde, die ihn wieder aufnimmt« (ebd., S. 37).

Der Mann wählt mit der dritten Frau (die einzig »glückliche Wahl«) also den Tod; das Paradox, das darin scheinbar beschlossen liegt, erklärt Freud als Wunschverkehrung:

> »Wahl steht an der Stelle von Notwendigkeit, von Verhängnis. So überwindet der Mensch den Tod, den er in seinem Denken immer anerkannt hat. Es ist kein stärkerer Triumph der Wunscherfüllung denkbar. Man wählt dort, wo man in Wirklichkeit dem Zwange gehorcht, und die man wählt, ist nicht die Schrecklichste, sondern die Schönste und Begehrenswerteste« (ebd., S. 34).

Todesgöttin und tote Braut gehen dabei ineinander über. Bei Caruso (zit. n. Macho, 1987, S. 268f.) lesen wir dazu:

> »Der Mann, der vergebens – und blindlings – nach seiner Gebärerin sucht, um diese nur ebenbildlich in der Genossin wieder zu finden, wird nicht mehr enttäuscht: die Todesgöttin [...] wird ihn endlich, wie einst die Gebärerin, in ihre Arme nehmen. Sie wird ihn in ihrem Schoß aufnehmen: Wieder aufnehmen, denn sie ist die wieder gefundene Mutter. Die erste Vereinigung, die unter unerbittlichem Zwang der Wiederholung immer von neuem versucht wurde, wird erst im Tode wiederkehren. Der Tod ist der letzte Inzest, der alle unbefriedigenden Versuche, den ersten Inzest wieder zu erleben, durch die letzte und auslöschende Vereinigung aufhebt und vollendet.«

Erfüllung und Untergang sind hier identisch, und beides ist im Weiblichen verankert. Dies ist einer der Gründe, warum Weiblichkeit im phallischen Weltbild der Ablehnung anheimfällt.[7]

Ein weiterer Grund liegt in der weiblichen *Erfahrung des Genießens* (»jouissance«) innerhalb der *sexuellen Begegnung*. In dieser Begegnung hat der Phallus seine omnipotente Position verloren. Wir haben es stattdessen mit einer Begegnung von zwei Subjekten zu tun, für die Birksted-Breen (1996b) die Metapher des *Penis als Bindeglied* (»penis-as-link«) erfunden hat, um sie klar vom phallischen Weltbild abzugrenzen. Der »Skandal des Weiblichen«, von dem Schaeffer (2000) spricht, liegt hier in einer Form des Genießens, die mit Selbstaufgabe verbunden ist und jeder Vorstellung von Autonomie widerspricht. Akzeptieren des Weiblichen heißt hier Sehnsucht nach Hingabe, nach Unterlegensein gegenüber dem Liebhaber, nach der Niederlage im Liebesakt (ebd., S. 109). Der Liebhaber seinerseits muss die Fähigkeit besitzen, ohne Angst vor der archaischen Mutter oder vor seinem eigenen Genießen dieses »Weibliche« in der Frau zu entdecken und zu erschaffen, um auf diese Weise selbst an ihrem Genießen teilzuhaben (ebd., S. 110).

Schaeffer geht bei dieser Argumentation von einem konstanten sexuellen Drang aus, der das Bestreben hat, in das Ich einzudringen. Das Ich ist auf seine Autonomie bedacht und reagiert darauf mit der Angst, diese

7 Bei Frauen nimmt diese Todesfantasie nach meiner Erfahrung häufig die Sehnsucht nach der Verschmelzung mit dem Vater an. Das Phantasma der Rückkehr in den Mutterleib wird dann durch das des Aufgenommenwerdens irgendwo »oben« (im Himmel) ersetzt (siehe dazu Rohde-Dachser, 2001b). Eine Probandin aus dem Frankfurter Forschungsprojekt kleidete diese Fantasie in die Worte: »Verschmelzen im Licht.«

Autonomie zu verlieren und buchstäblich »nicht mehr Herr im eigenen Haus« zu sein. Es empfindet das Eindringen der Libido deshalb zunächst wie einen Fremdkörper, aber: »Das, was in es einbricht, wird es nähren« (ebd., S. 102). Wenn das Ich sich der eindringenden Libido unterwirft, kann es sich Erfahrungen hingeben, die von Passivität und Selbstverlust bis hin zu Besessenheit, Ekstase und Todeserleben reichen können (ebd., S. 103). Oder mit den Worten Batailles: »Es gibt keine Liebe, wenn sie in uns nicht *wie der Tod* ist« (Bataille, 1994 [1957], S. 234). Der Abstand zwischen dem endgültigen Tod und »kleinen Tod«, dem berauschenden Taumel, ist dabei ein unmerklicher. Es ist das Verlangen zu sterben, aber zugleich das Verlangen, an den Grenzen des Möglichen und des Unmöglichen mit immer größerer Intensität zu leben (ebd.). Für Schaeffer verwirklicht sich diese Erfahrung in der weiblichen Niederlage im Liebesakt. Das Ich fühlt sich dabei überwältigt. Es hasst diese Niederlage, aber das Geschlecht fordert sie (Schaeffer, 2000, S. 109). Schaeffer sieht darin den grundlegenden Konflikt der weiblichen Sexualität. Dieser Konflikt hat nichts mit Herrschaft und Unterwerfung zu tun und auch nichts mit Geschlechterhierarchie. Es geht um die Differenz der Geschlechter und die Asymmetrie der sexuellen Begegnung. Freud konnte für diese Form des Genießens nur das Etikett des *femininen Masochismus* finden (Freud, 1924c, S. 373ff.), in dem das weibliche Erleben auf eine Weise geschildert wird, mit dem sich Frauen niemals einverstanden erklärt haben.[8] Der Skandal weiblichen Genießens besteht für Schaeffer darin, dass es diesen femininen Masochismus tatsächlich gibt, aber nicht in der Fantasie des Kastriertwerdens, des Koitiertwerdens oder des Gebärens, so wie Freud ihn beschrieb (ebd., S. 374), sondern in der Fähigkeit, sich großen Libidomengen und der Inbesitznahme durch den Liebhaber zu überlassen (Schaeffer, 2000, S. 112). Das weibliche Rätsel liest sich für Schaeffer dann so:

> »Je mehr sie verwundet ist, umso mehr braucht sie es, begehrt zu werden; je mehr sie herausgefordert wird, desto mehr wird sie herausgerissen; je mehr sie fällt, desto mächtiger macht sie ihren Liebhaber, je mehr sie unterworfen wird, desto mehr Macht erlangt sie über ihren Liebhaber. Und je mehr sie besiegt wird, desto mehr Lust hat sie und desto mehr wird sie geliebt. Die weibliche Niederlage ist die Macht der Frau« (ebd., S. 119).

8 Eine Ausnahme ist Freuds Schülerin Deutsch (1988 [1942]).

Wenn wir an dieser Stelle auf Freuds Gleichnis vom »gewachsenen Felsen« zurückkommen, der für ihn in der – beiden Geschlechtern gemeinsamen – Ablehnung der Weiblichkeit bestand, dann zeigt sich, dass dieser Felsen auf der genitalen Ebene durchaus überwindbar ist. Schaeffer spricht von einem *Felsen des Weiblichen, der nachgibt* und sich für die Penetration und das sexuelle Genießen öffnet. Der Penisneid spielt hier keine Rolle mehr. Im Gegensatz dazu steht die *Ablehnung des Weiblichen als unüberwindbarer Felsen*, mit dem man nicht verhandeln kann und der sich um jeden Preis dem Triebhaften und Fremden verschließt und bei beiden Geschlechtern zur Frigidität führt (ebd., S. 100). Freud ist bei seiner Definition der Weiblichkeit an dieser Stelle stehen geblieben.

Schlussbetrachtungen

Ziel dieser Arbeit war es, Freuds Theorie der Weiblichkeit und insbesondere die (aus seiner Sicht beiden Geschlechtern gemeinsamen) Ablehnung der Weiblichkeit von unserem heutigen psychoanalytischen Wissensstand her einer kritischen Betrachtung zu unterziehen. Unsere Frage war, warum diese Theorie trotz aller Einsprüche bis heute immer wieder zitiert wird, und sei es nur durch eine immer neue Widerlegung. Freuds Theorie der Weiblichkeit ist – so lautete die Antwort – bis heute virulent, weil sie eine beiden Geschlechtern gemeinsame Abwehrfantasie beinhaltet, mit der die Grundtatsachen des Lebens (Money-Kyrle, 1971) verleugnet und die symbolische Kastration ad absurdum geführt wird. Sie konzentriert sich um den Besitz oder Nichtbesitz eines zum Phallus erhobenen Penis; Weiblichkeit erscheint dabei lediglich in der Negation, das heißt als kastriert. Auch die Generationendifferenz wird in diesem Zusammenhang negiert. Weil die ersehnte Rückgängigmachung der symbolischen Kastration aber gleichzeitig ein Weg zum Tode wäre, wird sie mit einem Wunsch verknüpft, dessen Erfüllung unmöglich ist. Beim Mädchen ist dies der Wunsch nach einem Penis (Penisneid), beim Jungen der Wunsch, den Vater zu vertreiben, um an seiner Stelle der sexuelle Partner der Mutter zu sein. Der Penismangel des Mädchens und die Angst des Jungen vor der Kastrationsdrohung des Vaters erhalten auf diese Weise die Rolle eines »gewählten Traumas«, mit dem der Bruch der ursprünglichen Mutter-Kind-Einheit nachträglich einen Namen erhält. Der tendenziell unterschiedliche Gebrauch des Wortes »Nicht«, mit dem die männlichen und weiblichen Probanden des Frankfurter Forschungsprojekts auf die Frage nach den wichtigsten Wünschen in ihrem Leben antworteten, kann als Hinweis darauf gewertet werden, wie sehr die hier beschriebenen unbewussten Fantasien unter der Decke reiferer Abwehrstrukturen nach wie vor das Erleben von Männern und Frauen prägen. Weiblichkeit, genauer der Körper der sexuellen Mutter, wird immer dann zu einer tödlichen Bedrohung, wenn er das phallische Weltbild sprengt und als Objekt der inzestuösen Versuchung in Erscheinung tritt. Dies ist der erste Skandal der Weiblichkeit (Guignard, 2000). Auf der erotisch-sexuellen Ebene zeigt sich der Skandal des Weiblichen in der Form des weiblichen Genießens als Niederlage im Liebesakt, die mit einem Entgrenzungserleben einhergeht, das an die Grenze des Todes führt (Schaeffer, 2000).

Im phallischen Weltbild fällt beides der Ablehnung anheim. Das bedeutet aber auch, dass alles, was in diesem Kontext als weiblich erklärt wird (Passivität, Hingabe, Verführung, Genießen, Gebären, Tod), aus der männlichen Selbstdefinition ausgeklammert bleibt. Phallisch-idealisierte Männlichkeit bleibt in einem omnipotenten Raum angesiedelt, in dem die Grundtatsachen des Lebens, zu denen neben Abhängigkeit auch Urszene und Tod gehören (Money-Kyrle, 1971), keine Gültigkeit besitzen. In der psychoanalytischen Literatur gibt es deshalb immer wieder auch Versuche, diese Integration bzw. Reintegration des ausgeklammerten »Weiblichen« in die männliche Selbstdefinition zu leisten. In einem postödipalen Rahmen scheint dies auch durchaus möglich (Fogel, 1998). Sobald sich die damit verbundenen Körperfantasien aber konkretistisch ausgestalten, wie in einem von Fogel geschilderten Beispiel, zeigt sich die ganze Schwierigkeit dieser Aufgabe. Fogel beschreibt einen Patienten, der auf einem LSD-Trip an seinem Körper hinunterschaute und nicht nur seinen Penis nicht mehr vorfand, sondern zu seinem Entsetzen an dessen Stelle ein schwarzes Loch, »eine Kloake« (ebd., S. 665). Für den Patienten war dies eine schreckliche Entdeckung, von der er noch lange Zeit danach immer wieder heimgesucht wurde (ebd.). Fogel schildert sehr eindrucksvoll, wie es ihm trotz aller Anstrengung nicht gelang, für dieses Schrecken erregende Bild des weiblichen Genitales einen Namen zu finden, der zu einer positiveren Identifikation hätte einladen können – so tief ist die Projektion von Verschlungenwerden und Tod auf das Weibliche offenbar in unser Bewusstsein eingeschrieben. Ich vermute, dass hier auch der wahrscheinlich entscheidende Grund dafür liegt, warum in der psychoanalytischen Theorie Weiblichkeit und Männlichkeit so unterschiedlich häufig thematisiert werden: Männlichkeit wird nicht thematisiert, weil damit auch die in der phallischen Fantasie verankerte Idealisierung der Männlichkeit auf Kosten des Weiblichen infrage gestellt würde und mit ihr eine unbewusste Fantasie, von der wir auf der rationalen Ebene wissen, dass sie der Welterfassung eines zwei- bis sechsjährigen Kindes entspricht, und die trotzdem unbewusst unser Denken und Handeln über weite Strecken prägt.

Literatur

Bassin, D. (1996). Beyond the He and the She: Toward the Reconcialition of Masculinity and Feminity in the Postoedipal Female Mind. *JAPA, 44*(Supp.), 183–190.

Bataille, G. (1994 [1957]). *Die Erotik*. München: Matthies & Seitz.

Benjamin, J. (1988). *Die Fesseln der Liebe: Psychoanalyse, Feminismus und das Problem der Macht*. Frankfurt/M.: Roter Stern.

Benjamin, J. (1992). Vater und Tochter: Identifizierung mit Differenz. *Psyche – Z. Psychoanal., 46*, 821–846.

Bernstein, D. (1983). The female superego: a different perspective. *Int. J. Psychoanal., 64*, 187–201.

Bernstein, D. (1990). Weibliche genitale Ängste und Konflikte und die typischen Formen ihrer Bewältigung. *Psyche – Z. Psychoanal., 47*, 530–559.

Birkstedt-Breen, D. (1996a). Unconscious representations of feminity. *JAPA, 44*(Supp.), 119–132.

Birksted-Breen, D. (1996b). Phallus, Penis and Mental Space. *Int. J. Psychoanal., 77*, 649–657.

Björqvist, K. & Niemelä, P. (1992). *Of mice and women. Aspects of female aggression*. San Diego/CA: Academic Press.

Butler, J. (1990). *Das Unbehagen der Geschlechter*. Frankfurt/M.: Suhrkamp.

Chasseguet-Smirgel, J. (1964). *Psychoanalyse der weiblichen Sexualität*. Frankfurt/M.: Suhrkamp.

Chasseguet-Smirgel, J. (1986a). *Zwei Bäume im Garten. Zur psychischen Bedeutung der Vater- und Mutterbilder*. München: Verlag Int. Psychoanalyse.

Chasseguet-Smirgel, J. (1986b). Die archaische Matrix des Ödipuskomplexes in der Utopie. In dies., *Zwei Bäume im Garten. Zur psychischen Bedeutung der Vater- und Mutterbilder* (S. 112–134). München: Verlag Int. Psychoanalyse.

Chodorow, N. (1978). *Das Erbe der Mütter. Psychoanalyse und Soziologie der Geschlechter*. München: Frauenoffensive.

Chodorow, N. J. (2001 [1999]). *Die Macht der Gefühle. Subjekt und Bedeutung in Psychoanalyse, Geschlecht und Kultur*. Stuttgart: Kohlhammer.

Chodorow, N. J. (2005). Untangling history & epistemology. *JAPA, 53*, 1097–1118.

Derrida, J. (1976). *Die Schrift und die Differenz*. Frankfurt/M.: Suhrkamp.

Dinnerstein, D. (1976). *Das Arrangement der Geschlechter*. Stuttgart: DVA.

Deutsch, H. (1988 [1942]). *Psychologie der Frau*. Eschborn: FBH Psychologie.

Eigen, M. (1981). The area of faith in Winnicott, Lacan and Bion. *Int. J. Psychoanal., 62*, 413–433.

Fast, I. (1984). *Von der Einheit zur Differenz. Psychoanalyse der Geschlechtsidentität*. Berlin: Springer.

Ferenczi, S. (1924). *Versuch einer Genitaltheorie*. Frankfurt/M.: Fischer.

Fliegel, Z.O. (1986). Die Entwicklung der Frau in der psychoanalytischen Theorie: Sechs Jahrzehnte Kontroverse. In J.L. Alpert (Hrsg.), *Psychoanalyse der Frau jenseits von Freud* (S. 11–40). Berlin: Springer.

Fogel, G.I. (1998). Interiority and inner genital space in men: What else can be lost in castration? *Psychoanal. Q., 67*, 662–697.

Freud, S. (1900a). *Die Traumdeutung. GW II/III*.

Freud, S. (1905d). *Drei Abhandlungen zur Sexualtheorie. GW V*, 27, 33–145.

Freud, S. (1913f). Das Motiv der Kästchenwahl. *GW X*, 24–37.

Freud, S. (1919h). Das Unheimliche. *GW XII*, 229–268.

Freud, S. (1920g). *Jenseits des Lustprinzips. GW XIII*, 1–69.

Freud, S. (1923b). *Das Ich und das Es. GW XIII*, 237–289.

Freud, S. (1924c). Das ökonomische Problem des Masochismus. *GW XIII*, 371–383.

Freud, S. (1924d). Der Untergang des Ödipuskomplexes. *GW XIII*, 395–402.

Freud, S. (1925j). Einige psychische Folgen des anatomischen Geschlechtsunterschieds. *GW XIV*, 19–30.

Freud, S. (1926d). *Hemmung, Symptom und Angst. GW XIV*, 111–205.

Freud, S. (1931b). Über die weibliche Sexualität. *GW XIV*, 517–537.

Freud, S. (1933a [1932]). Die Weiblichkeit. In *Neue Folge der Vorlesungen zur Einführung in die Psychoanalyse. GW XV*, 119–145.

Freud, S. (1937c). Die endliche und die unendliche Analyse. *GW XVI*, 59–99.

Funk, J. (2006). Butler, J. In R. Kroll (Hrsg.), *Gender Studies – Geschlechterforschung [Metzler Lexikon]* (S. 45f.). Stuttgart, Weimar: Metzler.

Garfinkel, H. (1967). *Studies in Ethnomethodology*. New York: Prentice Hall.

Gediman, H.K. (2005). Historical perspectives on sex and gender. *JAPA, 53*, 1059–1078.

Gildemeister, R. & Wetterer, A. (1992). Wie Geschlechter gemacht werden. Die soziale Konstruktion der Zwei-Geschlechtlichkeit und ihre Reifizierung in der Frauenforschung. In G.-A. Knapp (Hrsg.), *Traditionen Brüche: Entwicklungen feministischer Theorie* (S. 201–204). Freiburg/B.: Kore.

Gilligan, C. (1982). *Die andere Stimme. Lebenskonflikte und Moral der Frau*. München: Piper.

Goldner, V. (1991). Toward a critical relational theory of gender. *Psychoanal. Dialogues, 1*(3), 249–272.

Grunberger, B. (1971). *Vom Narzissmus zum Objekt*. Frankfurt/M.: Suhrkamp.

Guignard, F. (2000). Mütterlich oder weiblich? Der »gewachsene Fels« als Wächter über das Inzesttabu mit der Mutter. In S. Heenen-Wolff (Hrsg.), *Neues vom Weib: französische Beiträge* (S. 9–27). Göttingen: V & R.

Hagemann-White, C. (1979). *Frauenbewegung und Psychoanalyse*. Basel: Stroemfeld/Roter Stern.

Harris, A. (2005). Gender in linear and nonlinear history. *JAPA, 53*, 1079–1096.

Hock, U. (2000). *Das Unbewusste Denken. Wiederholung und Todestrieb*. Frankfurt/M.: Fischer TB.

Horkheimer, M. & Adorno, T.W. (1944). *Dialektik der Aufklärung*. Frankfurt/M.: Fischer.

Horney, K. (1926). Flucht aus der Weiblichkeit. Der Männlichkeitskomplex der Frau im Spiegel männlicher und weiblicher Betrachtung. In dies., *Die Psychologie der Frau* (S. 26–42). Frankfurt/M.: Fischer.

Irigaray, L. (1974). *Speculum – Spiegel des anderen Geschlechts*. Frankfurt/M.: Suhrkamp.
Jordan, J.V. & Surrey, J.L. (1986). The self-in-relation: empathy and the mother- daughter relationship. In T. Bernay & D.W. Cantor (Hrsg.), *The psychology of today's woman. New psychoanalytic visions* (S. 81–101). Hillsdale/NJ: The Analytic Press.
Kaplan, L.J. (1991). *Weibliche Perversionen. Von befleckter Unschuld und verweigerter Unterwerfung*. Reinbek/H.: Hoffmann & Campe.
Kristeva, J. (1974). *Die Revolution der poetischen Sprache*. Frankfurt/M.: Suhrkamp.
Kristeva, J. (1989 [1987]). *The Black Sun*. New York: Columbia UP.
Lacan, J. (1966). Die Bedeutung des Phallus. In ders., Schriften II (S. 119–132). Olten: Walter-Verlag.
Lacan, J. (1986 [1975]). *Encore. Das Seminar. Buch XX (1972–73)*. Weinheim: Quadriga.
Laplanche, J. & Pontalis, J.B. (1975 [1967]). *Das Vokabular der Psychoanalyse*. Frankfurt/M.: Suhrkamp.
Loewald, H.W. (1980). Das Dahinschwinden des Ödipuskomplexes. In ders., *Psychoanalyse. Aufsätze aus den Jahren 1951–1979* (S. 377–400). Stuttgart: Klett-Cotta.
Luquet-Parat, C. (1964). Der Objektwechsel. In J. Chasseguet-Smirgel (Hrsg.), *Psychoanalyse der weiblichen Sexualität* (S. 120–133). Frankfurt/M.: Suhrkamp.
Lyotard, J.-F. (1986 [1979]). *Das postmoderne Wissen. Ein Bericht*. Graz, Wien: Passagen.
Macho, T.H. (1987). *Metaphern des Todes. Zur Logik der Grenzerfahrung*. Frankfurt/M.: Suhrkamp.
Marneffe, D. de (2005). *Die Lust, Mutter zu sein. Kinder, Liebe, Glück*. München: Piper.
Mayer, E.L. (1985). Everybody must be just like me: Observations on female castration anxiety. *Int. J. Psychoanal., 66*, 331–347.
Mayer, E.L. (1995). The phallic castration complex and primary feminity: paired developmental lines toward female gender identity. *JAPA, 73*, 17–38.
McDermott Long, K. (2005). The changing language of female development. *JAPA*, 53, 1161–1174.
McDougall, J. (1964). Über die weibliche Homosexualität. In J. Chasseguet-Smirgel (Hrsg.), *Psychoanalyse der weiblichen Sexualität* (S. 233–292). Frankfurt/M.: Suhrkamp.
McDougall, J. (1997 [1996]). *Die Couch ist kein Prokrustesbett. Zur Psychoanalyse der menschlichen Sexualität*. Stuttgart: Verlag Int. Psychoanalyse.
Mitchell, J. (1974). *Psychoanalyse und Feminismus*. Frankfurt/M.: Suhrkamp.
Mitscherlich-Nielsen, M. (1975). Psychoanalyse und weibliche Sexualität. *Psyche – Z. Psychoanal., 29*, 769–788.
Money, J. (1956). Sexual incongruities and psychopathology: The evidence of human hermaphroditism. *Bulletin of the Johns Hopkins Hospital, 98*, 43–57.
Money, J. & Ehrhardt, A.A. (1972). *Man and woman, boy and girl*. Baltimore: John Hopkins UP.
Money-Kyrle, R. (1971). The Aim of Psychoanalysis. *Int. J. Psychoanal., 52*, 103–106.
Musfeld, T. (1997). *Im Schatten der Weiblichkeit*. Tübingen: edition diskord.
Perelberg, R.J. (1997). Introduction to Part III: Female experience in the psychoanalytic process. In J. Raphael-Leff & R.J. Perelberg (Hrsg.), *Female experience. Three generations of British women. Psychoanalysts on work with women* (S. 219–227). London, New York: Routledge.
Person, E.S. (2005). A new look at core gender and gender role identity in women. *JAPA, 53*, 1045–1058.

Poluda-Korte, E. S. (2000). Das Bild der lesbischen Frau in der Psychoanalyse. *Psyche – Z. Psychoanal.*, *54*(4), 323–353.

Rivière, J. (1961 [1929]). Weiblichkeit als Maske. In L. Gast (Hrsg.), *Joan Rivière. Ausgewählte Schriften* (S. 102–113). Tübingen: edition diskord.

Rohde-Dachser, C. (1989). Unbewusste Phantasie und Mythenbildung in psychoanalytischen Theorien über die Differenz der Geschlechter. *Psyche – Z. Psychoanal.*, *43*, 193–218.

Rohde-Dachser, C. (1990). Über töchterliche Existenz. Offene Fragen zum weiblichen Ödipuskomplex. *Z. Psychsom. Med.*, *36*, 303–315.

Rohde-Dachser, C. (1991). *Expedition in den dunklen Kontinent*. Heidelberg: Springer [(2003). 3. Aufl. Gießen: Psychosozial-Verlag].

Rohde-Dachser, C. (2000). Das Weibliche als Symbol des Thanatos. In P. Götze & M. Richter (Hrsg.), *Verstehen von suizidalem Erleben und Verhalten* (S. 11–25). Göttingen: V & R.

Rohde-Dachser, C. (2001a). Aggression, Zerstörung und Wiedergutmachung in Urszenenphantasien. Eine textanalytische Studie. *Psyche – Z. Psychoanal.*, *55*(9/10), 1051–1085.

Rohde-Dachser, C. (2001b). Wer weiß, wo ich da ankomme, wenn ich da hingehe … Über Todes- und Jenseitsvorstellungen von Männern und Frauen – eine psychoanalytische Studie. *Frankfurt forscht*, *19*, 5–12.

Schaeffer, J. (2000). Was will das Weib? Oder: Vom Skandal des Weiblichen. In S. Heenen-Wolff (Hrsg.), *Neues vom Weib: französische Beiträge* (S. 99–122). Göttingen: V & R.

Schäfer, J. (2000 [1999]). *Vergessene Sehnsucht. Der negative weibliche Ödipuskomplex in der Psychoanalyse*. Göttingen: V & R.

Schlesier, R. (1981). *Konstruktionen der Weiblichkeit bei Sigmund Freud. Zum Problem von Entmythologisierung und Remythologisierung in der psychoanalytischen Theorie*. Frankfurt/M.: EVA.

Silverman, D. K. (1987). What are little girls made of? *Psychoanal. Psychol.*, *4*, 315–334.

Stemann-Acheampong, S. (1996). *Der phantastische Unterschied. Zur psychoanalytischen Theorie der Geschlechtsidentität*. Göttingen: V & R.

Stoller, R. J. (1968a). *Sex and Gender*. New York: Science House.

Stoller, R. J. (1968b). The sense of femaleness. In C. Zanardi (Hrsg.), *Essential papers on the psychology of women* (S. 278–289). New York: UP.

Stoller, J. (1976). Primary feminity. *JAPA*, *24*, 59–78.

Torok, M. (1964). Die Bedeutung des »Penisneides« bei der Frau. In J. Chasseguet-Smirgel (Hrsg.), *Psychoanalyse der weiblichen Sexualität* (S. 192–232). Frankfurt/M.: Suhrkamp.

Volkan, V. D. (1999). *Das Versagen der Diplomatie. Zur Psychoanalyse nationaler, ethnischer und religiöser Konflikte*. Gießen: Psychosozial-Verlag.

Dem Ungesagten eine Gestalt verleihen

Entwürfe des Weiblichen in den Kulturproduktionen der Postmoderne[1]

Orte des Weiblichen – eine Suche

In der postmodernen Gesellschaft, in der es keine absoluten Wahrheiten mehr gibt, kann sich auch das, was wir herkömmlich als »männlich« oder »weiblich« verstehen, auf keine vorgegebene Ordnung mehr berufen. Folgt man den Argumentationen Judith Butlers (1990), dann ist jede geschlechtliche Zuschreibung immer schon kulturell bestimmt und kann von daher auch nicht aus Körpermerkmalen oder geschlechtsspezifischen Charaktereigenschaften abgelesen werden. Geschlechterzugehörigkeit zeigt sich vielmehr allein im Verhalten; das heißt, sie wird performativ im Sinne eines »doing gender« vollzogen (Gildemeister, 2004) und ist von daher, wie alle Verhaltensweisen, grundsätzlich auch veränderbar. Wie veränderbar, zeigt ein Blick auf den tief greifenden Wandel, den unsere Geschlechterordnung in den letzten 50 Jahren erfahren hat. Anstelle einer klar definierten Geschlechterdichotomie, deren Überschreitung in der Regel gesellschaftliche Sanktionen nach sich zog, treffen wir heute auf eine Vielzahl sexueller Orientierungen, die gleichermaßen sozial legitimiert sind. Ebenso überholt sind auch die herkömmlichen Geschlechtsrollenerwartungen, in denen Männern und Frauen jeweils unterschiedliche Lebensbereiche zugewiesen wurden, mit denen sie sich identifizieren und in denen sie sich zu bewähren hatten. Heute stehen beiden Geschlechtern eine Vielzahl von Lebensentwürfen offen, die sich nicht mehr voneinander unterscheiden, und wer sich aufgrund seines Geschlechtes gehindert fühlen sollte, diese auch zu nutzen, kann dieses Recht mittlerweile sogar juristisch einklagen. Unter den Identifikationen und Verhaltensweisen, die dem Einzelnen dabei abgefordert werden, ist Genderverhalten nur mehr eines unter vielen.

---

1 Erstveröffentlichung 2016 in der *Zeitschrift für Sexualforschung, 29*(3), 270–284.

Die feministische Bewegung, die bis noch vor wenigen Jahrzehnten um die Aufweichung verkrusteter patriarchalischer Strukturen kämpfte, wirkt angesichts dieser Entwicklung heute schlichtweg überholt. Damals waren feministische Theoretikerinnen noch auf der Suche nach einem Ort, an dem frau ihre eigene, noch nicht vom Mann her definierte Identität entwickeln konnte, und dies in einer Sprache, die ganz die ihre war. Namen wie Luce Irigaray (1974), Hélène Cixous (2013) oder Julia Kristeva (1974, 1979) sind zumindest den Älteren unter uns noch lebhaft in Erinnerung. Das alles ist noch nicht einmal 50 Jahre her und erweckt doch schon den Eindruck einer längst vergangenen Epoche (dazu auch Benhabib et al., 1993; Schmuckli, 1996).

Paradigmatisch dafür steht das 2014 erschienene Buch von Theresa Bäuerlein und Friederike Knüpling, in der zwei Autorinnnen, die – jung, mit hervorragender Bildung und von dem Bewusstsein geprägt, dass Jungen und Mädchen grundsätzlich gleich schlau sind und von daher im Leben auch die gleichen Chancen haben – mit dem Feminismus abrechnen. Für sie ist er eine ideologisch verhärtete *Tussikratie*, die auf Kosten der Männer an einer Weltsicht festhält, in der Männer grundsätzlich die Täter und Frauen grundsätzlich die Opfer sind, mit der sie nichts zu schaffen haben wollen. Was den Feminismus angeht, schreibt auch Melanie Wigger in der Zeitschrift *cultura* der Universität Paderborn vom 7. Dezember 2011, steht mit dem Wechsel der Generationen offenbar ein Wandel an, und der Titel ihres Aufsatzes deutet auch schon die Richtung, in die dieser Wandel gehen wird. Er heißt: »Emma war gestern, jetzt kommen die Feuchtgebiete!«[2] Gemeint ist damit eine neue Frauengeneration, die in der modernen, durch Leistung und Erfolgsstreben geprägten Gesellschaft selbstbewusst »ihren Mann steht« und sich mit dieser Position auch voll und ganz identifiziert ist. Die Solidarität unter Frauen, auf denen der Feminismus der 1970er Jahre beruhte, hat vor diesem Hintergrund ihre Funktion verloren. Aus »der Frau« sind »Frauen« geworden, die als eigenständige Subjekte ihren Weg gehen und dabei auch Konkurrenz, Neid und Machtstreben ganz offen unter sich austragen.[3] Ausgegangen wird dabei von der Vorstel-

---

2 Es handelt sich dabei um den 2008 erschienenen Roman von Charlotte Roche, der nachfolgend noch besprochen wird.

3 Vgl. dazu unter anderem den Artikel »Die Heuchelei der weißen Frau« von Charlotte Theile in der *Süddeutschen Zeitung* vom 18. März 2014, in dem weißen Frauen, die sich für die Rechte von schwarzen und muslimischen Frauen einsetzen, aus der Sicht dieser

lung einer fiktiven Geschlechtergleichheit, vor der die Zuschreibung spezifisch weiblicher Eigenschaften in der Regel als Ausgrenzung erlebt wird und häufig auch so gemeint ist.[4] Wie stark diese Tendenz bereits vorangeschritten ist, lässt sich exemplarisch am Vorschlag einer Professorin der FU Berlin ablesen, anstelle der Bezeichnung »Professorin« oder »Professor«, für deren sprachliche Unterscheidung Frauen vor noch nicht allzu langer Zeit vehement gekämpft haben, die geschlechtslose Bezeichnung »Profess-x« zu verwenden, damit auch diejenigen Individuen, »die sich weder als Frau noch als Mann fühlen«, sich darin wiederfinden können (vgl. Harmsen, 2014, S. 1). Damit ist die Geschlechtsidentität endgültig kontingent geworden; alles ist möglich.

Aber auch wenn sich unsere Einstellungen zu Geschlecht und Gender auf vielen Gebieten radikal verschoben haben: Ein geschlechtsfreies Denken gibt es nicht, nicht außerhalb und schon gar nicht innerhalb der Psychoanalyse. Toronto und ihre Mitherausgeberinnen haben dies mit ihrem Buch *Psychoanalytic reflections on a genderfree case. Into the void* (2005) gerade wieder eindrucksvoll bewiesen. Das Buch beginnt mit einer psychoanalytischen Falldarstellung, bei der das Geschlecht des Patienten offenblieb. Anschließend wurde eine Reihe psychoanalytischer Kolleginnen gebeten, diesen Fall zu interpretieren. Dabei stellte sich sehr schnell heraus, wie unterschiedlich die Interpretationen ausfielen, je nachdem, ob der Patient dabei als weiblich oder als männlich eingeordnet wurde. Ohne diese Vorannahme führten diese Interpretationen ins Leere, ins Nichts.

Das bedeutet aber auch, dass unter der Decke fiktiver Geschlechtergleichheit diejenigen kulturellen Vorstellungen von »Männlichkeit« und »Weiblichkeit« fortbestehen, die wie eh und je den kindlichen Fantasien nachbildet sind, mit denen wir alle als Kinder lange vor unserer sprachlichen Entwicklung den Unterschied zwischen Männern und Frauen zu begreifen suchten und tief in unser implizites Gedächtnis eingegraben haben und die geschlechtliche Werthierarchie bis heute prägen. Auf dieser Ebene ist auch die Unterscheidung in ein starkes (männliches) und ein schwaches

Frauen vordergründig zwar ein gutes Werk tun wollen, in Wirklichkeit dabei aber vor allem ihre eigenen Privilegien festigen.

4 Künstlerinnen wie Louise Bourgeois (2006, S. 105ff.) und Marina Abramović (Interview mit Bärnthaler, 2014, S. 51) wollten aus diesem Grunde auch nie als »weibliche Künstlerinnen« bezeichnet werden. Die Ausgrenzung aus der Kunstszene, die damit verbunden ist, hat vor allem Louise Bourgeois über viele Jahrzehnte selbst sehr schmerzlich erfahren.

(weibliches) Geschlecht angesiedelt. Die dort ganz oben stehenden Ideale von Autonomie, Selbstverwirklichung, Selbstoptimierung und Erfolgsorientierung sind darin nach wie vor männlich konnotiert, während wir alles, was wir als emotionsbestimmt, passiv, schwach oder ängstlich erleben, intuitiv mit Weiblichkeit verbinden. Der Unterschied zur patriarchalisch orientierten Gesellschaft zu Beginn des 20. Jahrhunderts besteht lediglich darin, dass die männlich konnotierten Wertvorstellungen mittlerweile von beiden Geschlechtern, Männern ebenso wie Frauen, internalisiert worden sind und beide ihr Leben danach auszurichten suchen. Sie sind auf diese Weise praktisch universal geworden. Unter diesen Bedingungen zu bestimmen, was »Weiblichkeit« bedeutet, ohne dabei sofort wieder in die genannte Rangordnung zurückzufallen, wird zwangsläufig ein *Weg ins Ungewisse*. Denn ohne festgelegte kulturelle Definition bleibt der Begriff kulturell *unterbestimmt* (Reckwitz, 2006 [2000]) und steht damit einer Vielzahl kulturell miteinander konkurrierenden Sinndeutungen offen. In der Postmoderne ist eine solche Mehrdeutigkeit der symbolischen Ordnung offenbar inhärent (ebd., S. 623). Vor allem der ästhetische Bereich der Kultur bringt vor diesem Hintergrund in seinen Produktionen immer neue Sinndeutungen hervor. Dies gilt auch für die Sinndeutungen von »Weiblichkeit«. Und seit im Zuge der Angleichung der Geschlechterrollen auch Frauen zumindest nominell das Recht auf kulturelle Autorenschaft zugesprochen wird, das ihnen bis dahin systematisch abgesprochen wurde, wirken auch sie dabei in vielen Variationen mit. Die zahlreichen literarischen und künstlerischen Produktionen, die in den letzten 100 Jahren von Frauen erschaffen wurden, liefern dazu recht eindrucksvolle Beispiele (siehe dazu auch Knafo, 2010, 2012). Wie weit sie damit auch Einfluss auf die symbolische Kulturordnung nehmen können, die bisher ausschließlich Sache von Männern war, hängt von dem Ausmaß an Resonanz ab, die ein künstlerische Werk in der Öffentlichkeit erfährt, und von den Sinngehalten, die ihm dabei zugeschrieben werden (Reckwitz, 2006 [2000], S. 684). Ob, und wenn ja, wie dies geschieht, bleibt dabei zunächst unbestimmt und muss von Fall zu Fall immer wieder neu entschieden werden. Ich möchte dies im Folgenden an vier künstlerischen Produktionen von weiblichen Künstlerinnen, die in der Öffentlichkeit in den letzten 20 Jahren eine besonders starke, wenn auch nicht immer konfliktfreie Resonanz erfahren haben:

- die Trilogie *Shades of Grey* von E. L. James (2011–2012)
- den Roman *Feuchtgebiete* von Charlotte Roche (2008)

- die Skulptur *Maman* von Louise Bourgeois (1999)
- die Performance *The Artist is Present* von Marina Abramović (2010)

Dabei werde ich sowohl kulturwissenschaftliche als auch psychoanalytische Überlegungen heranziehen. Meine These ist, dass dabei unbewusst auch unterschiedliche Definitionen von »Weiblichkeit« zur Darstellung gelangen, mit denen Frauen sich je nach Bedarf identifizieren und auf diese Weise neue Formen der Selbstdefinition erproben können.

James' *Shades of Grey* (2011–2012)

Folgt man Illouz (2013), dann wird ein Buch zum Beststeller, wenn es weitgehend mit den Werten, Ideen, Repräsentationen, Fantasien und Bildern übereinstimmt, die die Leserinnen und Leser schon vor der Begegnung mit dem Text im Kopf hatten, ohne sie bis dahin wirklich formulieren zu können, entweder, weil sie dem gesellschaftlichen Mainstreamdiskurs zu sehr widersprachen oder weil ihnen einfach die richtigen Worte dafür fehlten (ebd., S. 25). *Shades of Grey* ist ein solches Buch. Die erotische Romantrilogie der britischen Autorin E. L. James erreichte bereits im Jahr ihrer Ersterscheinung in den USA einen Verkaufserfolg von über 20 Millionen Exemplaren. In Deutschland landete die Trilogie sofort auf der Beststellerliste: Fünf Wochen nach der Ersterscheinung belief sich der Verkauf des ersten Bandes bereits auf 1,2 Millionen Exemplare. Weltweit sind inzwischen mehr als 70 Millionen Exemplare an den Mann und – dies vor allem – an die Frau gebracht worden.[5] Denn die Leser der Romantrilogie sind vor allem Frauen; ein Grund, warum die drei Bücher auch oft als »Mama-Porno« bezeichnet und damit gleichzeitig auch abgetan wurde.[6] Andere Kritiken sprechen von einer »biederen Liebesgeschichte«, einem »Mädchen-Liebestraum mit Aua« oder auch einem »zarten Sado-Maso-Pflänzchen für die Massen«; immer wieder wird dabei auch der »unbeholfene Sprachstil« der Erzählung hervorgehoben, der mit Literatur nichts zu tun habe. Gleichzeitig legt die enorme Auflagenhöhe der Romantrilogie aber auch die Vermutung nahe, dass insbesondere Frauen sich in den

5 Alle hier zitierten Auflagenhöhen sind Illouz (2013, S. 12) entnommen.

6 Diese und alle weiteren Zitate von Rezensionen des Buchs entstammen der entsprechenden Sammlung Blasczyks (2012).

dort geschilderten masochistischen Sexualfantasien wiedererkennen und dass dies zumindest einer der Gründe für den riesigen Verkaufserfolg des Buches ist.

Geschildert wird darin die erotische Beziehung zwischen der 21-jährigen Studentin Anastasia Steele und dem sechs Jahre älteren Unternehmer und Milliardär Christian Grey. Anastasia, zu diesem Zeitpunkt noch Jungfrau, verspürt dem attraktiven Mann gegenüber erstmals ein intensives sexuelles Verlangen. Der will aber nur dann eine feste Beziehung mit ihr eingehen, wenn sie per Vertrag einwilligt, seine »Sub« zu werden, das heißt, sich von ihm fesseln und schlagen zu lassen und ihr ganzes Leben, von der Nahrungsaufnahme bis zur Schlafdauer, so auszurichten, wie es ihm gerade beliebt. Anastasia ist aber nicht bereit, diesen Vertrag bedingungslos zu unterschreiben, sondern tritt darüber mit ihm in Verhandlungen ein, die einen großen Teil der Romantrilogie ausmachen. Darin unterscheidet sich *Shades of Grey* auch von der etwa 40 Jahre zuvor erschienenen *Geschichte der O* von Pauline Réage (2001 [1954]), in der die weibliche Hauptfigur ihrem geliebten René zuliebe jede Erniedrigung und jede Folter erduldet, bis hin zur völligen Selbstauslöschung. Im Gegensatz dazu behält Anastasia ihre Autonomie, und sie ist es auch, die entscheidet, wann sie sich dem Willen ihres Liebhabers beugen will und wann nicht.

Folgt man Illouz (2013, S. 47), dann steht der hier verhandelte Konflikt damit stellvertretend auch für den zentralen Konflikt der Postmoderne, der um die Frage kreist, was es heißt, die eigene Souveränität aufzugeben und gleichzeitig nach Autonomie zu streben. In der weiblichen Sexualität erfährt dieser Konflikt eine weitere Zuspitzung. Die französische Analytikerin Schaeffer (2000, 2011) spricht im gleichen Zusammenhang vom »Skandal des Weiblichen« (Schaeffer, 2000), weil das weibliche Genießen hier mit Selbstaufgabe verbunden ist und damit jeder Vorstellung von Autonomie widerspricht. Das Ich der Frau, so Schaeffer, ist auf seine Autonomie bedacht und reagiert deshalb mit der Angst, diese Autonomie zu verlieren und »nicht mehr Herr im eigenen Haus« zu sein. In dem Moment aber, wo es sich unterwirft und dem Liebhaber hingibt, kann es eine Form von Genießen erleben, die von Passivität und Selbstverlust bis hin zu Grenzsituationen von Besessenheit, von Ekstase und Todeserleben reichen kann (ebd., S. 103). Für Schaffer verwirklicht sich diese Erfahrung in der weiblichen Niederlage im Liebesakt. Das Ich fühlt sich dabei überwältigt. Es hasst von daher diese Niederlage, aber das Geschlecht fordert sie (ebd., S. 109). »[J]e mehr sie unterworfen wird, desto mehr Macht erlangt sie über ihren Liebhaber. Und je mehr sie (die Frau) besiegt wird, desto mehr Lust hat sie und desto mehr wird sie geliebt. Die weibliche Niederlage ist die Macht der Frau« (ebd., S. 119). Freud (1924c, S. 373ff.) konnte diese Form weiblichen Genießens nur unter dem Etikett des *femininen Masochismus* beschreiben, in dem weibliche Hingabe und lustvolles Schmerzerleben in eins gesetzt werden (dazu auch Rohde-Dachser, 2006). Anders als von Freud (1924c, S. 374) angenommen, geht es dabei auch nicht um Fantasien des Kastriertwerdens, des Koitiertwerdens oder des Gebärens, sondern um die Fähigkeit, sich unter Verzicht auf die eigene Autonomie lustvoll der Inbesitznahme durch den Liebhaber zu überlassen (Schaeffer, 2000, S. 112). In der Romantrilogie *Shades of Grey* verwandelt sich Grey dabei »allmählich von einem Sadisten zu einem romantischen Liebhaber, der die geheimste Phantasie einer Frau in Erfüllung gehen lässt, nämlich dass der Mann ihr seine respekteinflößende Macht aus Liebe zu Füßen legt« (zit. n. Illouz, 2013, S. 44) Gleichzeitig ist sie dabei auch die von ihm Auserwählte, dazu berufen, ihn zu verwandeln und zu erlösen. Die masochistischen Fantasien, die im Allgemeinen schamvoll verschwiegen werden, weil ihnen von vornherein der Geruch des Perversen anhaftet, werden dabei nicht nur ganz offen benannt. Mehr noch: *Shades of Grey* bietet sogar eine Anleitung, wie diese in die Praxis umgesetzt werden können. Und der Verkaufserfolg der dazu notwendigen Utensilien zeigt, dass Frauen und Männer von dieser Anleitung auch reichlich Gebrauch machen. Illouz (ebd., S. 69) sieht darin eine performative Form der Konfliktlösung, wobei die damit verbundenen sadomasochistischen Praktiken nicht der Wiederherstellung der sexuellen Geschlechterungleichheit dienen, sondern im Gegenteil zu deren Überwindung beitragen. In einer Zeit der Unsicherheit und der Instabilität von Liebesbeziehungen verspricht *Die neue Liebesordnung* (so der Titel des Illousz'schen Buches) gleichzeitig eine immanente Form der Gewissheit zumindest über die dazugehörigen Rollen, über den Schmerz, der dabei eine lustvolle Ausgestaltung erfährt, über die Kontrolle des Schmerzes und über die Grenzen des Konsenses, der immer wieder neu ausgehandelt werden muss, aber grundsätzlich möglich erscheint (ebd., S. 77). Die Skandalträchtigkeit der weiblichen Sexualität, von der Schaeffer spricht, ist damit überwunden. *Shades of Grey* ist mit der Botschaft verbunden, dass Mündigkeit und Hingabe keine unüberwindbaren Widersprüche sein müssen, zusammen mit der Einladung, diese Hingabe auch lustvoll zu genießen.

Roches *Feuchtgebiete* (2008)

Auch der Roman *Feuchtgebiete* von Charlotte Roche hatte bereits in seinem Erscheinungsjahr 2008 einen Verkaufserfolg von über einer Million Exemplaren und stand über mehr als 30 Wochen auf Platz 1 der *Spiegel*-Bestsellerliste. 2011 wurde das Buch verfilmt, und auch der Film wurde bis heute von mehr als einer Million Kinobesuchern gesehen. Die *Medienreaktion* auf das Buch war demgegenüber ausgesprochen kontrovers und reichte von der Beschreibung einer »feministischen Hommage an den Körper der Frau« (*TAZ* vom 28. Februar 2008) bis hin zur völligen Abwertung als »Blut- und Samen-Anekdotensammlung«, die sich nur deshalb so gut verkaufte, weil Anrüchiges hierzulande immer geht (*Die Welt* vom 10. April 2008). Für Reich-Ranicki (2008) war das Buch ein pornografisches Erzeugnis, »ekelerregend« und »literarisch wertlos«.[7] Auf Antrag der Stadt Witten führte die Bundesprüfstelle für jugendgefährdende Medien sogar ein Indizierungsverfahren gegen den Roman, der aber ablehnend beschieden wurde.[8]

»Solange ich denken kann, habe ich Hämorriden. Viele, viele Jahre habe ich gedacht, ich dürfte das keinem sagen …« Mit diesen Worten führt die Icherzählerin *Helen Memel* den Leser in die proktologische Abteilung des Krankenhauses Mariahilf ein, wo sie sich, nachdem sie sich bei einer missglückten Intimrasur eine schmerzhafte Analfissur zugezogen hatte, einer Operation unterziehen muss. Sie selbst verbindet damit allerdings heimlich noch ein ganz anderes Anliegen. Sie wartet darauf, dass ihre seit vielen Jahren geschiedenen Eltern sie besuchen kommen und sie die beiden bei dieser Gelegenheit wieder zusammenführen kann, und gibt sich derweil lustvoll ihren meist ziemlich unappetitlichen sexuellen Fantasien und Körperpraktiken hin, die auch die Skandalträchtigkeit des Buches ausmachen. Aber Vater und Mutter kommen immer nur kurz zu Besuch, und wenn, dann immer allein. Helen gibt aber so schnell nicht auf und wartet weiter. Als ihre Entlassung irgendwann nicht mehr abzuwenden ist, reißt sie sich als letztes Mittel mit einem metallenen Gegenstand ihre gerade erst verheilte rektale Wunde wieder auf, sodass es zu einer lebensgefährlichen

7 Interview im ZDF in der Sendung »Menschen 2008«. http://www.youtube.com/watch?v=2rYUOMEi6jw (18.02.2015).

8 Indizierungsverfahren gegen Feuchtgebiete. http://www.pornoanwalt.de/?p=6046 (25.03.2015).

Blutung kommt. In der anschließenden Notoperation geht es um Leben und Tod. Als die Eltern auch dann nicht kommen, gibt Helen ihren Plan endgültig auf und verlässt die Klinik in Begleitung ihres Krankenpflegers, der sich in sie verliebt hat und sie mit in seine Wohnung nimmt. Vorher stellt sie in ihrem Krankenzimmer mit den dort vorfindbaren Utensilien noch eine Szene nach, die an den Selbstmordversuch ihrer Mutter vor zehn Jahren erinnern soll, bei dem diese auch ihren Bruder, der damals noch ein Baby war, mit in den Tod nehmen wollte. »Es gibt keinen Weg mehr zurück« – mit diesen Worten verlässt sie das Krankenhaus. Dabei legt sie den Kopf in den Nacken und schreit.

Wollte man diesen Fall aus klinischer Sicht beschreiben, wird man angesichts der beschriebenen Symptomatik sehr wahrscheinlich zur Diagnose einer Borderline-Störung kommen (vgl. dazu auch Moser, 2013). Warum eine solche Krankengeschichte aber eineinhalb Millionen Leser in ihren Bann zieht, die dabei zwischen Faszination, Ekel und Ablehnung hin- und herschwanken, ist damit aber noch nicht erklärt. Aus meiner Sicht findet man diese Erklärung am ehesten, wenn man in der Heldin des Romans die Inkarnation einer heranwachsenden neuen Generation sieht, die den Adoleszenzkonflikt zwischen »Zurück in die Kindheit« und »Hinein ins Leben« auf eine Weise zu lösen versucht, die in krassem Gegensatz zur herkömmlichen Mädchenrolle steht, nämlich selbstbewusst, »cool«, jeder Situation gewachsen, sexuell vom Analverkehr bis zum Bordellbesuch bereits mit allen Wassern gewaschen, schamlos, mutig, experimentierfreudig und dabei jedes gesellschaftliche Tabu missachtend; insgesamt also ein Verhalten, das jeden Erwachsenen über 30 auf die Palme bringt. Und dabei vor allem *eines* zu sein: *anders* als die Mutter, *anders*, als diese ihr Leben lebte, und auch *anders* als alles, was diese ihrer Tochter an sexuellen Warnungen mit auf den Weg gegeben hat. Helen hat sich, sobald sie 18 war, aus diesem Grunde sogar heimlich sterilisieren lassen. Männliche Loslösungsversuche von der Mutter haben nach meiner Erfahrung mit Abstand nicht diese Radikalität. Wenn man zudem die Icherzählerin, wie viele Leser dies vermutlich getan haben, auch noch mit der Autorin des Buches gleichsetzt, und diese Autorin eine junge, sehr angesehene und erfolgreiche Moderatorin und Grimme-Preisträgerin ist, dann vermittelt der Roman den Eindruck, als ob dies der Weg ist, wie auch Mädchen von heute zu Erfolg, Reichtum und sexueller Befriedigung gelangen, und dass es dabei zwischen Männern und Frauen keine Unterschiede mehr gibt, während die schon in die Jahre Gekommenen empört sind, was diese freche Göre sich da erlaubt.

Feuchtgebiete ist – so gesehen – vor allem eine Geschichte des Triumphes einer neuen Generation über die alte, die sie dabei hinter sich zurücklässt, ohne sich auch nur einmal noch umzuschauen. Voraussetzung ist allerdings, dass dazu auch die permanente sexuelle Erregung, die damit verbunden ist, aufrechterhalten werden muss. Sonst würde sehr schnell das zum Vorschein kommen, was dahinter verborgen ist, nämlich die Angst vor Verlassensein und Leere, die hier nur noch in dem Schrei zum Ausdruck kam, mit dem Helen das Krankenhaus verlässt. Sexuelle Erregung mit allen dazugehörigen Fantasien und entsprechende Verführungspraktiken sind aber allenfalls ein Container auf Zeit. Wer sich darauf verlässt, wird sich irgendwann dem Alter und dem Tod nur umso gnadenloser ausgeliefert fühlen. Bei der Suche nach einem inneren mütterlichen Objekt, das davor Schutz und Zuflucht gewähren könnte, treffen wir hier auf eine Leerstelle. Anders ist dies in der nächsten Analyse, die sich mit der Skulptur einer riesigen Spinne beschäftigt, die von Bourgeois geschaffen wurde und von ihr der den Namen *Maman* erhielt.

Bourgeois' Spinnenskulptur *Maman* (1999)

Ich selbst bin der Skulptur *Maman* zum ersten Mal vor etwa 25 Jahren in der Tate-Galerie in London begegnet, wo ich mich beim Durchqueren der großen Vorhalle plötzlich zwischen merkwürdigen, hohen Säulen wiederfand, die sich beim Blick nach oben als die Beine einer großen, fast zehn Meter hohen Spinne erwiesen, die mich mit ihrem Körper überdachte, fast wie in einer Kirche. Der Eindruck war überwältigend und unheimlich zugleich. Spinnen sind bekanntlich Tiere, die Netze weben, aus denen es für die Insekten, die sich darin verfangen, kein Entrinnen gibt; manche von ihnen sind auch giftig, so giftig, dass ihr Biss sogar tödlich wirken kann. Symbolisch steht die Spinne deshalb auch für das Urbild der bösen, verschlingenden, todbringenden Mutter, aus deren Netz sich das Kind im Zuge seiner Subjektwerdung befreien muss, wenn es zu einer eigenständigen Existenz gelangen will. Das waren deshalb auch die ersten Assoziationen, die mir als Psychoanalytikerin durch den Kopf gingen, während ich weiter in dem von Spinnenbeinen eingefassten Raum umherging. Der Eindruck hielt aber nicht lange an. Je länger ich darin verweilte, desto mehr machte sich in mir das Gefühl breit, hier am liebsten bleiben zu wollen, so als verspräche dieser Raum Ruhe und Zuflucht vor dem, was das Leben draußen so alles an Aufgaben und Gefahren bereithielt, denen man nicht entrinnen konnte. Die Größe und Stärke der Spinne wirkten dabei auch nicht mehr ängstigend, sondern eher wie ein Garant dafür, dass einem nichts geschehen konnte, solange man sich nur unter ihrem Schutz befand.

Offenbar ist dies nicht nur mir so gegangen, denn die riesige Spinnenskulptur ist mittlerweile nicht nur in der Tate-Galerie in London zu sehen, sondern an vielen Orten über die ganze Welt verstreut, vom Jardin des Tuileries in Paris über die Eremitage in St. Petersburg, das Guggenheim-Museum in Bilbao und die Fondation Beyeler in Basel bis hin zu der National Gallery of Canada, Ottawa, und dem Samsung Museum of Modern Art in Seoul, Südkorea, um nur einige zu nennen.[9]

Geschaffen wurde sie von Louise Bourgeois, einer der bekanntesten Bildhauerinnen des 20. Jahrhunderts, die 1911 in Paris geboren und mit 99 Jahren, also vor nunmehr fünf Jahren, in New York gestorben ist.[10] Die Skulptur *Maman* entstand im Jahre 1999; Bourgeois war damals 89 Jahre alt. Die Skulptur ist über neun Meter hoch und trägt unter ihrem Körper einen Beutel mit 26 Marmoreiern. Der Name *Maman*, den Bourgeois ihr gegeben hat, ist das französische Wort für »Mutter« und eine »Ode à ma Mère« (Bourgeois, 2006, S. 357ff.), eine »Huldigung an meine Mutter«, von der sie selber sagt: »Die wichtigste Person in meinem Leben war meine Mutter. Meine ›Spinnen‹ sind eine Ode an sie«, und: »Meine beste Freundin war meine Mutter. Sie war besonnen, klug, geduldig, beruhigend, vernünftig, wählerisch, raffiniert, unentbehrlich, ordentlich und nützlich – wie eine Spinne« (ebd.).

Die symbolische Übertragung dieser Eigenschaften auf die Skulptur der Riesenspinne wird verständlich, wenn wir erfahren, dass Bourgeois' Mutter Weberin war und als solche auch den Familienbetrieb leitete, ein Atelier mit 22 Angestellten, in dem alte Tapisserien restauriert wurden. Viele Skulpturen, die Louise später formte, sind aus den Stoffmaterialien geformt, denen sie hier zum ersten Mal begegnet war. Louise musste zehn Jahre lang mit ansehen, wie ihr Vater die Mutter mit der jungen Englischlehrerin betrog, die er offiziell für Louise ins Haus gebracht hatte, und auch sie selbst musste als Kind von ihrem Vater am Familientisch über viele Jahre immer wieder massive Demütigungen und Kränkungen einstecken, die vor

9 Nachweise dazu in http://de.wikipedia.org/wiki/Maman (13.04.2015).

10 Die biografischen Informationen sind dem Buch von Küster (2013 [2011]) entnommen.

allem ihre Existenz als Frau betrafen.[11] Unter dem Tisch knetete sie währenddessen aber bereits damals aus Brotstücken Figuren, die sie anschließend mit dem Messer wieder zerschnitt. Ihr gesamtes künstlerisches Werk hat nach ihren eigenen Worten darin seine Wurzel.

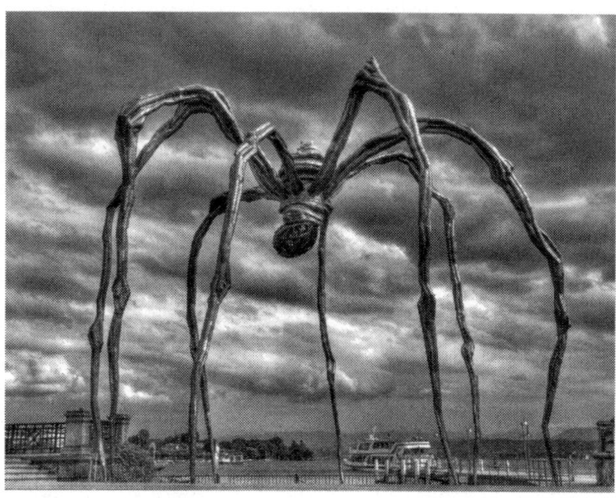

Abb. 1: Maman (Zürich, 2011)

Als Louise 20 Jahre alt war, starb ihre Mutter. Sie verließ daraufhin den elterlichen Betrieb, in dem sie bis dahin mitgearbeitet hatte, und schrieb sich in Paris an der Ecole des Beaux Arts ein, wo sie auch die Grundlagen für ihr späteres bildhauerisches Arbeiten erwarb. 1938 heiratete sie einen amerikanischen Kunsthistoriker, mit dem sie sich später in New York niederließ. Neben der Erziehung ihrer drei Kinder arbeitete sie dort weiter an ihren bildhauerischen Werken, mit denen sie langsam auch in der Kunstszene bekannt wurde. Heute sind ihre Arbeiten nicht nur in den USA, sondern in Museen in der ganzen Welt vertreten. 1999 würdigte die Japan Art Association sie für ihre Lebensleistung mit der Verleihung des Praemium Imperiale, dem bedeutendsten Preis für zeitgenössische Kunst.

»Ich vergesse nicht«, sagt Louise Bourgeois über ihre Kindheitserfahrungen, »aber ich gebe ihnen mit meiner Arbeit eine Form.« Die

11 Vgl. http://www.emma.de/artikel/portraet-louise-bourgeois-die-potente-kuenstlerin-263411 (03.04.2015).

Formgebung ist dabei nicht nur eine kreative Aneignung der erlittenen traumatischen Erfahrungen, sondern auch eine Wiedergutmachung, die die Wiederherstellung der verlorenen oder zerstörten Objekte bewirken soll (dazu auch Härtl, 2009, S. 188f.). Bourgeois' Leben ist von Todesfällen überschattet. Sie verlor im Laufe ihres Lebens nicht nur ihre Eltern, Schwestern und Brüder, sondern nach 35-jähriger Ehe auch ihren Mann und 1990 ihren Sohn Michèle. Die einschneidenden Erfahrungen von Verlust und Vergänglichkeit, die damit einhergehen, sind auch in ihre Zeichnungen und Skulpturen eingegangen, mit denen sie sie in eine symbolische Form zu überführen suchte. Die Spinnenskulptur *Maman* wurde neun Jahre nach dem Tod ihres Sohnes vollendet. In der gleichen Zeit tauchen die ersten Spinnenskulpturen auf, die Spinne als Urmutter und Teil einer Generationenfolge in *Das Nest* (1994), die Spinne als Schützerin des Nestes (*Spider*, 1997; vgl. Larratt-Smith, 2012, Bd. 1, S. 61) bis hin zur Riesenspinne *Maman* (1999), mit der sie ihrer Mutter am Ende ihres eigenen Lebens einen Tempel baute.

Die *Spinne mit dem Behältnis von Eiern an ihrem Körper* ist Trägerin des Lebens und damit auch Urheberin des Todes, auf den das Leben unweigerlich zusteuert. Als Webspinne repräsentiert sie für Bourgeois aber gleichzeitig auch das immerwährende Prinzip des Reparierens und Erneuerns. Bei all dem hat Bourgeois ihre Mutter mit Sicherheit nicht nur idealisiert. Nach einer mehr als ein Jahrzehnt dauernden Analyse bei Heinrich Löwenfeld (vgl. dazu ebd., S. 71) wusste sie auch, was sie bei ihrer Mutter verabscheute oder hasste (die »zornige Mutter«; die Mutter, die sich vom Vater begehren ließ und Lust daran hatte; die Mutter, die 13 Monate nach ihrer Geburt endlich den vom Vater heiß erwarteten Bruder gebar; die Mutter, die sie viel zu frühzeitig endgültig verlassen hatte. Auch dies alles ist in die *Maman*-Skulptur mit eingewebt. Was dabei entstanden ist, ist *Maman* als Große Mutter, und zwar in jeder ihrer Erscheinungsformen, als Gebärende, als Verantwortungstragende, als Leidende, als Trauernde. »Ich vermisse meine Mutter, ich bin eine Mutter, ich suche nach einer Mutter«, sagt Bourgeois (2006) dazu von sich selbst, und die Ode an die Mutter endet mit den Worten: »Wart auf mich, renn nicht weg, ich komme. Ich brauche dich« (ebd., S. 365). All dies fließt auch in die zeitenthobene Position der *Maman*-Skulptur mit ein, als Ergebnis eines langen Ringens, in dem auch der Tod eine versöhnliche Gestalt gewonnen hat. Takeo Doi (2002), ein japanischer Analytiker, hat ein Buch über *Amae* (Mutterliebe) geschrieben und darüber geklagt, dass es in unserer Gesellschaft davon nur mehr wenig

Spuren gebe. Vermutlich reist die *Maman*-Skulptur auch deshalb um die halbe Welt – als Verkörperung eines mütterlichen Containers, der auch in einer Postmoderne, in der der Mensch unerbittlich auf sich selbst zurückverwiesen wird, Sicherheit und Schutz bietet, wie eine Mutter, die ihr Kind in den Armen wiegt.

Abramovićs *The Artist is Present* (2010)

Marina Abramović ist eine der bekanntesten Performancekünstlerinnen der Gegenwart und kommt mit dieser Kunstform auch unserer Fragestellung der performativen Hervorbringung von etwas Neuem, Unvorhergesehenem in besonderer Weise entgegen. Dazu gehört explizit auch Reaktion des Publikums, und erst diese, im Vorhinein nicht voraussagbare Reaktion kann die performative Aktion zum Abschluss bringen. Jeder Autor, jeder Maler, jeder Bildhauer und jeder Filmregisseur hat die Möglichkeit, im künstlerischen Schaffensprozess das, was er kreiert, zwischendurch kritisch von außen zu betrachten und es zu verändern oder zu verbessern, wenn es seinen Erwartungen nicht entspricht. Für die künstlerische Performance gilt dies nicht. Sie geschieht ausschließlich im Hier und Jetzt. Deshalb gibt es hier auch keine Generalprobe und keine Wiederholung. Mit dem Ende der Performance ist auch sie selbst unwiderruflich Vergangenheit geworden. Vermutlich ist es aber gerade diese Einmaligkeit, die ihr ihren unwiederbringlichen Wert verleiht. Abramović hat dies in ihrer bisherigen künstlerischen Laufbahn selbst auf vielfache Weise bewiesen. In ihren Performances geht es neben der Interaktion mit dem Publikum vor allem um die Überwindung von Schmerz und um spirituelle Selbstfindung.

> »Schmerz in der Kunst ist für mich eine Tür zu einer höheren Bewusstseinsebene, wo das Innere zu leuchten beginnt […]. Schmerz ist eine Form von Suche […]. Als Columbus nach Westen aufbrach, hatte er noch die Angst, er könnte dabei irgendwann von der Erde fallen. Und entdeckte Amerika. Als Künstler muss man bereit sein, von der Erde zu fallen« (Interview mit Bärnthaler, 2014, S. 48).

Was dies bedeutet, lässt sich exemplarisch an der Performance *Rhythm 0* (1974) ersehen, in der sie 72 Gegenstände ausgelegt hatte, die das Publikum (meistens Männer) für vier Stunden an ihr ausprobieren konnten. Darunter war auch eine geladene Pistole, die einer der Männer schließlich auf sie richtete. Bei der Inszenierung der Frau als Opfer männlicher Aggression hat sie also sogar ihr Leben aufs Spiel gesetzt (Abramović, 2010, S. 75–79).

Auch in ihrem persönlichen Leben war Abramović lange Zeit hindurch rastlos. Über viele Jahre fuhr sie zunächst fünf Jahre lang mit ihrem künstlerischen Partner Ulay und später allein durch die halbe Welt und verbrachte dabei längere Zeit auch bei den Aborigines in Australien und bei buddhistischen Mönchen in Tibet. »Ich wollte nirgendwo ankommen, ich kenne das Gefühl von Heimat nicht.« Sie ist tibetische Buddhistin geworden (Interview mit Bärnthaler, 2014, S. 48).

Alle diese Vorerfahrungen sind auch in die Performance *The Artist is Present* eingegangen, die Abramović 2010 im Museum of Modern Arts in New York zelebrierte (vgl. dazu auch Biesenbach, 2010; Abramović, 2010, S. 204ff.; Anelli, 2012). Marina saß dabei über drei Monate jeweils sechs Tage in der Woche acht Stunden lang bewegungslos vor einem leeren Tisch, mit einen leeren Stuhl ihr gegenüber auf der anderen Seite des Tisches, als Einladung an das Publikum, sich ihr gegenüberzusetzen und sie anzublicken. Vorausgegangen war ein langes, hartes Training mit einer Umstellung des gesamten Stoffwechsels, um sich auf täglich acht Stunden ohne Essen und Trinken einzustellen und um die Schmerzen des bewegungslosen Sitzens auszuhalten.

> »Irgendwann gelangt man dabei zu dem Punkt, an dem glaubt ohnmächtig zu werden, wenn man sich nicht sofort bewegt […]. Die Befreiung kommt, wenn man sich aufgibt und merkt, dass es doch weitergeht und dass der Schmerz sich überwinden lässt und man unglaubliche Dinge erfährt, wenn man es geschafft hat« (Interview mit Bärnthalers, 2014, S. 48).

Vor Beginn der Performance war noch völlig unklar, wie das Publikum auf das Angebot reagieren würde. Niemand ahnte damals, dass das Sitzen auf dem Stuhl gegenüber Marina zu etwas so Begehrenswertem wurde, dass viele in der Erwartung einer solchen Erfahrung schon Stunden, bevor das Museum öffnete, draußen campierten. Niemand in New York hat sonst jemals so viel Zeit, und niemand in New York würde jemals länger in die Augen eines Fremden blicken. Marina tat dies, drei Monate lang jeden Tag sieben Stunden, ohne jeden Schutz und gleich, wer immer sich ihr gegenübersetzte. Es waren insgesamt rund 1.500 Menschen, die ihr Angebot annahmen und sich ihr gegenübersetzten, manche einige Minuten, andere mehrere Stunden; Menschen allen Alters, aller Rassen und aller Nationalitäten. Manche von ihnen reisten dazu über eine große Entfernung, um ihre Chance in der Schlange zu nutzen. Wir wissen nicht, was dabei in den Sitzenden vor sich ging. Was wir aber haben, sind die Aufnahmen des Fotografen Marcus Anelli (2012), der diese Performance begleitete und mit seiner Kamera den Gesichtsausdruck jedes Sitzenden festhielt, sofern diese dazu vorher ihre Erlaubnis dazu gegeben hatten. Mithilfe der Kamera wurde es möglich, die intensiven Emotionen, die sich auf den Gesichtern widerspiegelten, festzuhalten, wie eine Blitzaufnahme eines im nächsten Moment bereits vergangenen Ereignisses. Die Emotionen, die dabei sichtbar wurden, waren so verschieden wie die Menschen, zu denen sie gehörten: Traurigkeit, Sympathie, Angst, Begehren, Ärger, Neugier, Liebe, Ruhe, Trauer und andere Gefühle und Gedanken, die nur dem Sitzenden bekannt waren und – vielleicht – per Intuition auch Marina als Gegenüber. Auf vielen Bildern lächeln die Sitzenden, oft als Vorspiel für eine emotionale Erfahrung, die einen Augenblick später sichtbar wird, oder wie eine Antwort auf ein schweigendes Gefühl, das nur mit Marina ausgetauscht wird, während wir als Außenstehende dazu keinen Zugang haben. Auf einer großen Anzahl der Bilder weinen die Sitzenden, als ob sie in diesem Moment etwas ganz Unerwartetes, Kostbares erlebten; sie sitzen dabei schweigend, während die Tränen ihre Wangen herunterrollen (ebd.).

Wenn wir das, was sich uns dabei emotional mitteilt, in Worte fassen wollten, dann wäre dies am ehesten die kurzfristige Verschmelzungserfahrung mit dem Gegenüber in einem Moment absoluter Präsenz, so wie wir sie auch von mystischen Erfahrungen her kennen, oder wie Stern (2005) sie als »Moment der Begegnung« beschrieben hat, in dem sich beide Partner in der unmittelbaren Gegenwart, im Hier und Jetzt, begegnen. Bollas (1997 [1987]) hat diese Momente mit der frühen »Mutter der Verwandlung« in Beziehung gebracht und meint damit eine Mutter, deren Erscheinen die Welt verwandelt. Der Säugling schreit, hat Hunger und ist verzweifelt, solange, bis die Mutter erscheint und ihn tröstend auf den Arm nimmt. In diesem Augenblick verwandelt sich die Welt, und Hunger, Qual und Wut verwandeln sich Fülle und Zufriedenheit. Unbewusst wird eine solche Erfahrung später immer wieder gesucht, und wenn sie einmal geschieht, ist der Betroffene im Nachhinein von der absoluten Gewissheit erfüllt, dass er vom Geist des Objekts umfangen war und mit ihm weilte, in einem innigen unmittelbaren Erkennen, das mit Begriffen nicht zu erfassen ist, so als würde er von dem Objekt gehalten und die Welt dabei in ein ganz anderes, »heiliges« Licht getaucht. Was nachklingt, ist die tiefe Überzeugung, dabei in Verbindung mit einem heiligen Objekt zu sein (ebd., S. 43). Es sieht so aus, als hätten unsere Probanden etwas Ähnliches auch in der Begegnung mit Abramović erlebt. Die tiefe Ergriffenheit, die ihre Gesichter ausstrahlen, deutet jedenfalls darauf hin.

Zusammenfassung

Wenn wir rückschauend die hier vorgestellten künstlerischen Produktionen noch einmal auf die Bedeutungen von Weiblichkeit hin hinterfragen, die in ihnen mittransportiert werden, dann treffen wir auf eine Heterogenität, wie man sie sich größer kaum vorstellen kann. Bei *Shades of Grey* war es die Umdeutung des »Skandals weiblicher Sexualität« in ein lustvolles weibliches Genießen, ohne dass Hingabe und Autonomie dabei in einen unlösbaren Widerspruch geraten, bei *Feuchtgebiete* die Aufrechterhaltung einer permanenten sexuellen Erregung, die nicht versiegen darf, weil sonst die Angst- und Verlassenheitsgefühle sichtbar würden, die mit ihrer Hilfe in Schach gehalten werden können. In Bourgeois' Spinnen-Skulptur *Maman* fanden wir demgegenüber einen übergroßen mütterlichen Container, unter dessen Dach man Schutz und Halt vor den Grausamkeiten des Lebens finden kann. Abramović schließlich eröffnete mit ihrer Performance *The Artist is Present* den Menschen, die sich darauf einließen, eine Erfahrung absoluter Präsenz, die mit dem Nimbus des Heiligen umgeben war.

Offenbar schließen sich diese, auf den ersten Blick inkompatibel erscheinenden Sinndeutungen von »Weiblichkeit« aber nicht gegenseitig aus, sondern lassen sich je nach Handlungssituation wechselseitig abrufen, ohne dass es dabei zu konflikthaften Überschneidungen kommen muss (Reckwitz, 2006 [2000], S. 635). Eine solche Mehrdeutigkeit ist der modernen Gesellschaft vielmehr inhärent (ebd., S. 648). Das macht die Unsicherheit der Postmoderne, aber ebenso auch ihre kreative Dynamik aus (ebd., S. 623). Das Bild von der Eindeutigkeit und Homogenität der symbolischen Ordnung unserer Kultur bedarf nach dieser Sichtung jedenfalls einer dringlichen Revision.

Aus der Sicht der Psychoanalyse eröffnet sich dem Individuum auf diese Weise ein ebenso breites wie heterogenes Angebot von Identifikationsmöglichkeiten, von dem es je nach Bedarf Gebrauch machen kann, ohne dass sein Über-Ich sich dabei sofort verbietend dazwischendrängt. Dies entspricht auch der Auffassung Honneths (2000), nach der die innere Struktur des Menschen in der Moderne flüssiger und damit auch vielseitiger und anpassungsfähiger geworden ist. Wie weit die hier diskutierten, von Frauen kreierten kulturellen Weiblichkeitsentwürfe die Möglichkeit besitzen, über den jeweiligen situativen Kontext hinaus an einer dauerhaften Veränderung der symbolischen Ordnung mitzuwirken, muss zunächst offenbleiben. Der Dialog zwischen den Geschlechtern ist dadurch jedenfalls vielseitiger geworden. Und auch dies halte ich schon für einen wichtigen Schritt.

Literatur

Abramović, M. (2010). *The Artist Is Present*. New York: MoMA.

Anelli, M. (2012). *Portraits in the Presence of Marina Abramović*. Bologna: Damiani.

Bärnthaler, T. (2014). »Man muss bereit sein, von der Erde zu fallen.« Interview mit Marina Abramović. *SZ Magazin* vom 11.4.2014, 44–51.

Bäuerlein, T. & Knüpling, F. (2014). *Tussikratie. Warum Frauen nichts falsch und Männer nichts richtig machen können*. München: Heyne.

Benhabib, S., Butler, J., Cornell, D. & Fraser, N. (1993). *Der Streit um Differenz. Feminismus und Postmoderne in der Gegenwart*. Frankfurt/M.: Fischer TB.

Biesenbach, K. (2010). Marina Abramović: *The Artist Is Present*. The Artist Was Present. The Artist Will be Present. In M. Abramović, *The Artist Is Present* (S. 22–27). New York: MoMA.

Blasczyk, M. (2012). *»Shades of Grey« im Spiegel des deutschen Feuilletons*. München, Ravensburg: GRIN.

Bollas, C. (1997 [1987]). *Der Schatten des Objekts. Das ungedachte Bekannte: Zur Psychoanalyse der frühen Entwicklung*. Stuttgart: Klett-Cotta.

Bourgeois, L. (2006). *La famille*. Köln: Buchhandlung Walter König.

Butler, J. (1990). *Das Unbehagen der Geschlechter*. Frankfurt/M.: Suhrkamp.

Cixous, H. (2013). *Das Lachen der Medusa*. Wien: Passagen.

Doi, T. (2002). *Amae. Freiheit in Geborgenheit*. Frankfurt/M.: Suhrkamp.

Freud, S. (1924c). Das ökonomische Problem des Masochismus. *GW XIII*, 371–383.

Gildemeister, R. (2004). Doing Gender. Zentrale Praktiken der Geschlechterunterscheidung. Handbuch Frauen- und Geschlechterforschung. In R. Becker & B. Kortendiek (Hrsg.), *Theorie, Methoden, Empirie* (S. 137–145). Wiesbaden: VS.

Harmsen, Torsten (25.04.2014). Gender – Professx heißt die neue Lösung. *BZ, 70*(96).

Honneth, A. (2000). Objektbeziehungstheorie und postmoderne Identität. Über das vermeintliche Veralten der Psychoanalyse«. *Psyche – Z. Psychoanal., 54*, 1087–1109.

Illouz, E. (2013). *Die neue Liebesordnung. Frauen, Männer und Shades of Grey*. Frankfurt/M.: Suhrkamp.

Irigaray, L. (1974). *Speculum – Spiegel des anderen Geschlechts*. Frankfurt/M.: Suhrkamp.

James, E. L. (2011–2012). *Shades of Grey. Roman-Trilogie* [1. Bd.: *Fifty Shades of Grey. Geheimes Verlangen*. 2. Bd.: *Fifty Shades Darker. Gefährliche Liebe*. 3. Bd.: *Fifty Shades Freed. Befreite Lust*]. München: Goldmann.

Knafo, D. (2010). *In Her Own. Women's Self-Representation in Twentieth-Century Art*. Cranbury/NJ.: Ass. UP.
Knafo, D. (2012). *Dancing with the Unconscious. The Art of Psychoanalysis and the Psychoanalysis of Art*. New York: Routledge.
Kristeva, J. (1974). *Die Revolution der poetischen Sprache*. Frankfurt/M.: Suhrkamp.
Kristeva, J. (1979). Women's time. In C. Zanardi (Hrsg.), *Essential papers on the psychology of women* (S. 374–398). New York: UP.
Küster, U. (2013 [2011]). *Louise Bourgeois*. 3. Aufl. Ostfildern: Hatje Cantz.
Moser, T. (2013). *Lektüren eines Psychoanalytikers. Romane als Krankengeschichten*. Gießen: Psychosozial-Verlag.
Larrett-Smith, P. (Hrsg.). (2012). *The Return of the Repressed. 2 Bde*. London: Violette Ed.
Réage, P. (2001 [1954]). *Die Geschichte der O und Rückkehr nach Roissy*. München: LangenMüller.
Reckwitz, A. (2006 [2000]). *Die Transformation der Kulturtheorien. Zur Entwicklung eines Theorie-Programms*. Weilerswist: Velbrück.
Roche, C. (2013 [2008]). *Feuchtgebiete*. 26. Aufl. Berlin: Ullstein TB.
Rohde-Dachser, C. (1991). *Expedition in den dunklen Kontinent. Weiblichkeit im Diskurs der Psychoanalyse*. Heidelberg: Springer.
Rohde-Dachser, C. (2006). Über Hingabe, Tod und das Rätsel der Geschlechtlichkeit. Freuds Weiblichkeitstheorie aus heutiger Sicht. *Psyche – Z. Psychoanal., 60*(9/10), 948–977.
Schaeffer, J. (2000). Was will das Weib? Oder: Vom Skandal des Weiblichen. In S. Heenen-Wolff (Hrsg.), *Neues vom Weib: französische Beiträge* (S. 99–122). Göttingen: V & R.
Schaeffer, J. (2011). *The Universal Refusal. A Psychoanalytic Exploration of the Feminine Sphere and its Reputation*. London: Karnac.
Schmuckli, L. (1996). *Differenzen und Dissonanzen. Zugänge zu feministischen Erkenntnistheorien in der Postmoderne*. Königsstein/T.: Helmer.
Stern, D.N. (2005). *Der Gegenwartsmoment. Veränderungsprozesse in Psychoanalyse, Psychotherapie und Alltag*. Frankfurt/M.: Brandes & Apsel.
Theile, C. (2014). Es reicht! Oder doch nicht? Zwei Autorinnen wehren sich gegen die »Tussikratie«. *SZ* vom 19.–21.04.2014.
Theile, C. (2014). Die Heuchelei der weißen Frau. Unter Feministinnen herrscht Krieg. *SZ* vom 18.03.2014, S. 11.
Toronto, E.K., Ainslie, G., Donovan, M., Kelly, M., Kieffer, C.C. & McWilliams, N. (Hrsg.). (2005). *Psychoanalytic Reflections on a Gender-free Case. Into the void*. London, New York: Routledge.
Wigger, Melanie (2011). Emma war gestern, jetzt kommen die Feuchtgebiete. *cultura* vom 7.12.2011 [https://cultura.uni-paderborn.de].

Die Suche nach dem Verlorenen im Gleichen

Über männliche und weibliche Homosexualität[1]

> »Und im Übrigen gilt auch hier die Beschränkung, die immer vorausgesetzt werden muss, wo einer ersucht, dem Leben eines Menschen wahrsagend nachzugehen. Wir werden oft vor dem Unbekannten innezuhalten haben.«
>
> *Rainer Maria Rilke*

Von der Schwierigkeit, als Psychoanalytikerin über Homosexualität zu sprechen

Als Psychoanalytikerin über Homosexualität – und gar noch über geschlechtsspezifische Formen von Homosexualität – zu sprechen, ist aus mehreren Gründen ein eher schwieriges Unterfangen. Es berührt nicht nur ein trotz aller Veränderungen immer noch mit Vorurteilen durchsetztes Terrain, sondern konfrontiert uns auch unmittelbar mit der noch nicht allzu lange zurückliegenden Ära des Nationalsozialismus, in der Homosexualität, offenkundig gewordene Homosexualität, Konzentrationslagerhaft und Tod bedeutete. Von daher fällt es besonders schwer, sich mit den über lange Jahre hindurch tradierten psychoanalytischen Theorien über »Homosexualität« oder »Homosexuelle« zu konfrontieren, in denen die Homosexualität als Abweichung vom Normalen dargestellt und entsprechend pathologisiert wird. Beispielhaft dafür steht das Herbsttreffen 1983 der American Psychoanalytic Association, auf dem Leavy feststellte, dass innerhalb der Psychoanalyse Heterosexualität, die auch die Reproduktivität gewährleistete, die normale Sexualität darstelle, und Homosexualität vor diesem Hintergrund eine verfehlte Heterosexualität sei (Friedman, 1986).

Befragungsergebnissen (so bereits der Kinsey-Report, 1948, 1953), nach denen homosexuelle Erfahrungen bei beiden Geschlechtern so weit verbreitet sind, dass es schwer fällt, hier noch von einer sexuellen

1 Überarbeitete Fassung eines Aufsatzes, der 1994 unter dem Titel »Männliche und weibliche Homosexualität« erschienen ist in *Psyche – Z. Psychoanal., 48*, 827–841.

Minorität zu sprechen, zeichnen allerdings ein ganz anderes Bild.[2] Sie widersprechen auch dem in westlichen Gesellschaften beobachtbaren Trend zu einer Normalisierung homosexuellen Verhaltens, der – wenn auch nach heftiger Kontroverse – 1980 dazu führte, dass der Begriff »Homosexualität« als Krankheitsdiagnose aus dem Diagnostischen und Statistischen Manual Psychischer Störungen der American Psychiatric Association (DSM-III) entfernt wurde. Mittlerweile ist dieser Trend so weit fortgeschritten, dass in Deutschland seit dem 1. Oktober 2017 auch homosexuelle Paare heiraten dürfen und dies mit großer Begeisterung auch tun.

Die Psychoanalyse ist im Vergleich dazu offenbar von schwerfälligerer Natur. Psychoanalytiker wie Bieber (1962; Bieber et al., 1988) und Socarides (1968, 1978) bescheinigten männlichen Homosexuellen jedenfalls bis in die 1990er Jahre eine schwere Charakterpathologie (mit einer Beeinträchtigung der Geschlechtsidentität und anderen Anzeichen einer gravierenden prägenitalen Störung). Ganz ähnlich beschreiben McDougall (1978) und Siegel (1988) auch die weibliche Homosexualität. Wenn man weiter bedenkt, dass manifeste Homosexualität bis vor wenigen Jahren noch als Ausschlusskriterium von der psychoanalytischen Weiterbildung gilt (Rauschfleisch, 1993), dann sprechen Psychoanalytikerinnen und Psychoanalytiker hier gleichzeitig von der Beurteilung eines Tatbestands, den sie sehr wohl aus klinischer, nicht aber aus eigener Erfahrung kennen. Konkret bedeutet dies, dass Homosexuelle in diesen psychoanalytischen Theorien vor allem als Patienten zu Wort kommen. Entsprechend groß ist auch immer noch die Versuchung, Homosexualität mit dem Stigma des Krankhaften zu versehen.

Freud selbst war – zumindest in seinen frühen Jahren – darüber anderer Ansicht. In den *Drei Abhandlungen zur Sexualtheorie* (1905d) rückte er ausdrücklich von der damals herrschenden Lehrmeinung ab, nach der die Homosexualität eine nervöse Degenerationserscheinung darstellte.

2 Kinsey et al. (1948, 1953) fanden in einem repräsentativen Ausschnitt der weißen amerikanischen Bevölkerung bei den männlichen Befragten 8 Prozent mit ausschließlich homosexuellen Erfahrungen und 23 Prozent mit vorwiegend oder fast ausschließlich homosexuellen Erfahrungen während eines Zeitraums von drei Jahren. Bei den Frauen lag dieser Prozentsatz zum Zeitpunkt der Befragung wesentlich niedriger: 1 bis 3 Prozent erwiesen nach den Kriterien der Studie als ausschließlich homosexuell, circa 10 Prozent hatten vorwiegend oder fast ausschließlich homosexuelle Erfahrungen (befragt wurden nur Frauen im Alter von 20 bis 35 Jahren).

> »Die psychoanalytische Forschung widersetzt sich mit aller Entschiedenheit dem Versuche, die Homosexuellen als eine besonders geartete Gruppe von anderen Menschen abzutrennen. Indem sie auch andere als die manifest kundgegebenen Sexualerregungen studiert, erfährt sie, daß alle Menschen der gleichgeschlechtlichen Objektwahl fähig sind und dieselbe auch im Unbewussten vollzogen haben. [...] Im Sinne der Psychoanalyse ist also auch das ausschließliche Interesse des Mannes für das Weib ein der Aufklärung bedürftiges Phänomen und keine Selbstverständlichkeit, der eine im Grunde chemische Anziehung zu unterlegen ist« (ebd., S. 44).

Die homosexuelle und die heterosexuelle Objektwahl erscheinen hier also als zwei mögliche Manifestationen menschlicher Sexualität, die eine so sehr (oder so wenig) erklärungsbedürftig wie die andere. In späteren Arbeiten beschreibt dann aber auch er die Heterosexualität als das leitende Telos der Entwicklung und letztlich als die einzig »richtige Entscheidung« (Freud, 1910c, S. 169).

Im Folgenden möchte ich zunächst in einem kurzen Überblick die klassischen psychoanalytischen Theorien über die Homosexualität darstellen, um sie anschließend mit neueren Befunden aus verschiedenen wissenschaftlichen Disziplinen zu vergleichen. Für diese klassischen Theorien ist charakteristisch, dass sie die weibliche Homosexualität weitgehend ausblenden. Ihre Aussagen beziehen sich bei näherem Zusehen fast alle auf die männliche Homosexualität, ohne dass die damit gegebenen Einschränkungen immer explizit gemacht würden. Erst in jüngerer Zeit gibt es hier eine klare Differenzierung (so z. B. Friedman, (1988 [1986]); Isay, 1989).

Das klassische psychoanalytische Modell der (männlichen!) Homosexualität

Freud ging von einer angeborenen Bisexualität des Menschen aus (vgl. Freud, 1905d). Aus diesem Grunde sah er auch den Ödipuskomplex grundsätzlich in einer positiven und einer negativen Version. Im positiven Ödipuskomplex richtet das Kind seine sexuellen Wünsche auf den gegengeschlechtlichen, im negativen Ödipuskomplex auf den gleichgeschlechtlichen Elternteil. Beide Versionen existieren nebeneinander. Welche der beiden Orientierungen sich letztlich durchsetzt, ist, so Freud, von der relativen Stärke der maskulinen oder femininen Disposition abhängig. Auch während der späten Jahre gibt es ein Schwanken der Libido, sodass neben heterosexuellen Wünschen immer auch homosexuelle Strebungen eine Rolle spielen und vice versa. In der normgerecht verlaufenden Entwicklung werden die homosexuellen Strebungen jedoch sublimiert. Sie kommen dann etwa in Freundschaft oder in bestimmten Charakterzügen mehr weiblicher oder mehr männlicher Prägung zum Ausdruck.

Am Anfang jeder manifesten homosexuellen Entwicklung (hier ausdrücklich des Mannes) steht für Freud eine Phase intensiver Liebe zur Mutter, die dazu führt, dass der Junge sich mit der Mutter identifiziert. Diese Identifizierung führt dazu, dass er sich selbst als Sexualobjekt erwählt, um sich und später einen anderen Mann so zu lieben, wie er von der Mutter geliebt worden ist. Die homosexuelle Liebe ist von daher eine narzisstische Liebe. Sie geht mit dem femininen Wunsch nach sexueller Unterwerfung (unter den Vater) einher. Andere, die Homosexualität begünstigenden Faktoren können hinzutreten, zum Beispiel eine starke anale Fixierung oder eine besonders massive Kastrationsangst. Gleichzeitig fand Freud ein typisches pathogenes Familienmuster mit einer verführerischen Mutter, die den Sohn eng an sich bindet, und einem schwachen oder auch besonders bedrohlichem ödipalen Vater. »Im Unbewussten bleibt die Fixierung an die Mutter und an die seligen Erinnerungen des Verkehrs mit ihr bewahrt« (Freud, 1910c, S. 205).

Rado (1940, 1949) war es dann, der als Erster die Annahme einer angeborenen Bisexualität des Menschen infrage stellte. Es gebe – so Rado – keinen angeborenen homosexuellen Wunsch; Homosexualität sei vielmehr ein reparativer Ersatz für eine eingeschüchterte Heterosexualität, ein Notbehelf sozusagen, hinter dem sich immer der Wunsch nach der Frau verberge. Bieber (1962) griff diese These auf und kam in einer fast zehn Jahre dauernden vergleichenden Untersuchung von homosexuellen und heterosexuellen Patienten, die bei ihm in psychoanalytischer Behandlung waren, zu dem Ergebnis, dass Homosexualität eine behandlungsbedürftige Störung sei. Aus seiner Sicht war bei allen seinen homosexuellen Patienten die Heterosexualität lediglich aus Abwehrgründen unterbunden.[3]

3 Auch Bieber fand eine typische pathogene Familienkonstellation mit einer übermäßig vereinnahmenden, sexuell verführerischen Mutter, die den Sohn idealisierte und den Ehemann verachtete, während der Vater uninteressant und feindselig war und den Sohn vor allem als Rivalen betrachtete.

Ähnlich führt auch Socarides (1968, 1978) die exklusive Homosexualität auf eine präödipale Fixierung zurück, die mit einer schweren Störung der Geschlechtsidentität, dem Vorherrschen primitiver Abwehrmechanismen und mit fragilen Selbstgrenzen verbunden ist. Auch mildere Ausprägungen homosexueller Neigungen lassen aus der Sicht von Socarides immer noch eine Schwäche der Ichfunktionen erkennen, die an eine schwere narzisstische Pathologie erinnert. So ist es nur folgerichtig, wenn Socarides – ebenso wie übrigens auch Rado – das Ziel einer psychoanalytischen Behandlung darin sieht, dem Patienten zu einer Änderung seiner sexuellen Orientierung zu verhelfen. Auch Kernberg (1985, S. 184) geht davon aus, dass man keine männliche Homosexualität ohne schwerwiegende Charakterstörung findet. Er hält es aber auch für angezeigt, dass der Analytiker nicht aktiv nach einer Veränderung der sexuellen Orientierung des Patienten strebt, sondern im Hinblick auf das Endergebnis der psychoanalytischen Behandlung eine technische Neutralität bewahren sollte (ebd., S. 198f.).

Die traditionelle Sicht auf weibliche Homosexualität

Der weiblichen Homosexualität wurde innerhalb der Psychoanalyse von jeher weniger Aufmerksamkeit zuteil. Freud sah in ihr einen Ausdruck des nicht überwundenen Penisneides, der zu einer Intensivierung des negativen Ödipuskomplexes des Mädchens führt und in die Identifizierung mit dem Vater mündet. In seinem Aufsatz über »Die Psychogenese eines Falles von weiblicher Homosexualität« (Freud, 1920a) interpretierte er die homosexuelle Neigung seiner 18-jährigen Patientin Dora als Resultat der ödipalen Enttäuschung am Vater und der Wiederholung dieser Enttäuschung in der Pubertät. In der Folge dieser Enttäuschung »wandelte (sie) sich zum Manne um und nahm die Mutter anstelle des Vaters als Liebesobjekt« (ebd., S. 285). Der von Freud für die weibliche Entwicklung postulierte Objektwechsel von der Mutter zum Vater wurde hier also zunächst vollzogen, unter dem Eindruck der erlittenen Enttäuschung jedoch rückgängig gemacht, um einer Identifizierung (mit dem Vater) Platz zu machen.

Spätere psychoanalytische Autoren verlagerten den Ursprung der weiblichen Homosexualität im Vergleich dazu immer stärker in das präödipale Entwicklungsstadium – eine Tendenz, der wir ähnlich bereits in den Theorien über männliche Homosexualität begegnet sind. Dabei ist es insbesondere die Annahme einer nicht stattgefundenen oder misslungenen Triangulierung, die der weiblichen Homosexualität in den Augen vieler Psychoanalytikerinnen und Psychoanalytiker eine ausgesprochen regressive Note verleiht (vgl. Socarides, 1978; McDougall, 1978; Chasseguet-Smirgel, 1984). Weibliche Homosexualität unterliegt auf diese Weise einem noch stärkeren Trend zur Pathologisierung als die männliche Homosexualität, in der sich die narzisstische Objektwahl immerhin auch als ein Schritt der Befreiung aus der Beziehung mit dem Primärobjekt interpretieren lässt.

> »Die homosexuelle Frau ist auf der Flucht vor dem Mann. Die Ursachen dieser Flucht liegen in ihren Schuldgefühlen gegenüber der Mutter, in der Furcht, mit ihr zu verschmelzen, und in der Furcht vor Enttäuschung und Zurückweisung von Seiten des Vaters, sollte sie es wagen, sich um Liebe und Hilfe an ihn zu wenden« (Socarides; zit. n. McDougall, 1978, S. 126).

Siegel (1988) sieht in der weiblichen Homosexualität ebenfalls eine Störung des Prozesses von »Loslösung und Individuation« (Mahler et al., 1975), mit einer besonderen Beeinträchtigung in der Differenzierungs- und Übungssubphase dieses Individuationsprozesses.

> »Die phasenspezifischen Entwicklungskonflikte zwischen Mutter und Kind waren ganz offensichtlich ungelöst, so dass meine Patientinnen nicht fähig waren, sich von der Mutter weg- und zum Vater hinzuwenden und beide Eltern in ihre libidinösen Strebungen einzubeziehen« (Siegel, 1988, S. 13).
>
> »Das Ergebnis ist, dass diese Patientinnen eine Fixierung bzw. eine Tendenz zur Regression auf die früheste Mutter-Kind-Beziehung aufweisen« (Socarides; zit. n. Siegel, 1988, S. 11).

Siegel zufolge suchen Frauen in ihren homosexuellen Beziehungen vor allem eine Bestätigung ihrer als verboten erlebten Weiblichkeit und eine Komplettierung ihres Körperschemas durch die früher nicht gelungene Integration der Vagina. In der Beziehung zu einer anderen Frau sind sie von daher gleichzeitig auf der Suche nach ihrem eigenen Geschlecht und damit letztlich nach sich selbst. Insofern ist auch die lesbische Liebe eine narzisstische Liebe, die aus einer Mangelerfahrung resultiert, ein irgendwo immer auch leidvoller Ersatz, eine »unfreiwillige Wahl« (*Choice Without Volition*, wie der amerikanische Titel des 1988 erschienenen Buches von Elaine Siegel lautet).

Auch für die lesbische Entwicklung wird darüber hinaus immer wieder eine typische pathogene Familienkonstellation beschrieben: ein enttäuschender, die Idealisierung der Tochter zurückweisender (und oft von der Mutter entwerteter) Vater, der durch seine Haltung die Wendung der Tochter zurück zum gleichgeschlechtlichen Liebesobjekt erzwingt (vgl. McDougall, 1978), und eine männerverachtende Mutter, die oft auch die Tochter lieblos behandelt, während sie von dieser stark idealisiert wird. *Aus dieser Idealisierung heraus wirbt die Tochter um die Liebe der Mutter, und zwar mit den Mitteln eines Mannes.* Das bedeutet, dass sie ihr gleichzeitig die Liebe zum Vater opfert (ebd.).

Traditionelle psychoanalytische Grundannahmen über Homosexualität im Licht neuer Erkenntnisse

Nach den wissenschaftlichen Erkenntnissen verschiedener Disziplinen bedürfen diese Annahmen über die menschliche (die männliche ebenso wie die weibliche) Homosexualität heute in mehrfacher Hinsicht einer Revision. Ich will die wichtigsten davon kurz anführen:

Eine homosexuelle Objektwahl ist keineswegs immer auf ein Indiz für eine prekäre Geschlechtsidentität (Friedman, 1986). Die Geschlechtsidentität wird bereits in den ersten Lebensjahren erworben (sog. »core-gender-identity«, vgl. Stoller, 1968) und erweist sich von da an als praktisch irreversibel. Sie wird auch durch eine spätere homosexuelle Objektwahl nicht grundsätzlich infrage gestellt. Aus diesem Grunde spricht Money (1988) lieber von einer homosexuellen, heterosexuellen oder bisexuellen Orientierung von Mann und Frau.

Die verschiedenen Versionen der homosexuellen Orientierung stellen mit großer Wahrscheinlichkeit das Resultat eines komplizierten Wechselspiels von genetischen hormonellen und umweltbedingten Einflüssen dar (so, wie von Freud [1905d] bereits vermutet). Männliche Zwillingsstudien haben bei eineiigen Zwillingen 50 Prozent Konkordanz, bei zweieiigen 8,3 Prozent Konkordanz ergeben (Rosenthal, 1970). Eine von Hamer (1993) veröffentlichte Studie legt sogar die Vermutung nahe, dass die Veranlagung zur Homosexualität mit dem von der Mutter vererbten X-Chromosom gekoppelt ist (eine Zusammenfassung des augenblicklichen Stands der biologischen Forschung findet sich bei Lautmann, 1993, S. 307ff.). Für die weibliche Homosexualität ist ein solcher genetischer Einfluss meines Wissens bis jetzt nicht nachgewiesen (vgl. auch Hertoft, 1976, S. 284; ebenso Schuyf, 1993). Dagegen gibt es sowohl für Männer als auch für Frauen eindrucksvolle Hinweise über den Einfluss der pränatalen Hormonkonstellation auf die spätere sexuelle Orientierung eines Menschen als homosexuell, heterosexuell oder bisexuell (Money, 1988). Nichts spricht jedoch für eine ausschließliche und unwiderrufliche Weichenstellung durch Hormoneinwirkungen im pränatalen Stadium; später (postnatale) Determinanten müssen hinzutreten, um diese Einflüsse wirksam werden zu lassen oder auch zu modifizieren. Money möchte das alte Gegensatzpaar »Anlage–Umwelt« deshalb durch ein drittes Moment, die »kritische Periode«, ergänzt wissen (ebd., S. 129). »Wenn es« – so Money – »in einer kritischen Periode zur Interaktion von Anlage und Umwelt kommt, dann kann dies dauerhaft und unveränderliche Folgen [für die sexuelle Orientierung] haben« (ebd.). Als eine solche kritische Periode nennt Money die Phase des Spiels mit Gleichaltrigen im Alter von etwa vier bis sieben Jahren, in der sich die Muster des späteren Liebesspiels herausbilden (Money spricht in diesem Zusammenhang von Love-Maps), mit einer entsprechenden Störanfälligkeit für traumatisierende Eindrücke in dieser Entwicklung (vgl. Money, 1986).

Untersuchungen homosexueller Männer und Frauen, die keine Patienten waren, ergaben keinerlei Hinweise auf eine in irgendeiner Weise typische und auffälligere Psychopathologie bei Homosexuellen im Vergleich zu Heterosexuellen (Hooker, 1957; Saghir & Robins, 1973). Psychoanalytiker sind stattdessen ganz offenbar in Gefahr, das gemeinsame Auftreten von Homosexualität und schwerer Psychopathologie in einen Ursache-Wirkung-Zusammenhang zu stellen, ohne zu bedenken, dass die gleichen Symptome, Familienkonstellationen und Beziehungskonflikte jederzeit auch im Zusammenhang mit Heterosexualität auftreten können.

Der/die typische Homosexuelle der traditionellen Psychoanalyse ist eine Fiktion. So unterscheidet sich die Entwicklung von Männern mit einer von Anfang an festgelegten homosexuellen Identität, wie Isay (1989) sie beschreibt, in vielerlei Hinsicht von einem homosexuellen »coming-out« eines Homosexuellen während oder nach der Adoleszenz, bei der Umweltfaktoren wahrscheinlich eine größere Rolle spielen (Richards, 1987). Die gleichen Unterschiede im Zeitpunkt des »coming-out« lassen sich auch bei weiblicher Homosexualität beobachten. Frauen wenden sich häufiger als Männer auch erst im späteren Lebensalter, nach einer langen Phase heterosexueller Orientierung und damit verbundener Enttäuschungen, einer anderen Frau als Liebespartnerin zu. Ein solches Muster homosexueller Orientierung unterscheidet sich ganz wesentlich von dem einer Frau, die sich, solange ihre Erinnerung reicht, zu Frauen hingezogen fühlte und niemals in einen Mann verliebt war. Möglicherweise hat Homosexualität für Frauen darüber hinaus ganz allgemein eine weniger bedrohliche Konnotation. Darauf weist unter anderem Kernberg (1985, S. 185) hin, der eine größere Häufigkeit gelegentlicher (nicht obligater) homosexueller Interaktionen bei Frauen findet (zum Beispiel beim Gruppensex), im Gegensatz zum enormen Widerwillen und zu Äußerungen der Furcht und des Abscheus vieler Männer, sich auf solche Begegnungen einzulassen. Es könnte aber gut sein, dass dabei auch Unterschiede in der gesellschaftlichen Ächtung männlicher und weiblicher Homosexualität eine Rolle spielen (ebd.).

Homosexuelle Fantasien sind nicht unbedingt ein Zeichen latenter Homosexualität. Besonders interessant erscheint mir dabei die von Friedman (1988 [1986]) vorgeschlagene Unterscheidung zwischen *homosexueller Orientierung* und *homosexuellen Fantasien*, die man unabhängig von der sexuellen Orientierung bei Männern und Frauen regelmäßig antrifft. Freud wertet solche homosexuellen Fantasien als Anzeichen menschlicher Bisexualität und/oder als Ausdruck latenter homosexueller Strebungen. Demgegenüber beschreibt Friedman zumindest für den Mann die gleichen Fantasien nicht als Ausdruck eines latenten homosexuellen Wunsches, sondern als eine Form der Vermeidung männlichen Verhaltens (zum Beispiel männlichen Konkurrenzverhaltens). Eine ähnliche Deutung könnte sich auch für weibliche homosexuelle Fantasien anbieten. Ein Mann könnte einer männlichen Autoritätsperson bzw. einem männlichen Konkurrenten mit einer solchen Fantasie zum Beispiel signalisieren: »Du brauchst mich nicht zu fürchten oder anzugreifen! Schau her, ich verhalte mich wie eine Frau.« Eine Frau könnte mit einer ähnlichen Fantasie einer anderen Frau die Botschaft vermitteln: »Schau her, ich bin für dich keine Konkurrentin, ich bin am Mann gar nicht interessiert, denn es sind ja Frauen, die ich liebe!«

Zusammenfassend lässt sich danach feststellen, dass es *die* Homosexualität nicht gibt, sondern stattdessen eine Vielfalt von Formen und Erscheinungsweisen homosexuellen Verhaltens mit vermutlich unterschiedlicher Genese. Aus diesem Grund muss auch der Versuch fehlschlagen, eine psychoanalytische Theorie der Homosexualität zu formulieren, so als könnte man vom Symptom unmittelbar Rückschlüsse auf den zugrunde liegenden Konflikt und die Persönlichkeitsstruktur eines Menschen ziehen. Aus dem gleichen Grund gibt es auch keinen theoretisch klar beschreibbaren Unterschied zwischen männlicher und weiblicher Homosexualität, wie der Titel dieses Aufsatzes es vielleicht suggerieren könnte.

Eine sinnvolle psychoanalytische Fragestellung sollte sich aus meiner Sicht deshalb vor allem auf die unbewussten Fantasien konzentrieren, die sich mit der homosexuellen Orientierung oder dem homosexuellen Verhalten eines Mannes oder einer Frau verbinden und auf ihre jeweilige Rolle für die Aufrechterhaltung und die Stabilität des psychischen Gleichgewichts des Subjekts. Die Homosexualität (ebenso wie Heterosexualität) kann dabei vielfältige Funktionen übernehmen. Sie steht damit (ebenso wie die Heterosexualität) zu allererst im Dienst der *Progression* und nicht der Regression. Auch dies gilt für männliche und weibliche Homosexualität in gleichem Maße.

Hypothesen zur unbewussten Bedeutung der Homosexualität in der männlichen und der weiblichen Entwicklung

Im Folgenden möchte ich mich auf die Herausarbeitung einiger Unterschiede in der unbewussten Bedeutung männlicher und weiblicher Homosexualität beschränken, die sich aus dem für beide Geschlechter unterschiedlichen Charakter ihrer Primärsozialisation ergeben (vgl. auch Kernberg, 1985, S. 185), der sich aus der Tatsache ergibt, dass das Primärobjekt bei beiden Geschlechtern in aller Regel eine Frau ist. Jungen müssen sich von daher von diesem ersten Objekt »desidentifizieren« (Greenson, 1982 [1968]), um eine sichere männliche Geschlechtsidentität zu entwickeln. Das Mädchen kann demgegenüber seine ursprüngliche Identifikation mit der Mutter aufrechterhalten und muss sich (bei heterosexueller Entwicklung) lediglich hinsichtlich seiner sexuellen Objektwahl neu orientieren (Chodorow, 1985 [1978]). Die männliche Entwicklung zielt damit auf die Abgrenzung vom Primärobjekt, während in der weiblichen Entwicklung Mutter und Tochter in einer zentralen Beziehung verbunden bleiben (ebd.). Man könnte den Unterschied in der männlichen und der weiblichen Identitätsbildung auch so charakterisieren, dass die männliche Identität auf Autonomie hinzielt, während die weibliche Identitätsbildung vor allem auf Verbundenheit beruht. Jordan & Surrey (1986) sprechen im gleichen Zusammenhang von einem »Selbst-in-Beziehung«. In der weiblichen Entwicklung ist der Erwerb bzw. die Aufrechterhaltung von Autonomie also die vermutlich schwierigere Entwicklungsaufgabe; in der männlichen Entwicklung gilt das Gleiche für die Aufrechterhaltung von Intimität und Verbundenheit. Die *homosexuelle Objektwahl* kann dann auch in den Dienst dieser für beide Geschlechter unterschiedlichen Entwicklungsaufgaben treten.

In der homosexuellen Objektwahl des Mannes ebenso wie in der der Frau wird, sofern sie nicht ausschließlich der Vermeidung von Heterosexualität dient, die *Begegnung mit dem Gleichen* gesucht, das heißt also Identität anstelle von Differenz. Vieles spricht dafür, dass in der auf die Trennung vom Primärobjekt angelegten männlichen Entwicklung der tief verleugnete Schmerz der Verschiedenheit vom Primärobjekt dabei demjenigen Entzücken weicht, das – der Sage zufolge – Narziss empfand, als er in der Quelle sein Spiegelbild erblickte. Es ist das Entzücken über eine Begegnung mit seinesgleichen, die den Schmerz des Andersseins zum Verschwinden bringt und durch die Freude an der Schönheit des Spiegelbildes ersetzt. Nach Morgenthaler (1984) geht dieser gleichgeschlechtlichen Objektwahl in der ödipalen Phase oft bereits eine intensive Besetzung der Autoerotik durch den Knaben voraus, die die Funktion haben kann, die Abgrenzung von einer Mutter zu unterstützen, die der Autonomie des Sohnes im Wege steht. Auf der Basis einer solchen über die Autoerotik gesicherten Identität kann später auch die narzisstische Objektwahl gewagt werden. Bei der weiblichen Homosexualität liegen die Verhältnisse auf den ersten Blick komplizierter. Das Geschlecht des homosexuellen Liebesobjekts ist hier identisch mit dem des Primärobjekts; die Beziehung wechselt also lediglich ihre Qualität, und zwar ohne dass dies – wie bei der heterosexuellen Objektwahl – durch die Differenz der Körper bestätigt und gesichert wird. Viele Psychoanalytiker (so Freud, 1920a; McDougall, 1978) glauben deshalb, das die homosexuelle Objektwahl der Frau aus einer Identifizierung mit dem Vater heraus erfolgt, der hier – genau wie in der männlichen Entwicklung – als notwendiger Garant einer eigenen (hier weiblichen!) Identität gegenüber dem primären Objekt in Erscheinung tritt. McDougall (1978) sieht in einer solchen Introjektion der Vaterfigur in der lesbischen Entwicklung einen irreversiblen Akt, der verhindert, dass der Platz des Vaters später jemals von einem anderen Mann eingenommen werden kann. Gleichzeitig wird dabei die Urszene verleugnet, um sie später unter Ausschluss des Mannes und seines Penis neu zu erfinden (ebd., S. 127). Kann man eine solche lesbische Entwicklung als eine schöpferische Leistung betrachten, die im Dienst des menschlichen Grundbedürfnisses nach Spiegelung in einem »gleichen Andern« steht, oder eher als eine perverse Leugnung der Realität, ein Verfehlen des genitalen Primats oder allgemein als eine Notlösung angesichts einer – wodurch auch immer – blockierten heterosexuellen Entwicklung?

Bei dem Versuch, auf diese Frage eine Antwort zu finden, stütze ich mich im Folgenden vor allem auf Eisenbud (1982). Während die bisher vorgestellten Erklärungsansätze die lesbische Entwicklung auf eine Identifizierung mit dem Vater zurückführen, spricht Eisenbud von einer primären weiblichen Homosexualität, die sich unmittelbar aus der Sexualisierung der frühen Mutter-Kind-Beziehung herleitet (ebd., S. 98). Dass die frühen Interaktionen von Mutter und Kind (hier von Mutter und Tochter) mit erotischen und sexuellen Erfahrungen einhergehen, und zwar sowohl aufseiten der Mutter als auch auf der des Kindes (der Tochter), ist in der Psychoanalyse seit Langem bekannt. Von daher bedarf es wahrscheinlich einer massiven Verleugnung, wenn man – wie Olivier (1980) dies tut – die Entwicklung des Mädchens als eine »weiße (asexuelle) Wüste Kindheit« bezeichnet, die vom Vater belebt werden muss, damit das Mädchen sich überhaupt in seiner Weiblichkeit erfahren kann. Eine mäßige Sexualisierung der frühen Mutter-Kind-Beziehung braucht nicht konflikthaft zu sein und ist per se auch nicht das Resultat von Konflikten. Sie kann aber eingesetzt werden, um im Sinne einer durchaus progressiven Lösung der Bewältigung früher Einsamkeits- und anderer traumatisierender Erfahrungen des kleinen Mädchens zu dienen.

Eisenbud sieht die *Rolle der Autoerotik* für die Entwicklung einer lesbischen Disposition des Mädchens damit ähnlich, wie Morgenthaler (1984) dies für die männliche Entwicklung tut: Das kleine Mädchen entdeckt angesichts einer ungenügenden, immer wieder unterbrochenen Bemutterung seine Fähigkeit, sich selbst erotisch zu stimulieren. Diese Selbstbefriedigung gewährt nicht nur Trost; sie vermittelt auch die Erfahrung einer gewissen Unabhängigkeit vom unbefriedigenden Primärobjekt. Das Gleiche gilt für die die Selbstbefriedigung begleitenden Fantasien. In diesen Fantasien können die guten Erfahrungen mit der Mutter, die wirklichen ebenso wie die fantasierten, oder vielleicht auch nur die Sehnsucht nach solchen Erfahrungen, einer Sexualisierung unterliegen. Es wären dann sexualisierte *Beziehungsfantasien*, die die autoerotische Bestätigung des Mädchens prägen. Das so entstandene Fantasiemuster, in dem sich die erotisierte Beziehung zu einer Frau abbildet (mit Money, 1986, könnte man auch von einer *love map* sprechen), kann später – grundsätzlich oder »bei Bedarf« – in eine homosexuelle Beziehung einmünden. Die autoerotische Betätigung des kleinen Mädchens, die eine solche homosexuelle Entwicklung einleitet oder zumindest vorbahnt, dient damit gleichzeitig der Überbrückung eines schmerzlich erlebten Beziehungsdefizits; sie steht im Dienst eines Beziehungswunsches (nach Nähe, nach körperlicher und emotionaler Intimität, nach Bindung) angesichts einer dieser Wünsche ganz oder weitgehend versagenden Realität. Eine solche Entwicklung dürfte dadurch unterstützt werden, dass die Mutter-Tochter-Beziehung oft ausgesprochen ästhetisch ausgestaltet ist, während alles Hässliche, Unästhetische, Aggressive, Anale dem Mann zugeschrieben wird, den Mutter und Tochter dann gleichermaßen verachten. Eindrucksvolle Schilderungen einer solchen Analisierung des Mannes finden sich bei McDougall (1978). Eisenbud (1986) weist darauf hin, dass lesbische Beziehungen sehr viel häufiger an dem Versuch scheitern, diesen anal aggressiven Bereich aus der Beziehung auszuklammern, als an der Übermäßigkeit regressiv-symbiotischer Wünsche.

Es könnte aber auch sein, dass Frauen nach einer jahrhundertelangen Patriarchatserfahrung in ihren lesbischen Beziehungen heute nach einem Ort suchen, in dem es möglich erscheint, *Weiblichkeit* zu idealisieren, während in unserer Gesellschaft sonst praktisch alles auf die Idealisierung des Mannes ausgerichtet ist (die psychoanalytischen Theorien über weibliche Homosexualität sind hierfür ein gutes Beispiel). Ein solcher Versuch könnte dann durchaus als progressive Lösung verstanden werden, auch wenn er nicht in der Lage ist, alle Konflikte, die der weiblichen Entwicklung anhaften, ein für alle Mal zu lösen. Wir werden weibliche Homosexualität deshalb immer wieder auch bei Frauen mit schweren psychischen Störungen antreffen und früher oder später auch Siegels Vermutung bestätigt finden, dass unsere Patientinnen sich mithilfe ihrer Homosexualität vor einer schweren psychischen Erkrankung zu schützen suchen (Siegel, 1988). Das bedeutet aber nicht, dass Homosexualität die *Folge* einer solchen psychischen Erkrankung ist. Sie ist es genauso wenig wie die weibliche Heterosexualität, deren immer wieder beobachtbare Verknüpfung mit verschiedenen Formen der Psychopathologie keinen Schluss darauf erlaubt, dass die Heterosexualität als solche dem Bereich der Psychopathologie entstammt.

Schlussbemerkung

Ich habe versucht, Homosexualität als möglichen Bestandteil der psychosexuellen Entwicklung von Männern und Frauen darzustellen und gleichzeitig als Teil desjenigen reichen sexuellen Potenzials, über das Menschen verfügen und das sie zu ganz verschiedene Zwecken benutzen können – im Dienste der Lust ebenso wie im Dienste des Überlebens. Unbeantwortet blieb – neben vielem anderen – die Frage, welches die individuellen und kollektiven Befürchtungen sind, die Menschen dazu veranlassen, vor diesem Potenzial nicht nur zurückzuschrecken, sondern insbesondere die Homosexualität immer wieder neu zu diffamieren. Vieles spricht dafür, dass auf diesem Wege eigene homosexuelle Wünsche auf den anderen projiziert und dann dort verteufelt werden. Dem kann ich an dieser Stelle leider nicht mehr weiter nachgehen. Plädieren möchte ich aber dafür, dass wir als Psychoanalytikerinnen und Psychoanalytiker unseren Patientinnen und Patienten eine Wertschätzung dieses reichen menschlichen Potenzials vermitteln, ganz ähnlich, wie Morgenthaler (1984, S. 176) dies auch für die Perversion vorschlägt. »Es gibt Menschen«, schreibt er,

> »die entdecken in ihrer Kindheit irgendwie und irgendwann immer ganz früh und unerforschbar einen scharf umrissenen Zug perverser Faszination. Sie bauen das Gefundene, Überbewertete, gleich einem farbigen Stein, treffsicher und an entscheidender Stelle in das Mosaik des Bildes ihrer selbst.«

Morgenthaler sieht darin den Ausdruck einer »Begabung«, den Niederschlag einer »schöpferischen Leistung« (ebd., S. 176).

Ich werde niemals den Studenten vergessen (dessen Homosexualität mir bekannt war), der nach einer meiner Vorlesungen über Morgenthaler zu mir kam, um mir im Ton tiefsten Vorwurfs mitzuteilen: »Sie haben den Stein vergessen!« Ich wusste zuerst nicht, was er meinte, bis er mich an die zitierte Stelle bei Morgenthaler erinnerte, von der er offenbar ganz selbstverständlich annahm, dass ich sie ebenso wie er als den wichtigsten Satz in diesem Buch betrachtete. Ich habe das Vergessene in der darauffolgenden Vorlesung nachgeholt. Er strahlte.

Literatur

American Psychiatric Association [APA] (1980). *Diagnostisches und Statistisches Manual Psychischer Störungen (DSM-III)*. Weinheim, Basel: Beltz.

Bieber, I. (1962). *Homosexuality: A psychoanalytic study of male homosexuals*. New York: Basic Books.

Bieber, I., Bieber H.J. & Dince, P.L. (1988). *Homosexuality. A psychoanalytic study*. New York: Jason Aronson.

Chasseguet-Smirgel, J. (1984). *Kreativität und Perversion*. Frankfurt/M.: Nexus.

Chodorow, N. (1985 [1978]). *Das Erbe der Mütter. Psychoanalyse und Soziologie der Geschlechter*. München: Frauenoffensive.

Eisenbud, R.J. (1982). Early and later determinants of lesbian choice. *Psychoanal. Rev., 69*, 85–109.

Eisenbud, R.J. (1986). Die lesbische Objektwahl: Übertragungen auf die Theorie. In J.L. Alpert (Hrsg.), *Psychoanalyse der Frau jenseits von Freud* (S. 226–246). Berlin: Springer.

Freud, S. (1905d). *Drei Abhandlungen zur Sexualtheorie. GW V*, 27, 33–145.

Freud, S. (1910c). Eine Kindheitserinnerung des Leonardo da Vinci. *GW VIII*, 127–211.

Freud, S. (1920a). Über die Psychogenese eines Falles von weiblicher Homosexualität. *GW XII*, 271–302.

Friedman, R.C. (1986). Toward a further understanding of homosexual men. *JAPA, 34*, 193–206.

Friedman, R.C. (1988 [1986]). *Männliche Homosexualität*. Berlin: Springer.

Greenson, R.G. (1982 [1968]). Die Beendigung der Identifizierung mit der Mutter und ihre besondere Bedeutung für den Jungen. In ders., *Psychoanalytische Erkundungen* (S. 257–264). Stuttgart: Klett-Cotta.

Hamer, D.H. (1993). A linkage between DNA markers on the X chromosome and male sexual orientation. *Science, 261*, 321–327.

Hertoft, P. (1976). *Klinische Sexologie*. Köln: Deutscher Ärzteverlag.

Hooker, E. (1957). The adjustment of the male overt homosexual. In H.M. Ruthenbeck (Hrsg.), *The problem of homosexuality in modern America* (S. 141–161). New York: Dutton.

Isay, R. (1989). *Schwul sein. Die psychologische Entwicklung des Homosexuellen*. München: Piper.

Jordan, J.V. & Surrey, J.L. (1986). The self in relation: Empathy, and the mother-daughter-relationship. In T. Bernay & D.W. Cantor (Hrsg.), *The psychology of today's woman. New psychoanalytic views* (S. 81–101). Hillsdale/NJ: The Analytic Press.

Kernberg, O.F. (1985). Ein konzeptuelles Modell zur männlichen Perversion. *Forum Psychoanal., 1*, 167–188.

Kinsey, A., Pomeroy, W. & Martin, C. (1948). *Das sexuelle Verhalten des Mannes*. Frankfurt/M.: Fischer.

Kinsey, A., Pomeroy, W. & Martin, C. (1953). *Das sexuelle Verhalten der Frau*. Frankfurt/M.: Fischer.

Lautmann, R. (1993). *Homosexualität. Handbuch der Theorie- und Forschungsgeschichte*. Frankfurt/M.: Campus.

Mahler, M.S., Pine, F. & Bergman, A. (1975). *Die psychische Geburt des Menschen. Symbiose und Individuation*. Frankfurt/M.: Fischer.

McDougall, J. (1978). *Plädoyer für eine gewisse Anomalität*. Frankfurt/M.: Suhrkamp.

Money, J. (1986). *Lovemaps. Clinical concepts of sexual/erotic health and pathology, paraphilia, and gender transposition in childhood, adolescence, and maturity*. New York: Irvington Pub.

Money, J. (1988). Homosexuell, bisexuell, heterosexuell. Zum psychoendokrinologischen Forschungsstand. *Sexualforschung, 1*(2), 123–131.

Morgenthaler, F. (1984). *Homosexualität, Heterosexualität, Perversion*. Frankfurt/M.: Fischer.

Olivier, C. (1980). *Jokastes Kinder. Die Psyche der Frau im Schatten der Mutter*. Düsseldorf: Claassen.

Rado, S. (1940). A critical examination of the theory of bisexuality. *Psychosom. Med., 2*, 459–467.

Rado, S. (1949). *An adaptional view of sexual behavior*. New York: Grune & Stratton.

Rauchfleisch, U. (1993). Homosexualität und psychoanalytische Ausbildung. *Forum Psychoanal., 9*, 339–347.

Richards, D. (1987). Recent challenges to traditional assumptions about homosexuality: Some implications for practice. *Journal of Homosexuality, 13*, 1–12.

Rosenthal, D. (1970). *Genetic theory and abnormal behavior*. New York: McGraw Hill Book Comp.

Saghir, M.T. & Robins, E. (1973). *Male and female homosexuality: A comprehensive investigation*. Baltimore: Williams & Wilkins.

Schuyf, J. (1993). *Gegenwärtige Lesbenforschung in Deutschland*. Frankfurt/M.: Campus.

Siegel, E. (1988). *Female homosexuality: Choice without volition*. Hillsdale/NJ: Analytic Press.

Socarides, C.W. (1968). *The overt homosexual*. New York: Grune & Stratton.

Socarides, C.W. (1978). *Homosexuality*. New York: Jason Aronson.

Stoller, R. (1968). *Sex and Gender, Bd. I: On the development of masculinitiy and feminity*. New York: Science House.

Die Geschlechterbeziehung als eine Geschichte von Verletzungsverhältnissen

Und was es so schwer macht, darüber innerhalb der Psychoanalyse ins Gespräch zu kommen[1]

Ankunft in der Postmoderne

Das kulturelle Umfeld, in dem Sigmund Freud Anfang des 20. Jahrhunderts seine psychoanalytischen Thesen über die Geschlechterdifferenz entwickelte, war das einer patriarchalisch organisierten Gesellschaft mit einer klaren Hierarchie der Geschlechter, in der der Mann Träger der Kultur und Vorstand der Familie war, während die Frau – ihm nachgeordnet – als Hausfrau und Mutter innerhalb der Familie ihren Platz hatte. Die Sexualmoral war streng an christlichen Grundsätzen orientiert. Sexualität war nur innerhalb der Ehe erlaubt, was aber nicht hieß, dass Männer, denen eine sehr viel stärkere sexuelle Triebkraft zugestanden wurde, sich unter der Hand auch außerhalb der Ehe mit Dienstmädchen oder Prostituierten einlassen konnten, ohne dass das gravierende soziale Sanktionen mit sich brachte. Masturbation galt als krankhaft und stand in dem Ruf, schwere gesundheitliche Schäden zu verursachen. Eine noch stärkere Ablehnung erfuhr die Homosexualität, die als widernatürlich galt und strafrechtlich verfolgt wurde. Auch Freud war in diesem kulturellen Umfeld aufgewachsen. Selbst ein überzeugter Anhänger der Aufklärung, hatte er im Gegensatz zu vielen seiner wissenschaftlichen Kollegen zwar immer wieder die grundsätzliche Bisexualität des Menschen und die herausragende Bedeutung der Sexualität schon in der kindlichen Entwicklung hervorgehoben. Gegen die Übernahme der damals herrschenden, patriarchalischen Form der Geschlechterbeziehung war aber auch er nicht gefeit. Seine Sicht der

1 In leicht veränderter Fassung 2018 unter dem Titel »Wie sich die Geschlechterbeziehung in den letzten 100 Jahren verändert hat und warum es so schwierig ist, darüber innerhalb der Psychoanalyse ins Gespräch zu kommen. Eine Geschichte von Verletzungsverhältnissen« erschienen in *Psyche – Z. Psychoanal.*, *72*, 521–548.

weiblichen Entwicklung und seine letztlich doch klare Entscheidung für die Heterosexualität als einzig normale Erscheinungsform der menschlichen Sexualität geben davon ein klares Zeugnis.[2]

Seitdem sind mehr als 100 Jahre vergangen, in denen unsere westliche Industriegesellschaft einen soziokulturellen Wandel durchlebte, wie er sich grundlegender kaum denken lässt. Zwei Weltkriege, denen Millionen Menschen zum Opfer fielen, und die Unfassbarkeit des Holocaust, mit dem die elementarsten Werte menschlicher Zivilisation außer Kraft gesetzt wurden, haben das heldische Männerbild, mit dem viele deutsche Soldaten noch in den Krieg gezogen waren, nachdrücklich untergraben. In der studentischen Revolution der 1968er forderte die nachwachsende Generation von ihren Vätern Rechenschaft für diese Taten und stellte damit gleichzeitig auch ihre väterliche Autorität infrage. Die Frauenbewegung der 1970er bis 90er Jahre tat das ihre, um diese patriarchalische Herrschaftsverhältnisse weiter zu dekonstruieren. Sie stützte sich dabei neben Foucault (1977 [1971], 1978) und Derrida (1976, 1998 [1996]) vor allem auf Butler, die in ihrem 1990 erschienenen Buch *Das Unbehagen der Geschlechter* anstelle einer biologischen die grundsätzlich kulturelle Konstitution der Geschlechterdifferenz hervorhob, die performativ, das heißt durch Handeln, erschaffen und immer weiter perpetuiert wird. »Doing Gender« ist der Ausdruck, mit dem der Soziologe Hirschauer (1996, 2001) diese aktive Form der Geschlechterherstellung auf den Punkt gebracht hat.[3] Was aber kulturell determiniert ist, ist grundsätzlich auch einer Veränderung zugänglich. Neben feministischen Autorinnen wie Kristeva (1974, 1979) und Irigaray (1974) waren es innerhalb der

2 Um zu zeigen, wie lange dieses patriarchale Erbe noch nachwirkt, seien hier stellvertretend nur einige Fakten erwähnt, die heute leicht der Vergessenheit anheimfallen. So wurde die Bestimmung, dass Frauen, wenn sie arbeiten wollten, die Genehmigung ihres Ehemannes brauchen, erst 1977 aus unserem Bürgerlichen Gesetzbuch gestrichen. Ab 1958 durften Frauen immerhin schon ein eigenes Bankkonto eröffnen und ohne Erlaubnis des Ehemannes den Führerschein machen. Erst 1959 wurde vom Bundesverfassungsgericht auch die Bestimmung abgeschafft, nach der der Mann das Haupt der Familie war und ihm in dieser Funktion auch die Verwaltung und die Nutznießung des Vermögens seiner Frau obliege, weil sie nicht mit dem Gedanken der Gleichberechtigung vereinbar sei (vgl. dazu Thébaud & Bock, 1995; Gerhard, 2012 [2009]).

3 Butler (2001 [1993]) hat vor diesem Hintergrund auch ihre Queer-Theorie entworfen, in der sexuelle Identitäten, Machtformen und Geschlechternormen analysiert und einer systematischen Dekonstruktion unterworfen werden.

Psychoanalyse insbesondere Chodorow (1985 [1978]) und Benjamin (1988, 1992), die diesen Dekonstruktionsprozess weiter vorangetrieben haben. Die gesellschaftlichen Wandlungsprozesse, die diese Entwicklung begleiteten, haben mittlerweile zu einer Liberalisierung der Sexualmoral geführt, die mit dem kulturellen Milieu, das zu Freuds Zeiten herrschte, nichts mehr gemeinsam hat. Mit der Erfindung der Pille können Koitus und Fortpflanzung heute grundsätzlich voneinander getrennt werden, so wie mit der Möglichkeit künstlicher Fertilisation auch die herkömmliche Form der Befruchtung umgangen werden kann. Die Diffamierung gleichgeschlechtlicher Beziehungen hat der sozialen Anerkennung bis hin zur ehelichen Gleichstellung Platz gemacht. Sexuelle Praktiken, die bis vor Kurzem noch als Perversion eingestuft wurden, sind heute weitgehend entpathologisiert,[4] und Masturbation gilt als normaler, den Individuationsprozess fördernder Reifungsschritt. Auch die Geschlechts*rollen*erwartungen, in denen Männern und Frauen bis vor kurzer Zeit noch ganz unterschiedliche Lebensbereiche zugewiesen wurden, haben heute einer Vielzahl von Lebensentwürfen Platz gemacht, die beiden Geschlechtern gleichermaßen offensteht, und wer sich aufgrund seines Geschlechtes gehindert fühlen sollte, diese Chancen auch zu nutzen, kann dies mittlerweile sogar juristisch einklagen. Unter den Rollenerwartungen, die sie dabei zu erfüllen haben, ist Genderverhalten nur mehr eines unter vielen. Auch wer sich wann und in welcher Weise um die Erziehung der Kinder kümmert, obliegt mittlerweile grundsätzlich dem Aushandeln des Elternpaares und ist nicht mehr allein mütterliche Pflicht. Ebenso werden dem Kind während seines Sozialisationsprozesses heute ungleich mehr Mitspracherechte eingeräumt als früher. Herangewachsen ist auf diesem Wege mittlerweile auch eine neue Generation junger Frauen, die in der leistungs- und wettbewerbsorientierten Gesellschaft, in der wir heute leben, selbstbewusst als eigenständige Subjekte »ihren Mann stehen« und auch Konkurrenz, Neid und Machtstreben ganz offen unter sich austragen (vgl. dazu auch Karl, 2011).

Vor diesem Hintergrund wirkt das, worum die feministische Bewegung bis vor wenigen Jahrzehnten noch erbittert kämpfte, wie der Eindruck einer längst vergangenen Epoche (dazu auch Ben-Habib et al., 1994; Schmuckli, 1996). Das Gleiche gilt auch für das feministische

4 Vgl. dazu u.a. James (2011–2012) und als soziologische Stellungnahme dazu Illouz (2013).

Weltbild, in dem Männer grundsätzlich die Täter und Frauen grundsätzlich die Opfer sind (vgl. dazu Bäuerlein & Knüpling, 2014). Die jungen Frauen von heute sind in der Moderne angekommen und haben auf dem Weg dorthin auch die dort herrschenden, männlich konnotierten Wertvorstellungen übernommen, also Selbstverwirklichung, Leistungsbereitschaft, Urheberschaft und Autonomie (Illouz, 2011, S. 22f.), und ihre Lebensplanung danach ausgerichtet. So gesehen, scheint die angestrebte Geschlechtergleichheit mittlerweile erreicht und die Fortsetzung des Geschlechterdiskurses von daher allenfalls noch Schnee von gestern (vgl. dazu Rosin, 2013).

Geschlechterdifferenz in der Postmoderne

Tatsächlich lässt sich der Diskurs über die Geschlechterdifferenz aber so wenig zum Verstummen bringen wie die Tendenz zur Herstellung von Ungleichheit, die ihm inhärent ist (Luhmann, 1988). Was sich im Rahmen gesellschaftlicher Veränderungsprozesse verändern kann, ist allenfalls die Art und Weise, wie wir darüber sprechen. Das 2005 von Toronto und weiteren amerikanischen Psychoanalytikerinnen herausgegebene Buch *Psychoanalytic Reflections on a Gender-free Case* zeigt, was es bedeuten würde, bei der Fallschilderung das Geschlecht des Patienten bzw. der Patientin einfach auszublenden, nämlich – so der Untertitel des Buches – ein Weg »ins Leere, ins Nichts« *(Into the Void)*. Jedenfalls hatte sich keine der Psychoanalytikerinnen, die von den Herausgeberinnen des Buches aufgefordert waren, aus den geschlechtsneutralen Angaben eine Fallgeschichte zu konstruieren, dazu in der Lage gesehen, und auch mir ist es beim Lesen des Falles so ergangen. Am Schluss hatte ich stattdessen das Gefühl, als wäre ich dabei um etwas betrogen worden, das zum Leben notwendig ist.

Wir alle wissen, dass Eltern in der Regel schon lange vor der Geburt des Kindes wissen wollen, ob es ein Junge oder ein Mädchen ist. Die Fantasien, mit denen Mutter und Vater die Geburt ihres Kindes erwarten, sind andere, wenn es sich um einen Jungen oder aber um ein Mädchen handelt. Der Säugling nimmt schon zusammen mit der Muttermilch auch die rätselhaften Botschaften in sich auf, mit denen die sexuellen Wünsche der Mutter und später auch die des Vaters, die diese unbewusst auf ihr Kind richten, auf dieses übertragen werden (Laplanche, 1988). Mit übertragen wird dabei unweigerlich auch die innere Einstellung, die beide ihrem eigenen Geschlecht und dem des jeweils anderen entgegenbringen. Das Kind nimmt diese Botschaften in sich auf und antwortet darauf mit eigenen, sexuell getönten Fantasien und Wünschen, die sich lange vor dem Eintritt in die Sprache in das implizite Gedächtnis des Kindes einprägen. Die Unumkehrbarkeit der Geschlechtertrennung wird dabei aber noch nicht endgültig erkannt. Irgendwann werden Kinder aber ihre Eltern auch fragen, was der Unterschied ist, der Jungen und Mädchen voneinander trennt. Mit der Antwort auf diese Frage ist auch die Geschlechterzweiteilung in das Leben des Kindes eingetreten, und mit ihr zwangsläufig auch das, was in unserer Kultur als »männlich« und was als »weiblich« gilt und ungeachtet aller Emanzipationsbestrebungen bis heute relativ unverändert von Generation zu Generation weitergegeben wird, obwohl wir ihren stereotypen Charakter mittlerweile hinreichend erkannt haben. Verbunden damit ist der Neid auf das, was der eine hat und der andere nicht hat, die Erregung, die mit dem Gedanken verbunden ist, dieses andere irgendwann kennenzulernen und gleichzeitig das Gefühl, etwas Unersetzliches verloren zu haben, das nie mehr eingeholt werden kann. Im weiteren Verlauf der Entwicklung tritt diese Bipolarität allmählich wieder zurück und macht der postmodernen Vielfalt von Lebensentwürfen und sexuellen Identifikationsmöglichkeiten Platz, von denen wir eingangs bereits gesprochen haben. Facebook bietet dazu heute bereits 60 homosexuelle, bisexuelle und transsexuelle Möglichkeiten an, unter denen die Kunden nach Belieben wählen können.[5] Im gleichen Kontext verliert Sexualität die Eigenschaft der Knappheit, die ihr zu Freuds Zeiten noch anhaftete (vgl. dazu Reiche, 2004). Stattdessen ist sie heute eher im Überfluss vorhanden. Was sich aber verknappt hat, ist ein Medium der Orientierung, ein stabiler innerer Ort, von dem aus eine Antwort auf die Frage gesucht werden kann: »Wer bin ich eigentlich, wo will ich hingehen und« – angesichts der Unübersichtlichkeit der Realität, die einen erwartet – »wen werde ich dabei antreffen?« (Altmeyer & Thomä, 2006, S. 25). Dementsprechend wandeln sich auch die Probleme, mit denen Patientinnen und Patienten heute in die psychoanalytische Behandlung kommen. Nicht umsonst hat Kernberg bei seiner Beschreibung der Borderline-Persönlichkeitsstörung, die heute als eine der wichtigsten Zeitkrankheiten gilt,

5 *Frankfurter Allgemeine* vom 4. September 2014: Geschlechter bei Facebook. Von androgyn bis Zwitter. http://www.faz.net/aktuell/gesellschaft/facebook-60-auswahlmoeglich keiten-fuer-geschlecht-13135140.html (30.09.2016).

die Identitätsstörung in der Symptomliste dieser Patienten mit an erste Stelle gesetzt (Kernberg, 2000). Das führt zwangsläufig aber auch zu der Frage, inwieweit sich auch die Psychoanalyse seit Mitte des vergangenen Jahrhunderts auf eine Weise verändert hat, die den heutigen Bedürfnissen ihrer Patientinnen und Patienten Rechnung trägt.

Die Antwort der Psychoanalyse auf die Anforderungen der Postmoderne

Wenn man die Weiterentwicklungen der Psychoanalyse, die diese seit Mitte des vorigen Jahrhunderts genommen hat, unter diesem Aspekt betrachtet, dann ist es in erster Linie die sukzessive Ablösung der psychoanalytischen Triebtheorie als eine sogenannten »Ein-Personen-Psychologie« durch eine Theorie der Objektbeziehungen (Klein, 1997 [1932]) und schließlich durch Theorie der Intersubjektivität, nach der das Selbst sich von Beginn an in der Beziehung zu und mit einem anderen, in der Regel der Mutter, entwickelt (Stern, 1992 [1982]). Die unterschiedlichen Selbst- und Objektrepräsentanzen, die vom Kind dabei internalisiert werden, bilden zusammen mit später erfolgten Umschreibungen und Erweiterungen auch die Grundlage für die Entwicklung eines Identitätsgefühls, das jeden Menschen einzigartig und unverwechselbar macht (siehe dazu ausführlicher Bohleber, 1996 [1992], 2009). Je vielstimmiger die inneren Stimmen sind, die dabei miteinander in Interaktion treten, desto flexibler wird später auch der Umgang mit den widerstreitenden Anforderungen der Außenwelt ausfallen (Altmeyer & Thomä, 2006, S. 18). Aus der Säuglingsforschung wissen wir mittlerweile, dass schon das Neugeborene dazu über einen intersubjektiven Raum verfügt, der nicht geschaffen, sondern nur noch gestaltet werden muss. Bråten (1992) hat dazu das Konzept des »virtuellen Anderen« entworfen, als eine vorgezeichnete innere Erwartung von dem, wie eine Mutter sein soll, bis beide sich später tatsächlich begegnen und einander willkommen heißen. Auch Analytiker und Patient bringen aus der Sicht der Intersubjektivitätstheorie die Beziehung, die zwischen ihnen besteht, gemeinsam hervor, so wie sich auch »Männlichkeit« und »Weiblichkeit« in diesem Kontext nicht mehr unabhängig voneinander denken lassen. Sie sind vielmehr elementar aufeinander bezogen, so wie auch »männliche« und »weibliche Identität« nicht mehr unabhängig voneinander gedacht werden können, sondern sich gegenseitig bedingen.[6] Ich werde mich deshalb im Folgenden auch der Geschlechterdifferenz auf einer beziehungstheoretischen Ebene nähern und fragen, wie sie unter diesem Gesichtspunkt heute, zu Beginn des 21. Jahrhunderts, in Erscheinung tritt. Aus dem strukturellen Konzept der Geschlechterdifferenz wird dabei unvermutet eine Beziehungsrelation, die – wie jede Beziehung – für die beiden Beteiligten sehr unterschiedliche Bedeutungen annehmen kann, je nach den Gefühlen, die dabei in den Beteiligten ausgelöst werden.

Im Folgenden möchte ich als Erstes untersuchen, wie unter diesen Voraussetzungen *Psychoanalytikerinnen* in den letzten 50 Jahren ihre weibliche Identität neu definiert haben, um die gleiche Frage anschließend auch an männliche Psychoanalytiker zu stellen, für die die männliche Identität mit einer Verzögerung von etwa 20 Jahren ebenfalls zu einem Problem geworden war, das nach einer Auseinandersetzung verlangte. Dass es sich in beiden Fällen um weitgehend geschlechtsinterne Diskussionen handelt, Psychoanalytikerinnen also vor allem über weibliche Identität und Psychoanalytiker vor allem über männliche Identität geschrieben haben und weiter schreiben, entspricht dem Thema und wird deshalb in der Regel auch nicht weiter hinterfragt. Dass es schon an dieser Stelle auch um eine Absicherung der eigenen Geschlechtsidentität bei gleichzeitiger Konfliktvermeidung mit dem jeweils anderen Geschlecht geht, wird deutlicher, sobald der Beziehungsaspekt *zwischen den Geschlechtern* in den Blick kommt. In dem Moment treffen wir auf eine radikale Veränderung der ganzen Situation. Ich selbst war, als ich auf diesen Unterschied erst einmal aufmerksam geworden war, überrascht von dem Ausmaß an Misstrauen, Unterlegenheitsgefühlen, Kränkungserfahrungen und Schuldzuschreibungen, die in diesem Zusammenhang dem jeweils anderen Ge-

6 Altmeyer & Thomä (2006, S. 26f.) sprechen deshalb ganz im Sinne Kuhns (1962) auch von einem Paradigmenwechsel, der sowohl den Erkenntnisgegenstand als auch die Art und Weise betrifft, wie er ergründet werden soll. Dementsprechend schwanken auch die Reaktionen, mit denen Psychoanalytiker diesem Wechsel bis heute begegnen, zwischen dem Festhalten an einer strengen Orthodoxie und einer Haltung, in der das Kind gleich mit dem Bade ausgeschüttet wird, hin und her. Der Vorwurf, dass durch die zunehmende Hinwendung der Psychoanalyse zur frühen Mutter-Kind-Beziehung unter Vernachlässigung des Ödipuskomplexes auch die Sexualität aus der Psychoanalyse verschwunden sei, ist dafür nur ein Beispiel unter vielen (vgl. Reiche, 1991; Green, 1995; Koellreuther, 2000). Die Argumente, die dazu von der einen und von der anderen Seite ins Feld geführt werden, sind allgemein bekannt und werden hier deshalb vernachlässigt.

schlecht angelastet wurden, so als ob die Aufrechterhaltung der eigenen Geschlechtsidentität und das damit verbundene Wohlbefinden nur um den Preis der Projektion damit nicht vereinbarer Gefühle auf das jeweils andere Geschlecht möglich wäre. Das Gleiche gilt für die Schuldzuschreibungen, die damit einhergehen und den oder die jeweils andere als Ursache des Unglücks identifizieren, ohne dass die eigene Mitwirkung an dieser Situation überhaupt in Betracht gezogen wird. Die Verletzungen, die damit dem jeweiligen Gegenüber zugefügt werden und nicht mehr so leicht auszulöschen sind, werden dabei oft nicht einmal mitgedacht, so als ob die bipolare Einteilung der Geschlechter mit allen damit verbundenen Zuschreibungen eine Selbstverständlichkeit sei, die nicht weiter hinterfragt werden kann. Freuds Theorie der weiblichen Entwicklung ist dafür ein treffendes Beispiel.

Dass eine Infragestellung dieser auch psychoanalytisch längst widerlegten Behauptungen auch eine deutliche Verschiebung der Machtposition zwischen den Geschlechtern mit sich bringt, die nicht ohne Konflikte verlaufen kann, dürfte auch einer der Gründe gewesen sein, warum beide sich sehr schnell wieder auf die Betrachtung ihrer eigenen Identität zurückgezogen haben, um das, was hier als Spannung *zwischen* den Geschlechtern sichtbar wird, erneut ins eigene Innere zu verlegen und, einem Ausspruch von Diamond (2009, S. 166) folgend, dort zur Befriedung zu bringen, ganz ähnlich wie auch Reiche (1990) dies mit seinem Begriff der »Geschlechterspannung« tut. Für den Fortschritt der psychoanalytischen Behandlung ist genau dies auch ein zentral wichtiger Schritt.

Vermieden wird auf diese Weise allerdings die *interpersonelle* Auseinandersetzung mit den jeweils unterschiedlichen Befindlichkeiten, mit denen Mann und Frau auf die Veränderungen innerhalb der Beziehung der Geschlechter reagieren, die sich in den letzten 100 Jahren ereignet haben. Danach ist die scheinbar erreichte Geschlechtergleichheit, von der eingangs die Rede war, offenbar nichts, was Frauen und Männer in gleicher Weise begrüßen. Die Reaktion der Männer besteht, nimmt man die nachfolgend zitierten Veröffentlichungen männlicher Autoren beim Wort, vielmehr in einem tiefen Unbehagen, das bisher kaum artikuliert wurde und doch den Dialog über die Geschlechterdifferenz auch innerhalb der Psychoanalyse immer wieder auf scheinbar unerklärliche Weise überschattet. Eine genauere Untersuchung dieser Differenzen und der Art und Weise, wie wir selber als Psychoanalytikerinnen und Psychoanalytiker daran unbewusst beteiligt sind, hat bisher meines Wissens nicht stattgefunden. Wir sollten uns aber auch darüber Rechenschaft geben. Denn nur wenn dies geschehen ist, werden wir uns auch einigermaßen objektiv und nicht von Kränkungen und Schuldzuschreibungen überschattet, der Frage stellen können, ob und wenn ja, wie die Psychoanalyse mit ihren überkommenen Vorstellungen über die Geschlechterdifferenz sich erfolgreich auch im 21. Jahrhundert verorten lässt oder inwieweit es auch hier einer Neuformulierung bedarf, die auch die seither gewonnenen wissenschaftlichen Erkenntnisse ebenso wie die parallel dazu erfolgten gesellschaftlichen Veränderungen einbezieht. Ich möchte dazu als Erstes kurz den Weg nachzeichnen, den weibliche und mit einer erheblichen Verzögerung von etwa 20 Jahren auch männliche Psychoanalytiker dazu bis heute bereits gegangen sind.

Wie Analytikerinnen heute die weibliche Identität in der Postmoderne verankern

Von den zahlreichen weiblichen Psychoanalytikern, die in den letzten 50 Jahren unter teilweiser Abkehrung von Freuds Definition der Weiblichkeit (vgl. Freud, 1925j, 1931b, 1933a) diese weibliche Identität neu zu definieren trachteten, möchte ich hier vor allem drei erwähnen, die dafür aus meiner Sicht besonders maßgebliche Beiträge geleistet haben.

Die erste ist Birkstedt-Breen (1996), die mit ihrem Entwurf einer *doppelten Kodierung von Weiblichkeit* den Weg zu einer kontextuellen Kodierung von Weiblichkeit bereitete. »Weiblichkeit« löst unterschiedliche Gefühle aus, je nachdem, ob es sich dabei um die Erfahrung einer »primären Weiblichkeit« (Stoller, 1976) geht, die mit Stolz verbunden ist, oder um den Vergleich mit dem männlichen Geschlecht und dessen scheinbar sehr viel attraktiveren körperlichen Ausstattung, der mit einem Gefühl von Mangel verbunden ist. Vieles spricht dafür, dass diese kindliche Vorstellung des »Kastriertseins« (Freud, 1925j, S. 23ff.) oft auch noch die Erfahrungen erwachsener Frauen tönt, die heute in einer Männerwelt erfolgreich sind, und dort in vielen Situationen weiter auf subtile Weise mitschwingen (vgl. dazu u. a. Rohde-Dachser, 2006). Diese Verflechtung zu entwirren und die kindlichen Fantasien, die darin weiter wirksam sind, zu benennen, kann den Weg zur Entfaltung einer weiblichen Identität bahnen, in der der Stolz auf das eigene und die Anerkennung des anderen Geschlechts eine neue, glücklichere Verbindung eingehen.

Von den vielen weiterführenden Beiträgen, die Jessica Benjamin zu einer alternativen Definition weiblicher Identität geleistet hat (vgl. unter anderem Benjamin, 1988, 1992, 2002 [1998]) soll hier nur die aus meiner Sicht grundlegende, aus Hegels Herr-Knecht-Beziehung abgeleitete Theorie der wechselseitigen Anerkennung erwähnt werden, die für Benjamin (1988) die Grundlage jeder zwischenmenschlichen Beziehung darstellt. Die Beziehungspartner stehen sich dabei grundsätzlich als eigenständige Subjekte gegenüber, auch wenn das Bedürfnis, den anderen lediglich als Spiegelbild der eigenen Projektionen zu gebrauchen und die Beziehung auf diese Weise wieder zu einer Subjekt-Objekt-Beziehung zu degradieren, dem immer wieder entgegensteht. Für Benjamin besteht in der nicht aufhebbaren Spannung zwischen diesen beiden Beziehungsoptionen aber auch das Erregende, das jeder geschlechtlichen Beziehung anhaftet. Die Einführung dieser Spannung als dritten Elements, mit der nicht auflösbare Gegensätze in der Schwebe gehalten werden können, entfällt auch das jeder dichotomen Einteilung anhaftende Entweder-oder, das unsere traditionelle Geschlechterordnung durchzieht. Wie weit diese Form der Beziehungsregulation auch eine Reform herkömmlicher psychoanalytischer Beziehungskonzepte nach sich zieht, ist meines Erachtens bis jetzt allenfalls in Ansätzen ausgeleuchtet.

Hervorgehoben werden soll schließlich Bassins (1995 [1994]) Unterscheidung zwischen einer *ursprünglichen, bipolar strukturierten Einschreibung des Geschlechts*, die sich an sichtbaren Körperunterschieden orientiert und vom Kind deshalb auch nicht überschritten werden kann, ohne in eine massive Verunsicherung über seine eigene Geschlechtszugehörigkeit zu geraten, und einem *späteren, postödipalen Reifungszustand*, in dem der symbolische Charakter der damit verbundenen Zuschreibungen immer deutlicher erkannt und damit auch überschritten werden kann. Denn Symbole kann man sich, anders als reale Gegenstände, auf der phantasmatischen Ebene aneignen, ohne das eigene Geschlecht damit zu verleugnen, und auf diese Weise auch das andere Geschlecht einer symbolischen Erkundung zu unterziehen. Mit einer solchen symbolischen Überschreitung wird dem anderen Geschlecht auch nichts weggenommen, so wie das das kleine Kind auf der Ebene des magischen Denkens noch erlebt. Ein solcher, zunehmend souveräner Umgang auch mit jenen Symbolen, die bis vor Kurzem noch eine eindeutige geschlechtliche Zuordnung erfahren haben, eröffnet darüber hinaus auch der Entwicklung der eigenen Geschlechtsidentität einen Freiraum, und zwar für Frauen und Männer gleichermaßen, der bis vor Kurzem noch nicht denkbar gewesen ist.

Wie männliche Analytiker dies tun

So gut die von weiblicher Seite vorgebrachten Theorien und Argumente aber auch begründet waren, sind sie innerhalb des Mainstream-Diskurses der Psychoanalyse lange Zeit hindurch ein Randdiskurs geblieben. Wirklich durchgesetzt haben sie sich – glaubt man Sophinette Becker (2005), anerkannte Psychoanalytikerin und Sexualtherapeutin in Frankfurt – bis heute nicht. »Es ergeht«, so Becker, »den Revisionen ebenso wie der weiblichen Sexualität selbst: Sie sind wie nicht gesagt und deshalb nicht existent« (ebd., S. 77). Es hat jedenfalls fast 20 Jahre gedauert, bis sich schließlich auch männliche Analytiker dazu veranlasst sahen, über ihre Identität nachzudenken, die für sie bis dahin offenbar kein nennenswertes Problem gewesen war. Erst seit den 1990er Jahren wächst die Zahl psychoanalytischer Autoren, die zur Frage der *männlichen Identität* Stellung nehmen. Ich möchte hier Pars pro Toto lediglich Michael L. Diamond (2009) zitieren, der als einer der Pioniere auf diesem Gebiet gelten kann.

In einem mittlerweile auch in deutscher Sprache erschienen Aufsatz über »Das Unbehagen an der Männlichkeit« schildert er in Anlehnung an den von Erikson (1950, 1966) beschriebenen Lebenszyklus den idealtypischen Verlauf der männlichen Entwicklung, die von einer anfänglichen Idealisierung männlicher Eigenschaften über mehrere Zwischenstufen hinweg im mittleren Lebensalter schließlich in eine vielschichtige, facettenreiche Geschlechtsidentität mündet, in die auch die mütterlichen Eigenschaften integriert worden sind, die zunächst als ausgegrenzt und verloren galten. Im Gegensatz zu den meisten männlichen Autoren, die ich kenne, bezieht er dabei die theoretischen Entwürfe von Benjamin und Bassin mit ein, die ich schon erwähnt habe. Nach seiner Überzeugung kann die männliche Geschlechtsidentität nicht einfach nur auf der Ablehnung dessen beruhen, was weiblich ist. Aus diesem Grunde muss auch die These Greensons (1982 [1968]), nach der der Junge, um ein Mann zu werden, sich schon im Kleinkindalter von seiner Mutter desidentifizieren muss, einer Revision unterzogen werden. Die Ablösung des Jungen von der Mutter sei niemals so total gewesen, wie dies von Greenson beschrieben wurde. Der Mann besitze vielmehr von Anfang an neben dem sichtbaren äußeren auch ein inneres männliches Genitale, in dem sich für Diamond (2009, S. 191) die weiblichen Eigenschaften des Mannes widerspiegeln, auch wenn er diesen Teil von oft lange Zeit hindurch nicht zur Kenntnis genommen hat (siehe dazu auch Deserno, 1999). Im Laufe seiner weiteren Entwicklung lerne der

Mann im Idealfall aber allmählich, adaptive Selbstbehauptung, Aggression und einen modulierten Phallizismus mit seinen Bedürfnissen nach Bindung und Intimität in Einklang zu bringen. Einen stärkeren Schwenk weg vom Männlichkeitsideal des frühen 20. Jahrhunderts kann man sich kaum vorstellen. 1930 machte Boehm noch umgekehrt den Erfolg einer Psychoanalyse ganz davon abhängig, dass der Mann sich dabei von seinen weiblichen Eigenschaften trennt, und Freud selbst sah noch bis kurz vor seinem Tode in der Ablehnung der Weiblichkeit durch beide Geschlechter den »gewachsenen Fels« der Psychoanalyse, an dem alle psychoanalytischen Bemühungen scheiterten (Freud, 1937c). Aber auch für Diamond (2009, S. 161f., Anm. 2) kann die beschriebene Integration männlicher und weiblicher Eigenschaften nur in einer dialektischen Spannung mit traditionellen, essenzialistischen und postmodernen konstruktivistischen Perspektiven von Männlichkeit verstanden werden, die parallel dazu weiter eine wichtige Rolle.

Gleichzeitig gibt er mit der idealtypischen Beschreibung männlicher Entwicklung eine Zielrichtung vor, wohin dieser Weg führen kann, nämlich zu der bereits weiter oben zitierten »Befriedung sowohl des Mannes als auch der Frau«, und zwar hier im Innern des Mannes (ebd., S. 166). Voraussetzung dafür ist aus seiner Sicht allerdings, dass sich die Psychoanalyse dazu metaphorisch vom Phallus als einzigem Organisator höheren geistigen Funktionierens trennen und auch das »schwarze Loch« im inneren Genitale des Mannes anerkennen muss (ebd., S. 170; siehe dazu auch Fogel, 2006, S. 143f.), anstatt die geschlechtliche Vielfalt der Postmoderne in der eigenen Diktion immer wieder den kulturellen Vorstellungen des beginnenden 20. Jahrhunderts anzugleichen. Wie weit wir davon heute noch entfernt sind, zeigt sich, sobald wir den Blick von dieser idealtypischen Beschreibung männlicher Identität weg auf den Dialog über die *Geschlechterbeziehung* werfen, wie sie sich in der psychoanalytischen Literatur heute darstellt.

Der psychoanalytische Dialog über die Geschlechterbeziehung und woran er immer wieder scheitert

Schon Diamond (2009, S. 161) scheute bei seinen Überlegungen zur männlichen Identität die Auseinandersetzung mit der Genderforschung, die nach seiner Erfahrung eine Fülle an unübersehbaren konzeptuellen, terminologischen, technischen und soziopolitischen Schwierigkeiten bereithält, die häufig identitätspolitisch aufgeladen sind und von daher nicht zuletzt angesichts der durch Unterdrückung geprägten Geschlechterverhältnisse leicht auf ein Minenfeld führen (vgl. dazu auch Benjamin, 1996; Harris, 1991). In dem folgenden Versuch, diese Schwierigkeiten näher zu beschreiben, stütze ich mich auf zufällig ausgewählte Veröffentlichungen von Analytikern zum Thema »Männlichkeit« und »männliche Identität«, die in den letzten Jahren erschienen sind und dabei auch dem Unbehagen über die gegenwärtige Entwicklung der Geschlechterbeziehung unmissverständlichen Ausdruck geben (ausführlicher dazu vor allem Reiche, 1997, 2000).

»Männlichkeit«, so beispielsweise die psychoanalytischen Herausgeber des Bandes *Männliche Identität* (Dammasch et al., 2009, S. 7ff.) in ihrem Vorwort, »ist in die Krise geraten.« Nach langer patriarchaler Vormachtstellung des Mannes

> »haben die Frauenbewegung und der Feminismus zu einem Paradigmenwechsel geführt. Frauenbeauftragte und Genderforschungsbereiche übernahmen die Dominanz der Gestaltung des Geschlechterdiskurses. Die Erforschung von Männlichkeit wurde zu einem randständigen Thema. Entsprechend findet man in den psychologischen Bibliotheken und in den Fachzeitschriften eine kaum zu überblickende Anzahl von Veröffentlichungen zur weiblichen Entwicklung, aber nur ganz wenige zur männlichen Entwicklung« (ebd.).[7]

Auch die Erziehung im Kindergarten und in der Schule findet heute durch vorwiegend weibliche Personen statt, was dazu geführt hat, dass in diesen Institutionen auch weibliche, an Beziehungsverhalten orientierte Werte die Oberhand gewonnen haben (ebd.). Männlicher Bewegungsdrang und männliche Rauflust wirken in diesem Kontext eher störend und werden deshalb leicht als »Aufmerksamkeitsstörung« pathologisiert und mit Ritalin behandelt, ohne dass der dahinter liegende Jungenkonflikt überhaupt zur Kenntnis genommen wird (dazu auch Hopf, 2009, S. 33ff.). Berufe, in denen Werte im Vordergrund stehen, die traditionell

7 Auch die folgenden Feststellungen sind wörtlich oder sinngemäß diesem Vorwort (Dammasch et al., 2009) oder den darin abgedruckten Aufsätzen von Dammasch (2009), Hopf (2009), Blaß (2009) und Aigner (2009) entnommen.

der Frau zugeschriebenen werden, sind wiederum für Männer weniger attraktiv (Dammasch et al., 2009, S. 7), was dazu führt, dass immer weniger Männer bereit sind, sich in diesen Berufen ausbilden zu lassen. Hinzu kommt die Furcht vor Missbrauchsanschuldigungen, denen sich Männer heute insgesamt sehr viel häufiger ausgesetzt sehen als früher. Damit aber noch nicht genug. Jungen stehen im Gegensatz zu Mädchen heute auch im Bereich der Bildung eindeutig auf der Verliererseite. Die Anzahl weiblicher Studierender wird in absehbarer Zeit die Anzahl männlich Studierender übertreffen (Blaß, 2009, S. 69); auch die Zahl weiblicher Ausbildungskandidatinnen in Psychoanalyse übersteigt schon jetzt die Zahl der männlichen ganz erheblich (ebd., S. 67). Gründe für diese ungleiche Verteilung gibt es sicherlich viele. Die Mehrzahl der hier beschriebenen Autoren lasten diese Gründe aus meiner Sicht schon fast reflektorisch den Müttern an (so etwa Hopf, 2009), für den »der Junge mit dem Fehlen des Vaters als Triangulierungsobjekt hin- und hergerissen [ist] zwischen dem Wunsch, mit der Mutter narzisstisch zu verkleben oder sich zu individuieren, er zappelt dabei gleichsam am Angelhaken und sucht sich gewaltsam zu befreien« (ebd., S. 42). Motorische Unruhe ist für ihn auch eine Form von Sexualisierung und dient der Abwehr passiv erlebter Ängste vor inzestuöser Überwältigung bei gleichzeitiger Verleugnung väterlicher Autorität (ebd.). Analog dazu betont auch Franz (2014), den ich später noch ausführlicher zitieren werde, die Notwendigkeit insbesondere für den Jungen, im Unbewussten der Mutter ein libidinös besetztes Vater- und Männerbild zu finden, mit dem er sich identifizieren kann. Wie oft irren Kinder und besonders Jungen stattdessen »vergeblich im Unbewussten ihrer Mütter herum, ohne auf ein positives Bild von wertgeschätzter Männlichkeit stoßen zu dürfen« (ebd., S. 52; über die damit verbundenen, negativen Stereotypisierungen von Frauen vgl. Rigamonti, 2014, S. 83–88). Fast alle zitierten Autoren heben darüber hinaus die allgemeine negative Diskursivierung von Männlichkeit hervor, die nicht nur die *patriarchale* Macht, sondern auch die Verbindlichkeit väterlicher Repräsentanzen insgesamt untergraben hat. Die Formulierung Aigners (2009, S. 59), der »symbolische Vater Lacans scheint [...] irgendwo in eine Konjunkturflaute geraten zu sein«, bringt diese Einschätzung ziemlich genau auf den Punkt.

Franz (2014) geht in seinem Aufsatz »Zur Bedeutung des Männlichen und Väterlichen in der Psychoanalyse« noch einen Schritt weiter und spricht von einer *gruppalen männlichen Kränkungserfahrung*, die auch Patient und Psychoanalytiker unbewusst auf eine Weise zusammenschweißt, dass beide sich nur schwer davon wieder distanzieren können.

> »In der analytischen Situation und der in ihr gegebenen Allgegenwart des Gewesenen ertragen und verhandeln Analytiker dann unbemerkt immer auch die eigene zerstörende Vergangenheit und sind hierdurch befangen« (ebd., S. 48).
>
> »Diese Väterbilder sind eine schwere, transgenerational weitergegebene Last. Schützengräben, Lagerzäune, Mauern und die große heutige trennungsbedingte Einsamkeit ziehen sich bis heute zerstörend durch die Seelenlandschaften vieler Jungen und Männer« (ebd., S. 49; dazu auch Franz, 2011; Radebold, 2004).

Hinzu kommt die im Genderdiskurs seit vielen Jahren spürbare Entwertung, ja Geringschätzung des Männerbildes, die im Erleben vieler Männer »einer sehr tief angesetzten Kastration gleich kommt« (Franz, 2014, S. 50). Die Beispiele, die Franz dazu anführt, lassen an Drastigkeit nichts zu wünschen übrig:

> »Schon als Junge ist er ein Problemgeschlecht, hyperaktiv, aggressiv, impulsiv, in weiblich dominierten Kitas und Schulen schwer erziehbar und folglich der künftige Bildungsverlierer« (ebd., S. 49).
>
> »Als erwachsener Mann taucht er in der medialen Öffentlichkeit stereotyp als Gewalttäter, machtbesessener Unterdrücker, Empathieversager, Modernisierungsverlierer, emotionaler Analphabet, narzisstischer Gockel, gewissenloser Karrierist oder zurückgebliebener Trottel auf« (ebd., S. 50).
>
> »Von der Vaterentbehrung zur Vaterentehrung ist es [dann] wie gesagt kein großer Schritt« (ebd., S. 70).

Dem steht die Sehnsucht des Sohnes nach einem Vater gegenüber, der in dieser Situation an seiner Seite steht und auch die Beziehung zwischen Psychoanalytiker und Patient auf eine spezifische Weise färbt (ebd., S. 69; vgl. dazu auch Metzger, 2008). Aufgrund dieser gemeinsamen Vorerfahrung laufen beide, Analytiker und Patient, sehr leicht Gefahr, die gemeinsame Trauer um einen abwesenden Vater durch eine narzisstische Kollision zu verleugnen, in der beide sich wie zwei verlassene Jungen in einem Pakt gegen »die Frauen« verbünden« (Franz, 2014, S. 69), das heißt »die Frauen«, die in dieser vaterlosen Gesellschaft mittlerweile die Oberhand gewonnen haben und sich diese schwer erkämpfte Position auch nicht mehr nehmen lassen. Von hier bis zur Etablierung der Vorstellung einer männerfeindlichen, kastrierenden Frau, die auf Männer bedrohlich wirkt, ist dann nur mehr ein kleiner Schritt (vgl. dazu auch Braunschweig & Fain, 1993).

Geschlechterdifferenz als eine Geschichte von Verletzungsverhältnissen[8]

Nicht immer treten diese männlichen Verletzungsgefühle so unverblümt zutage, wie sie hier von Franz (2014) artikuliert wurden. Nach meiner Erfahrung sind sie aber heute auch unter männlichen Autoren weit verbreitet und bringen den psychoanalytischen Dialog zwischen den Geschlechtern immer wieder zum Stocken. Als Psychoanalytikerinnen und Psychoanalytiker wissen wir aber auch, dass derartig tief greifende Verletzungen – wenn überhaupt – erst überwunden werden können, wenn sie gehört und als das anerkannt werden, was sie sind, nämlich Ausdruck einer tiefen Verwundung des Selbst, die fortbesteht und nicht aufhört zu schmerzen. Aber obwohl die tief greifende Umschichtung der Geschlechterverhältnisse seit den 1970er Jahren von wechselseitigen Verletzungen begleitet war, wie sie sich massiver kaum denken lassen, ist dies meines Wissens bis heute nirgendwo geschehen. Das gilt für die Anhänger der Frauenbewegung, die nicht nur gegen die ungleiche Bezahlung von Männern und Frauen bei gleicher Arbeit protestierten, sondern auf einer noch sehr viel existenzielleren Ebene auch gegen die Art und Weise, wie Männer aus ihrer hegemonialen Position heraus über Frauen dachten und schrieben, so als läge die Macht des Urteils allein bei ihnen. Freuds berühmter Satz: »Fragen Sie die Dichter!«, wenn es darum geht, was »das Weib wirklich will«, so als wäre es nicht möglich, die Frau als eigenständiges Subjekt zu denken, das darauf auch selbst eine Antwort geben könnte, ist dafür nur eines unter sehr vielen Beispielen (Jones, 1962, Bd. 2, S. 493). Feministische Autorinnen, darunter auch viele Psychoanalytikerinnen, empfanden dies als intensive Herabwürdigung, gegen die sie damals auch anzuschreiben begannen. Die tiefste Kränkung, die Frauen, auch Psychoanalytikerinnen, damals erfuhren,

8 Die Überschrift »Geschichte der Verletzungsverhältnisse« habe ich von Jürgen Straub (2014) übernommen, der darüber unter einer ähnlichen Fragestellung sehr ausführlich geschrieben hat.

bezog sich aber gar nicht einmal so sehr auf das, was von männlichen Wissenschaftlern bis vor noch nicht allzu langer Zeit unter dem Anspruch wissenschaftlicher Legitimation über »die Frau« in Umlauf gebracht wurde.[9] Viel verletzender noch war die Tatsache, dass der weibliche Widerspruch dagegen über lange Zeit nicht einmal zur Kenntnis, geschweige denn ernst genommen wurde, sondern an den bestehenden patriarchalischen Machtverhältnissen schlichtweg abprallte (dazu auch Becker, 2005).[10] Gleichzeitig waren die damit verbundenen Erfahrungen von Kränkung, Protest und Ohnmacht der damaligen Frauenrolle eingeschrieben und schon von daher lange hindurch nicht als ernst zu nehmender Widerspruch erlebt. Wie weit sie mittlerweile dem Vergessen anheimgefallen sind, bleibt offen.

Mittlerweile hat sich diese Situation aber offensichtlich umgekehrt. Nimmt man die hier angeführten Zitate von Psychoanalytikern beim Wort, dann ist es nunmehr der Mann, der sich in der Defensive befindet, und dies nicht nur gegenüber der Gendertheorie, sondern auch gegenüber den zahlreichen, medial unterstützten Angriffen, die von vielen Seiten auf ihn zugerollt kommen und kein gutes Haar an ihm lassen. Für die Mitteilung dieser Kränkungserfahrungen gibt es in der männlichen Geschlechterrolle mit ihrer Ausrichtung auf Unabhängigkeit, Autonomie und Stärke bis heute kein gesellschaftlich legitimiertes Muster, so wenig wie für die Beschämungsgefühle und den Groll, die damit einhergehen. Von daher hat es auch lange gedauert, bis auch diese, bisher verpönten Gefühle an die Oberfläche kommen konnten. Aigner (2016) hat darüber vor Kurzem

9 Bei der Vorbereitung zu diesem Vortrag sind mir, um nur eines von vielen Beispielen zu zitieren, wieder die von Christina von Braun (2003, S. 148) zitierten Einwendungen namhafter Wissenschaftler gegen die Zulassung von Frauen zum Universitätsstudium eingefallen, die ihnen bis Anfang des 19. Jahrhunderts noch verweigert wurde. Darin wurde nicht nur immer wie auf die anatomisch bedingte Ungeeignetheit des weiblichen Körpers für das universitäre Studium hingewiesen, sondern auch auf die hereditären Schäden, die dadurch verursacht werden könnten. In dieser Diktion ist der Mann Träger von Kultur und Geist, während die Frau – folgt man Freud (1930a, S. 463) – sich durch die [an den Mann gestellten] Ansprüche der Kultur in den Hintergrund gedrängt sieht und in ein feindliches Verhältnis zu ihr tritt.

10 Markus Theunert (2013, S. 89ff.), der als derzeitiger Präsident des Dachverbands Schweizer Männer- und Väterorganisationen mit Sicherheit nicht gerade frauenparteilich denkt, erwähnt in diesem Zusammenhang die männlichen, co-feministischen Strategien, die unter dem Deckmantel väterlich gemeinter Solidarisierung der Aufrechterhaltung des Bestehenden dienen.

sogar ein Buch herausgegeben, das unter dem Titel *Der andere Mann* explizit gegen diese negative Stereotypisierung von Männlichkeit gerichtet ist. Dort wird auch davon berichtet, mit welchen Schwierigkeiten Männer heute in die Männerberatung kommen, die sich mit der Degradierung der herkömmlichen männlichen Geschlechterrolle und den widersprüchlichen Ansprüchen, die daraus resultieren, einfach nicht mehr zurechtfinden und darauf nur mehr depressiv reagieren können. Die Bereitschaft zur Veränderung und zur Öffnung hin zu etwas Neuem kann man – so Aigner (ebd., S. 20) – aber nur erwarten, wenn auch Männer in dieser schwierigen Umbruchssituation das Gefühl haben, mit ihrem Dasein, ihrem Sosein und ihren Problemen *anerkannt* zu werden, anstatt sich dafür immer aufs Neue rechtfertigen zu müssen. Das Gleiche gilt auch für die Anerkennung der Schwierigkeiten, die dem Dialog zwischen den Geschlechtern inhärent sind. Die vorherrschend negative Sichtweise des jeweils anderen Geschlechts (auch innerhalb der Psychoanalyse) hat auch diesen Dialog bis heute immer wieder zum Stocken gebracht. Ob, und wenn ja, wie dies verändert werden könnte, obwohl wir gleichzeitig auch selbst unweigerlich in diesen Diskurs mit eingebunden sind, darüber möchte ich abschießend noch einige Überlegungen äußern.

»Doing Gender«

Wenn wir heute im Dialog mit Genderwissenschaftlern und Psychoanalytikern beiderlei Geschlechts nach Wegen suchen, wie die Psychoanalyse der Geschlechterdifferenz auch angesichts der rapiden gesellschaftlichen Veränderungen des Geschlechterverhältnisses erfolgreich im 21. Jahrhundert verankert werden kann, reicht es aus meiner Sicht nicht aus, auch diesen gesellschaftlichen Wandel in unsere theoretischen Überlegungen mit einzubeziehen. Auch wie wir uns dabei nicht nur als Psychoanalytiker oder Psychoanalytikerinnen, sondern auch als Mann oder Frau selbst unbewusst in Szene setzen, wird dabei eine entscheidende Rolle spielen. Geschlecht stellt sich, das können wir von den Soziologen lernen, im Handeln her (vgl. dazu Butler, 1990; Hirschauer, 1996, 2001). Wie schwer es ist, dieses eigene Handeln auch immer wieder zu reflektieren, habe ich selbst bei der Vorbereitung zu diesem Vortrag erfahren, wo mir die abwechselnde Identifikation mit den Kränkungen, die Frauen im Verlauf ihres Emanzipationsprozesses erlitten haben, und den ebenso tiefen Kränkungen, mit denen

Männer, auch Psychoanalytiker, sich heute umgekehrt in ihrer Männlichkeit angegriffen fühlen, immer wieder erheblich zu schaffen machte. Vielleicht wird ein Dialog zwischen den Geschlechtern, wie er mir hier vorschwebt, in den Zeiten, die wir überschauen können, sich auch als unmöglich erweisen. Niemand hindert uns aber daran, gemeinsam darüber nachzudenken, warum er sich so hartnäckig am Leben erhält, obwohl wir alle wissen, dass er sich an kulturell determinierte Mann-Frau-Stereotype anlehnt, die die realen Erfahrungen von Männern und Frauen nur äußerst unscharf wiedergeben. Könnte es sein, dass wir das jeweils andere Geschlecht unbewusst auch als Projektionsfläche für diejenigen unlustvollen Erfahrungen brauchen, die wir im eigenen Innern nicht halten können und deshalb nach draußen projizieren müssen, so wie dies schon Klein (2000 [1946]) im Bild der »guten« und der »bösen Mutterbrust« beschrieb, mit der der Säugling von Beginn an gute und schlechte Erfahrungen voneinander trennt und das Böse dabei nach draußen projiziert, von wo es als Bedrohung wieder auf ihn zukommt? Ganz ähnlich lässt sich auch die Geschlechterbeziehung als eine Geschichte wechselseitiger, oft normativ untermauerter Projektionen verstehen, mit denen auch die Schuld an den Enttäuschungen, die mit der Conditio humana einhergehen, und die Hoffnung, sie eines Tages doch noch zu überwinden, eine geschlechtsspezifische Verankerung erfahren (dazu auch ausführlich Rohde-Dachser, 1991, S. 108ff.). In der Erzählung der Genesis ist es Eva, die Adam den Apfel reicht, auf den er sonst vielleicht gar nicht aufmerksam geworden wäre, mit dem auch der Tod in die Welt gekommen ist. Der Geschlechterdialog, den wir heute führen, hat aus meiner Sicht eine ganz ähnliche Funktion, nämlich uns von der Erkenntnis abzuhalten, dass jedes Leben zum Tode führt, und dass auch Männer und Frauen sich darin nicht unterscheiden. Um daran etwas zu verändern, bedürfte es einer Bewegung weg von der von Klein beschriebenen *paranoid-schizoiden Position*, in der Gut und Böse scharf voneinander getrennt sind und das Böse dabei nach außen verlagert wird, hin zur depressiven Position, in der der andere als Person anerkannt wird, von dem sowohl das Gute als auch das Böse kommt und dem gegenüber man deshalb auch Schuld und das Bedürfnis nach Wiedergutmachungstendenzen spürt (dazu Klein, 1996 [1935], 1996 [1940], 2000 [1946]). Beide Positionen bleiben aber ein Leben lang bestehen und kommen auch in der Spannung zum Tragen, die den Geschlechterdialog aufrechterhält und erst mit dem Tode erlischt (Britton, 2001 [1998], S. 95ff.).

Wie wir mit dieser Spannung umgehen, wird aber unsere Entscheidung sein. Lassen Sie mich dazu zum Schluss einen Blick in die Zukunft wagen.

Woraus wird morgen gemacht sein?

In einem beeindruckenden Dialog zwischen Jacques Derrida und Elisabeth Roudinesco (2006 [2001]) mit dem Titel *Woraus wird morgen gemacht sein?*, das auch als philosophisches Vermächtnis Derridas gedacht werden kann, stellen sich beide der Frage nach dem, was wir heute tun müssen, damit wir und unsere Nachkommen morgen noch eine Zukunft haben (ebd., S. 67). Die Antwort, die Roudinesco dazu formuliert, möchte ich heute auch an das Ende dieses Vortrags stellen: »Mir scheint«, so Roudinesco,

> »es hat immer schon zwei Positionen gegeben: die der Dogmatiker, die einem erstarrten, tendenziell allmählich verschwindenden Modell der gesellschaftlichen Wirklichkeit anhängen – und mag es dabei auch nur um die neu zusammengesetzten Familien gehen –, und die der Modernen, die [...] empfänglich für die Wandlungen sind, die von den Subjekten selbst eingeleitet werden. Ich stelle mich [an Derrida gerichtet] auf dieselbe Seite wie Sie: Sobald eine neue Wirklichkeit Gestalt annimmt, sobald sie existiert, muss die Psychoanalyse – wie im übrigen auch jede andere Disziplin – sie denken, sie interpretieren und sie in Rechnung stellen und sie nicht etwa verurteilen, denn das würde darauf hinauslaufen, sie auszuschließen oder zu verleugnen und folglich eine Disziplin in einen deontologischen Kodex zu verwandeln und aus ihren Praktikern Zensoren oder Staatsanwälte zu machen« (ebd.).

Vor dieser Aufgabe stehen auch wir heute mehr denn je.

Literatur

Aigner, J.C. (2009). »Public Fathers«. Überlegungen zu Männern in der öffentlichen Erziehung (und in der öffentlichen Repräsentation). In F. Dammasch, H.-G. Metzger & M. Teising (Hrsg.), *Männliche Identität. Psychoanalytische Erkundungen* (S. 53–64). Frankfurt/M.: Brandes & Apsel.

Aigner, J.C. (2016). *Der andere Mann. Ein alternativer Blick auf Entwicklung, Lebenslagen und Probleme von Männern heute*. Gießen: Psychosozial-Verlag.

Altmeyer, M. & Thomä, H. (Hrsg.). (2006). *Die vernetzte Seele. Die intersubjektive Wende in der Psychoanalyse*. Stuttgart: Klett-Cotta.

Bäuerlein, T. & Knüpling, F. (2014). *Tussikratie. Warum Frauen nichts falsch und Männer nichts richtig machen können*. München: Heyne.

Bassin, D. (1995 [1994]). Jenseits von ER und SIE. Unterwegs zu einer Versöhnung zwischen Männlichkeit und Weiblichkeit in der postödipalen Psyche. In J. Benjamin (Hrsg.), *Unbestimmte Grenzen. Beiträge zur Psychologie der Geschlechter* (S. 93–125). Frankfurt/M.: Fischer TB.

Becker, S. (2005). Weibliche und männliche Sexualität. In I. Quindeau & V. Sigusch (Hrsg.), *Freud und das Sexuelle. Neue psychoanalytische und sozialwissenschaftliche Perspektiven* (S. 63–79). Frankfurt/M.: Campus.

Benjamin, J. (1988). *Die Fesseln der Liebe: Psychoanalyse, Feminismus und das Problem der Macht*. Frankfurt/M.: Roter Stern.

Benjamin, J. (1992). Vater und Tochter: Identifizierung mit Differenz. *Psyche – Z. Psychoanal., 46*, 821–846.

Benjamin, J. (1996). In defense of gender ambiguity. *Gender and Psychoanalysis, 1*, 27–43.

Benjamin, J. (2002 [1998]). *Der Schatten des Anderen. Intersubjektivität, Gender, Psychoanalyse*. Frankfurt/M.: Stroemfeld.

Ben-Habib, S., Butler, J., Frazer, N. & Cornell, D. (1994). *Der Streit um die Differenz. Feminismus und Postmoderne in der Gegenwart*. Frankfurt/M.: Fischer TB.

Birkstedt-Breen, D. (1996). Unconscious representations of feminity. *JAPA, 44*(Supp.), 119–132.

Blaß, H. (2009). »Sag mir, wo die Männer sind.« Überlegungen zur veränderten Geschlechterverteilung in sozialen Berufen und insbesondere in der psychoanalytischen Ausbildung. In F. Dammasch, H.-G. Metzger & M. Teising (Hrsg.), *Männliche Identität. Psychoanalytische Erkundungen* (S. 65–80). Frankfurt/M.: Brandes & Apsel.

Boehm, F. (1930). The feminity complex in men. *Int. J. Psychoanal., 11*, 44–456.

Bohleber, W. (1996 [1992]). Identität und Selbst. Die Bedeutung der neueren Entwicklungsforschung für die psychoanalytische Theorie des Selbst. In ders. (Hrsg.), *Adoleszenz und Identität* (S. 268–302). Stuttgart: Verlag Int. Psychoanalyse.

Bohleber, W. (2009). Das Problem der Identität in der Spätmoderne – Psychoanalytische Perspektiven. In V. King & B. Gerisch (Hrsg.), *Zeitgewinn und Selbstverlust. Folgen und Grenzen der Beschleunigung* (S. 202–220). Frankfurt/M.: Campus.

Bråten, S. (1992). The virtual other in infants' minds and social feelings. In A. Wold (Hrsg.), *The dialogical alternative. Towards a theory of language and mind* (S. 77–97). Oslo: Scandinavian UP.

Braun, C. von (2003). Wissen und Körper. In S. Iglhaut & T. Spring (Hrsg.), *Science + Fiction. Zwischen Nanowelt und globaler Kultur* (S. 229–247). Berlin: Jovis.

Braunschweig, D. & Fain, M. (1993). The phallic shadow. In D. Breen (Hrsg.), *The Gender Conundrum. Contemporary Psychoanalytic Perspectives on Feminity and Masculinity* (S. 130–144). London: Routledge.

Britton, R. (2001 [1998]). *Glaube, Phantasie und psychische Realität. Psychoanalytische Erkundungen*. Stuttgart: Klett-Cotta.

Butler, J. (1990). Das Unbehagen der Geschlechter. Frankfurt/M.: Suhrkamp.

Butler, J. (2001 [1993]). *Bodies that matter. On the Discursive Limits of »Sex«* [dt.: *Körper von Gewicht. Die diskursiven Grenzen des Geschlechts*]. Frankfurt/M.: Suhrkamp.

Chodorow, N. (1985 [1978]). *Das Erbe der Mütter. Psychoanalyse und Soziologie der Geschlechter*. München: Frauenoffensive.

Dammasch, F. (2009). Die Angst des Jungen vor der Weiblichkeit. Gedanken zu den Klippen männlicher Identitätsentwicklung. In F. Dammasch, H.-G. Metzger & M. Teising (Hrsg.), *Männliche Identität. Psychoanalytische Erkundungen* (S. 15–32). Frankfurt/M.: Brandes & Apsel.

Dammasch, F., Metzger, H.-G. & Teising, M. (2009). *Männliche Identität. Psychoanalytische Erkundungen*. Frankfurt/M.: Brandes & Apsel.

Derrida, J. (1976). *Die Schrift und die Differenz*. Frankfurt/M.: Suhrkamp.

Derrida, J. (1998 [1996]). *Vergessen wir nicht – die Psychoanalyse!* Frankfurt/M.: Suhrkamp.

Derrida, J. & Roudinesco, E. (2006 [2001]). *Woraus wird Morgen gemacht sein? Ein Dialog*. Stuttgart: Klett-Cotta.

Deserno, H. (1999). Männlichkeit und Ödipuskomplex. In E. Brech, K. Bell & C. Marahrens-Schürg (Hrsg.), *Weiblicher und männlicher Ödipuskomplex* (S. 81–110). Göttingen: V & R.

Diamond, M.J. (2009). Das Unbehagen an der Männlichkeit. Die Internalisierung und Anerkennung der »Mutter« im Mann – ein wesentlicher Schritt in der Entwicklung einer gesunden männlichen Geschlechtsidentität. In F. Dammasch, H.-G. Metzger & M. Teising (Hrsg.), *Männliche Identität. Psychoanalytische Erkundungen* (S. 161–199). Frankfurt/M.: Brandes & Apsel.

Erikson, E.H. (1950). *Kindheit und Gesellschaft*. Zürich: Pan.

Erikson, E.H. (1966). *Identität und Lebenszyklus*. Frankfurt/M.: Suhrkamp.

Fogel, G.I. (2006). Interiority and inner genital space in men: What else can be lost in castration? *Psychoanal. Q., 67*, 662–697.

Foucault, M. (1977 [1971]). *Die Ordnung des Diskurses*. Frankfurt/M. u. a.: Ullstein.

Foucault, M. (1978). *Dispositive der Macht. Über Sexualität, Wissen und Wahrheit*. Berlin: Merve.

Franz, M. (2011). Der vaterlose Mann. In. M. Franz & A. Karger (Hrsg.), *Neue Männer, muss das sein? Risiken und Perspektiven der heutigen Männerrolle* (S. 113–171). Göttingen: V & R.

Franz, M. (2014).«Zur Bedeutung des Männlichen und Väterlichen in der Psychoanalyse. *PiWi, 51*, 45–72.

Freud, S. (1895d [1893-95]). *Studien über Hysterie. GW I*, 75–312.

Freud, S. (1925j). Einige psychische Folgen des anatomischen Geschlechtsunterschieds. *GW XIV*, 19–30.

Freud, S. (1930a). *Das Unbehagen in der Kultur*. GW XIV, 419–505.

Freud, S. (1931b). Über die weibliche Sexualität. *GW XIV*, 517–537.

Freud, S. (1933a). Die Weiblichkeit. In *Neue Folge der Vorlesungen zur Einführung in die Psychoanalyse. GW XV*, 119–145.

Freud, S. (1937c). Die endliche und die unendliche Analyse. *GW XVI*, 59–99.

Gerhard, U. (2012 [2009]). *Frauenbewegung und Feminismus: Eine Geschichte seit 1989.* München: C.H. Beck.

Green, A. (1995). Hat Sexualität etwas mit Psychoanalyse zu tun? *Psyche – Z. Psychoanal., 52*, 1170–1191.

Greenson, R.G. (1982 [1968]). Die Beendigung der Identifizierung mit der Mutter und ihre besondere Bedeutung für den Jungen. In ders., *Psychoanalytische Erkundungen* (S. 257–264). Stuttgart: Klett-Cotta.

Harris, A. (1991). Gender as Contradiction. *Psychoanal. Dialogues, 1*, 197–224.

Hirschauer, S. (1996). Die soziale Fortpflanzung der Zweigeschlechtigkeit. *Kölner Zeitschrift für Soziologie und Sozialpsychologie, 46*, 668–692.

Hirschauer, S. (2001). Das Vergessen des Geschlechts. Zur Praxeologie einer Kategorie sozialer Ordnung. *Kölner Zeitschrift für Soziologie und Sozialpsychologie, 41*(Sonderheft), 208–235.

Hopf, H. (2009). Philobatische Tendenzen bei Jungen. Mögliche Ursachen und die Folgen. In F. Dammasch, H.-G. Metzger & M. Teising (Hrsg.), *Männliche Identität. Psychoanalytische Erkundungen* (S. 33–52). Frankfurt/M.: Brandes & Apsel.

Illouz, E. (2011). *Warum Liebe weh tut. Eine soziologische Erklärung.* Frankfurt/M.: Suhrkamp.

Illouz, E. (2013). *Die neue Liebesordnung. Frauen, Männer und Shades of Grey.* Frankfurt/M.: Suhrkamp.

Irigaray, L. (1974). *Speculum – Spiegel des anderen Geschlechts.* Frankfurt/M.: Suhrkamp.

James, E.L. (2011–2012). *Shades of Grey.* Roman-Trilogie. München: Goldmann.

Jones, E. (1962). *Das Leben und Werk von Sigmund Freud.* 3 Bde. Bern: Huber.

Karl, M. (2011). *Die Geschichte der Frauenbewegung.* Ditzingen: Reclam.

Kernberg, O.F. (2000). Borderline-Persönlichkeitsorganisation und Klassifikation der Persönlichkeitsstörungen. In O.F. Kernberg, B. Dulz & U. Sachsse (Hrsg.), *Handbuch der Borderline-Störungen* (S. 45–56). Stuttgart New York: Schattauer.

Klein, M. (1997 [1932]). Die Psychoanalyse des Kindes. In dies., *Gesammelte Schriften, Bd. II.* Stuttgart, Bad Cannstatt: frommann-holzboog.

Klein, M. (1996 [1935]). Beitrag zur Psychogenese der manisch-depressiven Zustände. In dies., *Gesammelte Schriften, Bd. I, Teil 2* (S. 29–75). Stuttgart, Bad Cannstatt: frommann-holzboog.

Klein, M. (1996 [1940]). Die Trauer und ihre Beziehung zu manisch-depressiven Zuständen. In dies., *Gesammelte Schriften, Bd. I, Teil 2* (S. 159–200). Stuttgart, Bad Cannstatt: frommann-holzboog.

Klein, M. (2000 [1946]). Bemerkungen über einige schizoide Mechanismen. In dies., *Gesammelte Schriften, Bd. III* (S. 1–41). Stuttgart: frommann-holzboog.

Koellreuter, A. (2000). *Das Tabu des Begehrens. Zur Verflüchtigung des Sexuellen in Theorie und Praxis der feministischen Psychoanalyse.* Gießen: Psychosozial-Verlag.

Kristeva, J. (1974). *Die Revolution der poetischen Sprache.* Frankfurt/M.: Suhrkamp.

Kristeva, J. (1979). Women's time. In C. Zanardi (Hrsg.), *Essential papers on the psychology of women* (S. 374–398). New York: UP.

Kuhn, T.S. (1962). *Die Struktur wissenschaftlicher Revolutionen.* Frankfurt/M.: Suhrkamp.

Laplanche, J. (1988). *Die allgemeine Verführungstheorie und andere Aufsätze.* Tübingen: Edition diskord.

Luhmann, N. (1988). Frauen, Männer und George Spencer Brown. In K.-U. Hellmann (Hrsg.), *Niklas Luhmann. Protest. Systemtheorie und soziale Bewegungen* (S. 107–155). Frankfurt/M.: Suhrkamp.

Metzger, H.-G. (Hrsg.). (2008). *Psychoanalyse des Vaters. Klinische Erfahrungen mit realen, symbolischen und phantasierten Vätern*. Frankfurt/M.: Brandes & Apsel.

Radebold, H. (2004). *Kindheiten im II. Weltkrieg und ihre Folgen*. Gießen: Psychosozial-Verlag.

Reiche, R. (1990). *Geschlechterspannung*. Frankfurt/M.: Fischer.

Reiche, R. (1991). Haben frühe Störungen zugenommen? *Psyche – Z. Psychoanal., 45*, 1045–1066.

Reiche, R. (1997). Gender ohne Sex. Geschichte, Funktion und Funktionswandel des Begriffs »Gender«. *Psyche – Z. Psychoanal., 51*, 926–957.

Reiche, R. (2000). »... versage und die volle Befriedigung« (S. Freud). Eine sexualwissenschaftliche Zeitdiagnose – 70 Jahre nach Freud. *ZPTP, 15*, 1–32.

Reiche, R. (2004). Total Sexual Outlet. Eine Zeitdiagnose. In ders., *Triebschicksal der Gesellschaft. Über den Strukturwandel der Psyche* (S. 147–176). Frankfurt/M.: Campus.

Rigamonti, H.W. (2014). Einige Anmerkungen zu dem im Beitrag von M. Franz tradierten Frauenbild. *PiWi, 51*, 83–88.

Rohde-Dachser, C. (1991). *Expedition in den dunklen Kontinent. Weiblichkeit im Diskurs der Psychoanalyse*. Heidelberg: Springer.

Rohde-Dachser, C. (2006). Über Hingabe, Tod und das Rätsel der Geschlechtlichkeit. Freuds Weiblichkeitstheorie aus heutiger Sicht. *Psyche – Z. Psychoanal., 60*(9/10), 948–977.

Rosin, H. (2013). *Das Ende der Männer und der Aufstieg der Frauen*. Berlin: Bloomsbury.

Schmuckli, L. (1996). *Differenzen und Dissonanzen. Zugänge zu feministischen Erkenntnistheorien in der Postmoderne*. Königsstein/T.: Helmer.

Stern, D.N. (1992 [1982]). *Die Lebenserfahrung des Säuglings*. Stuttgart: Klett-Cotta.

Stoller, J. (1976). Primary feminity. *JAPA, 24*, 59–78.

Straub, J. (2014). Verletzungsverhältnisse. Erlebnisgründe, unbewusste Tradierungen und Gewalt in der sozialen Praxis. *Z. f. Päd., 60*(1), 74–95.

Thébaud, F. & Bock, G. (Hrsg.). (1995). *Geschichte der Frauen, Bd. 5: 20. Jahrhundert*. Frankfurt/M.: Büchergilde Gutenberg.

Theunert, M. (2013). *Wie Männer Emanzipation sabotieren und was Frauen davon haben*. Bern: Huber.

Toronto, E.K., Ainslie, G., Donovan, M., Kelly, M., Kieffer, C.C. & McWilliams, N. (Hrsg.). (2005). *Psychoanalytic Reflections on a Gender-free Case. Into the Void*. London, New York: Routledge.

2
Die Bedeutung körperlicher Schönheit und der Umgang mit Aggression in der Geschlechterbeziehung heute

Aggression, Zerstörung und Wiedergutmachung in Fantasien, die um die Urszene kreisen

Eine tiefenhermeneutische Auswertung von Geschichten zum Thematischen Apperzeptionstest [1]

Über den Zusammenhang von Aggression und Urszene

Ob Aggression ein angeborener Trieb des Menschen ist oder eine Reaktion auf traumatische Erfahrungen, wird in der Psychoanalyse bis heute kontrovers diskutiert (S. Freud, 1920g; A. Freud, 1972; Klein, 1960, Parens, 1979; Glasser, 1986; Lichtenberg, 1989; Perelberg, 1999a; Fonagy & Target, 1995, 2000). Vielleicht ist aber auch schon die Frage falsch gestellt, denn es gibt in der menschlichen Entwicklung traumatische Erfahrungen, die ubiquitär sind und so früh geschehen, dass die Aggression, die sie hervorrufen, kaum von einem angeborenen Triebimpuls unterschieden werden kann. In der Bibel wird diese Vertreibung des Menschen aus dem Paradies geschildert, hinein in eine Welt, in der Entbehrung, Schmerzen und Tod das Sagen haben. Die Psychoanalyse spricht im gleichen Zusammenhang von der unwiderruflichen, zunächst körperlichen und später auch psychisch erfahrbaren Trennung der Mut-

1 Überarbeitete Fassung einer erstmals 2001 unter dem Titel »Aggression, Zerstörung und Wiedergutmachung in Urszenenphantasien. Eine textanalytische Studie« veröffentlichten Studie in *Psyche – Z. Psychoanal., 55*, 1051–1085. Die Fantasien, über die hier berichtet wird, stammen aus der tiefenhermeneutischen Auswertung von Geschichten zum Thematischen Apperzeptionstest, die ich während meiner Zeit als Professorin für Psychoanalyse am Institut für Psychoanalyse der Universität Frankfurt im Rahmen eines sehr viel umfangreicheren Forschungsprojekts über die bewussten und unbewussten Wünsche von Männern und Frauen zusammen mit meinen Mitarbeitern/-innen erhoben habe. An dem Projekt haben bis zur Abfassung dieses Berichts insgesamt 46 Männer und Frauen aller Altersstufen (21 Männer, 25 Frauen) teilgenommen. Als Interviewer/innen waren drei Männer und zwei Frauen an dem Projekt beteiligt. Im Rahmen der TAT-Erhebung wurden allen 46 Probandinnen und Probanden auch die Tafel 8 (BM) vorgelegt, mit der Bitte, dazu eine möglichst dramatische Geschichte zu erzählen (vgl. Revers, 1958).

ter-Kind-Einheit, die rückschauend zum phantasmatischen Inbegriff von Seligkeit erhoben wird.

Die erste und folgenreichste Trennung dieser symbiotischen Verbindung erfolgt mit der Geburt, in der viele Analytiker deshalb auch das menschliche Urtrauma schlechthin erblicken (Rank, 1924; Grunberger, 1988 [1982]; Grof, 1985; Janus, 1986). Im Geburtsvorgang wird – so Grunberger – aus der im Mutterleib erfahrenen Glückseligkeit eine apokalyptische Katastrophe, die nicht nur mit Todesangst einhergeht, sondern auch eine archaische Aggression mobilisiert (Grunberger, 1988 [1982], S. 77), die zunächst vor allem in körperlichen Reaktionen sichtbar wird. Wenn Menschen aber später auf schwere narzisstische Kränkungen mit einer Wut reagieren, die so intensiv ist, dass sie das ganze Universum infrage stellt, lassen sich deren tiefste Wurzeln zumindest noch erahnen (ebd.). Der Säugling erlebt diese Aggression, deren Objekt immer nur der Körper der Mutter sein kann, zunächst rein körperlich als Auffressen, Aussaugen, oder – im Rahmen des Stoffwechsels – als Festhalten, Abschnüren, Ausweiden, Herausreißen, Rauben (ebd., S. 76). Ziel ist dabei immer die Rückkehr in den Mutterleib und die dort fantasierte Glückseligkeit, verbunden mit der Vernichtung von allem und jedem, das dieser Rückkehr im Wege steht (ebd., S. 87; Chasseguet-Smirgel, 1986; Vogt, 1990). Dazu gehört nicht nur die Realität, sondern mit ihr auch alles, was den Leib der Mutter ausfüllt: der Vater, sein Penis und insbesondere die Babys, die das Kind im Leib der Mutter vermutet (Chasseguet-Smirgel, 1986, S. 91f.).

Klein (1960), die im Gegensatz zu den bisher genannten Autoren von einem angeborenen Aggressionstrieb ausgeht, kommt ungeachtet dieser theoretischen Unterscheidung zu ganz ähnlichen Ergebnissen. Das Erleben des Säuglings wird nach ihrer Auffassung von Anfang an nicht nur von liebevollen Gefühlen bestimmt, sondern steht auch unter dem Diktat des Aggressionstriebs, der sich auch hier vor allem auf den Mutterleib und seine Inhalte (Penis, Babys, Exkremente) richtet, die das Kind rauben oder zerstören möchte (Klein, 1926, 1985 [1927]). Es projiziert diese Gefühle aber auch auf die Mutter, die damit zu einem verfolgenden Objekt wird, vor dessen Rache das Kind sich fürchtet. Nach dem Talionsprinzip kann diese Rache nur darin bestehen, dass die Mutter nunmehr umgekehrt den Leibesinhalt des Kindes angreift und ihn zerstört (ebd.). Mit fortschreitender kognitiver Entwicklung kommt das Kind schließlich zu der Erkenntnis, dass es die gleiche Mutter ist, von der sowohl das Böse als auch das Gute kommt. Damit ist die depressive Position der Entwicklung erreicht. Von nun an ist der fantasierte Angriff auf den Körper der Mutter mit Schuldgefühlen und dem Bedürfnis nach Wiedergutmachung verbunden. Wiedergutmachung heißt dabei Wiederherstellung des in der Fantasie zerstörten Mutterleibs.

Die endgültige, nunmehr auch psychische Abnabelung des Kindes von der Mutter erfolgt im Rahmen der Triangulierung. Symbolisch verdichten sich die damit verbundenen Erfahrungen des Kindes in der *Urszene*, in der es die Eltern erstmals als Paar in einer sexuellen Vereinigung fantasiert, aus der es selber ausgeschlossen ist.[2] Der Koitus zwischen den Eltern wird dabei in aller Regel als ein Akt der Gewalt vonseiten des Vaters fantasiert (Laplanche & Pontalis, 1967) Dies hängt zum einen mit der Unfähigkeit des Kindes zusammen, die bei den Eltern wahrgenommenen Signale sexueller Erregung anders als wechselseitigen Kampf zu deuten. Zum andern erlebt das Kind die Erfahrung des Ausgeschlossenseins aus dieser Szene als so schmerzlich, dass es auch die dadurch ausgelöste eigene Aggression auf das elterliche Paar projiziert (dazu auch Klein, 1985 [1945]). In der Fantasie des Kindes bedeutet Ausgeschlossensein: »Die Mutter hat mich verlassen«, oder auch: »Jemand hat sie mir weggenommen.« Der Vater wird dann als gewalttätiger Eindringling erlebt. Gleichzeitig ist das Kind von dieser Gewalt aber auch fasziniert. Es erlebt, dass der Vater in diesem Kontext nicht nur mächtiger ist als die Mutter. Er vollzieht in der Fantasie des Kindes mit dem Koitus auch etwas, das seinen eigenen Fantasien entgegenkommt, nämlich in den Mutterleib einzudringen, ihn zu schwängern, aber auch ihn auszurauben und zu kastrieren. Im Gegensatz zum Kind besitzt der Vater dafür auch das notwendige Instrument, nämlich einen Penis, der in der Fantasie des Kindes auf diese Weise gleichzeitig zum Signum männlicher Macht wird. Wer mit diesem Signum ausgestattet ist, ist auch der Mutter überlegen. Die Allmacht der frühen Mutter ist damit endgültig auf den Vater übergegangen. Mit der triangulären Ausweitung seines *inneren Raums* eröffnet sich für das Kind gleichzeitig die Möglichkeit, seine Liebes- und Hassgefühle, die es bis dahin nur auf einer rein körperlichen Ebene

2 Zur Definition der Urszene vgl. Laplanche & Pontalis (1967), McDougall (1985 [1978], S. 55), Esman (1973), Mann (1997), Maier (1995). Die von Esman (1973) geäußerte Vermutung, dass das Kind die von ihm fantasierte sexuelle Beziehung der Eltern bereits in diesem frühen Alter als liebevollen Austausch erlebt, kann ich aus meiner Erfahrung demgegenüber nicht bestätigen. Allein die Erfahrung des Ausgeschlossenseins ist für das Kind viel zu schmerzlich, als dass sie sich nicht auch in einer Aggressivierung der Urszene niederschlagen würde.

zum Ausdruck bringen konnte, zu *mentalisieren* (dazu Fonagy & Target, 2000). Auf diesem Wege können auch die Urszenenfantasien des Kindes erstmals eine erzählbare Form gebracht werden (Seidler, 1995), in der – wie in jeder Erzählung – sich Impuls und Abwehr die Waage halten. Sie beinhalten von daher nicht nur die jeweilige kindliche Auslegung der Urszene, sondern gleichzeitig auch den Versuch, das bereits Erkannte wieder zu verleugnen oder die Urszene so *umzuschreiben*, dass sie mit den unbewussten Wünschen des Kindes übereinstimmt (siehe dazu auch McDougall, 1985 [1978], S. 62). Verleugnet wird dabei vor allem die Realität des elterlichen Paares. Dies führt dann zu Urszenenfantasien, in denen die Zeugungsmacht des Vaters geleugnet, Kinder in eigener Omnipotenz Kinder hervorbringen können oder gleichgeschlechtliche Paare als Mutter und Vater auftreten, ohne den dazu notwendigen körperlichen Sexualkontakt weiter zu thematisieren. Vermieden wird damit vor allem die Erfahrung des Ausgeschlossenseins, und mit ihr auch das Erleben von Verlassenheit und Aggression, mit der das Kind ursprünglich auf diese Erfahrung reagierte.

Geschlechtsspezifische Reaktionen des Kindes auf die Konfrontation mit der Urszene

Bis hierher sind die hier beschriebenen kindlichen Reaktionen auf die Erfahrung der Urszene ubiquitär, das jeweilige Geschlecht des Kindes dabei also keine Rolle spielt. Andere Reaktionen auf die Konfrontation mit der Urszene sind demgegenüber geschlechtsspezifisch. Der *Junge* identifiziert sich dabei in erster Linie mit dem Vater und der Macht, die dieser in der Urszene über die Mutter demonstriert. Der Wunsch des Sohnes, die Mutter vor der Gewalt des Vaters zu beschützen, kann dann bereits eine Form von Abwehr darstellen, mit der diese Identifikation überdeckt werden soll (Pohl, 2004). Ebenso wie der Vater im Besitz eines Penis und von der Mutter oft mit Gunstbeweisen überhäuft, hegt der Junge aber auch die Fantasie, der bessere Liebhaber der Mutter zu sein, wäre da nicht der Vater, der ihm dieses Recht streitig macht. Die ödipale Auseinandersetzung mit dem Vater, in der der Sohn versucht, den Vater als Rivalen um die Mutter aus dem Feld zu schlagen, steht noch ganz im Dienst dieser Illusion (Grunberger, 1971; Britton, 1989). Darunter bestehen die aggressiven Fantasien des Jungen über den Verlust der Einheit mit der präödipalen Mutter aber fort (Mertens, 1994, S. 106). Der Wunsch nach Einheit wird dann auf den Vater umgelenkt und erfährt auf diesem Wege eine homosexuelle Umgestaltung, bis hin zur Umschreibung der Urszene mit der Ersetzung des elterlichen Paars durch ein gleichgeschlechtliches (McDougall, 1997 [1996], S. 245).

Mädchen erleben in der gleichen Situation in der Regel ein sehr viel stärkeres Gefühl der Benachteiligung. Das Mädchen macht die Erfahrung, dass die Mutter sich mit ihrem Wunsch nach sexueller Befriedigung dem Vater zuwendet und nicht ihm. Es kann sich dies nur so erklären, dass das sexuelle Begehren der Mutter dem Vater gilt, weil dieser ein Mann ist und im Gegensatz zu ihm ein Genitale besitzt, dem die Mutter offenbar den Vorzug gibt. Es kann, so seine Fantasie, deshalb auch den Kampf mit dem Vater um die Mutter, den es zunächst genauso aufnimmt wie der Junge, nicht gewinnen (dazu auch Poluda-Korte, 2000). Der viel zitierte Penisneid des Mädchens hat an dieser Stelle seinen Ursprung (siehe auch Rohde-Dachser, 1998). Hinzu kommt, dass die Mutter sehr oft weitere Kinder auf die Welt bringt, die das Mädchen von seinem vermeintlich angestammten Platz an der Seite der Mutter vertreiben. Unter dem Eindruck dieser Enttäuschungen wendet sich das Mädchen dem Vater zu, um von ihm das zu erwarten, was die Mutter ihm in seiner Fantasie vorenthalten hat. Über diesen »Objektwechsel« des Mädchens hat bereits Freud (1925j, S. 26) berichtet. Weniger klar äußerte er sich allerdings darüber, was dabei aus der präödipalen Aggression des Mädchens wird, die genauso wie beim Jungen zunächst auf den Mutterleib und seine Inhalte gerichtet war. Wir dürfen vermuten, dass diese Fantasien auch durch die Hinwendung des Mädchens zum Vater nicht untergehen, und werden uns mit dieser Frage später noch ausführlicher beschäftigen. Von Melanie Klein wissen wir, dass das Mädchen für seine verborgenen aggressiven Wünsche gegenüber der Mutter auch deren Rache fürchtet. Zwischen Mutter und Tochter bestehen außerdem oft fließende Ichgrenzen. Das bedeutet, dass die auf die Mutter gerichtete Aggression sich früher oder später auf die Tochter zurückwendet und dann als Selbsthass erfahren wird. Mutter-Tochter-Beziehungen bleiben von daher oft hochambivalent und von Schuldgefühlen durchdrungen.

Über das Sichtbarwerden der Urszenenfantasie im Thematischen Apperzeptionstest

Im Folgenden möchte ich zeigen, dass die beschriebenen Urszenenfantasien nicht untergehen, sondern auch im Erwachsenenleben fortbestehen, weil die mit ihnen verbundenen unbewussten Wünsche von so elementarer

Qualität sind, dass sie sich jeder Zerstörung widersetzen und deshalb »nur im gleichen Sinne vernichtet werden können wie die Geister der Unterwelt in der Odyssee – Geister, die zu neuem Leben erwachen, sobald sie Blut gerochen haben« (Freud, 1900a, S. 558, Anm.). Der elementarste Wunsch ist dabei der nach der Wiederherstellung der ursprünglichen Mutter-Kind-Einheit. Ein solcher Wunsch kann im Lauf des Lebens verschleiert, verdrängt, verleugnet oder betrauert werden. Aufgebbar ist er nicht. Dies gilt auch für die Urszenenfantasien, in denen er sich artikuliert.

Der auslösende Reiz, mit dem diese Fantasien hier wieder zum Leben erweckt werden sollen, ist eine Bildvorlage des *Thematischen Apperzeptionstests* (TAT), die dazu besonders geeignet erscheint (Revers, 1958; Rauchfleisch, 1989). Es handelt sich um die Tafel 8 des TAT, die nach der Standardinstruktion nur Jungen und Männern vorgelegt wird. Laut Standardbeschreibung schaut auf dem Bild im Vordergrund rechts ein jüngerer Mann aus dem Bild heraus den Betrachter an. An der linken Seite ist der Lauf eines Gewehres sichtbar. Im Hintergrund ist die Szene einer Operation vage angedeutet (ebd., S. 21). Das Bild erweckt üblicherweise aggressive Vorstellungen, Zukunftsträume oder beruflichen Ehrgeiz (ebd.).

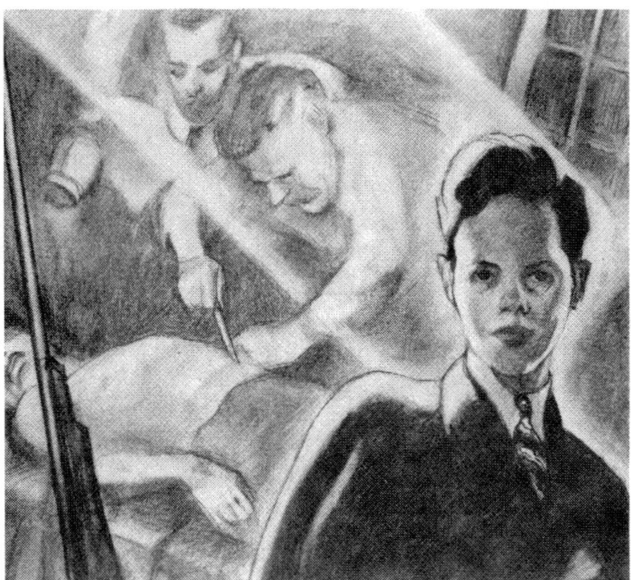

Abb. 2: TAT-Tafel 8 (BM)

Unabhängig von dieser Standardbeschreibung stellt diese Bildvorlage nach unserer Erfahrung aber auch einen hervorragenden Stimulus für die Induktion von Urszenenfantasien dar: Sie zeigt einen Mann, der im Begriff ist, mit einem Skalpell oder Messer in den Körper einer liegenden Figur einzudringen. Symbolisch kann dieses Instrument auch für den Penis stehen; das Gleiche gilt auch für das Gewehr im Vordergrund, von dem häufig fantasiert wird, dass aus ihm der Schuss gekommen ist, der zu der Bauchverletzung oder dem Tod der liegenden Figur geführt hat. Die assoziative Verknüpfung der Bildvorlage mit Fantasien, in denen es um das gewaltsame Eindringen in einen (Mutter-)Körper geht, liegt bereits von daher nahe. Hinter dem Mann, der das Messer oder Skalpell führt, steht eine weitere Figur, von der unklar bleibt, ob sie der Assistent dieses Mannes oder lediglich Zuschauer der Szene ist – ähnlich, wie es auch in Fantasien über die Urszene Helfer gibt, die dem Vater bei seinem Angriff auf den Mutterkörper assistieren, und Zuschauer, die an der Szene nicht beteiligt sind, sie aber trotzdem interessiert verfolgen. Das Bild ist außerdem so komponiert, dass die gesamte Hintergrundszene sehr leicht als eine Fantasie der Figur im Vordergrund interpretiert werden kann, die aus dem Bild heraus den Betrachter anblickt, zu jeder Form von Projektion einladend. Man könnte einwenden, dass nach der Standardbeschreibung des TAT auf dieser Bildvorlage nur Männer abgebildet sind, während Urszenenfantasien in der Regel um die Begegnung der Geschlechter kreisen. Meine Auswertungserfahrungen sind aber andere: Zwar wird die Person mit dem Messer oder Skalpell grundsätzlich männlich konnotiert. Für die Figur im Vordergrund ebenso wie für die liegende Person, an der der Eingriff ausgeführt werden soll, gilt dies jedoch nicht. Beide bleiben von ihrem Geschlecht her häufiger unbestimmt oder werden als weiblich fantasiert.[3] Betrachtet man zudem die vielfältigen Identifikationsmöglichkeiten, die das Bild dem Betrachter anbietet (Täter, Opfer, Assistent, Zuschauer, Retter und die Figur im Vordergrund des Bildes, die die ganze Szenerie kreiert, ohne selbst daran beteiligt zu sein), und vergleicht sie mit der Konstruktion von Urszenenfantasien (dazu auch Rohde-Dachser, 1986), dann wird die Verwandtschaft

3 In den 46 Geschichten, über die wir im Folgenden berichten, wurde die liegende Figur 33-mal (72 Prozent) als männlich, 10-mal (22 Prozent) als weiblich und 3-mal (6 Prozent) als geschlechtlich unbestimmt gesehen. Die Vordergrundfigur wurde 25-mal (54 Prozent) als männlich, 7-mal (15 Prozent) als weiblich und 14-mal (30 Prozent) als geschlechtlich unbestimmt eingestuft.

noch augenfälliger. Die Hypothese, dass mit der Bildvorlage Urszenenfantasien angestoßen werden können, lässt sich so mehrfach stützen.

Mädchen und Frauen wird nach der Standardinstruktion des TAT an dieser Stelle ein anderes Bild vorgelegt. Nach der Standardbeschreibung des TAT zeigt das Bild eine junge Frau, die Arme auf die Stuhllehne gelehnt, die dasitzt, den Kopf in die Hand gestützt, und ins Weite blickt (Rauchfleisch, 1989). Der Aufforderungscharakter des Bildes liegt im Nachdenken über die Vergangenheit oder Zukunft oder in Tagträumen (ebd.).

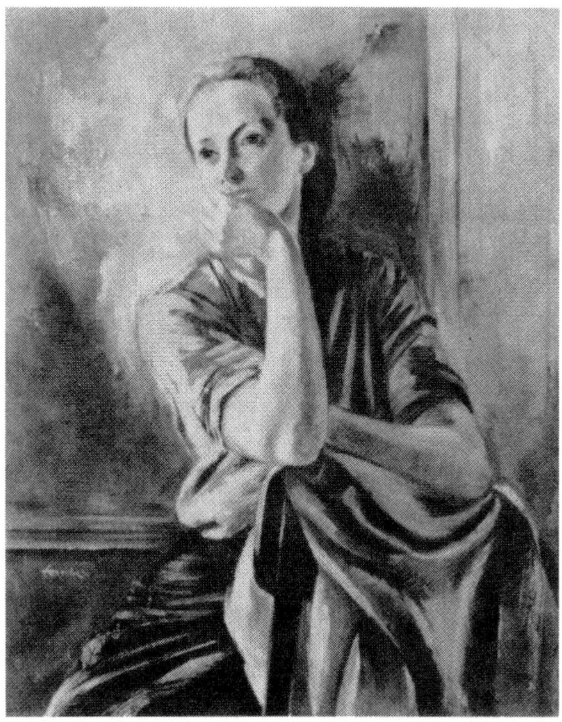

Abb. 3: TAT Tafel 8 (G,F)

Im Gegensatz zu der männlichen Bildvorlage, die vor allem aggressive Fantasien anregt, enthält die »weibliche« Bildvorlage also in erster Linie eine träumerische Komponente. Bezieht man auch diese Bildvorlage auf eine Urszenenfantasie, dann kann dies eigentlich nur heißen, dass es dabei um Warten auf eine Erfüllung geht, die von außen kommt, am ehesten wohl durch einen schon jetzt erträumten Mann. Damit ähnelt die Bildvorlage aber gleichzeitig auf frappierende Weise der Beschreibung Freuds (1933a, S. 138), nach der das Mädchen sich nach der Enttäuschung an der Mutter dem Vater zuwendet und in den Ödipuskomplex einläuft »wie in einen Hafen«. Über das Schicksal weiblicher Aggression lässt sich daraus nichts erfahren. Stattdessen entsteht der Eindruck, als seien Frauen praktisch schon von Natur aus zum Warten bestimmt.

Ich habe aus diesem Grunde die in der Standardinstruktion des TAT vorgeschlagene geschlechtsspezifische Aufteilung nicht übernommen. Stattdessen wurde die im TAT für Jungen und Männer reservierte Bildvorlage *allen* Testpersonen vorgelegt, unabhängig von ihrem Geschlecht. Dabei wurde von der Voraussetzung ausgegangen, *dass in die Geschichten, die zu dieser Tafel erzählt werden, unbewusst auch Urszenenfantasien einfließen, die tiefenhermeneutisch erschlossen werden und anschließend auch einem geschlechtsspezifischen Vergleich zugeführt werden können.* Die folgende Untersuchung beschränkt sich auf diese Fragestellung. Weitere Informationen, die uns über die Testpersonen zur Verfügung standen, wurden bewusst ausgeklammert, auch auf die Gefahr hin, dass dadurch wichtiges psychoanalytisches Material verloren ging.

Die folgenden Geschichten wurden im Rahmen eines größeren Forschungsprojekts am Institut für Psychoanalyse der Universität Frankfurt gewonnen, an dem bis zur ersten Abfassung dieses Berichts insgesamt *46 Männer und Frauen aller Altersstufen* (21 Männer, 25 Frauen) teilgenommen haben. Als Interviewer/innen waren drei Männer und zwei Frauen an dem Projekt beteiligt. Im Rahmen der TAT-Erhebung wurden allen 46 Probandinnen und Probanden auch die Tafel 8 (BM) vorgelegt, mit der Bitte, dazu eine möglichst dramatische Geschichte zu erzählen. Die tiefenhermeneutische Auswertung dieser Geschichten ergab, dass nicht nur das Geschlecht des Probanden, sondern auch das des Interviewers dabei eine wichtige Rolle spielt. Wir haben bei dem beabsichtigten geschlechtsspezifischen Vergleich deshalb *vier Gruppierungen* unterschieden:

- Geschichten, die Männer erzählen, wenn sie von einem Mann interviewt werden (insgesamt 9 Geschichten)
- Geschichten, die Männer erzählen, wenn sie von einer Frau interviewt werden (insgesamt 12 Geschichten)
- Geschichten, die Frauen erzählen, wenn sie von einem Mann interviewt werden (insgesamt 10 Geschichten)
- Geschichten, die Frauen erzählen, wenn sie von einer Frau interviewt werden (insgesamt 15 Geschichten)

Bei der tiefenhermeneutischen Auswertung der Geschichten wurden sowohl der *Inhalt der Geschichte* als auch die darin zum Ausdruck kommende *Übertragung auf den Interviewer oder die Interviewerin* berücksichtigt.

Urszenengeschichten

Geschichten, die Männer erzählen, wenn sie von einem Mann interviewt werden

Von insgesamt 21 werden 46 Geschichten von Männern erzählt, 9 davon einem anderen Mann. Im Folgenden werde ich als Erstes über diese Mann/Mann-Geschichten berichten.

Für alle neun Geschichten ist charakteristisch, dass sie eine durchgehend homosexuelle Prägung besitzen. Jenseits dieser allgemeinen Charakterisierung lassen sich drei unterschiedliche Geschichtstypen unterscheiden. Zwei Geschichten thematisieren Fantasien über Kastration und Wiederherstellung des Vaters, in zwei weiteren geht es um die Identifizierung mit dem sadistischen Vater der Urszene, während die übrigen fünf einen Zusammenschluss von Männern unter Ausschluss der Frauen zum Gegenstand haben.

Über die Kastration und Wiederherstellung des Vaters

In den folgenden zwei Geschichten geht es beide Male um einen Sohn, der seinen Vater auf der Jagd angeschossen hat und jetzt um dessen Rettung bangt. Der Vater darf zwar verwundet werden, endgültig untergehen darf er aber nicht. Denn für den Sohn würde dies bedeuten, allein mit einer Mutter zurückzubleiben, der er nicht nur als sexueller Liebhaber nicht gewachsen ist, sondern die ihn in seiner Fantasie zurücksaugen könnte in eine tödliche Symbiose. Beide Geschichten münden deshalb in eine Fantasie von der Wiederherstellung des Vaters, die bang erwartet wird. Paradigmatisch soll hier die Geschichte von Dieter referiert werden.[4]

4 Bei den Namen handelt es sich um jeweilige Code-Namen unserer Probanden und Probandinnen. In der Geschichte kursiv gedruckte Textsequenzen zeigen, dass diesen Sequenzen eine besondere latente Bedeutung zugemessen wird. Die Geschichten sind

Dieter: Also die beiden sind zusammen auf Jagd gegangen, und da hat der Sohn seinen Vater *verletzt, da Bauchschuss.* Ist dann mit dem in rasender Eile und Panik ins Krankenhaus gefahren und hat sogar das Gewehr noch umhängen ... Und jetzt ist sein Vater eben im Operationssaal – und er weiß gar nicht, was mit dem ist, er weiß gar nicht, wie schwer die Verletzung ist ...

Und in dem Moment, da steht er *zum ersten Mal wirklich* an der Stelle seines Vaters. Bisher hat er *in seiner Firma* herrschen können. *Sein Vater war da,* der hat irgendwo diesen, diesen *menschlichen Teil mit den Mitarbeitern übernommen,* obwohl er sich darüber nie Gedanken gemacht hat ... Und jetzt ist es zum ersten Male so, dass er wirklich *Anteile von seinem Vater in sich selber spürt* und – so irgendwie so *ein Stück Identifikation* mit seinem Vater *in ihn reinwächst.*

In dieser Geschichte wird zum einen die Panik des Sohnes deutlich, der den verletzten Vater »in rasender Eile« ins Krankenhaus gefahren hat und jetzt darauf wartet, dass die Ärzte ihn wiederherstellen. Mit dem Bauchschuss, den er dem Vater versetzt hat, hat er aber auch etwas getan, was bis dahin dem Vater vorbehalten war, nämlich der Mutter einen »Schuss in den Bauch« zu setzen. Wem diese Interpretation zu kühn erscheinen mag, sollte bedenken, dass das Wort »Bauchschuss« in der Geschichte weder mit einem Subjekt noch mit einem Objekt verbunden ist. Es bleibt demnach unklar, wer hier auf wen geschossen hat. Damit wird auch die hier vorgeschlagene Lesart möglich. Nun liegt der Vater im Krankenhaus und kann den Sohn deshalb auch nicht mehr vor seinen inzestuösen Wünschen beschützen oder ihn deswegen bedrohen. Damit ist Wirklichkeit geworden, was der Sohn bisher nur in der Fantasie erträumen konnte: Er steht in diesem Moment »wirklich« an der Stelle seines Vaters, »wirklich«, das heißt nicht so wie bisher nur in seiner Fantasie. Unbewusst führt uns der Erzähler damit gleichzeitig auch zum Kern seiner Urszenenfantasie. Für den Leser zunächst ganz unerwartet, spricht er an dieser Stelle plötzlich von einer Firma, und zwar »seiner Firma«, in der er bis zu diesem Augenblick unangefochtener Herrscher war. »Seine Firma« darf auf der Primärprozessebene durchaus mit »Mutterkör-

---

teilweise leicht gekürzt wiedergegeben. Auslassungen werden mit ... angedeutet. Bei den Kürzungen wurde darauf geachtet, dass sich dadurch keine Sinnentstellungen ergeben.

per« übersetzt werden. Dieser Mutterkörper gehörte solange ausschließlich ihm, als der Vater den »menschlichen Teil mit den Mitarbeitern übernommen« hatte, ohne dass der Sohn sich darüber irgendwelche Gedanken machen musste. Setzen wir für diesen »menschlichen Teil« die Urszene ein, dann konnte der Sohn die Mutter solange ganz für sich beanspruchen, als er die Urszene und mit ihr auch die Rolle, die der Vater darin innehat, aus seiner Wahrnehmung ausklammern und auf diese Weise an einer ausschließlich dyadischen Beziehung mit der Mutter festhalten konnte. Nunmehr beschreibt der Erzähler, wie der Sohn in diese Urszene hineinwächst. Die Vorstellung des Hineinwachsens wird dabei ganz konkretistisch als eine homosexuelle Fantasie beschrieben, in der der Vater buchstäblich in den Sohn »hineinwächst«. Der Sohn spürt diese Anteile des Vaters jetzt. Er hat – so könnte man auch sagen – den Penis des Vaters introjiziert, und zwar buchstäblich im Wege eines fantasierten homosexuellen Akts. Auf der *Übertragungsebene* lässt sich diese Fantasie in eine unbewusste Botschaft an den Interviewer übersetzen: »Ich will in deine Rolle hineinwachsen«, und: »Wachse du in mich hinein.« Dass der Vater innerhalb der Urszene auch den gewalttätigen, sadistischen Teil vertritt, kommt in dieser Geschichte allenfalls durch die Fantasie eines »Bauchschusses« zum Ausdruck. Anders in den beiden folgenden Geschichten, die auf eine sehr starke Identifikation mit dem sadistischen Vater der Urszene hinweisen.

Über die Identifikation mit dem sadistischen Vater der Urszene

Referiert werden soll beispielhaft die Geschichte von Ernst, Hubschrauberpilot von Beruf, der zu der Bildtafel eine Geschichte fantasiert, in der zwei Männer einen anderen abgeschossen haben, um ihn auszuweiden:

Ernst: Da ist eine Operation im Gange … Ein Mann liegt da. *Die Waffe steht im Vordergrund* … Das, was passiert ist, hat dieser junge Mann hier vorne verursacht. Er selber ist gar nicht dabei in der Situation, sondern nur – das ist die Folge von dem, was er angerichtet hat … Als liebevollen Menschen würde ich ihn gerade nicht bezeichnen, sondern eher so als – *Quälgeist.* Der *macht, was er will*, auch wenn es nicht unseren Gesetzen und Normen – so sein sollte … Die Männer versuchen, das wieder gradezubiegen, was er verursacht hat. Man könnte auch das Gegenteil draus lesen: *Dass sie einen abgeschossen haben, um ihn auszuweiden*, oder so was. Könnte man auch draus sehen.

Über den Verursacher dieser Ereignisse, einen jungen Mann, erfahren wir in dieser Geschichte wenig, aber doch so viel, dass seine Wünsche und Fantasien jenseits gesellschaftlicher Normen liegen und dass es darin unter anderem um *Quälen* geht. Der junge Mann ist ein »Quälgeist«, das heißt jemand, der »im Geiste« (das heißt in seiner Fantasie) andere Menschen quält. Die Operation, die auf dem Bild dargestellt ist, ist danach bereits eine Folge seiner Quälerei. Im weiteren Verlauf der Geschichte ventiliert der Erzähler auch die Möglichkeit, dass die beiden Männer, deren Aufgabe es eigentlich ist, das, was der junge Mann »angerichtet« hat, wieder geradezubiegen, das Gegenteil verfolgen könnten, nämlich den anderen abzuschießen, um ihn anschließend auszuweiden wie eine Jagdbeute. Die sadistische Vorstellung des »Ausweidens« deckt sich aber auch mit kindlichen Fantasien über das Ausweiden des Mutterkörpers in der Urszene. Ein solcher Wunsch ist selbstverständlich ganz außerhalb der Normen unserer Gesellschaft. Dass der Erzähler sich dabei mit dem sadistischen Vater der Urszene identifiziert, verrät sich vor allem durch die Fantasie, dass es *zwei Männer* sind, die sich in der Geschichte zusammentun, um einen anderen auszuweiden, der dafür »abgeschossen«, also vom Himmel heruntergeholt wird. Auf der unbewussten Ebene lässt sich für diesen abgeschossenen Dritten durchaus die in der Urszene entmachtete (»abgeschossene«) Mutter einsetzen, deren Körper den beiden Männern so hilflos preisgegeben ist wie die liegende Figur auf der Bildvorlage. Der »zweite Mann« ist in dieser Lesart der Geschichte das Kind im Erzähler, das hier mit dem sadistischen Vater der Urszene (in der Übertragung: dem Interviewer) gemeinsame Sache macht. Die *Übertragungsbotschaft* an den Interviewer lautet vor diesem Hintergrund zum einen: »Biege Du das gerade, was ich angerichtet habe«, zum andern: »Wir zwei könnten gemeinsam einen Dritten (sie, die Mutter) abschießen und ausweiden.« Im einen Fall wird dem Interviewer unbewusst die Rolle des Retters zugeschrieben, der den zerstörten Mutterkörper wieder repariert, im andern Fall macht er mit dem »Quäler« gemeinsame Sache.

Über homosexuelle Bündnisse und den Ausschluss der Frauen

Mehr als die Hälfte der hier untersuchten Geschichten beschreiben direkt oder indirekt ein Bündnis unter Männern, in dem Frauen keinen Platz haben oder das ausdrücklich ihrem Ausschluss dient. Im gleichen Kontext wird auch die Aggression nach draußen projiziert, auf die Frauen, die dann als die Schuldigen erscheinen. Beispielhaft hierfür ist die Geschichte von Benjamin, in der es anders als in den meisten ödipalen Geschichten nicht um Todeswünsche gegenüber dem Vater geht. Ziel des mörderischen Angriffs ist vielmehr die Mutter.

Benjamin: Ist ein seltsames Bild (9 Sek. Pause). Ja, der Kleine hat irgendwie mit der Flinte, die wohl da im Schrank stand, Gewehrschrank, so in so 'nem *herrschaftlichen Haus*, auf seine Mutter geschossen, und der Arzt schneidet die Kugel aus der, aus der *Bauchseite, wo er geschossen hat* (15 Sek. Pause). Ist ein ziemliches (5 Sek. Pause) *Hassverhältnis* und die; und der Junge wird dann nachher verhört werden und auch aus dem Haus *geschafft* (25 Sek. Pause). Ja, und das im Hintergrund ist der Vater und das ist der Doktor und der wird sich nachher *mit dem Jungen auch beschäftigen* und ihn vielleicht auch *verstehen* (I: mhm) (6 Sek. Pause). Es ist 'n Junge, der immer *sehr streng erzogen* wurde. Worunter er *sehr gelitten* hat.

In dieser Geschichte wird bereits auf der manifesten Ebene das Hassverhältnis auf die Mutter thematisiert, wobei »Hassverhältnis« auch als eine primärprozesshafte Verdichtung von »Hass« und »Verhältnis« verstanden werden kann, das auf die unbewusste Fantasie verweist: »Ich hasse die Mutter, weil sie ein Verhältnis mit dem Vater hat, und greife sie aus diesem Grunde an.« Der Hass des Sohnes auf die Mutter führt dazu, dass der Junge aus dem Haus geschafft wird. Er selber hat es aber mit dem Gewehr auch »geschafft«, in den Leib der Mutter (das *Haus*, das eigentlich ein *herr*schaftliches ist, das heißt, dem »Herrn« gehört) einzudringen. Ob der Junge bestraft wird, bleibt offen. Vom Erzähler hören wird, dass der Vater (vielleicht auch der Doktor) sich mit dem Jungen beschäftigen wird und ihn vielleicht verstehen (auch das hat der Junge also »geschafft«). Verbunden damit ist nicht nur die auf den Vater gerichtete homosexuelle Fantasie »Beschäftige dich auch mit mir!«, sondern auch die Vorstellung eines stillschweigenden Einverständnisses unter Männern mit der Tat des Sohnes. Die »strenge Erziehung«, unter der der Sohn »sehr gelitten hat«, wird der Mutter angelastet. Sie ist schuld, denn wäre sie anders gewesen, wäre das Ganze nicht so weit gekommen. Die *Übertragungsbotschaft* auf den Interviewer lautet dementsprechend: »Du wirst für mich Verständnis haben, denn wir haben das gleiche Schicksal.«

Ein anderer Proband (wir haben ihn Marvin genannt) assoziiert zu der Bildvorlage:

Marvin: Da muss ich wieder an so 'n *Lager* denken, *Auschwitz*, so diese Richtung. Das sieht aus wie 'ne *Aufseherin*, ja, 'ne Aufseherin (I.: Mhm). Da liegt eine Person, die aufgeschnitten wird, *nicht freiwillig* (5 Sek. Pause). Sie hier vorne, die Aufseherin, 'ne *mächtige Person*, so eine *Person, die Macht ausübt* (4 Sek. Pause). Und auch *Elend in einem Lager*. Würd ich mal sagen.

Auch dieser Text lässt sich als eine Urszenenvorstellung lesen, in der der Mutter die Rolle der Aufseherin zugeschrieben wird, die hier die Macht hat und diese den Männern gegenüber so sadistisch gebraucht wie die Aufseherinnen in Auschwitz gegenüber ihren Gefangenen. Auch die Schuldzuschreibung an die Frau ist damit eindeutig. In seiner Urszenenfantasie ist der Erzähler hier mit einem Vater identifiziert, der in der Urszene der Mutter ausgeliefert ist. Dem entspricht eine homosexuelle Fantasie, die – *als Übertragungsbotschaft* an den Interviewer gerichtet – lauten könnte: »Alles Elend kommt von den Frauen. Ich bin deshalb auch nicht freiwillig in deren Lager. Ich möchte das Lager wechseln, ich möchte in dein Lager, ich möchte zum Vater (zu Dir).«

Die letzte Geschichte, die ich hier referieren möchte, stammt von Thomas, der dem Interviewer unter weitgehender Außerachtlassung der Bildvorlage beschreibt, wie sein älterer Bruder – »so 'n kleiner Pyromane« – gern mit allem herumspielte, »was brennt und, wenn man es verdichtet, womöglich auch noch knallt«:

Thomas: Und da hat er angefangen, sich *aus 'nem Rohr ein Gewehr zu bauen*. Er hat Holz genommen und wat weiss ich, *wie man das Unterteil da nennt* ..., einen Lauf drauf ... und das sollte dann *mit Böllern* funktionieren ... Er war *nicht scharf aufs Gewehr*, sondern wollte experimentell das *untersuchen, was da so passiert* ... Zu Anfang ging das daneben ... *Das Zeug kam nicht da raus, wo es rauskommen sollte*, sondern es kam so *mehr nach hinten* ... Da hats *wahnsinnig viel Ärger* gegeben ... Meine *Mutter war ganz entsetzt*.

Auch diese Geschichte lässt sich auf der latenten Ebene als eine Umschreibung der Urszene lesen, mit der der Erzähler versucht, sich mit analen Mitteln und einem selbst gebastelten Gewehr aus »Rohr« ein perverses Szenarium zu schaffen, das unter Ausklammerung der Frauen ganz der eigenen (analen) Kontrolle untersteht. Auf der *Übertragungsebene* ist die Erzählung eine Einladung an den (erheblich älteren) Interviewer, sich an diesem Experiment zu beteiligen: »Wir beide könnten es genauso machen wie mein älterer Bruder und gleichzeitig die Mutter ärgern.« Denn das Spiel wird in der Erzählung nicht zuletzt in Szene gesetzt, um diesen Effekt zu erreichen. Auf der unbewussten Ebene geht es auch hier um eine Umschreibung der Urszene in ein homosexuelles Szenarium mit einem analen Koitus (»mehr nach hinten«) und einer analen Kindsgeburt (»etwas, was nicht da rauskam, wo es rauskommen sollte«), unter Ausschaltung des elterlichen Paares.

Geschichten, die Männer erzählen, wenn sie von einer Frau interviewt werden

Ganz anders lauten die Geschichten unserer Probanden, wenn der Interviewer eine Frau ist. Das zeigt sich bereits an den Eingangsäußerungen, mit denen die Probanden auf die Bildvorlage reagieren. Zwar gab es auch in der ersten Gruppe bei drei von neun Probanden ein gewisses Erstaunen über die Bildvorlage. In der vorliegenden Gruppe äußerten sich demgegenüber drei Viertel der Befragten zunächst überrascht über das Bild; die Äußerungen hatten im Vergleich zur ersten Gruppe auch eine andere Qualität. Ein Teil der Eingangsäußerungen verriet Angst, zum Beispiel: »Das könnte einem Angsttraum von mir entstammen« (Amadeus). »Ist ja grausam. Oh Gott, jetzt kommt was Schlimmes« (Boris). »Was ist denn das? Ich glaub, das muss ein Alptraum sein« (Joachim). Wieder andere Probanden reagierten auf die Bildvorlage mit Feststellungen wie: »Da passt irgendetwas nicht zusammen … Das ist für mich so, als wären zwei Szenen dargestellt, aus verschiedenen Zeitpunkten … es passt für mich nicht in ein Bild« (Franz). Offenbar fällt es Männern ungleich schwerer, zu der Bildvorlage eine Geschichte zu erzählen, wenn das Gegenüber eine Frau ist. Die Teilhabe einer Frau an Fantasien, in denen es um eine Attacke auf den Leib der Mutter geht, der in der Urszene ausgeräumt und kastriert werden soll, enthält ein Element von Bedrohung, zumal sich diese Fantasien in der Übertragung unbewusst auch auf die Interviewerin richten, die allein durch ihre Autorität im Rahmen des Interviews auch solche Mutterübertragungen provoziert. Im Kontakt mit der Interviewerin müssen diese Fantasien deshalb verdrängt, verleugnet oder auf andere Weise verharmlost werden. Die Urszenengeschichten, die wie hier von einem Mann einer Frau erzählt werden, bestätigen weitgehend diese Thesen. Sie beinhalten neben einer Geschichte mit unverblümt sadistischen Fantasien fünf weitere Geschichten, die der Verharmlosung dieser Bedrohung dienen. In zwei Geschichten wird die Bedrohung durch die Abwertung der Interviewerin bewältigt. Und schließlich treffen wir auf fünf Geschichten, die diese Bedrohung durch die Sehnsucht nach einer Mutter-Sohn-Beziehung überdecken, die noch nicht durch die Urszene getrübt ist.

Geschichten mit unverblümt sadistischen Fantasien

Unverblümt spiegelt sich männlicher Sadismus nur in der Geschichte *eines* Probanden (Amadeus) wider, der zum Schluss selber andeutet, dass er sich durch die Bildvorlage irgendwie überrumpelt gefühlt hat:

Amadeus: Hoffentlich ist sie [die Frau] schon tot, aber nach dem Gesicht zu urteilen, *da lebt sie noch*, und der hat da so *einen Holzhammer*, die kenn ich, *mit einem Eisenbelag*, um *Schnitzel platt zu klopfen.* Und hier steht 'n Gewehr, und der, der Milchbub, wollt ich sagen, dieser Junge; wundert mich, dass der da *nicht hinschaut* (3 Sek. Pause). Ob die *so böse Sachen* da mit der Frau machen? ... Und dass das ein Messer ist, könnte auch ein Stück Holz sein, ein geschnitztes Holzmesser, und *dass der da so rangeht*? – Ja, so Anatomen, die meinen, sie würdens bringen, und ausgerechnet an 'ner Frau, irgendwie typisch ... *Und der Junge mit dem Gewehr ... der ist gar nicht besser als sie und meint nur, er wär harmlos*, und *dabei haben sie ihn schon überrumpelt und der hats gar nicht gemerkt.*

Dieser Proband wurde während der Untersuchung von dieser sadistischen Fantasie offenbar überschwemmt. In der *Übertragung* richtet sich diese Fantasie auf die Interviewerin, die darauf auch mit einem Gefühl der Bedrohung reagierte.

Verharmlosung oder Verleugnung der Bedrohung

In der Regel verdrängen Männer diese sadistischen Impulse aber, sobald sie einer Interviewerin gegenübersitzen, oder versuchen sie zu verharmlosen. Fünf Geschichten, die einer Interviewerin erzählt wurden – das sind fast die Hälfte – lassen sich auf diese Weise interpretieren. Noch relativ nahe an der Fantasie des Muttermordes ist die Geschichte von Stavros, einem 22-jährigen Soziologiestudenten. Muttermord begeht in dieser Geschichte derjenige, der eine Verbindung zum Gewehr (zum Vater) hat oder selbst im Besitz des Gewehrs ist. Das Gewehr ist gleichzeitig die Waffe, mit der der Mord begangen wird. Die Geschichte beginnt mit der Beschreibung einer Operation, und zwar folgendermaßen:

Stavros: Schlecht zu erkennen, ob es ein Mann oder eine Frau ist. Ich dachte *am Anfang, es sei eine Frau.* Ich dachte, Brüste zu sehen … Jemand *schneidet* da in – was ist das – *in der Bauchgegend* ein … Dann ist da noch ein Gewehr … Ich sehe sie als Ärzte, die *Männer, etwas Gewalttätiges.* Der eine scheint sich so sehr über sie zu beugen, irgendwie gewalttätig … *Ich kriege das Gewehr nicht … Er hat das Messer …* Das scheint mir eine Vorwegnahme dessen zu sein, was er machen wird oder was er macht … Alles, alles – *seine Mutter. Alles hat für ihn stattgefunden … Und die Verbindung zu dem Gewehr wäre dann der Mord …* Vielleicht ist sie also *wirklich umgekommen.* Eine *Schuld* – der *Mord an der Mutter.*

Die letzte Formulierung »Vielleicht ist sie wirklich umgekommen« deutet daraufhin, dass der Erzähler Fantasie und Realität schwer auseinanderhalten kann und beide mindestens an dieser Stelle miteinander verschwimmen. Gleichzeitig liefert die Geschichte auch eine Rechtfertigung für den Muttermord: Die Mutter hat – so der Erzähler – »alles, alles« für ihn getan, so wie die Mutter auch für ihn (den Erzähler) »alles, alles« war. Sie aber hat eine Beziehung zum Vater (»zum Gewehr«) aufgenommen, an der der Sohn, aus dessen Position heraus die Erzählung erfolgt, keinen Anteil hatte. »Das war wie Mord«, sagt Stavros, (»Mord am Sohn«, dürfen wir ergänzen), der umgekehrt auch den Mord an der Mutter rechtfertigt. Verübt wird dieser Mord allerdings nicht durch den Sohn, sondern durch den, der das Gewehr oder Messer in seinem Besitz hat. *Der* ist der Mörder und nicht der Sohn, denn dieser hat kein Gewehr und wird es auch nicht bekommen. Die Feststellung dient gleichzeitig der Beruhigung der Interviewerin, der der Erzähler auf diese Weise versichert, dass er nicht im Besitz des Gewehrs ist und ihr deshalb auch nicht gefährlich werden kann. »Es sind andere, von denen die Gewalt ausgeht. Es besteht also keine Gefahr«, heißt hier die Übertragungsbotschaft.

Auf eine völlig andere Form der Verharmlosung treffen wir in der Geschichte von Franz, in der ein junger Mann von seinem Vater, einem berühmten Chirurgen, massiv unter Druck gesetzt wird, später dessen »Praxis« zu übernehmen:

Franz: *Der Sohn mag das aber gar nicht* so, er könnte sich, glaub ich, *gar nicht vorstellen, irgendwie 'n Körper mit 'm Skalpell aufzuschneiden*, das ist gar *nicht so seine Welt*, und er möchte lieber etwas anderes werden. Und der Vater setzt ihn aber dermaßen unter Druck damit, dass er doch das werden soll, dass er doch auch Arzt, Chirurg werden soll, dass er schon regelrechte *Alpträume* davon hat, der Junge. Und *jetzt schon am hellen Tage* irgendwelche Szenen sieht, wie er später mal aussehen wird. Er ist da im Hintergrund, sein Vater ist hier im Vordergrund, und sein Vater zeigt ihm dann, wie er grad 'n Bauch aufschneidet, und dann wird *der Junge dabei ohnmächtig. – Weil er diesen Gedanken irgendwie nicht ertragen kann.*

Versteht man die »Praxis des Vaters, Bäuche aufzuschneiden«, auf der latenten Ebene als Urszenenfantasie, dann versichert der Erzähler der Interviewerin hier unbewusst, dass er diese Urszene ablehnt und nicht bereit ist, die aggressiv-männliche Rolle darin zu übernehmen. Allein der Gedanke an das »Bauchaufschneiden«, der sich ihm jetzt »schon am hellen Tage« aufdrängt, wird so geschildert, als ob es ein Alptraum wäre. Der Proband fühlt sich gegenüber der »Praxis« des Vaters aber auch realiter »ohnmächtig« (impotent). Gleichzeitig gesteht er der Interviewerin damit auch seine eigene Ohnmacht (Impotenz) ein, und dass er allein aus diesem Grunde unschuldig ist an dem, was in der »Praxis« des Vaters (in der Urszene) geschieht. Wie als Beweis dafür wird auch der Protagonist der Geschichte angesichts dieser »Praxis« im buchstäblichen Sinne ohnmächtig. Die *Übertragungsbotschaft* an die Interviewerin lautet dementsprechend: »Ich werde lieber ohnmächtig, als dass ich den Angriff auf dich ausführen werde, zu dem der Vater mich überreden möchte. Ich werde diese ›Praxis‹ niemals übernehmen.«

Ein anderer Proband (Steffen) überlegt lange, ob in der Hintergrundszene des Bildes jemandem geholfen wird oder ob jemand umgebracht werden soll, ohne sich zwischen diesen beiden Möglichkeiten entscheiden zu können. Schließlich wechselt er zu der Figur im Vordergrund des Bildes, die er wie folgt charakterisiert:

Steffen: Figur im Vordergrund. Zwar nachdenklich. Überlegend. Aber *nicht grundsätzlich das tun*, was die Männer da machen ... Das scheint ihn zwar – sagen wir mal – *anzuregen*, dass er überlegt, aber zumindest *nicht ablehnend* dem Tun der Gestalten im Hintergrund gegenübersteht … Kann ich eigentlich relativ wenig dazu sagen.

Man kann daraus zwei gegensätzliche Tendenzen ablesen, die miteinander im Streit liegen, nämlich zum einen: »Ich tue das nicht, was die Männer da machen«, zum anderen: »Ich fühle mich dadurch sexuell erregt und möchte es allein von daher nicht völlig ablehnen.« Entsprechend unentschieden bleibt deswegen hier auch die *Übertragungsbotschaft* gegenüber der Interviewerin.

Entschärfung des Konflikts durch Abwertung der Interviewerin

Eine andere Form der Abwehr besteht in der Abwertung der Interviewerin, die hier auch für die Zumutung verantwortlich gemacht wird, sich überhaupt mit der auf der Bildvorlage dargestellten Szene befassen zu müssen. Paradigmatisch hierfür steht die Geschichte von Ludolf, der auf die Frage der Interviewerin, wie die Geschichte zu Ende geht, antwortet:

Ludolf: Was geht da zu Ende oder wo geht das hin? Das – ich würde mich für die Person nicht weiter interessieren und sie wahrscheinlich auch nicht für mich (I.: Mhm). Das Ende wäre wohl schon mit dem Weglegen des Blattes, ein Ende.

Indirekt wird damit auch die Interviewerin »weggelegt«, genauso wie das Bild, das den Probanden mit der Urszene konfrontiert. So ihrer Bedeutung beraubt, stellt die Interviewerin auch keine Versuchung für die Stimulierung von Urszenenfantasien mehr dar. Verleugnung der Urszene und Verwerfung der Interviewerin gehen Hand in Hand.

Über die Sehnsucht zurück in eine Mutter-Sohn-Beziehung jenseits der Urszene

Der Bericht über die Geschichten von Männern, die hier einer weiblichen Interviewerin erzählt werden, wäre unvollständig, wollte man nicht auch die Sehnsucht hervorheben, die in diesen Geschichten mitschwingt, mit der Mutter (und in der Übertragung mit der Interviewerin als mütterlicher Figur) einen Zustand herzustellen, wie er vor der Konfrontation mit der Urszene bestand, nämlich eine noch durch keinerlei Enttäuschung getrübte Mutter-Sohn-Beziehung ohne jede Konkurrenz. Das ganze

Ausmaß dieser Sehnsucht zeigt sich nicht zuletzt daran, welchen Preis der Erzähler in der Gestalt des von ihm eingeführten Protagonisten auf sich zu nehmen bereit ist, um diesen Wunschzustand zu erreichen. Die Schuld für das Nichtgelingen wird häufig ebenfalls der Mutter angelastet, die mit ihrem Eintritt in die Urszene den Sohn hat fallen lassen und an den Vater verraten hat.

Beispielhaft dafür ist die Geschichte von Boris, der seine Geschichte an zwei verschiedenen, nicht miteinander verbundenen Zeitpunkten spielen lässt. Der eine liegt in der Jugend des Mannes, der andere spielt sehr viel später, in einer Zeit, in der Krieg herrscht und der Mann verletzt im Lazarett liegt. Die Geschichte endet mit einer Reflexion des Erzählers über die Figur im Vordergrund des Bildes:

Boris: Dieser ziemlich nachdenkliche Blick eines jungen Mannes, der vielleicht auch zum Ausdruck bringen muss: Muss das denn sein, dieses Leid der Menschen, die der Krieg zuführt, zufügt? Muss es wirklich sein, können wir nicht ein friedliches Leben führen?

Mit dieser Äußerung gibt der Erzähler der Interviewerin aber auch zu verstehen, dass er das Leid des Krieges (hier als Umschreibung der Urszene verstanden) ablehnt und in ein »friedliches Leben« zurückkehren möchte, ohne Krieg (nach unserer Interpretation ein Wunsch nach Rückkehr in die harmonische Beziehung mit der Mutter vor der Triangulierung und den Konflikten, die mit der Urszene entstehen). *Er* hat diesen Krieg nicht angefangen. Dementsprechend lautet die *Übertragungsbotschaft* an die Interviewerin hier: »Gib mir zurück, was ich verloren habe. Musstest du mich denn wirklich mit dem bekannt machen, was in der Urszene geschieht? Ich will diese Realität nicht. Ich will zurück zu dir und (nur) mit dir in Frieden leben.«

In den bis hierher referierten Geschichten ging die phallische Bedrohung der Mutter/Interviewerin vom Probanden aus. Dementsprechend drehen sich die Geschichten ganz überwiegend darum, diese Bedrohung zu verleugnen oder zu verharmlosen oder auch mit der Sehnsucht nach einer dyadischen Mutter-Sohn-Beziehung zu überdecken. Was aber geschieht, wenn sich diese Gesprächskonstellation umkehrt und die Bildvorlage einer Proband*in* vorgelegt wird, und zwar von einem Interviewer, der allein dadurch, dass er ein Mann ist, in der Probandin unbewusst Fantasien abrufen dürfte, die ihn mit dem »Täter« auf der Bildvorlage identisch setzen? Dieser Frage werde ich mich als Nächstes zuwenden.

Geschichten, die Frauen erzählen, wenn sie von einem Mann interviewt werden

Für Frauen gilt zunächst ganz allgemein (also unabhängig vom Geschlecht des Interviewers), dass sie auf die Bildvorlage mit einem stärkeren Befremden reagieren als die meisten unserer männlichen Probanden. Die folgenden Eingangsäußerungen sind dafür beispielhaft.[5]

Cornelia: (nach Räuspern und 8 Sek. Pause) Was soll'n das sein?

Dora: Oh je, (5 Sek. Pause, dann ganz leise) was ist denn das?

Isabell: (nach 8 Sek. Pause) Das ist ein Bild, was mich sehr verwirrt auch wieder, weil, so, weil ichs schwer miteinander in Beziehung setzen kann, die einzelnen Figuren.

Kerstin: Ach je, was ist das denn? (lacht)

Martha: (nach 7 Sek. Pause) Damit kann ich eigentlich gar nichts anfangen (4 Sek. Pause). Ich weiß nicht, was die Gestalt hier vorne soll (7 Sek. Pause). Ich hab keine Ahnung.

Rosa: (nach 27 Sek. Pause) Das ist ja furchtbar.

Wencke: Du meine Güte (lacht).

Die Geschichten selbst signalisieren ebenfalls zum großen Teil Ablehnung, wenn nicht sogar Abscheu gegenüber der in der Bildvorlage dargestellten Gewalt. Dahinter verbirgt sich aber häufiger eine deutliche Identifizierung mit dem (männlichen) Aggressor, verbunden mit Gefühlen von Scham und Wut über die eigene weibliche Ausstattung, die es nicht erlaubt, auf die gleiche Weise in den Leib der Frau/Mutter einzudringen. Verbunden damit ist deshalb auch der Impuls, sich das dafür notwendige, vorenthaltene Instrument, den Penis, auf räuberische Weise anzueignen. In den folgenden zehn Geschichten geht es um diese Themen.

Distanzierung gegenüber der Brutalität der Bildvorlage

Etwa die Hälfte der Probandinnen weigert sich angesichts eines männlichen Interviewers, sich überhaupt mit der auf der Bildvorlage dargestellten Szene zu befassen. Die eindeutigste Ablehnung der gesamten Szene finden wir in der Geschichte einer Probandin (Cornelia), in der ein Forschungs-

5 Die hier zitierten Eingangsäußerungen sind der Gruppe III (Probandin/Interviewer) entnommen.

projekt beschrieben wird, das irgendwo »unterirdisch« stattfindet. Im Rahmen dieser Forschung soll auch eine tote Frau daraufhin untersucht werden, ob sich »Gift« in ihrem Körper befindet. Durchgeführt wird die Forschung von »billigen Arbeitern«, die sich im Auftrag des Chefarztes für diese Aufgabe verdungen haben. In der Übertragung wird dabei auch der Interviewer unter diese »billigen Arbeiter« eingereiht, für die die Erzählerin nur Verachtung übrighat. Das »Licht« kommt in der Geschichte von ganz woanders her. Es fällt »von oben« ein. Zwar hat auch der Untersucher im Bild eine Lampe, aber die Lichtquelle von oben ist stärker. »Oben« aber ist der Himmel, der wiederum für alles steht, was den Menschen heilig ist. Das Licht von oben kommt dann vermutlich von einer idealisierten (göttlichen) Vater- oder auch Mutterfigur, die nichts mit »giftiger Sexualität« zu tun haben und auch von der Urszene nicht tangiert werden. Die Männer in der Geschichte forschen »unten«; Cornelia steht demgegenüber in einem ständigen Austausch mit der Quelle des Lichts. Das, was die Männer »da unten« interessiert, hat sie längst hinter sich gelassen.

In den vier anderen Geschichten deutet sich hinter der vordergründigen Ablehnung der Brutalität der Szene bereits eine Neigung zur Identifizierung der Erzählerin mit dem Aggressor an. Als Beispiel dafür soll die Geschichte von Kerstin dienen, die als Medizinstudentin die Handlung der Geschichte in den Präpariersaal verlegt. Die Einführung des Jungen geschieht dann etwas unvermittelt:

Kerstin: Also entweder, also es könnte halt sein, dass es ein Präpariersaal ist, aber dieser Junge (gemeint ist die Vordergrundfigur) halt nicht so viel damit anfangen kann, oder es ist *ihm überhaupt zuwider, dabei zu sein* ... Vielleicht hat der auf den Mann geschossen und die anderen versuchen gerade, das Geschoss zu entfernen ... Ich meine, irgendwie ist da was *komisch, dass der völlig unbeteiligt ist* eigentlich, und überhaupt *da nicht so hinschaut.* Das ist eigentlich *so, als wenn er gar keine Beziehung dazu hat.* Schon *etwas seltsam.*

Verstehen kann man diese Geschichte nur, wenn man davon ausgeht, dass es in Wirklichkeit sehr wohl einen Grund gibt, »hinzuschauen«, und der Junge nur so tut, als ob er gar keine Beziehung zu dem Geschehen habe. Der Präpariersaal lässt sich dabei metaphorisch auch als Schauplatz der Urszene verstehen. Dem Jungen ist es offenbar zuwider, dort überhaupt dabei zu sein. Man könnte auch sagen: Er ist dabei, aber er schaut nicht hin. Auf diese Weise kann er allerdings auch nicht sehen, was sich da im Präpariersaal alles ereignet. Auch die sadomasochistische Interaktion, für die der Präpariersaal steht, wird auf diese Weise ausgeblendet. Die Erzählerin findet diese Haltung »komisch«, denn aus ihrer Sicht ist es offenbar durchaus interessant, was da passiert. Vielleicht will sie aber mit ihrer Geschichte auch nur vermeiden, dass der Interviewer, der hier stellvertretend auch für den Aggressor in der Urszene steht, dieses Interesse bemerkt. Es ist, als würde sie dem Interviewer sagen: »Ich finde es hochinteressant, was da so alles im Seziersaal (in der Urszene) passiert, obwohl es mir irgendwie auch zuwider ist. Aber ich will nicht, dass du das bemerkst, so wie du auch nicht merken sollst, dass ich eigentlich gerne mitmachen möchte. Ich müsste mich sonst schämen. Deshalb tue ich so, als wäre ich ganz unbeteiligt, genauso wie der Junge in der Geschichte.«

Identifizierung mit dem Aggressor

Was in der letzten Geschichte vor dem Interviewer noch sorgfältig verheimlicht wurde, nämlich die Identifizierung der Erzählerin mit dem (männlichen) Aggressor, wird in anderen ganz deutlich ausgesprochen. Als Paradigma dafür kann die Geschichte von Diana, einer 28-jährigen Bürokauffrau, gelten. In dieser Geschichte wird eine Operation geschildert, die von Männern ausgeführt wird, welche dabei aber nur das in die Tat umsetzen, was ihnen von der Vordergrundfigur, »einer sehr beherrschenden Frau«, eingegeben wird:

Diana: Das ist eine sehr beherrschende Frau, würd ich sagen, die im Vordergrund ist, das andere ist sehr verschwommen … es sieht aus wie in einem Operationssaal … das könnten auch die Gedanken an 'ne Operation sein. Dass dort jemand liegt, und dass andere schneiden und operieren und dabei ihre Gedanken ausfüllen. Also, was sie denkt, setzen die dann in die Tat um … Das ist eben eine Frau, die ihre Gedanken auf andere Leute überträgt, die das dann ausführen. – So 'n bisschen Science-Fiction-mäßig. Der hat also so 'ne Macht, würd ich sagen. Ist ja auch sehr streng gekleidet durch die Krawatte. (Dann zum Interviewer:) Jetzt enttäuschen Sie mich nicht und sagen, das ist ein Mann (beide lachen).

In dieser Geschichte sind Männer zu Handlangern einer Frau degradiert, die von ihr »beherrscht« werden. Auf der Handlungsebene sind es

»andere«, die schneiden und operieren; auf der Vorstellungsebene ist es die Frau, die durch die Macht ihrer Gedanken die ganze Szene unter Kontrolle hat. Dass Diana diese Geschichte einleitend selbst als Science-Fiction bezeichnet, zeigt, dass sie durchaus weiß, dass es sich dabei um eine Fantasie handelt und nicht um Realität. Gleichzeitig verwechselt sie in der Geschichte aber die Worte »ausfüllen« und »ausführen«, wobei deutlich ist, dass das Wort »ausfüllen« sich als Fehlleistung in den Text eindrängt. Fehlleistungen verweisen in der Regel aber auf eine latente Textstruktur, die den manifesten Inhalt unterläuft und eine verpönte Fantasie zum Ausdruck bringt. Hier könnte »ausfüllen« auf eine weibliche Hingabebereitschaft hindeuten, die aber sorgfältig verborgen werden muss, weil sie mit dem Bedürfnis der Erzählerin nach allmächtiger Kontrolle im Konflikt steht. »Fülle mich aus«, an den Interviewer adressiert, ist dann ein unbewusstes Hingabeangebot, das in der Geschichte **Dianas** aber von der Identifizierung mit dem Aggressor und einer durchgängigen Kampfbereitschaft überlagert wird.

Auf der *Übertragungsebene* entspricht dem eine doppelte Botschaft an den Interviewer, mit der auch der Konflikt zwischen beiden bereits vorgezeichnet ist, nämlich: »Du wirst nur das tun, was ich dir eingebe!«, und: »Fülle mich aus.« Es ist von daher vermutlich auch kein Zufall, wenn Diana ihre Geschichte mit der Frage an den Interviewer schließt, ob die »beherrschende« Vordergrundfigur im Bild nicht vielleicht doch ein Mann sei. Vermutlich wartet sie darauf, dass der Interviewer antwortet: »Sie haben sich tatsächlich geirrt. Herrscher können nur Männer sein.« Unbewusst könnte diese Frage aber auch bedeuten: »Akzeptieren Sie mich noch als Frau, wenn ich mich wie ein Mann mit einem Aggressor identifiziere, der in der Lage ist, die Mutter zu unterwerfen, und auch Ihnen kämpferisch gegenübertrete? Muss ich meine Weiblichkeit opfern, wenn ich mich genauso kämpferisch verhalte wie ein Mann?«

Fantasien von weiblicher Defizienz und räuberischer Aneignung

In einigen Geschichten verbindet sich die Identifizierung mit dem (männlichen) Aggressor aber auch mit Gefühlen von Insuffizienz, die mit der Unfähigkeit zusammenhängen, als Frau genauso wie ein Mann mit dem Penis in den Leib der Mutter einzudringen. Die Reaktion ist dann Scham, Zorn und das Bestreben, sich das scheinbar Vorenthaltene auf räuberische Weise anzueignen.

Aufschlussreich ist hier die Geschichte von Wencke (einer jungen Frau vom Lande), in der es um die Auseinandersetzung zwischen einer jungen Frau und einem »Typen« geht, für die die Frau allerdings nur sehr unzureichend ausgerüstet ist. Die junge Frau ist zwar

Wencke: auf so auf männlich getrimmt, so mit *Schlips*, aber sonst sieht sie eigentlich *im Gesicht ziemlich weiblich* aus, die hat das irgendwie alles *verbockt* … Sie hatte Streit mit diesem Typen da und hat ihn vielleicht irgendwie *gepiekt* oder was weiß ich, *'ne Stecknadel irgendwie da reingerammt*, und ist so'n bisschen *zornig, die Frau* … Und die versuchen da jetzt, diese beiden, dieser komische Mann, der da operiert, und der *Assistent im Hintergrund*, versuchen da noch zu retten, was zu retten ist … Sie scheint noch ziemlich Ärger zu kriegen, weil sie das irgendwie verursacht hat, aber das wird schon gut ausgehen, also, der stirbt nicht.

Von ihrem Aussehen her ist die Frau hier also eher androgyn, nämlich weiblich (»im Gesicht«) und männlich (»mit Schlips«) zugleich. Dass sie gleichzeitig »verbockt« ist, kann man allerdings auch so übersetzen, dass sie eigentlich gerne ein Bock sein möchte (und keine Ziege). Böcke »rammen«, und genau dies versucht in der Geschichte auch die Frau. Der Versuch dazu endet allerdings ziemlich kläglich: Was eigentlich ein Rammstoß sein sollte, war allenfalls ein Piekser oder ein Stecknadelstich. Die junge Frau ist über dieses Auseinanderklaffen von Fantasie und Realität in der Geschichte vermutlich genauso zornig, wie dies auch für die Erzählerin gilt. Die *Übertragungsbotschaft* an den Interviewer lautet dementsprechend: »Ich werde mit dir kämpfen, von Mann zu Mann«, aber genauso auch: »Tue mir nichts, denn ich bin dir auf jeden Fall unterlegen.«

Den weiteren Verlauf der Geschichte kann man so auslegen, dass Wencke sich angesichts der geschilderten Ohnmachtserfahrung mit der Rolle des »Assistenten im Hintergrund« identifiziert, der als Helfer des Aggressors (Vaters) auftritt, der ausführt, was die junge Frau selbst nicht bewältigen kann, und die Mutter »rammt.« Vermutlich ist dies auch eine, wenn nicht überhaupt *die* Lösungsstrategie des Mädchens, wenn es bemerkt, dass es nicht in der Lage ist, den mit einem Phallus ausgestatteten Vater von der Seite der Mutter zu vertreiben: Es identifiziert sich mit ihm und hat auf diese Weise »als Assistent« auch an der phallischen Attacke auf den Leib der Mutter teil.

Eine hochgradige Ambivalenz gegenüber der eigenen Weiblichkeit zeichnet sich auch in der Geschichte einer anderen Probandin (Susanne, 26 Jahre, Medizinstudentin) ab, in der ein »kleiner Mann« auftritt, dem die Erzählerin alle möglichen unangenehmen Eigenschaften zuschreibt. Aber auch wenn er verzweifelt darum kämpft: Ein »richtiger« Mann ist er immer noch nicht, obwohl dies sein großer Wunsch wäre.

Susanne: Ein junger, energischer, durchaus *unangenehm ehrgeiziger*, in Anführungsstrichen *kleiner Mann*, der durchaus *geltungssüchtig* bisher versucht hat, einen bestimmten Platz in seinem Umfeld, in seiner Gesellschaft *zu ertrotzen*. Auch gegen andere mit durchaus *unfeinen Methoden zu erkämpfen*, obwohl intelligent genug, das entsprechend zu *tarnen*. Der jetzt mit einem gewissen *Fanatismus* und auch *einer großen Portion Unreife … für militärische Einsätze sehr gut zu verwenden wäre* … und in der *Härte des Kriegsgeschehens* durchaus eine gewisse *Herausforderung* sieht oder sehen kann, die ihn dann so *richtig zum Mann machen* würde, dann das ist er *ganz offensichtlich immer noch nicht*. – Wiewohl ihm mit Sicherheit *noch nicht klar ist, was Schmerz, was Leid, wirklich bedeutet*, das aber möglicherweise sucht, um *vermeintlich härter oder auch reifer zu werden …*

Die Widersprüche, die in dieser Geschichte auftauchen, lassen sich aus meiner Sicht nur auf der Übertragungsebene verstehen, und zwar als eine, wenn auch sorgfältig getarnte, Kampfansage an den Interviewer, von dem die Probandin glaubt, dass er etwas besitzt, was ihr fehlt, und was sie deshalb nur ertrotzen oder erkämpfen kann. Die Methoden dazu können auch »unfein« sein. Jedenfalls gehört zu ihnen auch die Herausforderung im Kampf. Vermutlich versteht die Erzählerin die Hintergrundszene auf dem Bild als ein »Kriegsgeschehen«, in dem es in einem Kampf um das geht, was »richtig« zum Mann macht. In unserem Kontext kann dies nur als ein Kampf um den Penis verstanden werden, der gegenwärtig noch im Besitz des Interviewers ist. Entsprechend widersprüchlich ist auch die *Übertragungsbotschaft* an ihn, nämlich zum einen: »Mach du mich zum Mann, ich bin es noch nicht«, und gleichzeitig: »Was du mir nicht freiwillig gibt, werde ich mir von dir ertrotzen und dabei vor nichts zurückschrecken.« Das braucht im Übrigen nicht zu heißen, dass die Probandin wirklich ein Mann sein möchte. Worum sie kämpft, ist vielmehr die Möglichkeit, in das »Kriegsgeschehen« (die Urszene) eingreifen zu können, und zwar aktiv, wie ein Mann, anstatt die passive (weibliche) Rolle zu übernehmen.

Die letzte und vielleicht interessanteste »Tätergeschichte« stammt von Sylvia, einer 32-jährigen Kunsthistorikerin, die seit dem Tode ihres Vaters vor zwölf Jahren in (fast) jeder Hinsicht dessen Platz an der Seite der Mutter eingenommen hat.

Sylvia: Hier – handelt es sich um einen jungen Medizinstudenten, der über genug Geld verfügt, um sich *Leute zu kaufen*, die *mit ihm nachts auf Friedhöfe gehen*, um da *Leichen auszugraben*, an denen er dann, na ja, *Versuche* nicht, aber *die er dann aufschneiden kann*, um sie; um *zu gucken, was es für Organe gibt und wie diese Organe aussehen* (lacht). – Und er ist so *versessen* von dieser Forschung, das seh ich an seinen Augen, der sieht nämlich *'n bißchen verrückt* aus, dass er dabei die *moralischen Seiten* dieses Ausgrabens von Leichen völlig übersieht. Und als er dann *entdeckt* wird, versteht er das nicht und erschießt sich.

Auch hinter dieser Geschichte verbirgt sich neben der kindlichen Neugier auf menschliche Organe, die hier nicht nur im Körper, sondern im Grab verborgen sind, auch die räuberische Fantasie, wenn nicht vom lebenden, so doch wenigstens vom toten Vater sich endlich auch dasjenige Organ anzueignen, das dieser mit ins Grab genommen hat, nämlich seinen Penis, der nicht nur für die Zeugungsmacht des Vaters steht, sondern auch ganz konkret die Fähigkeit verkörpert, in den Körper der Mutter einzudringen und sie mit allen ihren Schätzen, die darin verborgen sind, in Besitz zu nehmen. Den weiteren Verlauf der Geschichte kann man auch so lesen, dass der Medizinstudent »nicht versteht«, was er »entdeckt«, und sich daraufhin »erschießt«. Vermutlich hat aber auch die Erzählerin dieser Geschichte bis heute innerlich nicht akzeptiert, dass es ihr nicht möglich ist, den verstorbenen Vater bei der Mutter zu ersetzen, weil Geschlechts- und Generationsunterschied dem unwiderruflich entgegenstehen.

Die Fantasie des Penisraubs, die hier mit dem Ausgraben von Leichen verbunden ist, kann dann auch als ein Aufbegehren gegen die Realität verstanden werden und als Versuch, die Urszene derart umzuschreiben, dass aus der Mann-Frau-Beziehung eine Mutter-Tochter-Beziehung wird, nun aber mit allen Vorrechten der Urszene ausgestattet, die in der Realität dem elterlichen Paar vorbehalten sind. Die *Übertragungsbotschaft* an den Interviewer ist hier nicht ohne Weiteres zu eruieren. Sie könnte heißen:

»Ich will sehen, was es für Organe gibt, und mir nehmen, was mir gehört. Ich könnte dazu auch über Leichen gehen oder den Raub an einer Leiche ausführen. Für moralische Fragen interessiere ich mich dabei nicht. Ich könnte das, was ich suche, aber vielleicht auch kaufen – von dir. Oder noch besser, ich kaufe dich, dann bekomme ich auch das, was ich begehre.«

Geschichten, die Frauen erzählen, wenn sie von einer Frau interviewt werden

Eine ganz andere Färbung erhalten die Geschichten zur TAT-Tafel 8 (BM), wenn sie einer Interviewerin erzählt werden, also von Frau zu Frau. Ich möchte, um dies zu zeigen, auch hier zunächst die Eingangsäußerungen untersuchen, mit denen die Probandinnen ihre Geschichten beginnen. Es ergeben sich dabei starke Ähnlichkeiten zur vorigen Gruppe, aber auch einige gravierende Unterschiede.

Äußerungen von Staunen oder Erschrecken finden wir auch hier bei mehr als der Hälfte der Probandinnen. Auch die Zurückhaltung, das auf der Bildvorlage abgebildete Geschehen überhaupt zur Kenntnis zu nehmen, ist mit einem Drittel der Geschichten in etwa gleich. *Ein* Unterschied besteht jedoch: Fünf von den insgesamt 15 Geschichten (also ein Drittel) werden wie ein *Traum* geschildert. (In der vorigen Gruppe galt dies nur für *eine* Geschichte). Beispiele sind:

Roswitha: Er träumt, als wenn er gar nichts von der Szene mitbekommt.

Margaret: Dahinten, das ist so surrealistisch wie in einer Traumwelt.

Pia: Er [gemeint ist die Vordergrundfigur] schläft, und das sind die Träume, die er hat.

Petra: Der Junge träumt, ein ganz toller Chirurg zu werden.

Für Träume gilt aber auch, dass sie nicht real sind und dass sie, wenn auch in chiffrierter Form, Wünsche widerspiegeln, die verpönt sind und deshalb dem Bewusstsein entzogen bleiben. Für Träume ist man gleichzeitig nicht verantwortlich. »Geträumte« Geschichten können von daher auch der Schuldentlastung dienen, eben weil sie ja nur geträumt sind. Wir werden später sehen, dass diese Schuldentlastung in den Frau/Frau-Geschichten eine besondere Bedeutung besitzt.

Die Geschichten selbst zeichnen sich zunächst dadurch aus, dass mehr als die Hälfte von ihnen die Sehnsucht nach einer möglichst harmonischen

Mutter-Tochter-Beziehung widerspiegeln, und alles, was diese Beziehung stören könnte, nach Möglichkeit zu verbannen suchen *(insgesamt acht Geschichten)*. Das bedeutet, dass auch die Urszene, die immer bereits ein Symbol der Trennung ist, in diesem Kontext verleugnet oder umgeschrieben werden muss. Dies geschieht auf ganz ähnliche Weise, wie wir dies auch schon in früheren Gruppierungen kennengelernt haben: Man kann, um das Geschehen innerhalb der Urszene nicht zur Kenntnis zu nehmen, zum Beispiel einfach »wegschauen« oder »weglaufen« *(drei Geschichten)*, man kann eine androgyne Gegenwelt errichten, in der die Geschlechterdifferenz aufgehoben ist *(eine Geschichte)*, man kann in der Fantasie den Vater als Dritten zum Verschwinden bringen und anstelle des elterlichen Paares eine Mutter-Tochter-Paarung etablieren *(zwei Geschichten)*; man kann auch die Beziehung zur Mutter in zwei Welten aufspalten – eine »ordentliche, solide« und eine »Gangsterwelt«, und der Mutter/Interviewerin nur eine davon zeigen – nämlich die, die solide und ordentlich ist *(eine Geschichte)*.

Dass dieser etwas forciert wirkende Wunsch nach einer möglichst konfliktlosen Mutter-Tochter-Beziehung auch Abwehrcharakter haben kann, zeigt ein Blick auf Frau/Frau-Geschichten, in denen Konflikte innerhalb der Mutter-Tochter-Beziehung aufgegriffen werden und mit großer Intensität zur Darstellung gelangen. Diese Konflikte zentrieren sich um Gefühle des Ausgeschlossenseins und der Zurückweisung, wie sie mit der Urszene grundsätzlich verbunden sind, in dieser extremen Form aber offenbar vor allem die Mutter-Tochter-Beziehung charakterisieren und von einem Ressentiment begleitet sind, das alle Zeichen der Chronifizierung trägt. Ich möchte mich im Folgenden vor allem mit dieser Thematik befassen.

Geschichten über Abweisung, Zurücksetzung und Ausgeschlossensein

Was es für eine Frau bedeutet, »abgewiesen« oder »rausgeschmissen« zu werden, lässt sich besonders klar an der Geschichte von **Cloe**, einer 28-jährigen Medizinstudentin, zeigen, von der ich aus anderen Zusammenhängen weiß, dass sie sich bis zu ihrem fünften Lebensjahr in ihrer Fantasie als Liebhaber der Mutter fühlte, die in dieser Zeit noch ledig war und das kleine Mädchen wohl auch ein Stück weit als Partnerersatz betrachtete. Dies ging so lange, bis eines Tages der Vater des Kindes auftauchte und die Tochter buchstäblich aus dem Ehebett vertrieb. Vermutlich nicht zufällig thematisiert Cloe auch in ihrer Geschichte jetzt die Erfahrung des »Rausgeschmissenwerdens«:

Cloe: Tja – ich denke dass das hier Medizin-, Mediziner am Werk sind, ähm, – alles so 'n bißchen, *mehrschichtig*, aber auf jeden Fall liegt da ein Mann, der gerade seziert wird. Ähm, von zwei ernsthaft aussch-, ausschauenden, ähm, vermutlich Ärzten – *im Vordergrund ein junges Mädchen*, die *abgewendet* steht, entweder, weil sie *rausgeschmissen worden* ist, das kann sein. Sie wollte eigentlich *mitsezieren*, ist nämlich, äh, ne Medizinstudentin *Anfang des 20. Jahrhunderts, aber wurde abgewiesen* (I: mhm), (lacht) ähm, – oder sie, *sie kommt gerade aus dem Seziersaal* von 'ner, *von 'ner Leiche, die weiter hinten liegt*, und – schaut deswegen so 'n bißchen – *bedeppert*. – Dieser Mann, der da liegt, der ist – vermutlich erschossen worden. *Die Waffe steht noch im Vordergrund*. – Ja (3 Sek. Pause). *So schauts aus.*

Diese Geschichte lässt sich auf mehreren Ebenen interpretieren, so wie die Erzählerin selber sie bereits zu Beginn als »mehrschichtig« bezeichnet. Es geht darin zum einen um Ärzte, die sezieren dürfen, ganz im Gegensatz zu Cloe, die aus dem Seziersaal »rausgeschmissen« wird, obwohl sie gerne mitsezieren möchte. Der Protagonistin der Geschichte, Medizinstudentin wie die Erzählerin, ist dies ganz unverständlich, denn sie hat früher ja bereits mitseziert (das »weiter hinten« habe ich dabei als »weiter zurück« gelesen). Deswegen schaut sie jetzt auch so »bedeppert«: Sie versteht nicht, warum man sie plötzlich im Seziersaal nicht mehr haben möchte. Verbinden wir diese Lesart der Geschichte mit Cloes Biografie, die hier ausnahmsweise mit zur Interpretation herangezogen werden soll, dann sehen wir ein kleines Mädchen vor uns, das sich als Mutters Liebste wähnt, bis der Vater kommt und es von der Seite der Mutter verdrängt. Das Mädchen wird – so könnte man auch sagen – durch die Ankunft des Vaters mit der Realität des elterlichen Paares konfrontiert, aus der es ausgeschlossen ist, denn es ist Kind und kann von daher nicht gleichzeitig Teil des elterlichen Paares sein, aus dem es hervorgegangen ist. Seine Vorstellung, die »eigentliche« Liebhaberin der Mutter zu sein, erweist sich in diesem Augenblick als Illusion. Aus dem gleichen Grund schaut vermutlich auch das junge Mädchen in der Geschichte nach ihrem Rausschmiss so »bedeppert«, als würde sie sich sagen: »Du bist doch ein Depp, dass du gedacht hast, du seist der eigentliche Liebhaber der Mutter, und das könnte auf immer so bleiben.«

Damit können wir aber auch bereits das Ausmaß der Kränkung ermessen, das mit diesem »Rausschmiss« verbunden ist. Dies gilt nach allgemeiner psychoanalytischer Erfahrung nicht nur für die Erzählerin hier. Poluda-Korte (2000) beschreibt die Erfahrung des kleinen Mädchens, von der Mutter in ihrem kindlich-sexuellen Liebeswerben zurückgewiesen zu werden, weil diese dem Vater den Vorzug gibt, zu Recht als eine ubiquitäre Kränkung, die ein Gefühl von Benachteiligung nach sich zieht, das in der Regel nicht verbalisiert werden kann und in ein tiefes Ressentiment mündet. »Du bist weniger wert als der Vater, einfach weil du ein Mädchen bist«, ist die Erklärung, die sich die Tochter zusammenreimt, und gibt der Mutter die Schuld dafür, dass sie in diese Lage gekommen ist. Dies erklärt auch, warum in **Cloes** Geschichte von einem jungen Mädchen die Rede ist, »das abgewendet steht«. »Abgewendet« kann auf der primärprozesshaften Ebene auch als eine Verdichtung von zwei Ereignissen verstanden werden, die dicht aufeinander folgen, nämlich »Die Mutter hat sich von mir abgewendet« und »Ich wende mich von der Mutter ab«, wie die zwei Seiten einer Medaille. »Sich abwenden« kann man aber auch von dem, was in der Urszene geschieht. Der Gegenstand der Kränkung ist in allen drei Versionen der gleiche, nämlich die Bevorzugung eines anderen. Auch dies findet sich in der Geschichte **Cloes** wieder, wenn man dort die beiden Sätze miteinander in Beziehung setzt, in denen das Wort »Vordergrund« vorkommt. Die beiden Sätze lauten: »Im Vordergrund ein junges Mädchen, das abgewendet steht«, und (am Schluss der Geschichte): »Die Waffe steht *noch* im Vordergrund.« Nacheinander gelesen, kommt darin eine Verschiebung vom Mädchen auf die »Waffe« zum Ausdruck, wobei »Waffe« hier als Penissymbol verstanden wird, das Pars pro Toto auch für den Vater steht. Das »noch« im zweiten Satz signalisiert aber auch, dass Cloe ihren Kampf mit dieser »Waffe« noch nicht aufgegeben hat. Eines Tages wird sich das Blatt wenden, so kann man die dahinter liegende Hoffnung verstehen, und zwar dann, wenn die Medizinstudentin ein Arzt geworden ist, dem es erlaubt ist, zu sezieren. Von einer »Ärztin« ist in der Geschichte nicht die Rede, wohl aber von *zwei Ärzten*, die die Sektion vornehmen. Dies deutet darauf hin, dass es auch in dieser Geschichte um eine Urszenenfantasie geht, in der die Erzählerin vor allem mit dem Vater der Urszene identifiziert ist. So zu werden wie der Vater, heißt dann, auch gemeinsam mit ihm in den Leib der Mutter einzudringen und ihn auszuräumen. Dass der Seziersaal dabei als Ort der Szene gewählt wird, verrät gleichzeitig etwas von der Brutalität dieser Fantasie und von dem Ressentiment, das als Reaktion auf die von der Mutter erlittene Kränkung darin eingeflossen ist. Das gleiche Ressentiment stellt sich auch in der Übertragung auf die Interviewerin dar. Die Übertragungsbotschaft lautet: »Der Kampf zwischen uns ist noch nicht beendet. Wenn du mich nicht, so wie früher, als die wichtigste Person in deinem Leben akzeptierst, dann werde ich mich dem Vater zuwenden und mit ihm zusammen gegen dich kämpfen. Ich werde dich von seiner Seite vertreiben. Ich möchte dich auf diesem Wege aber auch wiedergewinnen und wieder deine Einzige zu sein.«

Eine in Manchem ähnliche Geschichte wird von einer Probandin erzählt, die wir Viola genannt haben. Viola, 30 Jahre, Ärztin, leitet ihre Geschichte mit den Worten ein *Das ist das Bild*, als ob es sie schon eine lange Zeit ihres Lebens begleitet habe. Auch in diesem Bild geht es um die Sektion einer Leiche.

Viola: Und dann ist *ein – kleiner Junge!*, eigentlich *die Hauptperson in dem Bild*, es sieht eigentlich so aus, als ob sie sich erinnert, was war, *an irgendein – Trauma.* Also es paßt nicht ganz zusammen das Bild, ich würde mir eher vorstellen, dass es eine Szene aus dem Medizinstudium ist (3 Sek. Pause), vielleicht traumatisch erlebt, *Gerichtsmedizin*, was man sich da *anschauen* muss als Student und dass er; sich noch *eine dritte Person* das Bild *anschaut* und denkt, *als kleiner Junge*, hätt'ste dir nicht gedacht, oder hättest dir vielleicht in deinen *schlimmsten Vorstellungen* gedacht, dass du dir sowas anschauen musst, später. Aber es geht.

Interessant sind an dieser Geschichte vor allem zwei Aspekte: Zum einen führt der Eingangssatz »Das ist das Bild« hier über mehrere Zwischenschritte zur Vorstellung von »Gericht«, zum einen taucht in der Geschichte dreimal das Wort »anschauen« auf, so als ob dieses Wort darin eine ganz besondere Bedeutung habe. »Anschauen« ist gleichzeitig traumatischer Natur, denn das, was man dabei sieht, übertrifft »die schlimmsten Vorstellungen« – hier die Vorstellungen eines kleinen Jungen, der in seine Fantasie davor zurückschreckt, später – als Medizinstudent – anschauen zu müssen, was mit den Körpern in der Gerichtsmedizin geschieht. Gleichzeitig geht es aber – ähnlich wie in der vorigen Geschichte – um die Frage, wer die Hauptperson des Bildes ist. Nach der Beschreibung der Erzählerin ist der Junge diese Hauptperson, »eigentlich«. »Eigentlich« sollte dies so sein, in Wirklichkeit ist es ganz anders, denn in der Geschichte gibt es eine »dritte Person«, die dem kleinen Jungen diese Position streitig macht, und er muss sich dies anschauen. Die »schlimmste Vorstellung« ist dann vermutlich, dass diese dritte Person sich über den Körper der Mutter hermacht, ähnlich, wie dies auch in der Gerichtsmedizin geschieht, wo Körper aufgeschnitten und Organe herausgenommen werden. Was mit dem Mutterkörper geschieht, ist in diesem Vorstellungskontext dann aber ebenfalls ein Gericht – ein Gericht über eine Mutter, die den Jungen aus seiner Position als »Hauptperson« vertrieben und den Dritten (den Vater) an seine Stelle gesetzt hat. »Anschauen« heißt in seiner schlimmsten Bedeutung dann, auch anzuschauen, wie das Gerichtsurteil vollzogen wird. Der letzte Satz der Geschichte: »So schauts aus!« lässt sich vor diesem Hintergrund als eine Klage und gleichzeitig Anklage verstehen, adressiert an eine nicht genauer benannte Person, für die in der Übertragung auch die Interviewerin steht, die wissen soll, was geschehen ist und »wie es ausschaut«. Die dazugehörige Übertragungsbotschaft lautet: »Ich bin dein kleiner Junge, und niemand sonst soll für dich so wichtig sein wie ich. Wenn du dich trotzdem einem andern zuwendest und mich verlässt, werde ich dich nie mehr anschauen und mich fürchterlich rächen. Ich werde dich zerstückeln.«

Auch in der letzten Geschichte, die ich hier referieren möchte, ist die Urszenenfantasie gleichzeitig eine Rachefantasie, in der es um die Zerstückelung des Mutterkörpers geht. Damit gekoppelt sind hier aber auch Gefühle der Schuld und das Bedürfnis, den in der Fantasie zerstörten Mutterkörper wiederherzustellen. Die Geschichte stammt von Lilja, Medizinstudentin, die zur Bildvorlage eine Sectio beschreibt:

Lilja: Stell mir eine *Sectio* vor (4 Sek. Pause). Ein Operations*team*, was jetzt – *man sieht nicht*, ob die Frau schwanger ist. *Ich stells mir mal vor*. Dass jetzt *einer den Bauch aufschneidet* und *der Vater*, der *im Anzug ganz steif* und *voller Angst* und *abgewendet davor steht* … und *Angst hat um seine Frau und um sein Kind*, aber auch *nicht hingucken* kann und *trotzdem dabei ist* (3 Sek. Pause). Und auch die *Kränkung*, dass, *wie die Männer sich da über seine Frau hermachen … Und er kann nichts dagegen tun*.

In dieser Geschichte schlüpft Lilja nacheinander in verschiedene Rollen, die sie – gleichzeitig Regisseurin der Geschichte – dafür bereitgestellt hat. Zunächst hören wir, was Lilja sich zu der Bildvorlage vorstellt, nämlich eine Sectio. Das bedeutet, dass an der liegenden Figur, die hier als schwangere Frau erscheint, ein Kaiserschnitt erfolgt, also ein Kind aus ihrem Leib herausgeschnitten wird. Die Frau ist offenbar in Gefahr, sonst könnte man sich nicht erklären, warum die Ärzte sich für diese Maßnahme entschieden haben. Unbewusst handelt es sich dabei um einen sadistischen Vorgang, in dem die Frau auf gewalttätige Weise ihres Kindes beraubt wird. Ausgeübt wird das Ganze von einem »Team«, über das wir nur wissen, dass »einer den Bauch aufschneidet«, während die anderen Mitglieder des Teams ihm irgendwie unterstützend zur Seite stehen. »Man kann es – (zwar) nicht sehen«, aber in der Identifikation mit den verschiedenen Figuren der Geschichte ist die Erzählerin auch Mitglied dieses Teams und in dieser Rolle an der Attacke auf den Leib der schwangeren Mutter beteiligt. Ebenso steht sie aber auch »im Anzug des Vaters« vor dieser Szene und ist wie er sexuell erregt (»steif«) über den Anblick dieser sadistischen Attacke. Lange kann sie diese Position aber offenbar nicht durchhalten. Aus der Erregung wird Angst. Immer noch in der Position des Vaters, schwankt sie nun zwischen »Angst«, »Abwenden« und »Davorstehen«, »Nicht-hingucken-Können« und »trotzdem dabei sein« hin und her. Dann aber gewinnt der Gedanke an die Kränkung über die Männer, die sich da über »seine Frau« hermachen, wieder an Terrain. Der letzte Satz der Geschichte »Und er kann nichts dagegen tun« gilt dann sowohl der Kränkung des Vaters über die eigene Ohnmacht, nichts gegen diese Männer tun zu können; auf der latenten Ebene entspricht dem die Ohnmacht des kleinen Mädchens, das seine Mutter vor dem Zugriff des Vaters beschützen möchte, aber dagegen ohnmächtig ist.

Die fantasierte Rache an der Mutter besteht in dieser Geschichte darin, dass ihr das Kind herausgeschnitten wird, und zwar als Vergeltung für die Abweisung der Tochter als eine Kränkung par excellence. Die Ausführung der Rache obliegt einem Operationsteam, an dem auch Lilja sich »ungesehen« beteiligt ist. Der Triumph darüber ist aber auch mit Gefühlen der Angst verbunden, nicht nur vor der fantasierten Rache der Mutter, sondern auch der Angst um sie. Die Identifizierung mit dem Operationsteam, geschweige denn dem, der »schneidet«, ist aus dem gleichen Grunde auch nicht frei von Schuld, denn die Zerstörung gilt hier einer Mutter, von der nicht nur das Böse, sondern auch das Gute kommt (Klein, 1960). Die Übertragungsbotschaft, die daraus abgeleitet werden kann, heißt: »Ich male mir manchmal mit Lust aus, wie es wäre, dir alles wegzunehmen, woran du hängst, so wie sich einmal meine eigene Mutter von mir weg- und dem Vater zugewandt hat. Aber damit würde ich auch alles Gute zerstören, was ich von dir bekommen habe. Wenn ich mir dies vorstelle, fühle ich mich schuldig und möchte alles tun, um das, was ich angerichtet habe, wieder gut zu machen. Denn ich verdanke dir auch ganz viel in meinem Leben.« Diese Übertragungskonstellation gilt aber nicht nur für Lilja.

Strategien der Wiedergutmachung

Urszenenfantasien, in denen es um einen sadistischen Angriff auf den Mutterkörper geht, verbinden sich für Frauen offenbar sehr viel allgemeiner auch mit Gefühlen der Schuld und dem Wunsch nach Wiedergutmachung. Dies gilt insbesondere dann, wenn das Gegenüber weiblich ist und in der Übertragung eine Mutterfigur repräsentiert, die unbewusst als Opfer dieser Attacke fantasiert wird. Vermutlich ist dies auch der Grund, warum in der Frau-Frau-Gruppierung eine ganze Reihe von Geschichten als Träume formuliert sind. Denn für Träume kann man allenfalls bedingt zur Verantwortung gezogen werden. Unschuldsbeweise der Interviewerin gegenüber werden aber nicht nur in Form von Träumen geliefert. Ein großer Teil der Geschichten dieser Gruppe sind so konstruiert, dass sie auch als Unschuldsbeteuerungen gelesen werden können. Ein dafür besonders geeigneter Abwehrmechanismus ist die *Spaltung*. Mithilfe der Spaltung können widersprüchliche Welten so voneinander getrennt werden, dass sie nicht miteinander in Konflikt geraten. In dieser Position kann es aber auch keine Schuldgefühle geben.

So schildert etwa Wanda (eine 30-jährige Modezeichnerin) einen Jungen, der von der Hintergrundszene des Bildes (»dem Aufschlitzen«) völlig unberührt bleibt. Die Szene ist von einem Lichtstrahl durchdrungen, und die Hand des Jungen »geht durch den Lichtstrahl hindurch, darüber hinweg. Das Ganze ist irreal«, so Wanda, als ob das Aufschlitzen eine Sache sei, über die man auch hinweggehen könnte, ohne sie überhaupt zur Kenntnis zu nehmen. Auch Emma, von der weiter oben bereits die Rede war, entwirft eine Geschichte, in der zwei Welten einander gegenüberstehen: Eine »männliche Gangsterwelt«, in der Raubüberfälle verübt werden und man sich vor der Polizei verstecken muss, und eine »weibliche Welt«, in der es ordentlich, solide und geschniegelt zugeht. Die beiden Welten »passen nicht zusammen« und müssen deshalb auch vor der Interviewerin getrennt gehalten werden: Emma präsentiert sich ihr deshalb als ordentliche, solide Frau. Sollte die Interviewerin sehen, dass sie möglicherweise nur »vom Gesicht her eine Frau ist«, darunter aber so etwas wie eine Gangsterbraut oder sogar selbst eine Verbrecherin, müsste diese Beziehung auseinanderbrechen und Emma bliebe in ihrer Gangsterwelt allein. Eine solche Vorstellung erzeugt Angst und Schuldgefühl. Solange die Spaltung aufrechterhalten werden kann, können diese Gefühle vermieden werden. Auch die häufig wiederkehrende Feststellung, dass in einer Geschichte »etwas nicht in Zusammenhang gebracht werden kann«, kann vor solchen negativen Gefühlen schützen. Denn wo es keine Zusammenhänge gibt, gibt es auch keine Schuld.

Notwendig sind diese Unschuldsbeteuerungen vor allem, um gegenüber der Interviewerin (der Mutter) sicherzustellen, dass es keine Identifizierung mit dem kastrierenden Vater der Urszene gibt. Die Identifizierung mit ihm muss also unbewusst erfolgen; nach außen tritt sie dann häufig als Penisneid in Erscheinung nach dem Motto »Wenn ich den Penis hätte, dann …«, in der sicheren Gewissheit, dass es sich dabei um eine Bedingung handelt, die sich niemals erfüllen wird (so bereits Torok, 1964; ebenfalls Stemann-Acheampong, 1996). Gleichzeitig dient diese Fantasie der Mutter (Interviewerin) gegenüber aber auch als Unschuldsbeweis, denn die Frau ist nicht im Besitz des Instruments, um sie so wie der Vater anzugreifen und zu entmachten. Die Übertragungsbotschaft an die Interviewerin lautet dann: »Tue mir nichts, denn ich kann dir gar nicht gefährlich werden. Ich bin nur eine Frau so wie du auch und habe deshalb auch keinen Phallus, mit dem es mir möglich wäre, dich zu verletzen.« Mit einer solchen Botschaft wird gleichzeitig auch der Angst vor der Rache der Mutter der Boden entzogen.

Zusammenfassung

Die tiefenhermeneutische Analyse der insgesamt 46 Geschichten zur Bildvorlage 8 des TAT (BM) bestätigte nicht nur die eingangs aufgestellte These, dass mit dieser Bildvorlage Urszenenfantasien stimuliert werden, sondern konnte auch zeigen, welchen Einfluss das Geschlecht von Proband/in und Interviewer/in auf die weitere Gestaltung dieser Fantasien hat. Ich möchte die dabei sichtbar gewordenen geschlechtsspezifischen Unterschiede hier nochmals zusammenfassen.

Erstens: Urszenengeschichten, die unter Männern erzählt werden, dienen in erster Linie der Herstellung eines homosexuellen Bündnisses, das die Frau in die Rolle der Ausgeschlossenen verweist. Das homosexuelle Bündnis ist darüber hinaus ein Ort der Zuflucht vor einer bedrohlichen Mutter-Imago und ermöglicht den phallischen Angriff auf ihren Körper, häufig in einem gemeinsam verübten Akt.

Zweitens: Wenn die Interviewerin eine Frau ist, verbindet sich mit der Bildvorlage für den männlichen Probanden zum einen die Gefahr des Überschwemmtwerdens durch Urszenenfantasien von extrem sadistischem

Charakter. Die Geschichten müssen in dieser Gesprächskonstellation deshalb so konstruiert werden, dass nichts von dieser Tendenz nach außen sichtbar wird. Der größte Teil der hier untersuchten Geschichten dient dementsprechend der Verleugnung oder Verharmlosung der Bedrohung und auf der Übertragungsebene der Beruhigung der Interviewerin.

Drittens: Interessant schien vor allem, wie Frauen auf die Bildvorlage reagierten, wenn sie einem männlichen Interviewer gegenübersaßen. Hinter der spontanen Zurückweisung des Bildes wegen der darin enthaltenen Brutalität trafen wir bei den Frauen hier eine starke Identifizierung mit dem (männlichen) Aggressor, der in der Lage ist, in die Mutter einzudringen und sie auszurauben und zu kastrieren. Hinzu kamen Gefühle von Scham über die Unmöglichkeit, selbst diese Rolle zu übernehmen, und in Verbindung damit der Impuls, sich den Penis auf räuberische Weise anzueignen.

Viertens: Wenn Frauen ihre Geschichten zur Bildvorlage einer anderen Frau erzählen, wehrt der Wunsch nach der Wiederherstelllung einer Mutter-Tochter-Beziehung, die noch nicht von der Urszene getrübt ist, in der Regel das Gefühl der Kränkung ab, in ihrem sexuellen Liebeswerben von der Mutter zurückgewiesen worden zu sein. Das Ressentiment darüber schlägt sich auch in den Urszenenfantasien nieder, die damit den Charakter einer Rachefantasie erhalten. Der sadistische Vater der Urszene ist dann gleichzeitig der Vollstrecker der Rachefantasie. Rachefantasien führen aber auch zu Schuldgefühlen gegenüber der Mutter und erwecken das Bedürfnis nach Wiedergutmachung. In dieser Fantasie wird die in der Urszenenfantasie zerstörte Mutter wieder erschaffen, in dem Wunsch, eine Mutter-Tochter-Beziehung wiederherzustellen, die noch nicht von der Urszene getrübt ist.

Perelberg (1999b, S. 107) äußerte vor Kurzem die Überzeugung, dass in der Urszenenfantasie, die auch aus ihrer Sicht immer eine gewalttätige ist, nicht nur der unbewusste Mythos jedes Kindes über die eigene Zeugung enthalten ist, sondern dass wir aus ihr auch ablesen können, wie Fantasien über Aggression und Gewalt seine weitere Entwicklung beeinflussen und formen. Ich habe hier im Anschluss an Grunberger und Chasseguet-Smirgel zu zeigen versucht, wie die Entstehung der menschlichen Aggression zurück bis zur Geburt verfolgt werden kann, die einer Vertreibung aus dem Paradies vergleichbar ist und von da an unter dem Diktat des Wunsches steht, in diesen Mutterkörper zurückzukehren und alles zu zerstören, was dem im Wege steht. Gleichzeitig dient die Aggression aber auch dazu, sich von ihm endgültig zu befreien, um als Individuum den Weg ins Leben antreten zu können (Perelberg, 1999b; Chasseguet-Smirgel, 1986). Die

Urszenenfantasien, in die uns die hier untersuchten Geschichten einen Einblick gewährten, können auch als eine Kompromissbildung zwischen diesen beiden Zielsetzungen verstanden werden, die dabei eine jeweils geschlechtsspezifische Zurichtung erfahren.

Vor diesem Hintergrund erscheint es mir interessant, abschließend das, was unsere Probandinnen in den 1990er Jahren zu einem TAT-Bild erzählten, das eigentlich nur für Jungen und Männer vorgesehen war, noch einmal mit dem TAT-Bild zu vergleichen, das an dieser Stelle eigentlich für sie vorgesehen war. Es ist das Bild einer nachdenklich oder träumend in die Ferne blickende Frau, wie sie weiter oben bereits abgedruckt wurde. Vieles deutet darauf hin, dass sich in dieser weiblichen Darstellung auch die Vorstellungen niederschlagen, die in den 1950er Jahren das Stereotyp der Weiblichkeit prägten und mit dem die Frauen der damaligen weitgehend identifiziert waren. Eine eigenständig handelnde Frau kommt darin jedenfalls nicht vor. Rückschauend kann man auch verstehen, was an libidinösen und aggressiven Regungen dabei unterdrückt werden musste und auch in unserer Interviewerhebung dazu führte, dass die interviewten Frauen vor der Aggressivität, die in dem eigentlich für Jungen/Männer bestimmten TAT-Bild zum Ausdruck kam, erst einmal spontan zurückschreckten. Sobald diese Schranke aber überwunden war, kamen die in dem Jungenbild angesprochenen aggressiven Fantasien auch bei unseren Probandinnen meist relativ ungehemmt zum Vorschein. Das Gleiche galt für auch für die libidinösen Wünsche, die dabei mit aktiviert wurden. Der Verlauf der Geschichten, die gegenüber einem männlichen Interviewer andere waren als gegenüber einem weiblichen, bestätigt diese Vermutung. Vieles deutet aber auch darauf hin, dass die von uns in den 1990er Jahren befragten Probandinnen, die den Höhepunkt der Frauenbewegung bereits hinter sich hatten, nicht mehr die gleichen waren wie die Frauen der 1950er Jahre, denen es noch nicht einmal gestattet war, den Führerschein zu machen, ohne vorher ihren Mann um Erlaubnis zu fragen. So gesehen, spiegelt dieser Aufsatz gleichzeitig auch die gesellschaftlichen Veränderungen wider, die sich in den vergangenen Jahrzehnten ereignet hatten und einen Frauentyp hervorgebracht hatten, der sein Leben als eigenständiges Subjekt gestaltete oder es zumindest schon einmal versuchte und dabei, wenn notwendig, auch durchaus aggressiv ihren Mann zu stehen, und Frauen, die auch mehr als früher zu ihren Aggressionen standen, die geliebten Menschen galten, und sich den damit verbundenen Ambivalenzen aussetzten. Und trotzdem werden wir daneben aber auch immer wieder auf das Bild eines träumerisch in die Ferne blickenden

Mädchens stoßen, das das Warten auf das Wunder noch nicht aufgegeben hat, das dieses Leben überhaupt erst erträglich macht. Wir sollten von daher auch das TAT-Bild mit der träumerisch vor sich hinschauenden Frau heute nicht ganz zu den Akten legen.

Literatur

Britton, R. (1989). The missing link: parental sexuality in the Oedipuskomplex. In R. Britton, M. Feldman & E. O'Shaughnessy (Hrsg.), *The Oedipus Complex Today. Clinical Implications* (S. 83–102). London: Karnac.

Chasseguet-Smirgel, J. (1986). Die archaische Matrix des Ödipuskomplexes. In dies., *Zwei Bäume im Garten. Zur psychischen Bedeutung der Vater- und Mutterbilder* (S. 88–111). München: Verlag Int. Psychoanalyse.

Esman, A. H. (1973). The primal scene. A review and a reconsideration. *Psychoanal. Stud. Chil., 28*, 49–81.

Fonagy, P. & Marget, M. (1995). Understanding the violent patient: the use of the body and the role of the father. *Int. J. Psychoanal., 76*, 487–502.

Fonagy, P. & Target, M. (2000). Playing with reality: III. The persistance of dual psychic reality in borderline patients. *Int. J. Psychoanal., 81*, 853–873.

Freud, A. (1972). Comments on aggression. *Int. J. Psychoanal., 63*, 163–165.

Freud, S. (1900a). *Die Traumdeutung. GW II/III.*

Freud, S. (1920g). *Jenseits des Lustprinzips. GW XIV*, 1–69.

Freud, S. (1925j). Einige psychische Folgen des anatomischen Geschlechtsunterschieds. *GW XIV*, 19–30.

Freud, S. (1933a). Die Weiblichkeit. In *Neue Folge der Vorlesungen zur Einführung in die Psychoanalyse. GW XIV*, 119–145.

Glasser, M. (1986). Identifications and its vicissitudes as observed in the perversions. *Int. J. Psychoanal., 67*, 9–17.

Grof, S. (1985). *Geburt, Tod und Transzendenz. Neue Dimensionen in der Psychologie*. München: Kösel.

Grunberger, B. (1971). *Vom Narzissmus zum Objekt*. Frankfurt/M.: Suhrkamp.

Grunberger, B. (1988 [1982]). Narziss und Anubis. In ders., *Die Psychoanalyse jenseits der Triebtheorie, Bd. 1*. München, Wien: Verlag Int. Psychoanalyse.

Janus, L. (1986). Vorgeburtliche Lebenszeit und Geburtserleben. Ein verborgenes Basisthema der Psychoanalyse. Heidelberg (unv. Vortrag).

Klein, M. (1926). Die psychologischen Grundlagen der Frühanalyse. In dies., *Gesammelte Schriften, Bd. 1*. Stuttgart, Bad Cannstatt: frommann-holzboog.

Klein, M. (1960). Über das Seelenleben des Kleinkindes. In dies., *Das Seelenleben des Kleinkindes und andere Beiträge zur Psychoanalyse* (S. 144–173). Reinbek/H.: Rowohlt.

Klein, M. (1985 [1927]). Frühstadien des Ödipuskomplexes. In dies., *Frühstadien des Ödipuskomplexes. Frühe Schriften 1928–1945* (S. 7–21). Frankfurt/M.: Fischer.

Klein, M. (1985 [1945]). Der Ödipuskomplex unter dem Aspekt früher Angstsituationen. In dies., *Frühstadien des Ödipuskomplexes. Frühe Schriften 1928–1945*. Frankfurt/M.: Fischer.

Laplanche, J. & Pontalis, J. B. (1967). *Das Vokabular der Psychoanalyse*. Frankfurt/M.: Suhrkamp.

Lichtenberg, J. D. (1989). *Psychoanalysis and motivation*. Hillsdale/NJ: Analytic Press.

Maier, C. (1995). Urszenenphantasien in der analytischen Beziehung. *Forum Psychoanal., 11*, 201–220.

Mann, D. (1997). *Psychotherapie: Eine erotische Beziehung*. Stuttgart: Klett-Cotta.

McDougall, J. (1985 [1978]). *Plädoyer für eine gewisse Anomalität*. Frankfurt/M.: Suhrkamp.

McDougall, J. (1997 [1996]). *Die Couch ist kein Prokrustesbett. Zur Psychoanalyse der menschlichen Sexualität*. Stuttgart: Verlag Int. Psychoanalyse.

Mertens, W. (1994). *Entwicklung der Psychosexualität und der Geschlechtsidentität, Bd. 2: Kindheit und Adoleszenz*. Stuttgart, Berlin, Köln: Kohlhammer.

Parens, H. (1979). *The development of aggression in early childhood*. New York: Aronson.

Perelberg, R. J. (1999a). Psychoanalytic understanding of violence and suicide: a review of the literature and some new formulations. In dies. (Hrsg.), *Psychoanalytic understanding of violence and suicide* (S. 17–50). London, New York: Routledge.

Perelberg, R. J. (1999b). A core phantasy in violence. In dies. (Hrsg.), *Psychoanalytic Understanding of Violence and Suicide* (S. 87–108). London, New York: Routledge.

Pohl, R. (2004). *Feindbild Frau. Männliche Sexualität, Gewalt und Abwehr des Weiblichen*. Hannover: Offizin.

Poluda-Korte, E. S. (2000). Das Bild der lesbischen Frau in der Psychoanalyse. *Psyche – Z. Psychoanal., 54*, 323–353.

Rank, O. (1924). *Das Trauma der Geburt und seine Bedeutung für die Psychoanalyse*. Frankfurt/M.: Fischer.

Rauchfleisch, U. (1989). *Der Thematische Apperzeptionstest (TAT) in Diagnostik und Therapie. Eine psychoanalytische Interpretationsmethode*. Stuttgart: Enke.

Revers, W. J. (1958). *Der thematische Apperzeptionstest (TAT). Handbuch zur Verwendung des TAT in der psychologischen Persönlichkeitsdiagnostik*. Bern: Huber.

Rohde-Dachser, C. (1986). Ringen um Empathie. Ein Interpretationsversuch masochistischer Inszenierungen. *Forum Psychoanal., 2*, 44–58.

Rohde-Dachser, C. (1998). Über Penisneid, Todes- und Unsterblichkeitsphantasien. Wie sich Frauen unbewusst mit der Todesgewissheit auseinandersetzen. In T. Haland-Wirth, N. Spangenberg & H.-J. Wirth (Hrsg.), *Unbequem und engagiert. Horst-Eberhard Richter zum 75. Geburtstag* (S. 402–422). Gießen: Psychosozial-Verlag.

Seidler, G. H. (1995). *Der Blick des Anderen – eine Analyse der Scham*. Stuttgart: Verlag Int. Psychoanalyse.

Stemann-Acheampong, S. (1996). *Der phantastische Unterschied. Zur psychoanalytischen Theorie der Geschlechtsidentität*. Göttingen: V & R.

Torok, M. (1964). Die Bedeutung des ›Penisneides‹ bei der Frau. In J. Chasseguet-Smirgel (Hrsg.), *Psychoanalyse der weiblichen Sexualität* (S. 192–232). Frankfurt/M.: Suhrkamp.

Vogt, R. (1990). Zur »archaischen Matrix des Ödipuskomplexes«. *Psyche – Z. Psychoanal., 44*, 915–952.

Das Versprechen der Schönheit

Zur Psychodynamik ästhetischer Körperinszenierungen[1]

Die kulturelle Bedeutung der Schönheit

Schönheit ist ein unverzichtbarer Bestandteil der Kultur (Freud, 1930a, S. 452). Dies gilt auch für körperliche Schönheit. In der modernen Gesellschaft hat die Bedeutung körperlicher Schönheit nicht zuletzt durch den Einfluss der Medien aber eine neue Dimension erreicht. Sie ist – so Menninghaus (2003, S. 10) – zu einer bestimmenden Signatur der Gegenwart geworden.

Von der kulturellen Bedeutung körperlicher Schönheit zeugen schon die archäologischen Ausgrabungen der Steinzeit, die neben den unterschiedlichsten Werkzeugen immer wieder auch Körperschmuck zutage förderten. Es gibt keine Stammeskultur, in der Männer und Frauen ihre Körper nicht auf vielfältige Weise schmücken und bemalen. Die Statuen des alten Griechenlands weisen auf den hohen Stellenwert hin, den die Schönheit in der Antike besaß (ebd., S. 15ff.). Wir brauchen aber gar nicht so weit zurückzugehen. Vergleichbare Zeugnisse finden sich auch in unserer unmittelbaren Umgebung. Empirische Untersuchungen unterstreichen die Bedeutung körperlicher Schönheit in einer Vielzahl von Alltagssituationen (Grammer et al., 2003, S. 388; Hergovich, 2002). Menschen werden unterschiedlich behandelt, je nachdem, ob sie als schön oder hässlich empfunden werden. Das beginnt bereits früh im Leben. Schon drei Monate alte Kinder schauen länger auf ein attraktives Gesicht als auf ein unattraktives (Slater et al., 1998). Schöne Kinder werden für das gleiche Verhalten weniger streng

1 Erheblich überarbeitete Fassung eines erstmals 2007 unter dem Titel »Im Dienste der Schönheit. Zur Psychodynamik schönheitschirurgischer Körperinszenierungen« erschienenen Aufsatzes in *Psyche – Z. Psychoanal., 61*, 97–124.

bestraft als hässliche (Baugh & Perry, 1991). Diese Bevorzugung setzt sich auch in der Schule fort. Bei beruflichen Bewerbungen kann die äußere Erscheinung über die Qualifikation den Sieg davon ragen (Collins & Zebrowitz, 1995). Ärzte widmen gut aussehenden Patienten mehr Zeit und Geduld (Patzer, 1985). Wir glauben sogar, dass attraktive Menschen besser sind. »Was schön ist, ist auch gut«, ist ein universeller Glaube, der dazu führt, dass schöne Menschen mit einem unsichtbaren Glorienschein umgeben werden. Psychologen sprechen im gleichen Zusammenhang auch von einem »Halo-Effekt« (*halo*, engl. für »Heiligenschein«), der von körperlicher Schönheit ausgeht (Dion et al., 1972; Ebner et al., 2002).

Dies alles bezeugt den hohen Wert, den körperliche Schönheit in der Kultur von jeher besaß. Was sich verändert hat, ist das Ausmaß, in dem die Herstellung dieser Schönheit heute nicht mehr Gott oder der Natur, sondern unmittelbar dem einzelnen Individuum übertragen wird (Menninghaus, 2003, S. 256ff.). Der Mensch ist heute nicht nur seines Glückes, sondern auch seiner körperlichen Erscheinung Schmied. Kosmetika, Diätbücher, Fitnessprogramme und Anti-Aging sind Teil des kulturellen Angebots, um dieser Aufgabe gerecht zu werden. Das wirkungsvollste Angebot, den menschlichen Körper zum gewünschten Idealkörper umzustilisieren, kommt von der plastischen Chirurgie, die dafür eine Vielfalt von Techniken bereithält. Dazu gehören Botoxinjektionen, Haartransplantationen, Facelifting, Fettabsaugung und Brustvergrößerung, um nur einige zu nennen, und immer mehr Menschen machen von diesem Angebot heute auch Gebrauch. So gibt es in den USA nach wissenschaftlichen Schätzungen derzeit etwa 800.000 Frauen mit einer Brustimplantation (Grammer et al., 2003, S. 401). Eine ähnliche Entwicklung lässt sich mittlerweile auch hierzulande beobachten. »Schönheitschirurgie ist eine Zivilisationserscheinung wie das Internet«, sagt dazu Werner Mang, einer der bekanntesten deutschen Schönheitschirurgen (*Frankfurter Rundschau* vom 23. Juli 2005). »Es ist ja heute schon so, dass mein Hauptkunde die Hausfrau von nebenan ist, die sich ein Facelifting gönnt und dafür auf Urlaub verzichtet.« Die Medien liefern dazu – werbewirksam aufbereitet – die notwendigen Informationen. Fernsehsendungen gewähren Einblicke in den Tagesablauf einer schönheitschirurgischen Klinik und präsentieren schönheitschirurgische Eingriffe »live«. Dabei können die Zuschauer durch den Vergleich von »vorher« und »nachher« den Erfolg der jeweiligen Operation sozusagen hautnah miterleben. Die bekannte Fernsehserie »Swan« handelte von einer Reihe eigens zu diesem Zweck ausgewählter

Frauen, die über ein Vierteljahr hinweg ihre äußere Erscheinung operativ vervollkommnen ließen, während das Fernsehpublikum die Gelegenheit hatte, diese körperlichen Veränderungen Schritt für Schritt zu begleiten.

Es sind mittlerweile aber keineswegs nur Frauen, die von diesem medizinischen Angebot Gebrauch machen. Auch immer mehr Männer unterziehen sich aus ästhetischen Gründen einer schönheitschirurgischen Operation. Nach der Statistik der Gesellschaft für Ästhetische Chirurgie in Deutschland werden rund 20 Prozent aller operativen Eingriffe derzeit bei Männern durchgeführt. Andere Veröffentlichungen sprechen von einem Verhältnis zwischen Frauen und Männern von 7:1 (vgl. *Manager Magazin Spezial*, Oktober 2005). Schönheit wird dem Körper heute sozusagen im buchstäblichen Sinne eingeschrieben. Es sieht so aus, als wären wir dem Menschen, der sich selbst erschafft, zumindest was den eigenen Körper betrifft, ein gutes Stück weit nähergekommen (Menninghaus, 2003).

Gleichzeitig stößt die hier beschriebene Entwicklung auch auf Kritik. Vor allem werden dabei die Massenmedien angeprangert, die die Angebote der Schönheitschirurgie schönfärberisch unters Volk bringen, ohne die Risiken schönheitschirurgischer Eingriffe mitzubedenken, auf die die Ärztekammer immer wieder hinweist. Feministinnen sehen in dem modernen Schönheitskult das Fortleben patriarchalischer Strukturen, die Frauen in eine »Schönheitsfalle« locken, gegen die jede emanzipatorische Anstrengung machtlos ist (vgl. Wolf, 1992). Aber auch der Medizin wird vorgeworfen, dass sie immer mehr in Gefahr gerate, ihren ursprünglichen Heilungsauftrag zu verfehlen und zu einem nachfrageorientierten Unternehmen zu werden. So sieht Matthias Kettner als Vertreter der medizinischen Ethik in der Schönheitsmedizin eine »Magd der Kulturindustrie«, die billigend in Kauf nimmt, dass ästhetische Körpernormen, die »unter die Haut« gehen, genauso unter das Diktat von Moden kommen, wie dies auch sonst für kosmetische Angebote gilt (*Süddeutsche Zeitung* vom 9. Februar 2005, S. 2). Christian Kortmann, Autor und Journalist, geht in seiner Kritik noch einen Schritt weiter. Er äußert in der *Frankfurter Allgemeinen Zeitung* vom 8. Juli 2005 (S. 38) seine Empörung über die Bereitschaft der Menschen, für die Angleichung an das mediale Schönheitsideal nicht nur körperliche Schmerzen bis hin zur Riskierung des eigenen Lebens zu erdulden, sondern dafür auch noch viel Geld zu bezahlen. Für ihn ist damit ein Grad der Dialektik der Aufklärung erreicht, der Adornos finsterste Prognosen bestätige: »Wo gesellschaftlicher Zwang vor der Haut des Individuums nicht Halt macht, wird der Körper zum politisch Verfolgten« (ebd.). Die wachsende Inanspruchnahme der ästhetischen Chirurgie steht hier nicht für kulturellen Fortschritt, sondern ist Zeichen kulturellen Verfalls.

Auch innerhalb der Psychoanalyse treffen wir immer wieder auf eine Form von Kulturkritik, die im gesellschaftlichen Wandel in erster Linie eine Entwicklung zum Schlechteren sieht und ihren Blick deshalb nostalgisch rückwärts wendet. Auch die steigende Nachfrage nach einer chirurgischen Körperveränderung im Dienste der Schönheit gerät auf diese Weise leicht in den Verdacht der Pathologie. Meist spricht man dabei von einer narzisstischen Persönlichkeitsstörung, die im Bestreben nach narzisstischer Vollkommenheit auch vor den eigenen Körpergrenzen nicht Halt macht. Für den Psychoanalytiker bleibt dann nur noch, nach lebensgeschichtlichen Begründungen zu suchen, die diese Hypothese bestätigen. Psychoanalytische Kulturkritik kann sich aus meiner Sicht aber nicht an dieser Stelle stehen bleiben. Sie sollte auch Aussagen darüber machen, was es ist, was Menschen sich bewusst und unbewusst erhoffen, wenn sie sich zur Verbesserung ihrer körperlichen Erscheinung einer Schönheitsoperation unterziehen, und welche Argumente sie dazu selber ins Feld führen. Und sie sollte neben persönlichen Motiven auch nach gesellschaftlichen Veränderungen fragen, die nach neuen, ästhetisch fundierten Sinngebungen verlangen. Darüber möchte ich im Folgenden weiter nachdenken.

Ich werde mich dazu als Erstes mit der Rolle der Schönheit aus evolutionspsychologischer Sicht befassen und wie diese sich mit den ästhetischen Vorstellungen unserer Kultur in Einklang bringen lässt. Anschließend möchte ich zeigen, wie Freud Schönheit und Sexualität miteinander in Beziehung setzt und dabei zur Vorstellung einer sublimierten Schönheit gelangt, die sich von der sexuellen Befriedigung abkoppelt oder ihr sogar diametral entgegensteht. Psychoanalytiker in der Nachfolge Freuds haben Schönheit dementsprechend vor allem als Begegnung mit dem Idealen und Erhabenen beschrieben. Auf diese Theorien werde ich näher eingehen, bevor ich mich mit der Beziehung von Schönheit und Begehren befasse und zu zeigen versuche, wie »das Versprechen der Schönheit« (Menninghaus, 2003) auch den Mangel überdeckt, der nach Lacan für das menschliche Begehren konstitutiv ist. Anschließend sollen die Identitätsvorstellungen moderner Subjekte und die damit verbundenen unbewussten Fantasien herausgearbeitet werden, in denen körperliche Schönheit eine so bedeutende Rolle spielt, dass sie sogar bereit sind, den eigenen Körper auch mithilfe der plastischen Chirurgie diesem Schönheitsideal ein Stück weit näherzubringen. Der letzte Abschnitt befasst sich schließlich mit der

Vergänglichkeit körperlicher Schönheit und dem universellen Bestreben, diesem Prozess Einhalt zu gebieten. Grabskulpturen zeigen, wie auch das Wissen um diese Vergänglichkeit nicht daran hindert, an der Idealisierung des Schönen festzuhalten, auch über den Tod hinaus.

Die Bedeutung der Schönheit aus evolutionspsychologischer Sicht

Aus evolutionspsychologischer Sicht ist das Streben nach Schönheit alles andere als eine Erfindung der Neuzeit. Es verbindet uns vielmehr – so Grammer et al. (2003, S. 386) – stammesgeschichtlich mit dem Tier- und Pflanzenreich. Und da unsere DNA zu 99 Prozent mit der unserer nächsten Verwandten im Tierreich, den großen Affen, übereinstimmt, ist es aus evolutionspsychologischer Sicht hochgradig unwahrscheinlich, dass wir diese gemeinsame Vergangenheit einfach abwerfen können, auch wenn die menschliche Kultur in ihren vielfältigen Erscheinungsformen sich scheinbar weit davon entfernt hat. Die menschliche Schönheitsbesessenheit unterscheidet sich aus dieser Perspektive in nichts von der Schönheitsbesessenheit anderer Organismen unserer Stammesgeschichte (ebd., S. 202). Stammesgeschichtlich aber ist die Schönheit das *Ergebnis sexueller Selektion.* In der Stammesgeschichte orientiert sich die sexuelle Partnerwahl an der Möglichkeit eines möglichst großen Reproduktionserfolgs und körperliche Schönheit ist dafür ein herausragender Maßstab. Die Schönheit des weiblichen Partners signalisiert Gesundheit und Jugend, beides optimale Voraussetzungen für das langfristige Engagement in der Erziehung des Nachwuchses. Beim männlichen Partner sind es demgegenüber vor allem körperliche Stärke und andere soziale Ressourcen, die die Funktion haben, das Weibchen bei dieser Aufgabe zu unterstützen (dazu auch Buss & Schmitt, 1993). Die Selektionskriterien der Partnerwahl orientieren sich also an dem unterschiedlichen *parental investment,* das beide Partner in die Kinderaufzucht einbringen, und werden über Vererbung weitergereicht. Unser Ideal körperlicher Schönheit hat sich auf diesem Wege über Millionen von Jahren herauskristallisiert.

Heute ist die Herausbildung ästhetischer Präferenzen durch sexuelle Selektion von kulturellen Praktiken abgelöst worden, in denen Schönheit und Kinderzahl sich nicht mehr gegenseitig bedingen (Rohde, 2006). Die beschriebenen Selektionsmerkmale haben sich aber am Leben erhalten.

Dies gilt insbesondere für körperliche Schönheit, die angesichts des Rückgangs anderer, auf Tradition gegründeter Muster der Partnerwahl (Wahl des Partners durch die Eltern, Aufrechterhaltung der Familientradition) an Bedeutung sogar weiter zugenommen hat (Menninghaus, 2003, S. 258). Eine Vielzahl empirischer Untersuchungen zeigt, dass Frauen im Kontext der Partnerwahl bei Männern vor allem auf sozioökonomischen Status, Prestige und Reichtum Wert legen, während Männer bei der Partnerwahl physisch attraktive Frauen bevorzugen (Untersuchungen dazu u. a. bei Townsend, 1998). Männer schätzen in Bezug auf weibliche Schönheit vor allem Unversehrtheit und Reinheit der Haut, Größe und Symmetrie der Brust und ein bestimmtes Taille-Hüften-Verhältnis (Untersuchungen dazu bei Grammer et al., 2003). Diese geschlechtsspezifischen Unterschiede sind mittlerweile in 37 Kulturen nachgewiesen worden (Buss, 1989). »Der Mensch«, so bemerkt Menninghaus (2003, S. 123) dazu leicht ironisch, »gibt sich allergrößte Mühe, wenigstens so zu tun, als unterliege er noch immer einer Evolution durch sexuelle Selektion im Sinne Darwins«, nur dass der nunmehr intentional gewordene Aufwand allein kultur-evolutionäre und keine genetischen Spuren mehr in der nachfolgenden Generation hinterlässt.

Bestimmte Schönheitsmerkmale können zwischen Kulturen und Epochen dabei durchaus variieren. Die *Regeln*, nach denen wir Schönheitsideale konstruieren, werden davon aber nicht berührt. Sie sind als angeborene Muster dem Gehirn eingeschrieben und orientieren sich neben *hormonellen Markern* vor allem an der *Ähnlichkeit mit dem durchschnittlichen Phänotyp einer Gattung* und der *bilateralen Symmetrie* (Grammer et al., 2003). Das bedeutet, dass ein Gesicht oder ein Körper vor allem dann als schön empfunden werden, wenn sie symmetrisch sind und darüber hinaus Züge aufweisen, die dem entsprechen, was in der jeweiligen Kultur als »typisch weiblich« oder »typisch männlich« gilt (Fink & Penton-Voak, 2002). Über die Angeborenheit dieser Muster gibt es heute bereits eine ganze Reihe von Untersuchungen.

Der Phänotyp, an dem das Schönheitsideal einer Gesellschaft gemessen wird, ist damit weitgehend festgelegt. Er kann sich auf Dauer aber auch ändern, wenn die Alltagserfahrung dem nicht mehr entspricht. Für Menninghaus (2003, S. 257f.) ist es vor allem die Erfindung der Fotografie, die diese Veränderung eingeleitet hat. Wenn die tägliche visuelle Wahrnehmung sich regelmäßig mit Bildern konfrontiert sieht, in denen ein Schönheitsideal abgebildet wird, vor dem die real existierenden Männer und

Frauen immer weiter zurückfallen, können diese Bilder von Schönheit den ursprünglichen Phänotyp modifizieren oder ersetzen. So zeigen Untersuchungen, in denen Männern Filme mit schönen Frauen vorgeführt wurden, dass diese Männer im Vergleich mit einer Kontrollgruppe im Anschluss an den Film ihre Schönheitsstandards in Richtung der Filmschönheiten veränderten (Kenrick & Guitierres, 1980; Kenrick et al., 1989). Wie dauerhaft eine solche Veränderung ist, bleibt dabei zunächst offen. Es ist aber nicht unwahrscheinlich, dass in einer Gesellschaft, in der die Medien mit solchen Bildern künstlich hergestellter Schönheit permanent um die Gunst des Zuschauers werben, auch der soziale und innere Druck zunehmen wird, sich diesem Schönheitsideal anzugleichen. Dass dazu früher oder später auch schönheitschirurgische Maßnahmen zum Einsatz kommen, liegt eigentlich auf der Hand. Grammer et al. (2003, S. 402) malen in diesem Zusammenhang sogar die Gefahr einer Entwicklung hin zum plastischen Menschen an die Wand.

Modifiziert werden diese Voraussagen in letzter Zeit durch Untersuchungen, nach denen neben der nach wie vor ausschlaggebenden körperlichen Attraktivität bei der Partnerwahl unbewusst auch die Suche nach möglichst großer Ähnlichkeit eine Rolle spielt, wie sie sich vor allem in den Gesichtszügen manifestiert (Alvarez & Jaffe, 2004). Empirische Untersuchungen zeigen, dass Paare ähnlichere Gesichtszüge aufweisen, als dies allein durch Zufall zu erwarten wäre (Penton-Voak & Perrett, 2000). Da Gesichtszüge erblich bedingt sind, könnte man danach vermuten, dass bei der Wahl eines Partners unbewusst auch die Ähnlichkeit mit dem Gesicht eines Elternteils eine Rolle spielt. Mit diesen Befunden nähert sich die Evolutionspsychologie aber auch den Annahmen der Psychoanalyse über die Bedeutung der inneren Eltern bei der späteren Partnerwahl, auch wenn sie selbst dabei in einer evolutionspsychologischen Begründung stecken bleibt.

Grundsätzlich lassen sich die hier referierten evolutionspsychologischen Thesen in die Psychoanalyse aber nur schwer integrieren, auch wenn es dazu, beginnend mit Freud, durchaus einige interessante Versuche gibt (vgl. Badcock, 1999 [1994]; Slavin & Kriegman, 1992). Die Psychoanalyse führt menschliches Verhalten nicht auf natürliche Selektion zurück, sondern stellt die Konflikthaftigkeit menschlichen Erlebens in den Mittelpunkt ihrer Betrachtungen. Der Versuch einer Integration mit der Evolutionspsychologie macht daraus leider oft allzu schnell eine stammesgeschichtlich verankerte Anpassungstheorie, in der so grundlegende Eigenschaften der Conditio humana wie die des Mangels und der Todesgewissheit keinen Ausdruck mehr finden. Ich möchte der Evolutionspsychologie mit Townsend (1998) hier deshalb die Rolle einer Grundlagenwissenschaft zuweisen, deren Aussagen die Basis bilden, auf die sich im zweiten Schritt eine psychoanalytische Argumentation aufstützen kann, die ihren eigenen Gesetzmäßigkeiten folgt.

Zu den grundlegenden Aussagen der Evolutionspsychologie gehört zum einen die bis in die Stammesgeschichte zurückreichende herausragende Bedeutung körperlicher Schönheit als Kriterium der sexuellen Partnerwahl und sein Fortbestehen auch unter den veränderten Bedingungen der menschlichen Kultur. Zum andern wird durch das Selektionskriterium körperlicher Schönheit bei der Frau und des sozialen Status beim Mann eine Vorentscheidung getroffen, die festgelegt, welche Individuen für die sexuelle Partnerwahl infrage kommen und welche davon von vornherein ausgeschlossen sind. Townsend (ebd., S. 119) nennt diese initiale Filterfunktion auch *Doors of Selection*, was man am ehesten mit »Bestimmung der Wahlmöglichkeiten« übersetzen könnte. Danach wirkt für Männer die körperliche Erscheinung einer Frau als ein initialer Filter, der festlegt, mit welchen Frauen sich ein Mann sexuelle Beziehungen wünscht und mit welchen nicht. Ob diese sexuelle Beziehung wirklich zustande kommt, entscheidet sich aber erst nach einer Kennenlernphase, in der die Wünschbarkeit einer solchen Beziehung weiter erforscht werden kann. Für Frauen ist umgekehrt der Status des Mannes das wichtigste initiale Filterkriterium. Männer mit hohem Status werden dabei unbewusst auch als physisch und sexuell attraktiver wahrgenommen. Ob dieser Mann wirklich für eine sexuelle Beziehung infrage kommt oder gar als möglicher Vater von gemeinsamen Nachkommen, entscheidet sich aber auch hier erst später, nämlich nach einer längeren Zeit des Kennenlernens, während der offenbar wird, ob dieser Mann darüber hinaus weitere Eigenschaften besitzt, die vom »Richtigen« erwartet werden (Einfühlung, Schutz, Treue etc.). In dieser Zeit kann auch erfahren werden, wie ähnlich man sich gegenseitig ist und was die bewussten und unbewussten Wünsche und Erwartungen sind, die dabei aufeinandertreffen. Für diese Fragen hat die Evolutionspsychologie keine Antworten. Sie fallen in den Bereich der Psychoanalyse.

An der evolutionspsychologischen Verankerung dieses Evaluationsprozesses hat sich dadurch aber nichts geändert und damit auch nichts an der Bedeutung körperlicher Schönheit als Voraussetzung dafür, dass dieser Prozess überhaupt in Gang kommt. Es scheint, als hätten sich die archaischen Programme unserer Stammesgeschichte unter der Decke der Kultur am Leben erhalten, so wie Freud (1919h, S. 248) dies auch für die Götter behauptete, die nach dem Sturz ihrer Religion als Dämonen weiterleben und in dieser Existenzform ihre Wirksamkeit entfalten. Freud selbst sprach von der Unzerstörbarkeit unseres archaischen Erbes und hat sich bei seiner Beschreibung der Sexualität ebenso wie der Schönheit als unverzichtbarem Bestandteil der menschlichen Kultur darauf bezogen. Im Folgenden möchte ich untersuchen, zu welchen Aussagen er dabei gelangt ist.

Schönheit als Sublimierung sexueller Reize

Für Freud (1930a, S. 442) sind – wie in Darwins Theorie der Evolution – »Schönheit« und »Reiz« ursprünglich Eigenschaften des Sexualobjekts. »Es scheint mir unzweifelhaft, dass der Begriff des ›Schönen‹ auf dem Boden der Sexualerregung wurzelt und ursprünglich das sexuell Reizende (»die Reize«) bedeutet« (Freud, 1905d, S. 55). Die Genitalorgane allerdings, deren Anblick immer erregend wirkt, werden in der Regel nicht als schön empfunden (Freud, 1930a, S. 442). Denn mit dem aufrechten Gang des Menschen hat auch die Geruchsempfindung, die sich unmittelbar an die Genitalorgane heftet, weitgehend ihre Bedeutung verloren und der visuellen Wahrnehmung Platz gemacht. Diese richtet sich nunmehr aber vor allem auf die sekundären Geschlechtsmerkmale und deren künstliche Verhüllung. »Die mit der Kultur fortschreitende Verhüllung des Körpers hält die sexuelle Neugierde wach, welche danach strebt, sich das Sexualobjekt durch Enthüllung der verborgenen Teile zu ergänzen« (Freud, 1905d, S. 55). Gleichzeitig wird die sexuelle Neugierde auf die »Körperbildung im Ganzen« gelenkt und kann bei diesem »intermediären Sexualziel des sexuell betonten Schauens« auch verweilen (ebd., S. 55f.). Das sexuell betonte Schauen kann hier also auch genossen werden, ohne in sexuelle Erregung überzugehen, und sich dabei »auf höhere künstlerische Ziele« richten (ebd., S. 56). Im Zuge dieser *Sublimation* verwandelt sich die ursprüngliche sexuelle Erregung in einen *Genuss an der Schönheit*, die im Gegensatz zur sexuellen Erregung »einen besonderen, milde berauschenden Empfindungscharakter« besitzt (Freud, 1930a, S. 441). Den besonderen Nutzen der Schönheit für die Kultur vermag Freud zwar nicht zu erkennen (ebd., S. 451f.). Und doch »fordern [wir], daß der Kulturmensch die Schönheit verehre, wo sie ihm in der Natur begegnet, und sie herstelle an Gegenständen, soweit seiner Hände Arbeit es vermag« (ebd., S. 452). Denn das Lebensglück wird – so Freud weiter – vorwiegend im Genuss der Schönheit gesucht, wo immer sich diese unseren Sinnen und unserem Urteil zeigt: in der Schönheit menschlicher Formen und Gesten, in der Schönheit von Naturobjekten und Landschaften ebenso wie in der Schönheit künstlerischer und selbst wissenschaftlicher Schöpfungen (ebd.). Von der ursprünglichen sexuellen Konnotation der Schönheit lässt sich in diesen Beschreibungen allerdings nichts mehr erkennen. Schönheit (sublimierte Schönheit) wird stattdessen im Sinne Kants zu einem »Gegenstand des Wohlgefallens ohne alles Interesse« (Kant, 1974 [1790], S. 115ff.).

Der »milde berauschende Empfindungscharakter«, der von der Schönheit ausgeht, hat für Freud offensichtlich einen ganz anderen Gefühlscharakter, als dies für die sexuelle Erregung gilt. Wenn diese die Oberhand gewinnt, wird die Sublimierung, auf der der Genuss der Schönheit aufruht, rückgängig gemacht, zerstört. Schönheit und sexuelle Lust stehen sich hier also feindlich gegenüber, so als könnten sie nicht gleichzeitig nebeneinander existieren. Freud selbst hat diesen Konflikt erkannt und ihn als einen unvermeidlichen Preis unserer Kulturentwicklung beschrieben. Es gibt Triebanteile, so Freud (1910h, S. 90f.), die mit unserer ästhetischen Kultur unverträglich sind. »Die Liebestriebe sind schwer erziehbar [...]. Das, was die Kultur aus ihnen machen will, scheint ohne fühlbare Einbuße an Lust nicht erreichbar«. Die Sublimierung, die dadurch erzwungen wird, ist aber die Quelle der großartigsten Kulturleistungen, während bei voller sexueller Befriedigung kein Fortschritt zustande käme (ebd., S. 91). Kultur verdankt sich insofern also einem sexuellen Verzicht. Das Gleiche gilt auch für die Schönheit, die sich als Kulturleistung von der sexuellen Erregung abgekoppelt hat und auf der einen Seite immer noch Medium des sexuellen Begehrens ist, dieses auf der anderen Seite aber gleichzeitig blockiert und auf nicht sexuelle Gebiete verschiebt.

Damit ist aber auch die Koppelung von Schönheit und Fruchtbarkeit, wie sie im Zentrum der Darwin'schen Evolutionspsychologie steht, hinfällig geworden. Schönheit wird »selbstgenügsam«, so wie Freud (1914c, S. 155) dies auch dem »häufigsten, wahrscheinlich reinsten und echteste[m] Typus des Weibes« attestierte. »Solche Frauen lieben, streng genommen, nur sich selbst mit ähnlicher Intensität, wie der Mann sie liebt. Ihr Bedürfnis geht auch nicht dahin zu lieben, sondern geliebt zu werden, und sie lassen sich den Mann gefallen, der diese Bedingung erfüllt.« Erstmals wird damit der Gedanke formuliert, dass weibliche Schönheit nicht nur dazu dient, dem Mann zu gefallen. Frauen lieben sich selbst um ihrer

Schönheit willen. Schönheit wird damit zu einem zentralen Bestandteil weiblicher Selbstdarstellung und Identität (vgl. dazu auch Menninghaus, 2003, S. 208f.). Losgelöst von ihrem sexuellen Ursprung kann Schönheit in ihrer Selbstbezüglichkeit darüber hinaus eine Vielzahl von Funktionen übernehmen, die im Zuge der Modernisierung vakant geworden sind. Dazu gehört auch der Einsatz ästhetischer Selbstbegründungen an Stellen, die bisher durch andere Sinngebungsmuster besetzt waren, nicht zuletzt den großen Erzählungen der Religion (ebd., S. 259). Die Entwicklung der psychoanalytischen Diskussion um die Vorstellung von Schönheit in der Nachfolge Freuds scheint diese These zu bestätigen.

Schönheit als Begegnung mit dem Idealen und Erhabenen

In der Folgezeit entwickelte sich die Vorstellung von Schönheit innerhalb der Psychoanalyse immer mehr zu der einer Begegnung mit einem Objekt, das alle Eigenschaften des Idealen und Erhabenen besitzt. Kern des ästhetischen Empfindens ist dabei die Vorstellung der Verschmelzung mit dem idealen Objekt in einem ozeanischen Gefühl, von dem Freud (1930a, S. 421ff.) sagte, dass er es selbst nicht kenne. Hagman (2002, S. 662) hat aus diesen Annahmen ein psychoanalytisches Modell des Schönheitsempfindens (»sense of beauty«) konstruiert. Darin gilt das Schönheitsempfinden einem Gegenstand oder einem Objekt, das so erlebt wird, als besäße es die *Qualität formaler Perfektion.* Er bezieht sich dabei auf eine Reihe von Psychoanalytikern, die das ästhetische Empfinden des Menschen in dieser Form beschrieben haben.

Zu diesen Analytikern gehören Otto Rank (2000 [1932]), Hans Sachs (1942) und Hanna Segal (1988 [1957]). Für alle drei verbindet sich das ästhetische Empfinden mit einer unbewussten Fantasie, in der die Ängste und Spaltungen der inneren Welt transzendiert werden und ein Zustand von Kohäsion, Harmonie und Wohlbefinden erreicht wird (Hagman, 2002, S. 663). Für Rank verwirklicht sich in der ästhetischen Erfahrung ein Gefühl von Ganzheit, Freude, Verminderung von Angst und der Verschmelzung mit einem Objekt, das als perfekt und ideal erlebt wird (ebd.). Sachs sah in der metaphysischen Funktion der Schönheit eine der höchsten Formen menschlicher Erfahrung, in der die existenziellen Aspekte von Tod und Leben ihren Ausdruck finden (ebd., S. 664). Das zentralste Problem der menschlichen Existenz, der Konflikt zwischen Leben und Tod, wird für ihn in der ästhetischen Erfahrung einer Lösung zugeführt. Für Segal gehört das Erlebnis von Schönheit zu den Aspekten der Wiedergutmachung angesichts der Schuldgefühle der depressiven Position. Es ermöglicht ein Gefühl von Ganzheit und Vitalität im Angesicht der Destruktion (ebd.).

Bollas (1978, 1997 [1987]) wiederum beschrieb die ästhetische Erfahrung als Neuinszenierung einer präverbalen Erinnerung aus einer Zeit, in der der Säugling die Mutter als ein *Objekt der Verwandlung* erlebte. Im ästhetischen Augenblick spürt das Individuum gewöhnlich eine tiefe subjektive Beziehung zu einem Objekt (einem Gemälde, einem Gedicht, einer Arie, einer Symphonie oder einer Landschaft). Darin wird ein Ichzustand wachgerufen, wie er im frühesten Seelenleben des Menschen vorherrscht. Dort wird die Mutter noch nicht als Objekt wahrgenommen, sondern als einen Prozess erlebt, der mit Verwandlungen einhergeht (Bollas, 1997 [1987], S. 25f.). Ein hungriger Säugling wird an der Brust der Mutter satt, ein verzweifelter Säugling wird in den Armen der Mutter ruhig, das Singen der Mutter wiegt einen unruhigen Säugling in den Schlaf. All dies sind für den Säugling Momente der Verwandlung, die von einem existenziellen Gefühl des Seins begleitet werden (Bollas, 1978, S. 385). Die Erinnerung an diese frühe Objektbeziehung führt dazu, dass der Mensch später immer wieder nach einem Objekt sucht, welches das Selbst zu verwandeln verspricht (Bollas, 1997 [1987], S. 26). Wenn solche Momente im späteren Leben wiederkehren, sind sie von dem Gefühl begleitet, an etwas erinnert zu werden, das man nie kognitiv erfasst, aber immer schon existenziell gewusst hat (ebd., S. 28). Sie haben aus diesem Grunde einen vertrauten, aber auch unheimlichen Charakter und werden als ehrfurchtgebietend, ja heilig erlebt (ebd.). Der Mensch strebt dabei nicht danach, das Objekt zu besitzen. Das Objekt wird gesucht, damit es das Flehen des Subjekts erfüllen und sein Selbst verwandeln soll (ebd.). Die ästhetische Erfahrung verbindet sich auf diese Weise mit der Hoffnung auf Erlösung, in der die Erfahrung elementaren Ungenügens in einen Zustand existenziellen Glücks verwandelt wird.

Auch Bollas' Modell des »ungedachten Bekannten« lässt sich auf diese Weise in das von Hagman vorgeschlagene psychoanalytische Modell des Schönheitsempfindens integrieren, dessen wichtigste Züge hier noch einmal hervorgehoben werden sollen. Zentral ist für Hagman (2002, S. 662) die Verbindung von Schönheit und Ideal. *Eines der Charakteristika von Idealisierung ist Schönheit.* Die begleitenden Gefühle sind Ehrfurcht, Bewunderung, Erregung und Vitalisierung. Die Begegnung mit Schönheit hebt uns aus dem Alltagsleben heraus und führt zu einer transzendenten Erfahrung, in der wir an der Perfektion des idealen Objekts teilhaben. Hingabe an dieses Objekt führt zur *Erfahrung von Verwandlung*. In der Verschmelzung mit einem Objekt, das als schön, heil und ganz erlebt wird, kann ein desintegriertes Selbst wiederhergestellt und ein in der Fantasie zerstörtes gutes inneres Objekt wieder ganz werden. Sie ermöglicht auch die Überwindung der Trauer um Endlichkeit und Verlust. »In der ästhetischen Erfahrung werden wir Teil einer ewigen, transzendenten Wahrheit« (ebd., S. 672).

Wie jede menschliche Empfindung, kann das ästhetische Empfinden auch Abwehrzwecken dienen. Chasseguet-Smirgel (1986 [1984]) ist der Annahme, dass mithilfe der Verkehrung ins Gegenteil insbesondere in der Perversion Hässliches in Schönes und Kot in Gold verwandelt wird. Aus der ästhetischen Erfahrung wird dann ein ästhetizistisches Unterfangen, das den ursprünglichen Namen nicht mehr verdient (ebd.). Für Bollas (1997 [1987], S. 39) kann die Suche nach dem Verwandlungsobjekt etwas Erbarmungsloses besitzen und ins Fanatische umschlagen. Aber auch dann bleibt noch, was für jede ästhetische Erfahrung gilt, nämlich das Streben nach Überwindung einer inneren Krise durch Teilhabe am Idealen. Das ideale Objekt kann dabei auch der eigene Körper sein. Denn so wie die Mutter im Umgang mit dem Körper ihres Kindes dessen früheste ästhetische Erfahrungen formte, so kann der Mensch später seinen Körper zum Ideal erheben und ihn nach seinen Idealvorstellungen zu formen suchen (ebd., S. 53ff.). Das kann bis zum erbarmungslosen Einsatz schönheitschirurgischer Körperveränderungen gehen. Körperliche Schönheit also als Versprechen der Teilhabe am Idealen?

Schönheit als Inbegriff des Begehrens

Glaubt man Lacan, dann muss die Einlösung dieses Versprechens schon deshalb scheitern, weil es dem Mangel keine Rechnung trägt, der dem menschlichen Begehren grundsätzlich anhaftet. »Begehren« meint hier im Sinne Lacans das Streben nach der Wiederherstellung einer ursprünglichen Befriedigung jenseits der symbolischen Ordnung, im nicht symbolisierten »Realen« (Lacan, 1986 [1975]). Menschliche Subjektwerdung ist aber nur innerhalb der symbolischen Ordnung möglich, die durch die Sprache repräsentiert wird. Die Symbole der Sprache reichen aber nicht aus, um jene Erfahrung zur Darstellung zu bringen, die uns mit dem ursprünglichen Realen verbindet. Denn sie verweisen immer nur auf fehlende oder abwesende Objekte, ohne diese aber wirklich erfassen zu können. Immer, wenn das Sprechen das Begehren auszudrücken versucht, gibt es deshalb einen unassimilierbaren Rest (Freud, 1950c [1895], S. 457), einen Überschuss, der über die Sprache hinausgeht und als Differenz übrig bleibt, wenn man die Befriedigung der *Bedürfnisse* des Kindes von dem *Verlangen* des Kindes abzieht, das sich auf die uneingeschränkte Liebe der Mutter richtet (Lacan, 1975 [1958]). Die Differenz zwischen beiden erzeugt das *Begehren* als ein ständiges unbewusstes Verlangen nach dem Realen, das jenseits der symbolischen Ordnung liegt und die ersehnte Befriedigung verspricht. Das Begehren selbst bleibt dabei unbewusst. Es kann nicht gedacht, geschweige denn befriedigt werden. Als unbewusster Motor setzt es gleichzeitig die Bedeutungskette der Sprache in Gang und treibt sie weiter, auf der Suche nach etwas, das diese Befriedigung verspricht. Die damit verbundenen Vorstellungen können sexueller, romantischer, narzisstischer oder materieller Natur sein (Kirshner, 2005). Auch die Suche nach vollkommener körperlicher Schönheit (des eigenen Körpers oder des Körpers eines gesuchten Objekts) gehört in diesen Bereich.

Unbewusst verleihen wir den so erkorenen Objekten die einzigartige Bedeutung, die eigentlich dem Objekt zukommt, das die Ursache des Begehrens ist. Lacan (1975 [1960]) nennt es das *Objekt (klein) a* (den »kleinen anderen«), das das Begehren in Bewegung setzt. Die entscheidende Frage ist dann, ob das Streben nach Erfüllung sich innerhalb der symbolischen Ordnung abspielt oder aber unter Umgehung des Symbolischen unmittelbar auf die totale Befriedigung in der Verschmelzung mit dem Realen drängt. Das Streben nach dem Begehrten im Rahmen der symbolischen Ordnung erfolgt auf der Basis des Lustprinzips (Kirshner, 2005, S. 86). Im Gegensatz dazu spielt sich das Verlangen nach totaler Befriedigung in der Verschmelzung mit dem Realen in einem Bereich außerhalb der symbolischen Ordnung ab. Als »jouissance« (Lacan, 1986 [1975], S. 71ff.) steht es für ein Begehren, das unter Verleugnung seiner Unerfüllbarkeit unmittelbar auf die Wiedervereinigung mit dem Realen drängt. Ein solches Ziel liegt außerhalb der menschlichen Möglichkeiten und steht nach Freud (1920g) im Dienste des Todestriebs. Die Sorge um das Individuum als Subjekt steht hier nicht zur Debatte. Der phantasmatische Wunsch nach Ganzheit und Einheit kann hier vielmehr zu einem Agieren führen, in dem Schönheit und Destruktion nahtlos ineinander übergehen.

Denn absolute Schönheit kann als erkorenes Objekt zwar Ziel des Begehrens sein. Sie selbst steht in ihrer Vollkommenheit aber außerhalb des Begehrens. Man kann sich ihr nähern und sich in herausragenden ästhetischen Momenten vielleicht sogar mit ihr eins wähnen. Das Ideal selbst wird immer unerreichbar bleiben. Ideale Schönheit hat ihren Wert in sich selber; sie existiert »in selbstreferentieller Vollkommenheit« (Menninghaus, 2003, S. 39). Das vollendet Schöne, so Hegel (1970, S. 207f.), erscheint »sinnlich selig in sich, seiner sich freuend und genießend«; seine »heitere Ruhe« ist diejenige des »Sich selbst Genügens in der eigenen Beschlossenheit und Befriedigung«. In dieser Selbstgenügsamkeit verweist Schönheit gleichzeitig auf den basalen Mangel, der der Conditio humana anhaftet und aus der nicht überbrückbaren *Differenz zwischen dem Absoluten und dem Möglichen* besteht (Lacan, 1975 [1958], S. 127). Ästhetische Körperinszenierungen unter Einbeziehung schönheitschirurgischer Maßnahmen können dann auch als Versuch verstanden werden, auf diesem Wege die schmerzliche Kluft zwischen Bedürfnis und Verlangen, die das Begehren unterhält, zu schließen, und zwar mit dem eigenen Körper als Instrument. Einschrift von Schönheit, die bis unter die Haut geht, initiieren und begleiten.

Fantasieszenarien um die Herstellung von Schönheit mit dem Körper als Instrument

Dem Entschluss, sich einer kosmetischen Operation zu unterziehen, können viele Motive zugrunde liegen. Frauen ebenso wie zunehmend auch Männer streben nach einer Verschönerung ihres körperlichen Aussehens, um ihrem körperlichen Idealbild näher zu kommen, um die Spuren des Alters an ihrem Körper zu beseitigen, um einen körperlichen Makel zu beheben, der ihr Selbstbild beeinträchtigt, und – dies vor allem – um sich mit sich selbst identisch zu fühlen, in einem Körper, der diesem Selbstbild entspricht und den man deshalb auch gerne im Spiegel anschaut. Frauen, für die körperliche Schönheit einen besonders hohen Identitätswert hat, können heute – vielleicht zum ersten Mal in ihrer Geschichte – für sich selbst entscheiden, wie sie ihren Körper nach außen präsentieren wollen, und zwar als eigenständige Subjekte, also auch unabhängig vom Diktat der Massenmedien oder des viel gerühmten Patriarchats. Viele Frauen, mit denen ich gesprochen habe, sahen darin einen Zuwachs an Autonomie, ähnlich dem Zuwachs an Entscheidungsfreiheit durch die Erfindung der Pille vor mittlerweile mehr als einem halben Jahrhundert. Sie sind dem Diktat der Natur auch in Bezug auf ihr körperliches Aussehen nicht mehr hilflos ausgeliefert; ihr Körper ist formbar geworden, und ob und wie dies geschieht, liegt in ihrer eigenen Regie.

Was Frauen hier ganz offen sagen, lässt sich heute zunehmend auch auf Männer übertragen. So berichtet das *Manager Magazin Spezial* (Oktober 2005) von einer immer größeren Anzahl von Managern, die heute ihrem Aussehen durch eine Schönheitsoperation nachhelfen. Dabei geht es insbesondere um die Beseitigung von Alterserscheinungen. Ein führender Verkaufsmanager einer Computerfirma berichtet dazu, dass er in den Jahren nach den Schönheitsoperationen beruflich am erfolgreichsten war (ebd.), und man darf vermuten, dass sich dadurch auch seine sexuellen Chancen bei Frauen verbessert haben. Es gibt aus meiner Sicht keinen einsehbaren Grund, ihm diese Chance nicht zu gönnen, geschweige ihm dabei pathologische Motive zu unterstellen. Andererseits lässt sich aber auch nicht bezweifeln, dass die Inanspruchnahme schönheitschirurgischer Maßnahmen jenseits der hier bereits genannten Motive auch von unbewussten Beweggründen geleitet sein kann, die auf diesem Wege nicht erfüllt werden können und von daher leicht einen suchtartigen Charakter annehmen. Dazu gehören insbesondere Schönheitsoperationen, die im Dienste der narzisstischen Selbsterschaffung stehen oder in denen unbewusste psychische Konflikte auf die Körperebene verschoben und dann dort ausagiert werden. Oft sind die Übergänge zwischen den verschiedenen Fantasieszenarien auch fließend. Einige von ihnen möchte ich im Folgenden genauer darstellen.

Schönheitsoperationen als Form narzisstischer Selbsterschaffung

Schönheitsoperationen sind nicht nur ein Mittel zur Vervollkommnung der körperlichen Außendarstellung. Sie stimulieren auch die Allmachtsfantasie, der Mensch könne sich auf diesem Wege neu erschaffen, diesmal aber nach seinem eigenen Bild und Gleichnis.

Nicht umsonst galten Schönheitsoperationen aus moraltheologischer Perspektive deshalb lange Zeit hindurch als Eingriff in das Werk Gottes. In dem Maße, in dem der Mensch sich selbst mit seinem Schöpfer identifiziert, wächst ihm auch die Macht zu, seinen Körper nach seinem eigenen Wunsch zu formen. Der fantasierte Idealkörper wird dann zu einem erkorenen Objekt, das die Erfüllung des Begehrens verspricht, je mehr man sich ihm annähert. Körperinszenierungen, die mit (oft wiederholten) schönheitschirurgischen Eingriffen einhergehen, dienen dann nicht mehr nur der angemessenen Verschönerung der eigenen Erscheinung, sondern sind Stationen auf einem selbst gewählten, vom Todestrieb bestimmten Weg, dessen Ziel die Erfüllung im Realen ist. Körperliche Schönheit wird damit zu einem letzten Ziel, das ohne Erbarmen verfolgt wird, mitleidlos auch gegenüber dem eigenen Körper, dessen Schmerzen in Kauf genommen werden, weil sie der phantasmatische Preis sind, der für diese narzisstische Vollendung gezahlt werden muss, koste es, was es wolle. Keine Schönheitsoperation, welcher Art auch immer, wird diese Befriedigung aber dauerhaft erreichen. Das bedeutet, dass, wie bei jeder Sucht, der medizinische Eingriff früher oder später wiederholt werden muss, in der vergeblichen Hoffnung, dass dieser nunmehr der endgültig letzte sein werde. »Zehn Prozent der Klienten, die zu mir kommen, sind leider süchtig«, sagt dazu ein bekannter Pariser Schönheitschirurg. »Sie wollen immer noch etwas dazu – größere Wangenknochen, Brüste, Münder« (nach Taschen, 2005, S. 309). Dies kann auch nicht verwundern, denn auf dieser Ebene gibt es grundsätzlich keine Anerkennung von Grenzen.

Das Phantasma der Selbsterschaffung geht deshalb auch mit einer Verleugnung der Realität einher, der neben der Vorstellung des eigenen Gezeugtseins auch Alter und Tod zum Opfer fallen. Im omnipotenten Universum sind die Gesetze der Conditio humana außer Kraft gesetzt. Das bedeutet, dass der Körper nicht nur endlos formbar ist. Er ist auch dem Fortschritt der Zeit enthoben. Schönheitsoperationen, die der Milderung oder Beseitigung von Alterserscheinungen dienen, können das biologische Alter real zwar nicht zurückdrehen. In der omnipotenten Vorstellung tun sie dies aber, und wenn Zweifel daran aufkommen sollten, muss der Körper erneut so weit verändert werden, dass der äußere Augenschein sich diesem inneren Phantasma wieder angleicht. Dass auch Mediziner nicht vor dieser Allmachtsversuchung gefeit sind, zeigt das Buch von Wilmut et al. mit dem Titel *The Second Creation* (2000), in dem eine solche Omnipotenzfantasie ganz offen beschrieben wird. Schönheitschirurgen bezeichnen sich auf Nachfrage selbst oft als Künstler (Taschen, 2005). Künstler aber modellieren an ihrem Objekt. Dabei geht es um mehr als lediglich die Reparatur einer Beschädigung, wie dies in der Reproduktivmedizin der Fall ist. Im Zentrum steht vielmehr die Veränderung des Objekts in Richtung eines Idealzustandes, der vorher nicht gegeben war. Das neu geschaffene Objekt ist deshalb immer auch das Werk seines Schöpfers. »Das ist wie Zauberei, und manchmal fühle ich mich wie ein Zauberer«, sagt dazu ein von Karcher interviewter Schönheitschirurg aus Singapur (ebd., S. 250). Ich glaube, dass dieses Lebensgefühl notwendig ist, um einen so verantwortungsvollen Beruf wie den des Schönheitschirurgen auf Dauer mit Begeisterung zu praktizieren. Dass es darüber hinaus auch dazu verleiten kann (nicht muss), sich unbewusst mit den Allmachtsfantasien des Patienten zu verbünden und auch dann noch chirurgisch tätig zu werden, wenn es sich um eindeutig neurotische Wünsche des Patienten handelt, liegt nahe. Manche Äußerungen der von Karcher interviewten Schönheitschirurgen aus aller Welt (ebd., S. 179ff.) bestätigen diese Vermutung.

Schönheitsoperationen als Austragungsort innerer Konflikte

Oft dienen Körperveränderungen mithilfe schönheitschirurgischer Maßnahmen unbewusst der Lösung eines inneren Konflikts, der nicht mentalisiert werden kann und deshalb auf der Handlungsebene ausgetragen werden muss (Fonagy et al., 2004 [2002]). Segal (1988 [1957]) spricht im gleichen Zusammenhang von einer mangelnden Symbolisierungsfähigkeit, die zum Agieren der Konflikte auf der Ebene der symbolischen Gleichsetzung drängt. Das bedeutet, dass der Patient den Konflikt auf die Körperebene verlagert und dann nach einer physischen Veränderung strebt, wo es eigentlich um die Aufarbeitung eines psychischen Konfliktes geht. Das gilt für transsexuelle Patienten, deren Ziel es ist, mit einer operativ unterstützten Geschlechtsumwandlung sich den Körper zu verschaffen, der ihrem inneren Empfinden entspricht. Dies gilt für junge Frauen, die der Überzeugung sind, mit der operativen Angleichung ihres Aussehens an ein verehrtes Idol das eigene Identitätsproblem aus der Welt zu schaffen, und mit diesem Wunsch einen Schönheitschirurgen aufsuchen. In beiden Fällen ist der Preis eine Veränderung des eigenen Körpers, der nicht mehr rückgängig gemacht werden kann.

Ich erinnere mich in diesem Zusammenhang an einen etwa 30-jährigen Patienten, von Beruf Rechtsanwalt, der vom Kieferchirurgen zur psychotherapeutischen Beratung in die psychiatrische Klinik geschickt wurde, an der ich damals tätig war, weil er die feste Überzeugung hatte, mit einer operativen Korrektur des aus seiner Sicht zu markant ausgebildeten Kieferknochens in seiner Umgebung nicht mehr so aggressiv anzuecken, wie dies bisher der Fall war. Ich selbst konnte an dem Gesicht des Patienten nichts Auffälliges entdecken und versuchte, ihm diesen Eindruck auch mitzuteilen, wenn auch ohne Ergebnis. Der Patient blieb bis zum Schluss davon überzeugt, dass es nur seine Kieferknochen waren und nicht etwa seine aggressiven Gefühle, die zu den Schwierigkeiten mit seiner Umgebung führten. Ich konnte damals nichts anderes tun, als sowohl dem Patienten als auch dem Kieferchirurgen meine erheblichen Zweifel an diesem Entschluss mitzuteilen. Später hörte ich zufällig, dass der Patient einen Arzt gefunden hatte, der ihn auf seinen Wunsch hin trotzdem operierte. Wie es ihm danach ging, habe ich leider nicht erfahren können. Ich vermute aber sehr, dass die psychischen Probleme des Patienten damit nicht aus der Welt waren.

Schönheitsoperationen, die sich eines solchen Fehlverständnisses psychischer Konflikte verdanken, können einen suchtartigen Charakter annehmen und dann nach immer neuen Wiederholungen drängen. Oft geht es dabei gleichzeitig um eine Form von Viktimisierung, in der ein Teil des Körpers zum Opfer gebracht wird, um auf diese Weise das Phantasma einer idealen Welt, in der es nur Schönheit und Unschuld gibt, am Leben zu erhalten. Manchmal verbirgt sich hinter dem damit verbundenen autodestruktiven Verhalten unbewusst auch der Wunsch nach Wiederholung einer sadomasochistischen Beziehung, bei der der Patient nun aber Täter und Opfer in einer Person ist (Willenberg, 1989, S. 167):

> »Ein Mensch, der zum Opfer gemacht worden ist, bevor er zu irgendeiner aktiven Gestaltung seines Lebensumfelds in der Lage war und dem seine Identifizierung mit den Tätern ein unerträgliches Schuldgefühl eingibt, kann sich selbst darin bestätigen, wirklich schuldig zu sein, indem er absichtlich eine Situation aufsucht, in der ihm geschadet wird. Er ist dann der Täter, dem er sich selber zum Opfer bringt. Zugleich wird durch das Ausmaß des Leidens jede Schuld getilgt.«

Hier dient der chirurgische Eingriff zwar offiziell der Verschönerung der körperlichen Erscheinung. Unbewusst wird damit aber die Erreichung einer inneren Balance gesucht, die nicht mehr durch quälende Schuldgefühle beeinträchtigt ist. Und genauso unbewusst wird dann auch der Schönheitschirurg in diese Inszenierung mit einbezogen.

Schönheitsoperationen als ödipale Inszenierung

Schönheitsoperationen können auch Teil einer ödipalen Inszenierung sein. In der ödipalen Situation ist Schönheit vor allem ein Vergleichsmaßstab, mit dem die Tochter in der Fantasie mit der Mutter um den Vater konkurriert.

Wie schön eine Frau ist, hängt vor allem von dem Vergleich mit der Schönheit anderer Frauen ab. Körperliche Schönheit wird damit zu einem zentralen Gegenstand weiblicher Konkurrenz. »Wer ist die Schönste im ganzen Land?« ist nicht nur eine Frage an den Spiegel, wie sie uns im Märchen von Schneewittchen überliefert wird. Sie kommt auch in der ödipalen Fantasie der Tochter zum Tragen, die davon handelt, die Mutter von der Seite des Vaters zu vertreiben und an ihre Stelle zu treten. »Wenn ich groß bin, heirate ich Vati, aber die Mutter kann auch bei uns wohnen bleiben«, könnte eine solche Fantasie in etwa lauten. Unbewusst bewegt sich die Tochter dabei ganz nach dem Muster der Partnerwahl, wie es auch von der Evolutionspsychologie beschrieben wird. Das heißt, sie begehrt den Vater vor allem, weil er größer, stärker und mächtiger erscheint als die Mutter und damit all das verkörpert, was in der Evolutionspsychologie unter den Begriff »männliche Ressourcen« fällt. Sie wünscht sich darüber hinaus innig, dass der Vater sie schön findet und sie auch als kleine Frau bewundert. Gleichzeitig erlebt sie aber auch schmerzlich, dass sie die ödipale Konkurrenz mit der Mutter niemals gewinnen kann, eben weil sie noch ein Kind ist, und sie ihre Hoffnungen deshalb auf eine Zeit verschieben muss, in der sie erwachsen sein und Brüste wie die Mutter haben wird und andere Männer sie aus diesem Grunde so begehren, wie der Vater jetzt die Mutter begehrt.

Meine Vermutung ist, dass die steigende Zahl von Operationen zur Brustvergrößerung in Verbindung mit der Unzufriedenheit über die eigene Weiblichkeit (siehe dazu Shipley et al., 1977) sehr oft von der ödipalen Fantasie getragen ist, sich mithilfe dieser Operation doch noch die großen Brüste zu verschaffen, um die die Tochter die Mutter schon als Kind beneidet hat, und auf diesem Wege »wirklich« zur Frau zu werden. Große Brüste signalisieren darüber hinaus eine sexuelle Potenz, mit der das fantasierte Sexualverbot der Mutter außer Kraft gesetzt werden kann, so als würde die Tochter zu ihr sagen: »Ich habe mehr als du (zu bieten); du kannst mir nicht mehr im Wege stehen!« Den Besitz der großen Brüste verdankt die Tochter dabei einem in der Regel männlichen Chirurgen, der für sie dabei unbewusst mit großer Wahrscheinlichkeit eine Vaterfigur verkörpert, von der sie das geschenkt bekommt, was ihr die Mutter scheinbar vorenthalten hat, nur dass es hier nicht – wie von Freud angenommen – der väterliche Penis ist, sondern stattdessen wunderbar große Brüste, größer, als die Mutter sie hat, mit denen sie nun selbst zu einer vollkommenen Frau und potenziellen Mutter wird. Die inzestuöse Tönung einer solchen Arzt-Patient-Beziehung lässt sich kaum übersehen. Die Psychoanalyse hat sich mit dieser ödipalen Bedeutung der weiblichen Brust bis jetzt nur wenig befasst (eine Ausnahme ist Früh, 2003). Hier scheint mir noch eine erhebliche Forschungsarbeit von Nöten.[2]

Schönheitsoperationen in homosexuellen Männerbeziehungen

In homosexuellen Männerbeziehungen hat körperliche Schönheit noch darüber hinaus noch eine ganz spezifische Bedeutung (Townsend, 1998, S. 119). Anthropologische Untersuchungen haben gezeigt, dass Männer seit jeher weit mehr Wert auf die Pflege ihrer äußeren Erscheinung legten

2 Wie sehr Neid und Eifersucht gerade unter Frauen die Rede über schönheitschirurgische Eingriffe überschatten können, zeigte sich mir neulich beim Blättern in der Zeitschrift *In Touch*, die ganz dem Klatsch über (vor allem weibliche) Stars gewidmet ist. In Heft Nr. 5 vom 26. Januar 2006 wird dort ein nicht mit Namen genannter Schönheitschirurg befragt, was bei den im Heft abgebildeten Stars auf eine stattgefundene Schönheitsoperation hindeute und ob diese gelungen sei oder nicht. Der Schönheitschirurg äußert sich daraufhin fachlich über jeden Star wie über einen Patienten. In dem Begleitartikel wird informiert, ob die Schönheitsoperation »auch sonst geklappt« hat, ob als Folge davon also ein neuer Mann auftauchte, ein Partner festgehalten werden konnte oder nicht usw. Dabei kommt auch ein Psychologe mit dem schönen Namen Speck (56) zu Worte, der die Ansicht vertritt, dass Schönheitsoperationen grundsätzlich ein Zeichen für Minderwertigkeitskomplexe seien. Eine erfolgreichere Kastration der abgebildeten, scheinbar so schönen und erfolgreichen Stars lässt sich kaum denken. Zu Hilfe genommen wird dabei ein Schönheitschirurg, der die nötigen Fachkenntnisse besitzt und sich für diese Aufgabe bereiterklärt hat. Auf der latenten Ebene handelt es sich dabei aus meiner Sicht um ein Enactment, in der ein als Vaterfigur auftretender Arzt dazu gebracht wird, vor den weiblichen Lesern die scheinbare Schönheit der Superstars als Täuschung zu entlarven und sie auf diese Weise von ihrem Podest zu holen, auf dem sie bis dahin sicher gestanden sind (»Nur ihre faltigen Knie verraten ihr wahres Alter«, verrät uns das Blatt mit einem auf das Knie des Stars gerichteten Pfeil). Hier haben Arzt und Leserinnen (in der Fantasie: Vater und Tochter) einen heimlichen Bund geschlossen, gegen die schönen Stars, die hier auch für die ödipale Mutter stehen, um diese der Beschämung zu überantworten.

als allgemein zugegeben (Menninghaus, 2003, S. 267). Aber erst in den letzten 20 Jahren habe der Kult des attraktiven männlichen Aussehens seine ideologische Verleugnung zu durchbrechen vermocht. Die Obsession für schöne Jünglinge im antiken Griechenland habe noch nie eine so massive Renaissance erfahren wie heute. »Adonis hat zu Aphrodite aufgeschlossen« (ebd.). *Ein* Grund, warum Männer den Wunsch nach körperlicher Schönheit bis heute eher verleugnet haben, könnte aber auch darin liegen, dass der männliche Wunsch nach Schönheit schon immer als Zeichen von Homosexualität gegolten hat.

Für Homosexuelle sind Jugend und Schönheit die wichtigsten Faktoren männlicher Attraktivität (Bell & Weinberg, 1978; Blumstein & Schwarz, 1983; Bailey et al., 1994). »Ältere Männer müssen oft bezahlen, wenn sie mit jüngeren, körperlich attraktiveren Männern Sex haben wollen, weil sie auf andere Weise den Mann, den sie begehren, nicht zu sich heranziehen können« (Townsend, 1998, S. 119; Übers. C. R.-D.). Die Kriterien der Partnerwahl kehren sich hier im Vergleich zur Heterosexualität also praktisch um. Townsend wertet dies als einen weiteren Beweis für das Fortbestehen evolutionsgeschichtlich tradierter Strukturen, hier lediglich in geschlechtlicher Umkehrung. Homosexuelle Männer, die sich nicht zuletzt aus Altersgründen einer Schönheitsoperation unterziehen, tun dies danach aus den gleichen Motiven, die auch für heterosexuelle Frauen gelten: Sie wollen ihre Attraktivität – hier für das gleiche Geschlecht – bewahren und ihren eigenen Alterungsprozess aus diesem Grunde so lange wie möglich hinausschieben. Denn Schönheit und Jugend ist hier gleichbedeutend mit Begehrtwerden; wer alt und hässlich ist, wird verlassen und bleibt allein zurück. Ein befreundeter Arzt, der an einer bekannten Universitätsklinik einen Kurs über die schönheitschirurgische Verwendung von Botulinumtoxin absolviert hatte, erzählte mir, dass die Modellpatienten dort neben wenigen Frauen vor allem homosexuelle Männer waren. Körperliche Schönheit ist für Homosexuelle offenbar ganz ähnlich wie für Frauen die Voraussetzung, von anderen Männern begehrt zu werden, während männliche Ressourcen wie Kraft und Durchsetzungsvermögen, die in heterosexuellen Beziehungen eine wichtige Rolle spielen, hier in den Hintergrund treten. Jede Schönheitsoperation, die das Schwinden körperlicher Schönheit ein Stück weit hinausschiebt, wirkt in diesem Kontext deshalb gleichzeitig wie eine Versicherung, auch weiterhin begehrenswert zu sein und auf diese Weise am Leben teil zu haben.

Schönheitsoperationen als Medium der Verwandlung

Grundsätzlich ist aber wohl jeder schönheitschirurgische Eingriff unbewusst von Fantasien und Hoffnungen begleitet, die mit der Perfektion des eigenen Körpers, der Vorstellung ewiger Jugend, unbegrenzter Verführungsmacht, bedingungslosem Geliebtwerden und narzisstischer Einzigartigkeit zu tun haben. Eine gelungene Schönheitsoperation wird unbewusst deshalb oft auch als eine Verwandlung erlebt, wie sie Bollas (1997 [1987], S. 25ff.) als Wiederkehr des »ungedachten Bekannten« beschrieben und in einer Zeit angesiedelt hat, in der der Säugling die Mutter als jemanden erlebte, dessen Anwesenheit die Welt verwandelte. Die Erinnerung an die Angst und die Schmerzen, wie sie mit jeder Operation verbunden sind, erscheinen dann wie weggewischt. Die Patientinnen und Patienten schildern stattdessen, dass sie sich wie neugeboren fühlen, so als hätte die Welt sich verwandelt. Bekannte Schönheitschirurgen aus verschiedenen Ländern, die nach der Reaktion ihrer Patienten auf den Eingriff gefragt wurden, berichten dazu:

> »Die meisten sind unheimlich glücklich und begeistert« (Taschen, 2005, S. 224).
>
> »Ich höre häufig Patienten überglücklich sagen: ›Sie haben mein Leben verändert!‹ Dieser Satz ist die schönste Belohnung für meine Arbeit« (ebd., S. 201).
>
> »Wenn die Patienten mit dem Ergebnis zufrieden sind, haben sie ein Leuchten in den Augen, einen sanfteren Blick und einen entspannteren Ausdruck als vor der Operation [...]. Dieses Phänomen berührt mich am meisten« (ebd., S. 207).

Diese wenigen Äußerungen deuten darauf hin, dass ein schönheitschirurgischer Eingriff, gleich, ob es sich um ein faltenfreies Gesicht, einen verschlankten Körper oder eine veränderte Nase handelt, auf einer tieferen Ebene etwas bewirkt, was über seine sichtbare Wirkung hinausgeht. Er enthält nicht nur ein Erlösungsversprechen, sondern vermittelt zumindest für kurze Zeit das beglückte Gefühl, dass diese Erlösung stattgefunden hat. Der Titel des Referates von Matthias Kettner »›Und erlöse uns von allen Übeln‹ – Schöne Körper, schönes Altern, schönes Sterben« auf dem Plenum über »Assistierte Körperinszenierungen« der Jahrestagung 2005 der Akademie für Ethik in der Medizin bringt dieses Erlösungsgefühl auf den Punkt. Eine erfolgreiche Schönheitsoperation kann den Eindruck vermitteln, als seien einem Schönheit und Jugend wieder geschenkt worden und als würden Alter und Sterben unter diesem Eindruck ihren Schrecken verlieren. Für einen Augenblick lang ist dabei die Zeitdimension außer Kraft gesetzt. Man kann dies durchaus mit einer Erlösungserfahrung vergleichen. Was dabei reinszeniert wird, ist ein ästhetischer Moment, der seine Wurzeln nicht im begrifflichen Denken hat (Bollas, 1997 [1987], S. 43), sondern in einer Verwandlungserfahrung aus einer Zeit, in der Worte noch keine Rolle spielten, die der Verschmelzung mit Schönheit nahekommt. Und obwohl wir alle um die Vergänglichkeit von Schönheit wissen, hören wir nicht auf, nach solchen Erfahrungen zu suchen.

Schönheit und Vergänglichkeit

In der Natur gibt es nur Werden und Vergehen, und der Mensch ist dem unterworfen wie jedes andere Lebewesen. Dies gilt auch für die körperliche Schönheit. Nichts zeigt dies besser als die kurze Notiz von Freud (1916a [1915]) über die »Vergänglichkeit«, die er nach einem gemeinsamen Spaziergang mit Rilke niederschrieb. Rilke bewunderte während dieses Spaziergangs die Schönheit der Natur, aber ohne sich daran zu erfreuen. Ihn störte der Gedanke, dass all diese Schönheit dem Vergehen geweiht war, dass sie im Winter dahingeschwunden sein werde, so wie dies auch für die menschliche Schönheit und alles Schöne und Edle, was Menschen geschaffen haben, gelte. All das, was er sonst geliebt und bewundert hätte, schien ihm entwertet durch das Schicksal der Vergänglichkeit, zu dem es bestimmt war (ebd., S. 358). Freud bringt diese Entwertung mit der seelischen Auflehnung gegen die Trauer in Verbindung, die dem Dichter den Genuss des Schönen verleide, und widerspricht dieser Reaktion (ebd., S. 359). Die Versenkung in die Hinfälligkeit alles Schönen und Vollkommenen könne zwar zur Auflehnung gegen diese Realität führen, so als ob der Mensch sagen würde:

> »Nein, es ist unmöglich, dass all diese Herrlichkeiten der Natur und der Kunst, unserer Empfindungswelt und der Welt draußen, wirklich ins Nichts zergehen sollten. Es wäre zu unsinnig und zu frevelhaft, daran zu glauben. Sie müssen in irgendeiner Weise fortbestehen können, allen zerstörenden Einflüssen entrückt« (ebd., S. 358).

Aber eine solche Ewigkeitsanforderung entspringe nur unserem Wunschdenken und habe von daher in der Realität keinen Bestand. Die Schönheit werde durch ihre Vergänglichkeit keinesfalls entwertet, sondern im Gegenteil: »Der Vergänglichkeitswert ist ein Seltenheitswert in der Zeit« (ebd.). Und: »Wenn es eine Blume gibt, die nur eine einzige Nacht blüht, so erscheint uns ihre Blüte darum nicht minder prächtig« (ebd.).

Was aber ist, wenn diese Blume welkt? Greta Garbo, die für viele als der Inbegriff von Schönheit gilt, hat sich ab einem bestimmten Alter geweigert, das Haus zu verlassen. Sie wollte ihren Bewunderern so im Gedächtnis bleiben, wie sie war – eine wunderschöne Frau, die nicht vergeht. Schönheitsoperationen, die dazu dienen, die Zeichen des Alters aufzuhalten – »das wahrnehmbare Alter vom kalendarischen entkoppeln«, heißt das im Jargon der Schönheitschirurgie (*Manager Magazin Spezial*, 2005, S. 90) –, können den Tod nicht ferner rücken. Sie können aber leichter vergessen machen, wie nahe der Tod schon ist. Damit verbunden ist die unbewusste Fantasie von einer unvergänglichen Schönheit in einem narzisstischen Raum, in dem die Zeit stillsteht und Ende und Anfang ineinander übergehen. Die Trauer um den unweigerlichen Verlust der körperlichen Schönheit, die das Alter dem Menschen abverlangt, kann mithilfe der Schönheitschirurgie auf diese Weise vielleicht ein Stück weit hinausgeschoben werden. Umgangen werden kann sie damit nicht.

Und doch lebt vermutlich in jedem von uns eine Idee von unvergänglicher Schönheit, die sich sogar noch in den Grabsteinen ausdrückt, die uns an unsere Toten erinnern. Isolde Ohlbaum (1996) hat in einem Band mit dem Titel *Denn alle Lust will Ewigkeit* Bilder von erotischen Skulpturen auf europäischen Friedhöfen zusammengestellt, die das Gedenken an die Toten aufrechterhalten sollen. Die meisten davon sind Engel, die sich über die Gräber neigen, voll von Trauer, aber auch voller Schönheit.

Literatur

Alvarez, L. & Jaffe, K. (2004). Narcissism guides mate selection: Humans mate assortatively, as revealed by facial resemblance, following an algorithm of self seeking like. *Evolutionary Psychology, 2*, 177–194.

Badcock, C.R. (1999 [1994]). *PsychoDarwinism. Die Synthese von Darwin und Freud*. München, Wien: Hanser.

Bailey, J.M., Gaulin, S., Agyei, Y. & Gladue, B.A. (1994). Effects of gender and sexual orientation on evolutionary relevant aspects of human mating psychology. *Journal of Personality and Social Psychology, 66*, 1081–1093.

Baugh, S.G. & Perry, L.E. (1991). The relationship between physical attractiveness and grade point average among college women. *Journal of Social Behavior and Personality, 6*, 219–228.

Bell, A.P. & Weinberg M.S. (1978). *Homosexualities*. New York: Simon & Schuster.

Blumstein, P. & Schwartz P. (1983). *American Couples*. New York: Morrow.

Bollas, C. (1978). The aesthetic moment and the search for transformation. *Ann. Psychoanal., 6*, 385–394.

Bollas, C. (1997 [1987]). *Der Schatten des Objekts. Das ungedachte Bekannte: Zur Psychoanalyse der frühen Entwicklung*. Stuttgart: Klett Cotta.

Buss, D.M. (1989). Sex differences in human mate preferences – evolutionary hypotheses tested in 37 cultures. *Behavioral and Brain Science, 14*, 519.

Buss, D.M. & Schmitt, D.P. (1993). Sexual strategies theory – an evolutionary perspective on human mating. *Psychological Rev., 100*, 204–232.

Chasseguet-Smirgel, J. (1986 [1984]). *Anatomie der menschlichen Perversion*. Stuttgart: DVA.

Collins, M. & Zebrowitz, L. (1995). The contribution of appearance to occupational outcomes on civilian and military settings. *Journal of Comparative Psychology, 25*, 129–163.

Dion, K.K., Berscheid, E. & Walster, E. (1972). What is beautiful is good. *Journal of Personality and Social Psychology, 24*, 285–322.

Ebner, B., Gathmann, S. & Wiedermann, A. (2002). Schönheit und der Haloeffekt. In A. Hergovich (Hrsg.), *Psychologie der Schönheit: Physische Attraktivität aus wissenschaftlicher Perspektive* (S. 187–204). Wien: WUV.

Fink, B. & Penton-Voak, I. (2002). Evolutionary psychology of facial attractiveness. *Current Directions in Psychological Science, 11*, 154–158.

Fonagy, P., Gergely, G., Jurist, L. & Target, M. (2004 [2002]). *Affektregulierung, Mentalisierung und die Entwicklung des Selbst*. Stuttgart: Klett-Cotta.

Freud, S. (1905d). *Drei Abhandlungen zur Sexualtheorie. GW V*, 27, 33–145.

Freud, S. (1910h). Über einen besonderen Typus der Objektwahl beim Manne. Beiträge zur Psychologie des Liebeslebens I. *GW VIII*, 66–77.

Freud, S. (1914c). Zur Einführung des Narzissmus. *GW X*, 137–170.

Freud, S. (1916a [1915]). Vergänglichkeit. *GW X*, 358–361.

Freud, S. (1919h). Das Unheimliche. *GW XII*, 229–268.

Freud, S. (1920g). *Jenseits des Lustprinzips. GW XIII*, 1–69.

Freud, S. (1930a). *Das Unbehagen in der Kultur. GW XIV*, 419–505.

Freud, S. (1950c [1895]). Entwurf einer Psychologie. *GW Nachtragsband*, 387–477.

Früh, F. (2003). Die sexuelle Brust. Ein Beitrag zu einem psychoanalytischen Verständnis der weiblichen Sexualität. *Psyche – Z. Psychoanal., 57*, 385–402.

Grammer K., Fink B., Möller A.P. & Thornhill, R. (2003). Darwinian aesthetics: sexual selection and the biology of beauty. *Biol. Rev., 78*, 385–407.

Hagman, G. (2002). The Sense of Beauty. *Int. J. Psychoanal., 83*, 661–674.

Hegel, G.W.F. (1970). Vorlesungen über die Ästhetik. In ders., *Theorie. Werkausgabe, Bd. 13–15*. Frankfurt/M.: Suhrkamp.

Hergovich, A. (2002). *Psychologie der Schönheit: Physische Attraktivität aus wissenschaftlicher Perspektive*. Wien: WUV.

Kant, I. (1974 [1790]). Kritik der ästhetischen Urteilskraft. In ders., *Kritik der Urteilskraft, Bd. 10* (S. 113–301). Frankfurt/M.: Suhrkamp.

Kenrick, D.T. & Guitierres, S.E. (1980). Contrast effects and judgements of physical attractiveness: when beauty becomes a social problem. *Journal of Personality and Social Psychology, 38*, 131–140.

Kenrick, D.T., Guitierres, S.E. & Goldberg, L. (1989). Influence of erotica on ratings of strangers and mates. *Journal of Experimental Social Psychology, 25*, 159–167.

Kettner, M. (2005a). Medizin als Magd der Kulturindustrie. *SZ* vom 09.02.2005, »Außenansichten«.

Kettner, M. (2005b). »Und erlöse uns von allen Übeln« – Schöne Körper, schönes Altern, schönes Sterben. Vortrag auf der Jahrestagung 2005 der Akademie für Ethik in der Medizin in Witten (unv.).

Kirshner, L.A. (2005). Rethinking Desire: The objet petit a in Lacanian theory. *JAPA, 53*, 84–102.

Kortmann, Christian (2005). »Das hat keinen Zweck. Warum der Schönheitswahn im Fernsehen hässlich macht«. *FAZ* Nr. 164 vom 18.07.2005.

Lacan, J. (1975 [1958]). Die Bedeutung des Phallus. In ders., *Schriften II* (S. 119–132). Olten: Walter-Verlag.

Lacan, J. (1975 [1960]). Subversion des Subjekts und Dialektik des Begehrens im Freud'schen Unbewussten. In ders., *Schriften II* (S. 165–204). Olten: Walter-Verlag.

Lacan, J. (1986 [1975]). *Encore. Das Seminar. Buch XX (1972–73)*. Weinheim: Quadriga.

Manager Magazin Spezial, Oktober 2005, S. 88–91

Mang, Werner im Gespräch mit Ferrari-Fan: »Ich bin sehr uneitel«. *Frankfurter Rundschau* vom 23.07.2005.

Menninghaus, W. (2003). *Das Versprechen der Schönheit*. Frankfurt/M.: Suhrkamp.

Ohlbaum, I. (1996). *Denn alle Lust will Ewigkeit. Erotische Skulpturen auf europäischen Friedhöfen*. München: Knesebeck.

Patzer, G.L. (1985). *The physical attractiveness phenomena*. New York: Plenum.

Penton-Voak, I. & Perret, D.I. (2000). Consistency and individual differences in facial attractiveness judgements: An evolutionary perspective. *Social Research, 67*, 219–245.

Rank, O. (2000 [1932]). *Kunst und Künstler. Studien zur Genese und Entwicklung des Schaffensdranges*. Gießen: Psychosozial-Verlag.

Rohde, P. (2006). *Promiscuity, attractiveness, fondness for children, and the postponement of parenthood: An evolutionary (mal)functional analysis*. Kassel: UP

Sachs, H. (1942). *The Creative Unconscious*. Cambridge/MA: Sci-Art Pub.

Segal, H. (1952). A psychoanalytic contribution to aesthetics. *Int. J. Psychoanal., 33*, 196–207.

Segal, H. (1988 [1957]). Bemerkungen zur Symbolbildung. In B.E. Spillius (Hrsg.), *Melanie Klein heute. Entwicklungen in Theorie und Praxis, Bd. 1* (S. 202–224). Stuttgart: Verlag Int. Psychoanalyse.

Shipley, R.H., O'Donnell, J.M. & Bader, K.F. (1977). Personality characteristics of women seeking breast augmentation. Comparison to small-busted and average-busted controlls. *Plastic and Reconstructive Surgery, 60*, 369–376.

Slavin, M.O. & Kriegman, D. (1992). *The Adaptive Design of the Human Psyche. Psychoanalysis, Evolutionary Biology, and the Therapeutic Process*. New York, London: The Guilford Press.

Slater, A. M., von der Schulenburg, C., Brown E., Bradenoch, M., Butterworth, G., Parsons, S. & Samuals, C. (1998). Newborn infants prefer attractive faces. *Infant Behavior and Development, 21*, 345–354.

Taschen, A. (Hrsg.). (2005). *Schönheitschirurgie*. Köln u. a.: Taschen.
Townsend, J. (1998). *What Women want – What Men Want. Why The Sexes Still See Love Commitment So Differently*. Oxford, New York: UP.
Willenberg, H. (1989). »Corriger le malheur«. Die Schädigung des Körpers durch Unfallneigung und selbstinduzierte chirurgische Viktimisierungen. In M. Hirsch (Hrsg.), *Der eigene Körper als Objekt. Zur Psychodynamik selbstdestruktiven Körperreagierens* (S. 155–169). Berlin: Springer.
Wilmut, J., Campbell, K. & Colin, T. (2000). *The Second Creation. The Age of Biological Control by the Scientists Who Cloned Dolly*. London: Headline Book Pub.
Wolf, N. (1992). *The Beauty Myth: How Images of Beauty are Used against Women*. New York: Random House.

Gedanken zu Jean Cocteaus *La Belle et la Bête* (1946)

Eine Rezension von Andreas Hamburgers *Frauen- und Männerbilder im Kino* (2015) und eine Ergänzung dazu aus weiblicher Sicht[1]

Jean Cocteaus[2] Märchenverfilmung *La Belle et la Bête* ist ein französischer Kultfilm der 1950er Jahre und als solcher in die Filmgeschichte eingegangen. 1946, im Jahr seiner Ersterscheinung, war der Zweite Weltkrieg gerade zu Ende gegangen und hatte in ganz Europa eine Zerstörung unvorstellbaren Ausmaßes hinterlassen, die auch das traditionelle männliche Heldenideal mit in den Abgrund riss. Auch die Männer- und Frauenbilder des Films spiegeln bereits etwas von diesem Umbruch wider. Seither hat sich die damals noch patriarchalisch gestaltete Geschlechterordnung in einer Schnelligkeit in Richtung normativer Geschlechtergleichheit bewegt, wie es damals vermutlich noch niemand für möglich gehalten hätte. Wenn Andreas Hamburger in dem von ihm herausgegebenen Sammelband den Versuch unternimmt, die Frauen- und Männerbilder in *La Belle et la Bête* nach nunmehr 70 Jahren erneut einer psychoanalytischen Betrachtung zu unterziehen, begibt er sich auf ein interessantes, aber auch schwer überschaubares Terrain. Denn in der heutigen psychoanalytischen Filmanalyse geht es nicht mehr um einen gelungenen historischen Rückblick, sondern um die Rezeption des Films durch die Zuschauer im Hier und Jetzt, das heißt 70 Jahre nach der Ersterscheinung des Films in einem ganz anderen psychosozialen Kontext. Hinzu kommt, dass Cocteau selbst den Film schon im Vorspann als *Märchenfilm* ankündigt und seine Zuschauerinnen und Zuschauer bittet, ihm deshalb auch in diesen Film »jenes Stück Einfalt zu gewähren«, mit dem auch Kinder die Märchen glauben, die man ihnen erzählt und mit dem unerschöpflichen *Es war einmal* beginnen (Cocteau, 1946, S. 75;

1 Bislang unveröffentlichtes Manuskript.

2 Jean Cocteau (1889–1963) war ein berühmter französischer Surrealist, Dichter, Filmemacher und Maler, von dem das Drehbuch des Filmes stammt und der darin auch die Regie führte.

zit. n. Hamburger, 2015b, S. 30). Im Gegensatz zu realen Filmfiguren, die in ihrer Erscheinung und ihrem filmischen Auftritt auch die Geschichtsepoche widerspiegeln, in der der Film spielt, bleiben Märchenfiguren in ihrem Kern davon unberührt, weil sie von archetypischer Struktur und von daher auch zeitlos sind und die wir in der einen oder anderen Form alle in uns tragen, auch wenn unser erwachsener Verstand dem klar widerspricht. Und schließlich sollten wir nicht vergessen, dass Filminterpretationen, wie allgemeingültig und universell sie sich auch präsentieren, *immer* auch eine geschlechtsspezifische Färbung haben, unabhängig davon, ob der jeweilige Verfasser oder die jeweilige Verfasserin dies für sich mitreflektiert oder nicht. Umso spannender erweisen sich vor diesem Hintergrund auch die psychoanalytischen Interpretationen des Films, die hier sowohl von männlichen als auch von weiblichen Autoren stammen. Entsprechend vielfältig sind auch die Filminterpretationen, die sich daraus ergeben.

Der Band beginnt mit einer Einführung *Hamburgers* (2015a, S. 7–16), in der er als Erstes über die tief greifenden Veränderungen spricht, die die psychoanalytische Filmrezeption seit den 1980er Jahren durch den Einfluss der Frauenbewegung erfahren hat. Die erste feministische Filmtheoretikerin Laura Mulvey (1975) vertrat damals die These, dass Frauen im Film sich grundsätzlich einem *männlichen Blick* verdanken, der sie gleichzeitig auch zu Objekten männlicher Begierde macht. Wenig später führten Bergstrom & Doane (1989) die Konstruktion eines *female spectators* ein, der seine voyeuristische Lust aus der Betrachtung des Begehrens zieht, das Männer im Film auf den weiblichen Körper richten. Heute dominiert demgegenüber der Blick auf die *geschlechtsübergreifende* Rezeption des Films durch den Zuschauer, die von einer Vielzahl von Faktoren abhängig ist, unter denen das Geschlecht nur mehr eines unter vielen ist.

Nach einer weiteren Einführung in die psychoanalytische Filmtheorie durch *Wolfgang Mertens* (2015, S. 17–45) erfahren wir von Hamburger etwas über die literatur- und kunsthistorischen Vorläufer des Märchens, das schließlich in der Fassung von Le Prince de Beaumont (1806 [1756]) auch die Grundlage für Cocteaus Drehbuch lieferte. Le Prince de Beaumont konzentriert sich dabei ähnlich wie auch schon frühere literarische Vorlagen vor allem auf die Probleme des *weiblichen* Erwachsenwerdens für vermutlich vorwiegend weibliche Leser. In Cocteaus Film *La Belle et la Bête* (1946) geht es demgegenüber nach Hamburger erstmals um eine veränderte Sichtweise der *männlichen Identität*, die nach der kriegsbedingten Erschütterung des männlichen Heldenstereotyps nach neuen Formen suchte und im Film *vor allem in der Darstellung männlicher Verletzbarkeit ihren Ausdruck fand.* In der von Hamburger sehr ausführlich beschriebenen Filmhandlung, auf die sich auch die anderen Autoren und Autorinnen des Bandes in ihren Interpretationen stützen, spielen dabei vor allem diejenigen Szenen eine Rolle, in denen Cocteau in seinem Drehbuch von dem Le Prince de Beaumont'schen Vorbild abweicht und die ich hier deshalb ebenfalls relativ ausführlich wiedergeben werde.

Die Filmhandlung

Belle (Josette Day) lebt mit ihrem verarmten Vater, ihrem Bruder und ihren beiden älteren Schwestern in einem Bauernhaus auf dem Land. Bevor der Vater in die Stadt fährt, um dort Geld aufzutreiben, fragt er seine Töchter, was er ihnen mitbringen solle. Anders als ihre Schwestern, die kostbaren Tand von ihm wollen, wünscht sich Belle, die ihren Vater sehr liebt, von ihm eine Rose. Mit der Begründung, sich um ihren Vater kümmern zu müssen, hatte sie auch bereits in der Eingangsszene das Werben ihres Verehrers Avenant (Jean Marais) zurückgewiesen. Auf seinem nächtlichen Rückritt nach einem vergeblichen Besuch in der Stadt verirrt der Vater sich im Wald und kommt schließlich zu einem magischen Schloss, das sich ihm wie von Zauberhand öffnet und ihm, wie von unsichtbaren Händen gesteuert, auch ein Nachtmahl serviert.

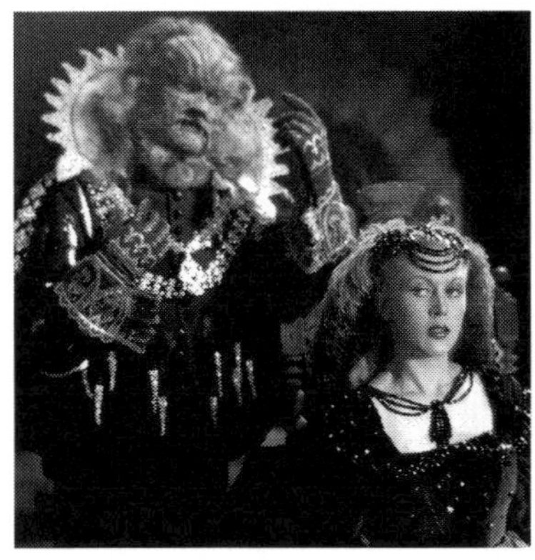

Abb. 4: Jean Marais und Josette Day in La Belle et la Bête (1946) © Alamy Stock Foto

Als er am nächsten Morgen im Schlosspark die von seiner Tochter gewünschte Rose brechen möchte, steht plötzlich der Schlossherr in der Gestalt des Biests (Marais in Tiermaske) vor ihm und droht ihm für den Diebstahl der Rose mit dem Tode, sollte sich nicht eine seiner Töchter bereiterklären, an seiner Stelle zu ihm zurückzukehren und für immer bei ihm zu wohnen. In seiner Todesangst verspricht der Vater dies auch, und als seine Tochter davon erfährt, reitet sie noch in der gleichen Nacht mit dem Zauberpferd, mit dem die Bestie den Vater versehen hatte, an seiner Stelle zurück zum Schloss.

Beim Anblick der Bestie fällt sie als Erstes in Ohnmacht. Im Lauf der Zeit beginnt sie aber, sich an das Untier zu gewöhnen, auch wenn sie seinen Heiratsantrag, den er ihr jeden Tag aufs Neue macht, nach wie vor kategorisch ablehnt. Auch sein Jagdinstinkt, der so intensiv ist, dass er dabei sogar zu qualmen beginnt, ekelt sie an. »Mach dich sauber«, sagt sie zu ihm, als er einmal, noch von Blut triefend, in ihr Schlafzimmer Einlass begehrt, und die Bestie fügt sich auch diesem Wunsch. Als Belle in ihrem Zauberspiegel das Gesicht ihres sterbenden Vaters erblickt und ihn um die Erlaubnis bittet, für einige Tage zu ihm zurückzukehren, gewährt er ihr auch dieses. Vorher zeigt er ihr aber *(als ein von Cocteau vorgenommener Einschub, der von der literarischen Vorlage abweicht)* vom Balkon des Schlosses aus den Tempel der Diana, in dem, so seine Worte, das Geheimnis seiner Existenz verborgen ist und den niemand betreten darf. Hineingelangen könne man nur mit einem goldenen Schlüssel (Cocteau, 1946, S. 130; zit. n. Hamburger, 2015b), den er als Zeichen seines Vertrauens Belle mit auf den Weg gibt. Zu Hause angekommen, kann Belle mit ihrer liebenden Zuwendung den todkranken Vater schnell wieder zum Leben erwecken. Währenddessen schmieden ihre eifersüchtigen Schwestern zusammen mit ihrem Bruder und Avenant, ihrem Verlobten, einen Plan, wie die beiden Männer mit dem goldenen Schlüssel, den sie Belle heimlich entwendet hatten, in den Tempel der Diana gelangen und ihren Goldschatz rauben könnten.

Als Belle, die in der Sorge um ihren Vater die ihr von dem Biest gesetzte Frist bereits überschritten hatte, in ihrem Zauberspiegel sieht, wie dieses angsterfüllt auf Belle wartet und ihre Bettdecke liebkost, kehrt sie mithilfe ihres Zauberhandschuhs sofort zum Schloss zurück, wo sie die Bestie sterbend am Teich findet. Zur gleichen Zeit brechen Avenant und ihr Bruder über das Oberlicht des Daches in den Tempel der Diana ein. Von dort aus sieht Avenant die Statue der Göttin Diana,[3] wie sie, mit Pfeil und Bogen bewaffnet, einen Berg von Gold und Edelsteinen bewacht. Bei seinem Anblick hebt sie den Bogen und trifft mit ihrem Pfeil Avenant zwischen den Schultern, der tödlich getroffen niedersinkt. Dabei verzerrt sich sein schö-

3 Diana ist in der römischen Mythologie die jungfräuliche Göttin der Jagd, des Mondes und der Geburt, Beschützerin der Frauen (vgl. https://de.wikipedia.org/wiki/Diana). Sie war es auch, die Aktäon in einen Hirsch verwandelt hat, weil er sie nackt im Bade gesehen hatte (Ovid, Metamorphosen 3, 138–252; zit. n. Hamburger, 2015b, S. 78).

nes Gesicht und wird zu dem der Bestie. Im selben Moment erhebt sich am Teich vor Belle anstelle der sterbenden Bestie ein wunderschöner Prinz, der Avenant aufs Haar gleicht, sodass Belle als Erstes erschrocken fragt, wo denn das Tier geblieben sei. Sie habe beide, Avenant und La Bête, ja gleichermaßen geliebt und müsse sich an den Wechsel von daher erst noch gewöhnen. Dann fahren die beiden, von einem flatternden Tuch umhüllt, in die Höhe – ikonografisch eine Rokokohimmelfahrt (ebd., S. 81), in das Reich des Prinzen, wo – wie er Belle versprochen hat – auch ihr Vater schon auf sie wartet und ihre beiden Schwestern sie bedienen werden, so wie es einer Königin geziemt.

Die folgenden Interpretationen dieser Filmhandlung stammen neben Hamburger von Andrea Sabbadini, Christine Kirchhoff, Marianne Leuzinger-Bohleber und Andreas Rost, wobei die ersten beiden sich dem Thema der *Schönen*, die beiden anderen dem Thema der *Bestie* widmen werden.[4]

Andreas Hamburger: »Ein Mann sein. Cocteaus Interpretation des Motivs in *La Belle et la Bête*«[5]

Hamburger bezieht sich in seiner Filminterpretation vor allem auf die *Veränderung des Männerbildes*, das für ihn mit dem Einbruch Avenants in den Tempel der Diana zusammenhängt, den Cocteau abweichend von seinem literarischen Vorbild in die Filmhandlung einführt. Diana rächt den damit begangenen Tabubruch, indem sie ihn mit ihrem Pfeil durchbohrt und dabei tödlich verwundet. Im Sterben geht dabei auch die Tiergestalt, die bis dahin mit der Bestie verbunden war, auf Avenant über, während aus der Bestie, die zur gleichen Zeit sterbend in den Armen Belles liegt, ein wunderschöner Prinz wird, der Avenant zum Verwechseln ähnelt und am Ende des Films gemeinsam mit Belle, die sich nach ihre eigenen Worten »an diesen neuen Zustand erst noch gewöhnen« muss, in einer Art Unio

4 Andrea Sabbadini ist ein bekannter Londoner Psychoanalytiker und Filminterpret; Christine Kirchhoff arbeitet als Psychoanalytikerin und Professorin für Theoretische Psychoanalyse, Subjekt- und Kulturtheorie an der IPU Berlin; Marianne Leuzinger-Bohleber ist emeritierte Professorin für Psychoanalyse an der Universität Kassel und ehemalige Direktorin des Sigmund-Freud-Instituts in Frankfurt, und Andreas Rost ist Kunsthistoriker und Filmwissenschaftler, Dozent an der HFF und der LMU München und Begründer der Reihe »Reden über Film«.

5 Vgl. Hamburger (2015b, S. 65–98).

mystica zum Himmel auffährt. Die Erlösung des Prinzen erfolgt dabei nicht, oder zumindest nicht allein, durch die Liebe Belles, sondern durch den Pfeil Dianas, mit dem diese den Einbruch Avenants in ihren Tempel bestraft und damit gleichzeitig die Verwandlung der Bestie in den schönen Prinzen bewirkt, der Avenant zum Verwechseln ähnelt.

Für Hamburger wird damit parallel zur Belle-Handlung, wenn auch durch sie verdeckt, ein *neuer Mythos* in den Film eingeführt und in Szene gesetzt, in dem es nicht wie bisher um die weibliche Adoleszenz geht, sondern um die Wünsche und Ängste, die bei der Mannwerdung eine Rolle spielen. Damit erfahren auch die Gegenpole *von reiner Schönheit*, die bis dahin ganz der Frau zugeschrieben wurden, und *animalischer Sexualität*, die immer schon männlich konnotiert war, für ihn eine Umkehr: Nunmehr ist es *Diana*, die bis dahin nur als leblose Statue in Erscheinung trat, die ihren Bogen hebt, als Avenant räuberisch in ihren Tempel einzudringen versucht und ihn mit ihrem Pfeil erschießt, und im Sterben auch seine Tiergestalt offenkundig wird, die bis dahin durch seine Schönheit überdeckt war. Für Hamburger ist es die Figur der *phallischen Frau*[6], die hier in Gestalt der Diana die Bühne betritt und mit der Waffe (Pfeil und Bogen), die sie als Wahrzeichen mit sich führt, auch die Penetrationsrichtung umkehrt, denn nun ist es nicht mehr der Mann, der mit seinem erigiertem Penis in den Körper der Frau einzudringen versucht, sondern *eine Frau*, die ihren Bogen spannt und den Versuch des Mannes, in ihren Tempel einzudringen, mit dem Tode bestraft. Und tatsächlich ist zum Zeitpunkt der Himmelfahrt unseres jungfräulichen Liebespaares die Bestie als Symbol tierhafter männlicher Sexualität wie vom Erdboden verschwunden. Belle ist, wie auch die meisten der damaligen weiblichen Zuschauer (siehe dazu S. 80), über diesen Wandel allerdings eher enttäuscht, so als sei ihr damit gleichzeitig etwas weggenommen worden, auf das sie nicht verzichten

6 Die Bezeichnung »phallische« Frau für die mit Pfeil und Bogen bewaffnete Diana scheint mir darüber hinaus auch insofern irreführend, als »wehrbereit« und »phallisch« hier synonym gebraucht werden, obwohl sich beide Begriffe keineswegs decken. Frauen befürfen, um in gleicher Weise wehrbereit und aggressiv eindringend zu sein, wie dies für Männer als selbstverständlich vorausgesetzt wird, keines männlichen Genitales, das frau sich deshalb vorher ihrerseits erst räuberisch aneignen muss. Alizade (2014 [1992], S. 171–176) hat dies mit dem Bild der »wehrbereiten Jungfrau« sehr eindrücklich beschrieben . Die Jungfrau, die sie, schildert, fordert mit ihrer Wehrbereitschaft das Recht ein, sich selbst zu gehören und niemand anderem. Die entsprechenden Gleichungen lauten dann: Hymen – privater psychischer Raum – geschützte Intimität – kämpferische Macht (ebd.).

wollte, und auch die weiblichen Zuschauer des Films beschwerten sich damals massenweise bei Cocteau über dieses Ende (Cocteau, 1979 [1973], S. 51; zit. n. Hamburger, 2015b, S. 80). Auch die Mehrzahl der hier vertretenen Autorinnen und Autoren empfanden den geschilderten Schluss als »aufgesetzt«, »unwirklich«, »unecht« oder »unbefriedigend«.

Hamburger hat in Cocteaus Film deshalb auch einen »neuen Mythos« gesehen, in dem es um eine für die männliche Adoleszenz typische Angst vor dem Eindringen in die weibliche Scheide geht, die sich dabei als Vagina dentata erweist und das Eindringen in den weiblichen Körper von daher zu einem gefährlichen Unterfangen machen könnte. Damit käme man dem überraschend sexlosen Ende des Films vermutlich schon ein Stück weit näher. Die Figur der »phallischen Frau« ist in jedem Fall ein männliches Fantasieprodukt, mit der sich auch die Zuschreibung von Aktivität und aggressivem Vorwärtsdringen als männlich, die Zuschreibung von Passivität und Geschehenlassen als weiblich umkehrt, anders als Freud (1925j, 1931b, 1933a) dies vor 100 Jahren in seiner Weiblichkeitstheorie noch als selbstverständlich voraussetzte, und auch Hamburger selbst scheint an dieser Stelle noch eher zu zögern.

Einleuchtender ist für mich jedenfalls eine andere Version, bei der, anders als in der rezeptionsgerichteten Orientierung, auch die innere Situation des Filmautors und -regisseurs Cocteau einbezogen wird, der in der damaligen französischen Kunstszenerie seine Homosexualität schon sehr früh demonstrativ zur Schau stellte. Viele wussten damals mit Sicherheit auch, dass er und Marais, der Hauptdarsteller des Films, ein homosexuelles Paar waren. Von daher liegt es für mich nahe, dass Cocteau in diesem Film nicht nur nach einer Integration von reiner Liebe und tierhafter Sexualität suchte, wie sie schon im Filmtitel anklingt, sondern auch nach einer Bestätigung seiner Liebe zu Marais suchte, die er durch seine zunehmenden Altersbeschwerden und durch die Frauen, die ihn umschwärmten, mehr und mehr in Gefahr sah. Ängste, dass der geliebte Partner einen wegen einer jüngeren und schöneren Frau verlässt, gibt es vermutlich in jeder Paarbeziehung; in homosexuellen Beziehungen besitzen sie aber eine besonders große Bedeutung (siehe dazu auch Riou & Pochain, 2013; zit. n. Hamburger, 2015b, S. 85). Cocteau selbst war damals 57 Jahre alt und während der Dreharbeiten nach seinen Tagebuchschilderungen von entstellenden Hautfurunkeln gequält, ein »alternder Skandalpoet« (zit. n. ebd., S. 83), der sich des Schwindens seiner sexuellen Anziehungskraft auch schmerzlich bewusst war. Für homosexuelle Männer sind – glaubt man Townsend

(1998, S. 119) – ganz ähnlich wie für Frauen Schönheit und Jugend die wichtigsten Faktoren männlicher Attraktivität, während ihr Verlust mit Verlassenheit und Tod verbunden wird.[7] Der »neue Mythos«, den Cocteau in den Film einführt, ist für mich deshalb eher die Figur des *Adonis* als eines Jünglings von vollendeter Schönheit (vgl. Menninghaus, 2003, Kap. I: »Wegen der Schönheit«: Glanz und Elend des Adonis [S. 13–65]), der keinen Mangel kennt (ebd., S. 43) und von daher auch für das männliche Begehren unerreichbar bleibt, das sich per se auf eine Veränderung dieser Vollkommenheit richtet (ebd., S. 54). Bataille (1994 [1957], S. 176f.; zit. n. Menninghaus, 2003, S. 50) sieht im Begehren geradezu das Gegenteil idealer Schönheit, nur darauf ausgerichtet, diese Schönheit zu beschmutzen und zu schänden. Es ist von daher vermutlich auch kein Zufall, dass im Mythos Adonis in jungen Jahren von einem Eber getötet wird, dessen Stoßzähne – folgt man Ovid – alle die Merkmale bündelt, die aus Adonis Schönheit ausgeschlossen sind: Virilität, Fruchtbarkeit, Kampfkraft, männliche Potenz (zit. n. ebd., S. 49). »Weil Adonis die Schönheit selbst – und nichts als sie – verkörpert, muss er jung sterben!« (ebd., S. 61), so wie auch Cocteaus erlöster Prinz, nachdem er das Tier endlich von sich abgeworfen hatte, mit Belle in der Gestalt des Adonis zum Himmel auffährt, in ein anderes, in *sein Reich*, das keine Veränderung mehr kennt. Sein Versprechen an Belle, dass sie dort ihren Vater und ihre Geschwister wiederfinden werde, über die sie von nun an wie eine Königin herrschen wird, hat dabei den Nimbus von Ewigkeit. Daran sollten wir, folgt man dem Eingangsstatement von Cocteau, auch *glauben*, so wie die Kinder, die den Tod in seiner Endgültigkeit noch nicht kennengelernt haben, den Märchen glauben, die mit »Es war einmal« beginnen und mit den Worten enden: »Und wenn sie nicht gestorben sind, so leben sie noch heute.« So gesehen, repräsentiert der Film also eher einen narzisstischen, *männlichen Erlösungsmythos*, in dem der Held mit der männlichen Sexualität auch Vergänglichkeit und Tod hinter sich lässt und mit seiner jungfräulichen Geliebten, deren Geschlecht von da an keine Rolle mehr spielt, an seiner Seite in zeitloser Schönheit weiter lebt – »und wenn sie

7 Aus dem gleichen Grund sind ältere homosexuelle Männer auch bereit, wenn sie mit jüngeren, körperlich attraktiveren Männern sexuellen Kontakt haben wollen, dafür zu bezahlen, weil sie auf andere Weise den Mann, den sie begehren, nicht zu sich heranziehen können« (Bell & Weinberg, 1978; Blumstein & Schwarz, 1983; siehe auch Rohde-Dachser, 2007).

nicht gestorben sind, dann leben sie noch heute (siehe dazu auch Hamburger, 2015b, S. 82). Auch Hamburger hat diesen Drang zur »Inszenierung eines posthegemonialen maskulinen Körperideals« durchaus zur Kenntnis genommen und auch die große Nähe registriert, mit der sich Cocteau dadurch zum Nationalsozialismus und dem dort vorherrschenden maskulinen Körperkult brachte, ohne darauf aber weiter einzugehen. Die Reaktion auf diesen Film bleibt für ihn letztlich dem Publikum überlassen. Die zuletzt genannten Fragen konnten für ihn deshalb auch offenbleiben.

Die Rose als Brücke – Andrea Sabbadini: »La Belle, la Bête et la Rose«[8]

Andrea Sabbadini, ein bekannter Londoner Psychoanalytiker und Filminterpret, nähert sich dem Film auf ganz andere Weise. Im Zentrum seiner Interpretation steht das Symbol der *Rose*, die in unserer Kultur sehr verschiedene Konnotationen annehmen kann, je nach dem Standpunkt, von dem aus man sie betrachtet. Sie gilt als Symbol ewiger, unverbrüchlicher Liebe, gleichzeitig aber auch als Sinnbild der Vergänglichkeit. Ihr Wert hängt dann davon ab, ob man – wie Rilke in dem von Freud geschilderten Spaziergang – den Genuss an ihr durch die Vorstellung ihrer Vergänglichkeit als geschmälert erlebt, oder ob man, wie Freud (1916a [1915], S. 358), die Beschränkung ihres Genusses ihre Kostbarkeit umgekehrt sogar weiter steigert. Wer sie zu pflücken versucht, den kann die Rose auch stechen. Sie kann aber auch ein Ausdruck tiefer mütterlicher Liebe sein, wie Sabbadini den Lesern in einem beeindruckenden klinischen Beispiel vor Augen führt.

Entscheidend für ihn ist aber die *Brückenfunktion*, mit der die Rose die scheinbar unversöhnlichen Gegensätze von *Beauty* und *Biest* miteinander verbindet. Nicht umsonst ist es das Pflücken der verbotenen Rose durch Belles Vater, mit dem das Drama des Films seinen Anfang nimmt. Eine ganz wichtige Katalysatorfunktion der Rose besteht von daher auch zwischen der zärtlichen, fürsorglichen Beziehung, die Belle mit ihrem Vater verbindet, und der Bestie als Verkörperung wilder männlicher Sexualität, die schon wegen ihres inzestuösen Beiklangs im Allgemeinen streng voneinander getrennt werden (Sabbadini, 2015, S. 106f.). »Die Liebe kann einen Menschen zum Tier machen. Sie kann aber auch bewirken,

8 Vgl. Sabbadini (2015, S. 99–110).

dass ein hässlicher Mensch schön wird«, sagt der Prinz zu ihr, nachdem sie mit ihrer unverbrüchlichen Liebe die Metamorphose des Biests zum strahlenden Prinzen (mit) auf den Weg gebracht hat (ebd., S. 107). Dass das Paar anschließend unter Zurücklassung des Tiers zu einer Art Unio mystica in den Himmel auffährt, ist eine Lösung, die auch für Sabbadini eher befremdlich wirkt. Er sieht darin aber immerhin noch ein weniger regelwidriges Paar als das, was kurz zuvor noch Hand in Pfote durch den Schlosspark spazierte (ebd., S. 105) und schiebt damit ganz nach der Eingangsempfehlung Cocteaus, seinen (Un-)Glauben wieder zur Seite. So »stilvoll in seiner absurden und doch meisterlichen Entwicklung der Geschichte« steht *La Belle et la Bête* letztlich *ganz für sich*, als einzigartiges Beispiel dafür, was Kino uns schenken kann: Eine wunderbare, wenn auch schon etwas verblühte hypnotisch parfümierte, schwarz-weiße […] Rose (ebd., S. 108.). Für Sabbadini ist dies allein schon ein überreiches Angebot.

Die Schwelle als Halt – Christine Kirchhoff: »›You can't say no to the Beauty and the Beast …‹[9] Oder: Ein Ende und kein schönes Biest«[10]

Anders bei Christine Kirchhoff, Professorin an der IPU Berlin, für die der Film von Anfang an auf eine Integration der beiden Gegenpole hinzielt, deren Einlösung er am Schluss allerdings schuldig bleibt. Mit dem letzten Teil des Titels »Ein Ende und kein schönes Biest« wird deshalb auch schon die Enttäuschung angedeutet, den der Schluss des Films beim Zuschauer hinterlässt. Ihr Aufsatz imponiert darüber hinaus vor allem durch die Intensität, mit der sie sich trotz einer anfänglich sehr massiven inneren Abwehr auf die emotionalen Reaktionen einlässt, die der Film bei ihr hervorruft. Dabei erlebt sie eine Überschwemmung mit Gefühlen des Unheimlichen, des Undifferenzierten und Grenzenlosen, von denen sie sich wechselnd eingesogen und wieder ausgespuckt fühlte, und all dies unter dem Einfluss seltsamer, ihr fremder, ebenso unheimlicher (Teil-)Objekte, die wie von Zauberhand gesteuert erschienen, so als wären sie gleichzeitig auch ein Teil von ihr (Kirchhoff, 2015, S. 113). Erst als sie davon wieder

9 Song aus David Bowies Album *Heroes* (1977).
10 Vgl. Kirchhoff (2015, S. 111–125).

eine gewisse Distanz gewinnen und sich einen inneren Rahmen setzen konnte, der diese Gefühlsüberflutung eingrenzte, konnte sie sich schließlich auch auf eine psychoanalytische Interpretation des Erlebten einlassen. Dabei beschränkte sie sich von nun an auf die formalästhetische und inhaltliche Analyse der Begegnung zwischen La Belle und La Bête im Schloss, und hier wiederum vor allem auf die hochgradig sexualisierte Atmosphäre, die sich dabei zwischen den beiden ausbreitete (ebd., S. 118). Vermerkt wurde von ihr dabei aber auch, was in diesen Szenen *nicht* vorkam und auch im Rest des Films systematisch ausgeblendet wurde, nämlich Figuren von erwachsenen Frauen und Müttern, die nirgendwo eine Erwähnung fanden. Für Christine Kirchhoff war umgekehrt das ganze Schloss von Fantasien über die *frühe Mutter* durchzogen und in der magischen Art der Versorgung, die Belle dort erfuhr, sehr opulent in Szene gesetzt (ebd., S. 119). Sie erinnerte sich dabei auch an die Omnipotenzfantasien des Säuglings, wie sie von Winnicott (1969, S. 677) beschrieben wurden, in denen der Leib der Mutter noch ganz ihm gehört und von denen es später nur Abschied nehmen kann, wenn diese Fantasie der allumfassenden Versorgung in seinem Erleben vorher irgendwann einmal Wirklichkeit war (ebd.).

Für Belle, deren Mutter schon bei der Geburt gestorben war, war dies mit großer Wahrscheinlichkeit nicht der Fall. So gesehen, könnte man den Film mit Kirchhoff auch als eine Coming-of-Age-Geschichte interpretieren, in der Belle, bis dahin noch ganz in dieses präödipale Szenario eingebunden, erstmals auf die Bestie »Sexualität« (den »sexuellen Vater«) trifft, die störend darin eindringt (vgl. dazu auch Rohde-Dachser, 2008, S. 334). Dass es sich dabei um eine gewalttätige, besitzergreifende Form von Sexualität handelt, wird im Film schon dadurch deutlich, dass die Bestie, wenn sie sexuell erregt ist, zu qualmen anfängt. Kirchhoff kann durch die detaillierte Analyse der schon erwähnten Szenen auch überzeugend zeigen, wie dieses sexuelle Begehren auch zwischen dem Biest und Belle phantasmatisch immer mitschwingt, bis hin zu der entscheidenden Szene, in der das Biest, noch ganz zerrupft und blutig von der gerade gerissenen Beute, mit noch qualmenden Händen in Belles Schlafzimmer eindringen will und sie ihn, selbst ganz in Weiß gekleidet, mit den Worten abweist, er solle sich erst einmal sauber machen, so als ob es sich dabei um eine Frage der Reinlichkeit handle. Dabei gibt es durchaus Anzeichen dafür, dass auch *sie* davon nicht ganz unberührt bleibt. Auf der manifesten Ebene bleibt die als tierisch gebrandmarkte Sexualität zwar weiter allein dem Biest zugeschrieben. Wäre dies anders und würde das Biest bei ihrem

Anblick ein ähnliches Begehren auch in ihren Augen erkennen, könnte ein Brand entstehen, der beide vernichten würde. Die Tür zu ihrem Schlafzimmer muss deshalb unter allen Umständen geschlossen bleiben – das ist für Kirchhoff deshalb auch die latente Botschaft des Films. Aus diesem Grunde kommt der anstehende Entwicklungsschritt, der auf eine Integration von jungfräulicher Reinheit und tierischer Sexualität drängt, an dieser Stelle zum Stillstand. Das verleiht dem Ende des Films, in dem beide unter Opferung jeder triebhaften Sexualität schließlich in jungfräulicher Schönheit gen Himmel schweben, auch eine beklemmende Qualität (Kirchhoff, 2015, S. 124).

Warum der Film aber so und nicht anders endet (oder vielleicht sogar enden muss), dafür liefert auch Kirchhoff keine weitere Begründung. Ich möchte den Faden an dieser Stelle deshalb noch einmal aufnehmen und ein Stück weiter fortspinnen. Meine These ist, dass die Entwicklung an dieser Stelle deshalb zum Stillstand kommen muss, weil Belle innerlich noch nicht bereit ist, das fantasierte symbiotische Universum mit der frühen Mutter zu verlassen und sie als eine *sexuelle* Mutter anzutreffen, die auch eine Beziehung zum Vater hat, aus der das Kind ausgeschlossen ist. Der Eintritt in die symbolische Ordnung würde sie zudem mit dem »Gesetz des Vaters« konfrontieren, das das unbeschränkte Genießen der Mutter verbietet (Lacan, 1986 [1975]). Das hindert Belle aber offensichtlich nicht daran, sich diese elterliche Urszene phantasmatisch in allen Variationen weiter auszumalen. Wer sich, wie Belle, dem endgültigen Eintritt in die symbolische Ordnung verweigert und sich lieber an der Schwelle zu ihr phantasmatisch eingerichtet hat, wird im entscheidenden Moment jedes sexuelle Angebot mit »Nein« beantworten und seinen Blick, folgt man an dieser Stelle Bollas (2000, S. 126), stattdessen weg vom Fleischlichen nach oben wenden, zum Geistigen, zum Himmel, zum Transzendenten, zum Phantasma einer Unio mystica, um von dort aus auf die, die sich in den Niederungen der Sexualität bewegen, nur mehr mit Verachtung niederzublicken. An anderer Stelle habe ich diese *hysterische Abwehrkonstellation* – denn um eine solche handelt es sich hier – auch als »inneres hysterisches Theater« bezeichnet, in dem es nie einen letzten Akt geben darf (Rohde-Dachser, 2008, S. 339), weil sonst die Leere zum Vorschein kommen würde, die die in der Kindheit durch ihren frühen Tod *real* abwesende Mutter hinterlassen hat. Eine weibliche Filminterpretation von *La Belle et la Bête* ließe sich aus meiner Sicht auch in dieser Richtung weiterdenken.

Flucht in eine Märchenwelt – Marianne Leuzinger-Bohleber: »Es war einmal … die Schöne und die Bestie. Ein surrealistischer Überlebensversuch im Jahre 1946?«[11]

Marianne Leuzinger-Bohleber zieht für ihre Filminterpretation von *La Belle et la Bête* demgegenüber vor allem den Zeitpunkt seiner Ersterscheinung im Jahre 1946 kurz nach dem Ende des Zweiten Weltkriegs heran, die unvorstellbaren Verwüstungen, die er in ganz Europa hinterlassen hatte, mit Millionen von Toten, ganz zu schweigen vom Holocaust mit all dem Unvorstellbaren, was Menschen dort anderen Menschen angetan haben. Vieles davon hat so traumatische Erfahrungen hinterlassen, dass sie zum Zeitpunkt der Ersterscheinung des Films noch notwendig dissoziiert werden mussten (siehe dazu auch Mitscherlich & Miterschlich, 1967). Für Leuzinger-Bohleber (2015, S. 130) habe Cocteaus Märchen-Film *La Belle et la Bête* von daher für viele wie eine Verführung gewirkt, sich lieber auf eine von magischen Kräften dirigierte Märchenwelt einzulassen, in der das Wünschen noch geholfen hat, als sich mit diesen traumatischen Erinnerungen auseinanderzusetzen. Zu schmerzlich wäre außerdem die Trauer über das Verlorene und zu bedrängend die eigenen Schuldgefühle, gegen diese Entwicklung nichts unternommen oder sich an den Verbrechen sogar selbst beteiligt zu haben, auch wenn die damit erhoffte seelische Transformation zunächst misslingt.

Märchen dienen, so Leuzinger-Bohleber, immer auch der Symbolisierung unbewusster Kindheitsfantasien, die sich als »embodied memories« (Leuzinger-Bohleber et al., 2013) im Unbewussten jedes Menschen erhalten haben. Schneewittchen, Hänsel und Gretel und Rotkäppchen sind dazu nur einige Beispiele unter vielen (Bettelheim, 1975). Die Helden und Schurken, Hexen und Feen, Ritter und Ungeheuer, die diese innere Welt bevölkern, bleiben dabei grundsätzlich scharf voneinander getrennt. Und so stark das Böse darin über lange Zeit auch erscheinen mag, am Schluss ist es immer das Gute, das den Sieg davonträgt. Mehr kann man sich eigentlich nicht wünschen. Die Dissoziation unerträglicher traumatischer Erfahrungen aus der bewussten Erinnerung folgt dem gleichen Muster, denn würden diese zur Unzeit wieder ins Gedächtnis drängen, würden sie dort nur Panik oder Suizidalität hervorrufen. Cocteaus Märchenfilm *La Belle et la Bête* mit seiner klaren Spaltung von Gut und Böse ließe sich vor dem

11 Vgl. Leuzinger Bohleber (2015, S. 129–141).

damaligen zeitgeschichtlichen Hintergrund auch als eine kollektive Überlebensstrategie gegen die andrängenden traumatischen Erinnerungen verstehen, ganz ähnlich, wie dies auch Alexander und Margarete Mitscherlich in ihrem Buch *Die Unfähigkeit zu trauern* (1967) für die innere Situation der Deutschen beschrieben haben. Der im Film thematisierte Adoleszenzkonflikt von Belle stünde in diesem Fall dann gleichzeitig stellvertretend auch für die damals noch ausstehende kollektive Traumabewältigung einer ganzen Nation und die Unfähigkeit, dem anders als durch den inneren Rückzug auf eine phantasmatisch ausgestaltete kollektive Deckvorstellung zu begegnen, in der wir die Welt nach unseren Wünschen gestalten können und Gier, Habsucht, Schuld und alle damit verbundenen Formen von Grausamkeit daraus wie von Zauberhand verschwunden sind. Das deutsche Wirtschaftswunder, mit dem sich Deutschland wie ein vom Leben noch nicht befleckter Jüngling wieder aus den Trümmern erhob, die es selbst versursacht hatte, ließe sich auch vor diesem Hintergrund verstehen.

Andreas Rost: »Animalische Erotik und gezähmte Wildheit. Sehnsüchtige Frauen im Bestiarium der Filmgeschichte«[12]

Ganz anders Andreas Rost (2015, S. 145), der als Filmwissenschaftler und Kunsthistoriker in seiner Untersuchung der männlichen Bestie deren animalische Eigenschaften nicht weiter hinterfragt, sondern sich stattdessen den sexuellen Wünschen ihres weiblichen Gegenübers zuwendet, die aus seiner Sicht in der männlichen Bestie eine geradezu hervorragende Projektionsfläche finden. Was von der männlichen Bestie übrig bliebe, wollte man diese weiblichen Projektionen einmal probehalber wieder von ihr abziehen, bleibt dabei offen – es sei denn, man wollte Rosts Reden über weibliche Lüste selbst als eine performative Darstellung dessen verstehen, was sich dank der Ausklammerung männlicher Begierde und Unterwerfungswünsche aus der vorliegenden Untersuchung nur auf diesem indirekten Wege Ausdruck verschaffen kann. Wie dem auch sei, fündig wird Rost allemal.

Sein Bezugsrepertoire ist dabei nicht nur der Film *La Belle et la Bête*, sondern die ganze literatur- und filmhistorische Geschichte männlicher Bestien, die sich darin in vielen Gestalten tummeln, und die weiblichen Sehnsüchte, die sich auf diese Monsterfiguren richten, als Lust an der Un-

---

12 Vgl. Rost (2015, S. 143–170).

terwerfung unter einen machtvollen anderen unter Aufgabe des eigenen Ichs. Rost zeigt dies als Erstes an der Darstellung des Untiers in Cocteaus Film *La Belle et la Bête*, in der der Schönen die tugendhafte Entscheidung abverlangt wird, den behaarten Herrn des Zauberschlosses trotz seiner abstoßenden Erscheinung heiraten zu wollen. Dass dabei nicht nur platonische Liebe, sondern auch weibliche Wünsche nach Unterwerfung unter diesen machtvollen anderen eine Rolle spielen, geht für Rost schon daraus hervor, dass für die damaligen weiblichen Zuschauer von Anfang an klar war, wer sich hinter der Tiermaske des Untiers verbarg, nämlich der schöne Marais, der spätestens seit seiner Rolle als Tristan in dem Film *L'éternel retour* (1943) zu einem Beau der Filmgeschichte aufgestiegen war und von allen Frauen umschwärmt wurde. Von daher war es für Rost auch kein Zufall, dass auf den Plakaten zu beiden Filmen die weibliche Figur gegenüber ihrem männlichen Partner in gleicher Körperstellung abgebildet war, nämlich einer hingebungsvollen Rückenlage, die ihr Einverständnis mit der intimen Annäherung ihres Gegenübers ausdrückte. Für Rost wiederholte sich damit ein Bild, mit dem schon Cooper Schoedsacks *King Kong* (1933) für sich geworben hatte. Auch hier war es eine blonde Frau in Rückenlage, leicht bekleidet, dem begehrenden Blick des Affen dargeboten (Rost, 2015, S. 148). Im weiteren Verlauf der Filmgeschichte treten für Rost diese zunächst noch ganz auf die Bestie projizierten sexuellen Wünsche der Frauen immer stärker auch als ihre eigenen hervor. Vergleicht man den Vampir-Film *Nosferatu* von Wilhelm Murnau (1929), in dem alle Bedrohlichkeit dem Vampir zugeschrieben wird, mit dem 70 Jahre später von Coppola gedrehten Film *Dracula* (1992), dann sind es dieses Mal vor allem die Frauen, die sich nach der Sinnlichkeit des Vampirs sehnen, und dies bis zu einer Hingabe über den Tod hinaus (dazu auch Ballhaus, 2014, S. 225; zit. n. Rost, 2015, S. 150). Sowohl in Martin Scorseses *Cape Fear* (1991) als auch in David Lynchs *Wild at Heart* (1990), die Rost als weitere Bestätigung seiner These heranzieht, unterliegen die weiblichen Hauptdarstellerinnen der überschießenden, gewalttätigen männlichen Sexualität, und dies mit einer ungewollten, dafür aber umso überwältigenderen Intensität, wie man dies zu Beginn des Films nicht für möglich gehalten hätte.

Obwohl nach dieser Darstellung die These, dass an der Erscheinung männlicher Monster im Film auch das weibliche Begehren seinen Anteil hat, vermutlich von niemandem mehr ernstlich bezweifelt werden dürfte, will Rost (2015, S. 161) als männlicher Autor für ihre weitere Bestätigung nicht selbst in die Rolle einer Zuschauerin schlüpfen. Gründe dafür nennt er nicht. Vielleicht haben Männer sich in der Vergangenheit aber einfach auch allzu oft mit der Begründung, was Frauen »wirklich wollen« (»Du wolltest es doch so«), über das »Nein« der Frau hinweggesetzt, als dass ein männlicher Autor heute noch ungestört über weibliche Lust sprechen kann, ohne sich dem gleichen Verdacht auszusetzen. Er sucht stattdessen nach anderen, geschlechtsneutralen Formen der Bestätigung und findet sie unter anderem bei Bordwell & Thompson (1993, S. 50; zit. n. Rost, 2015, S. 164), nach denen der Rekurs auf Märchenwelten im Film vor allem dann stattfindet, wenn es um Ablösungsversuche heranwachsender junger Frauen aus der elterlichen Obhut geht, wie das nicht nur in *La Belle et la Bête,* sondern auch in *Cape Fear* und *Wild at Heart* der Fall ist. Ein weiterer Hinweis stammt von Twitchell (1985; zit. n. Rost, 2015, S. 161), für den Horrorfilme bei Jugendlichen vor allem deshalb so beliebt sind, weil sie mit ihrer fantastischen Verzerrung der Realität und den tief greifenden Ängsten, die damit einhergehen, auch für die andrängenden Fragen zur Sexualität einen angemessenen Spiegel darstellen. Die gewünschte Erklärung für die angebliche weibliche Neigung zur Unterwerfung unter männliche Monster bleiben beide aber schuldig.

Ich möchte deshalb hier meinerseits stellvertretend auch für weitere weibliche Autoren Isabelle Azoulay (1996) zu Wort kommen lassen, die die Rolle erlittener Gewalt in den sexuellen Fantasien von Frauen genauer untersucht hat und sich dabei sowohl auf die von Nancy Fridays (1973, 1991) gesammelten sexuellen Fantasien von Frauen als auch auf weibliche Fantasien aus anderen literarischen Texten bezieht. Was sie dabei entdeckt hat, ist – entgegen allen herkömmlichen psychoanalytischen Deutungen, zu denen auch Freuds (1924c) Thesen über den weiblichen Masochismus gehören – ein einziges Lobeslied auf den *Rausch weiblicher Lust*, die jede Grenze überschreitet. Die patriarchalischen Diskurse über weibliche Sexualität haben den Zugang dazu aus ihrer Sicht allzu lange verwehrt (Azoulay, 1996, S. 143). Die hier beschriebenen Fantasien über lustvolle weibliche Unterwerfung spiegeln auch keine *konkreten* weiblichen Lebensentwürfe wider, in denen Frauen auch noch heute auf ganz reale Repressionen stoßen, die mit ihrem Geschlecht zu tun haben und eine entsprechende Gegenwehr erfordern. *Weibliche Fantasien* über das Erleiden sexueller Gewalt entstehen, wie alle Fantasieszenarien, demgegenüber in eigener (hier *weiblicher*) Regie, und zwar als autonome Ichleistung, in denen der Wunsch, sich zu verlieren, die Sehnsucht nach Selbstauflösung und die Aufrechterhaltung der eigenen Autonomie eine unlösbare Verbindung eingegangen sind. Vergewaltigungsfantasien in Verbindung mit der begleitenden Tonspur des »Ich will nicht« sind vor diesem Hintergrund »Ausdruck einer Sehnsucht, die nach Intensität lechzt« (ebd., S. 71), ganz im Sinne Batailles (1994 [1957], S. 26; zit. n. Alizade, 2014 [1992], S. 168), für den Erotik ein »Jasagen zum Leben bis in den Tod« ist.

Dass Frauen heute in der Lage sind, sich zu diesen Fantasien ganz offen zu bekennen, ist aus meiner Sicht einer der wichtigsten Emanzipationsschritte, die in den vergangenen Jahrzehnten stattgefunden haben. Männer haben es im Gegensatz dazu heute schwerer denn je, sich ähnlich offen zu den dazu komplementären Fantasien über lustvolle weibliche Unterwerfung zu bekennen, zumal der Übergang zwischen Fantasie und Realität hier manchmal auch fließend ist. Allein das, was im Rahmen der »Me-Too«-Bewegung mittlerweile ans Tageslicht gekommen ist, spricht in diesem Zusammenhang Bände. Dass Rost von daher lieber über weibliche sexuelle Wünsche spricht, die im Film auf männliche Monster projiziert werden, liegt zumindest nahe. *Eine* positive Stellungnahme zur »ungezügelten Kraft und Wildheit« männlicher Sexualität finden wir dann aber doch auch bei Rost, und zwar in seiner Interpretation des 70 Jahre später erfolgten (deutschen) Remake des Cocteau'schen Films *La Belle et la Bête* durch Christopher Gans (2014), in dem die Handlung einen teilweise anderen Verlauf nimmt.

Wie auch Märchen sich verändern können – Männer- und Frauenbilder in der Neuverfilmung durch Christopher Gans (2014)

Auch hier hat Rost (2015) als Erstes die Veränderung der *weiblichen* Figur im Blick, die auch wirklich beträchtlich ist. Auch die neue Belle, hier gespielt von Léa Seydoux, ist ohne Mutter aufgewachsen, dabei aber in enger innerer Verbundenheit mit ihr geblieben und mittlerweile zu einer selbstständigen jungen Frau herangewachsen, die, um ihren Vater zu retten, aus *eigenem* Entschluss dem Ungeheuer entgegenreitet, sein Aussehen dann aber doch ganz abscheulich findet und deshalb aus dem Schloss wieder zu fliehen versucht. Das Ungeheuer folgt ihr, und als sie auf ihrer Flucht über einen zugefrorenen See einbricht und zu ertrinken droht, rettet er sie im letzten Moment, indem er sich über sie wirft und sie dabei rücklings zum Erliegen kommt (ebd., S. 166: »wie bei einer Taufe«). Damit ist das Eis auch in ihr gebrochen und sie beginnt allmählich, auch liebenswürdigere Gefühle in sich zu entdecken. In ihren nächtlichen Träumen verwandelt sich das Ungeheuer wieder in den Prinzen (Vincent Cassel), der er einmal war – ein »Haudegen von dionysischer Gestalt« und leidenschaftlicher Jäger, der mit seiner Hundemeute auch die Hirschkuh zu Tode hetzt, um deren Leben Belle ihn im Traum gebeten hatte. Der gleiche Prinz wünscht sich im Traum von ihr aber auch einen Sohn und spricht sie damit nicht nur als sexuell attraktive Frau, sondern auch als potenzielle Mutter an. Was sie an ihm anzieht und warum sie schließlich auch bei ihm bleibt, ist – folgt man Rost – diese »ungezügelte Kraft und Wildheit«, von der er hier deshalb auch nicht erlöst werden muss. Die verschiedenen Bilder ihres Geliebten bleiben für sie stattdessen nebeneinander bestehen und können sich manchmal auch ineinanderschieben, ohne sich dabei wechselseitig groß zu stören. Männer sind danach einfach so, wie sie sind, und genau das ist es auch, was Frauen an ihnen lieben. Von daher braucht es hier auch keinen neuen Männlichkeitsmythos, wie ihn vor allem Hamburger in der Cocteau'schen Fassung des Märchens zu entdecken glaubte.

Man(n) kann einer solchen Überzeugung sein und damit in mancher Hinsicht sogar Recht haben. *Ich glaube aber nicht, dass das alles ist.* So wie Hamburger in Cocteaus Film nach einem neuen Männerbild suchte und dabei auf die Figur der phallischen Frau stieß, die nunmehr ihrerseits den Bogen spannt und die Bestie mit ihrem Pfeil tödlich verletzt, so sind es 70 Jahre später in dem von Gans gedrehten Film zu dem gleichen Thema vor allem *zwei Filmszenen*, die für mich ein *verändertes Männerbild* repräsentieren, in dem neben der Spaltung von Schönheit (gut) und Bestie (böse) auch Schuldgefühle und das Bedürfnis nach Wiedergutmachung eine wichtige Rolle spielen, und indem der Mann auch in seiner ganzen Verletzlichkeit sichtbar wird.

In der *ersten Szene* sehen wir den Prinzen als leidenschaftlichen Jäger, wie er mit seinem Gefolge und einer großen Hundemeute die Hirschkuh, um deren Leben Belle ihn zuvor gebeten hatte, aus dem Wald heraus bis vor das Schloss hetzt, wo sie schließlich zusammenbricht und vom Pfeil des Prinzen tödlich getroffen wird. Sterbend verwandelt sich die Hirschkuh in eine wunderschöne Nymphe, von der er erfährt, wie sie ihren göttlichen Vater gebeten hatte, sie auf die Erde zu lassen, weil sie wissen wollte, wie die Liebe der Menschen sich anfühlt, und voller Schuldgefühl und Reue über das, was er getan hat, über ihr zusammenbricht. Im gleichen Augenblick verdüstert sich der Himmel und eine göttliche Stimme, die aus den Wolken kommt, verflucht ihn über das, was er seiner Tochter angetan hat und verwandelt ihn in ein Ungeheuer mit Löwengesicht, das nur durch die Liebe einer Frau erlöst werden könne, die auch vor seiner hässlichen Gestalt nicht zurückschreckte.

Auch in der *zweiten Szene* geht es um Leben und Tod und um die *Frage, was menschlich ist.* Das Umfeld ist hier aber ein ganz anderes. Ähnlich wie in Cocteaus Film dringen auch hier gegen Ende Räuber in das Schloss der Bestie ein, um dessen Schätze zu rauben. Sie werden daraus aber von riesenhaften Naturgöttern, die dem Löwenmenschen zu Hilfe kommen, wieder vertrieben und auf ihrer Flucht unter den Stiefeln der Riesen, die ihnen nachsetzten, zermalmt. In dieser Situation nimmt der Anführer der Räuberbande Belle als Geisel und droht, sie zu töten, wenn das Ungeheuer ihn nicht vor seinen riesenhaften Verfolgern retten und mit seiner Beute ziehen lassen würde. Dem Ungeheuer gelingt es aber, ihm das Messer zu entreißen und damit seinerseits zum tödlichen Stich auszuholen, als Belle ihn bittet, den Wehrlosen zu verschonen: »Du warst doch auch einmal ein Mensch!« Das Ungeheuer hält daraufhin ein und wendet sich ihr zu. Der Gegner nutzt diesen Augenblick und tötet das Ungeheuer mit dem goldenen Pfeil, den er ihm vorher entwendet hatte. Auf Drängen Belles wird das sterbende Ungeheuer zum Schloss getragen und dort in ein Wasserbecken getaucht, in dem es sein Bewusstsein wiedergewinnt und Belle, die sich verzweifelt über ihn neigt, die Frage stellt, ob sie auf ihn warten könne, bis er irgendwann sein Löwengesicht verloren haben werde und sie ihn lieben könne. Ihre Antwort ist, dass sie ihn jetzt schon liebe. In diesem Moment löst sich der Fluch und aus dem Ungeheuer wird wieder der Prinz, als den sie ihn im Traume immer schon vor sich gesehen hatte.

Die Liebeserklärung Belles, die dies möglich machte, erfolgte aber nicht von ungefähr, sondern erst, nachdem das Ungeheuer auf ihr Drängen hin den räuberischen Erpresser, der sie als Geisel genommen und mit dem Tod bedroht hatte, vor dem eigenen Tod verschonte. »Du bist doch auch einmal ein Mensch gewesen und weißt, wie Menschen handeln«, ist ihre Argumentation, zu der auch der Tod der als Hirschkuh verkleideten Waldnymphe gehörte, die erfahren wollte, wie es sei, einen Menschen zu lieben, und dabei dem gnadenlosen Pfeilschuss des Prinzen zum Opfer fiel. In Belles Bitte um Schonung des Angreifers, der ihr zuvor das Messer an den Hals gesetzt hatte, geht es demgegenüber um *Verzicht auf Rache* und um die *Möglichkeit des Verzeihens.* Das Ungeheuer, an das diese Bitte gerichtet ist, geht zu dieser inneren Haltung über und wird dabei zunächst selbst tödlich verletzt. Erst dann erklärt ihm Belle auch ihre Liebe und erlöst ihn damit von dem Fluch, als raubtierhaftes Ungeheuer durchs Leben zu gehen und zwar Beute zu erlegen, aber nicht lieben zu können. Die Liebeserklärung Belles gilt stattdessen einem Mann, der mittlerweile auch weiß, was Schuld und Wiedergutmachung bedeuten, und der auf diesem Wege auch seine Sterblichkeit anerkannt hat, die gleiche, der auch Belle unterliegt und die beide miteinander verbindet. Wenn man wie Hamburger nach der Veränderung des Männerbildes sucht, das sich von Cocteaus Film, der unmittelbar nach Ende des Zweiten Weltkriegs gedreht wurde, bis zu dem vorläufig letzten Remake des Films durch Gans im Jahre 2014 abzeichnet, dann findet es hier ihren Ausdruck. Der weibliche Wunsch nach zügelloser männlicher (sexueller) Wildheit, wie er von Rost betont wird, stößt dabei an eine Grenze, die mit der Veränderung des Frauenbildes seit Mitte der 50er Jahre zusammenhängt, in dem Frauen neben vielem anderen auch das Ausmaß ihrer sexuellen Hingabe selbst bestimmen (vgl. dazu auch Rohde-Dachser, 2006).

Wir sollten aber auch hier nicht vergessen, dass wir es mit einem Märchen zu tun haben, das viele Sinndeutungen ermöglicht, und dass – anders als bei Cocteau – das Märchen von der Schönen und dem Biest hier durch eine zweite Filmhandlung eingerahmt ist, in der Belle bereits Mutter von zwei etwa sechsjährigen Kindern (einem Jungen und einem Mädchen) ist, die sie im Film schon zu Bett gebracht hat und ihnen auf ihren Wunsch hin vor dem Einschlafen noch die Geschichte von der Schönen und dem Biest vorliest, der beide gebannt zuhören. Anschließend klappt sie das Geschichtenbuch wieder zu, verabschiedet sich von den beiden mit einem Gute-Nacht-Gruß und geht hinunter in den Garten, an dessen anderem Ende ihr Mann mit dem Anbau von Kürbissen beschäftigt ist. Sie sieht ihn von Ferne und läuft auf ihn zu. Ihr Gesicht strahlt dabei vor sehnsüchtiger Freude, als würde sie von ihm immer noch als ihrem Prinzen träumen, der auf der anderen Seite des Gartens auf sie wartet. Bei ihm angekommen, sinken sich beide in die Arme, während wir erkennen, dass ihr Mann und der Prinz in Belles Traum sich aufs Haar gleichen. Auch wenn Frauen in den letzten 70 Jahren zu eigenständigen Subjekten herangewachsen sind – ob sich auch ihre Träume geändert haben, steht offensichtlich auf einem ganz anderen Blatt. Belles Kinder, das Mädchen ebenso wie der Junge, waren am Ende des Films jedenfalls richtig traurig, als ihre Mutter das Geschichtenbuch wieder zuschlug. Und auch für mich hätte diese Geschichte durchaus noch eine Weile weitergehen können.

Literatur

Alizade, A.M. (2014 [1992]). *Weibliche Sinnlichkeit*. Frankfurt/M.: Brandes & Apsel.

Azoulay, I. (1996). *Phantastische Abgründe. Die Gewalt in der sexuellen Phantasie von Frauen*. Frankfurt/M.: Brandes & Apsel.

Ballhaus, M. [mit C. Seidl] (2014). *Bilder im Kopf. Die Geschichte meines Lebens*. München: DVA.

Bataille, G. (1994 [1957]). Le langage de fleurs. In ders., *Oeuvres complètes, Bd. 1 (1971–1988)*. Paris: Gallimard.

Bell, A.P. & Weinberg, M.S. (1978). *Homosexualities*. New York: Simon & Schuster.

Bergstrom, J. & Doane, M.A. (1989). The Female Spectator: Contexts and Directions. *Camera Obscura. A Journal of Feminism and Film Theory, 20/21*, May-September (Special Issue The Speactrix), 5–27.

Bettelheim, B. (1975). *Kinder brauchen Märchen*. München: dtv.

Blumstein, P. & Schwartz, P. (1983). *American Couples*. New York: Morrow.

Bollas, C. (2000). *Hysteria*. London, New York: Routledge.

Bordwell, D. & Thompson, K. (1993). *Film Art. An Introduction*. 4. Aufl. New York: McGraw-Hill.

Cocteau, J. (1946). Die Schöne und das Tier. *Das Blut eines Dichters/Die Schöne und das Tier/Orphee* [Filme]. In ders., *Werkausgabe in 12 Bde., Bd. 8* (S. 71–192). München: dtv.

Cocteau, J. (1979 [1973]). *Kino und Poesie*. München: Hanser.

Freud, S. (1916a [1915]). Vergänglichkeit. *GW X*, 358–361.

Freud, S. (1924c). Das ökonomische Problem des Masochismus. *GW XIII*, 371–383.

Freud, S. (1925j). Einige psychische Folgen des anatomischen Geschlechtsunterschieds. *GW XIV*, 19–30.

Freud, S. (1931b). Über die weibliche Sexualität. *GW XIV*, 517–537.

Freud, S. (1933a). Die Weiblichkeit. In *Neue Folge der Vorlesungen zur Einführung in die Psychoanalyse. GW XIV*, 119–145.

Friday, N. (1973). *Die sexuellen Phantasien der Frauen*. Reinbek/H.: Rowohlt.

Friday, N. (1991). *Befreiung zur Lust. Frauen und ihre sexuellen Phantasien*. München: Bertelsmann.

Hamburger, A. (2015a). Frauen- und Männerbilder im Kino. In ders. (Hrsg.), *Frauen- und Männerbilder im Kino. Genderkonstruktionen in La Belle et la Bête von Jean Cocteau* (S. 7–16). Gießen: Psychosozial-Verlag.

Hamburger, A. (2015b). Schöne Biester. Zur Motivgeschichte und Filmpsychoanalyse von Jean Cocteaus *La Belle et la Bête* (1946). In ders. (Hrsg.), *Frauen- und Männerbilder im Kino. Genderkonstruktionen in La Belle et la Bête von Jean Cocteau* (S. 47–96). Gießen: Psychosozial-Verlag.

Hamburger, A. (Hrsg.). (2015c). *Frauen- und Männerbilder im Kino. Genderkonstruktionen in La Belle et la Bête von Jean Cocteau*. Gießen: Psychosozial-Verlag.

Kirchhoff, Christine (2015). »You can't say no to the Beauty and the Beast ...« Oder: Ein Ende und kein schönes Biest. In A. Hamburger (Hrsg.), *Frauen- und Männerbilder im Kino. Genderkonstruktionen in La Belle et la Bête von Jean Cocteau* (S. 111–125). Gießen: Psychosozial-Verlag.

Lacan, J. (1986 [1975]). *Encore. Das Seminar. Buch XX (1972–73)*. Weinheim: Quadriga.

Le Prince de Beaumont, J.-M. (1806 [1756]). La Belle et la Bête. In dies., *Conte moraux pour l'instruction de la jeunesse* (S. 1–32). Paris: Barba.

Leuzinger-Bohleber, M. (2015). Es war einmal ... die Schöne und die Bestie. Ein surrealistischer Überlebensversuch im Jahr 1946? In A. Hamburger (Hrsg.), *Frauen- und Männerbilder im Kino. Genderkonstruktionen in La Belle et la Bête von Jean Cocteau* (S. 129–141). Gießen: Psychosozial-Verlag.

Leuzinger-Bohleber, M., Emde, R.N. & Pfeifer, R. (Hrsg.). (2013). *Embodiment – ein innovatives Konzept für Entwickungsforschung und Psychoanalyse.* Göttingen: V & R.

Menninghaus, W. (2003). *Das Versprechen der Schönheit.* Frankfurt/M.: Suhrkamp.

Mertens, W. (2015). Psychoanalytische Filminterpretation. Möglichkeiten und Grenzen. In A. Hamburger (Hrsg.), *Frauen- und Männerbilder im Kino. Genderkonstruktionen in La Belle et la Bête von Jean Cocteau* (S. 17–45). Gießen: Psychosozial-Verlag.

Mitscherlich, A. & Mitscherlich, M. (1967). *Die Unfähigkeit zu trauern. Grundlagen kollektiven Verhaltens.* München: Piper.

Mulvey, L. (1975). Visual Pleasure and Narrative Cinema. *Screen, 16*(3), 6–18.

Riou, Y. & Pouchain, P. (2013). Cocteau – Marais. Ein mythisches Paar [Fernsehdokumentation]. *Arte,* 13.10.2013, 21:45 Uhr.

Rohde-Dachser, C. (2006). Über Hingabe, Tod und das Rätsel der Geschlechtlichkeit. Freuds Weiblichkeitstheorie aus heutiger Sicht. *Psyche – Z. Psychoanal., 60*(9/10), 948–977.

Rohde-Dachser, C. (2007). Im Dienste der Schönheit. Zur Psychodynamik schönheitschirurgischer Körperinszenierungen. *Psyche – Z. Psychoanal., 61*(2), 97–124.

Rohde-Dachser, C. (2008). Sexualität als inneres Theater. Zur Psychodynamik der Hysterie. In A. Springer, K. Münch & D. Munz (Hrsg.), *Sexualitäten* (S. 13–30). Gießen: Psychosozial-Verlag.

Rost, A. (2015). Animalische Erotik und gezähmte Wildheit. Sehnsüchtige Frauen im Bestiarium der Filmgeschichte. In A. Hamburger (Hrsg.), *Frauen- und Männerbilder im Kino. Genderkonstruktionen in* La Belle et la Bête *von Jean Cocteau* (S. 143–172). Gießen: Psychosozial-Verlag.

Sabbadini, A. (2015). La Belle, la Bête et la Rose. In A. Hamburger (Hrsg.), *Frauen- und Männerbilder im Kino. Genderkonstruktionen in* La Belle et la Bête *von Jean Cocteau* (S. 99–109). Gießen: Psychosozial-Verlag.

Townsend, J. (1998). *What Women want – What Men Want. Why The Sexes Still See Love Commitment So Differently.* Oxford, New York: UP.

Twitchell, J. (1985). *Dreadful Pleasures. An Anatomy of Modern Horror.* Oxford, New York: UP.

Winnicott, D.W. (1969). Objektverwendung und Identifizierung. In ders., *Vom Spiel zur Kreativität* (S. 101–110). Stuttgart: Klett-Cotta.

Christa Rohde-Dachser, Franz Wellendorf (Hg.)

Inszenierungen des Unmöglichen

Theorie und Therapie schwerer Persönlichkeitsstörungen

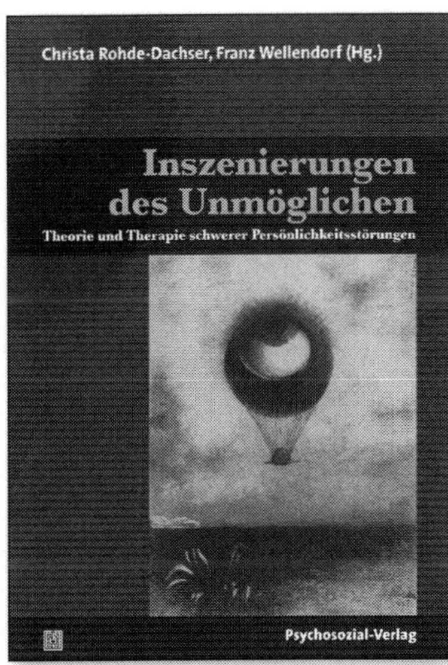

2015 · 397 Seiten · Broschur
ISBN 978-3-8379-2497-8

»Das Buch gewährt einen faszinierenden Einblick in das mit schweren Persönlichkeitsstörungen verbundene Erleben und zeigt, über welche Möglichkeiten die Psychoanalyse heute verfügt, um diese innere Welt zu verstehen und zu verändern.«

Sucht Aktuell

Menschen mit schweren Persönlichkeitsstörungen zu verstehen und zu behandeln, gehört zu den besonderen Herausforderungen in der Psychoanalyse. Sie haben veränderungsresistente Selbsterhaltungsstrategien entwickelt, zu denen auch die innere Spaltung in eine reale Welt und eine grenzenlose Wunschwelt gehört, in der nichts unmöglich ist. Solange diese Spaltung nicht sprachlich mitgeteilt werden kann, muss sie handelnd in Szene gesetzt werden. Mit dem Verständnis dieser Inszenierungen kann das bis dahin Unsagbare einer Deutung zugänglich gemacht werden.

Die Autorinnen und Autoren beschreiben solche Inszenierungen des Unmöglichen und laden dazu ein, am psychoanalytischen Prozess teilzuhaben. Klinische Falldarstellungen eröffnen Einblicke in die innere Welt schwer gestörter Patientinnen und Patienten, zeigen Möglichkeiten auf, um unter anderem Destruktivität, Vernichtungsängste und Omnipotenzfantasien zu verstehen, und bieten informative Hilfestellungen für die Praxis.

Andreas Hamburger (Hg.)

Frauen- und Männerbilder im Kino

Genderkonstruktionen in *La Belle et la Bête* von Jean Cocteau

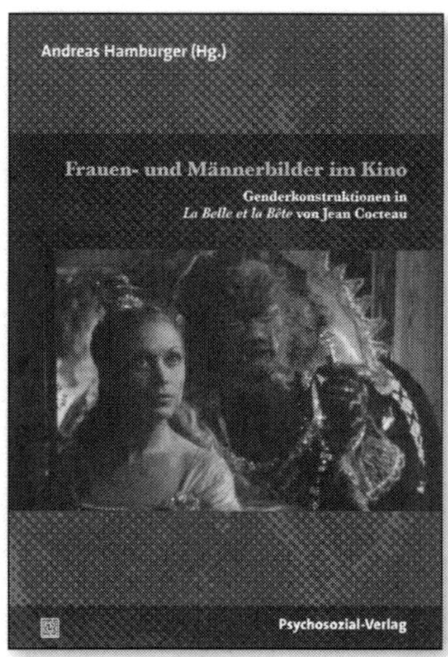

Juli 2015 · 172 Seiten · Broschur
ISBN 978-3-8379-2446-6

Von »Beauties« und »Beasts«: Die Interpretationen des Klassikers entschlüsseln ein zeitloses Motiv der Filmgeschichte.

Die Bilder von Frauen und Männern im Kino sind stets Konstrukte der Filmemacher und des Publikums. Jean Cocteaus Film *La Belle et la Bête* (Frankreich 1946) bedient sich des antiken Tierbräutigam-Motivs und macht daraus eine empathische Schilderung einer gefährdeten Männlichkeit. Indem er das Monster als Leidenden zeigt, hinterfragt Cocteau als Reaktion auf Weltkrieg und Holocaust die abgewirtschaftete hegemoniale Männlichkeit und zeichnet einen halluzinatorischen Heilungsversuch für eine traumatisierte Generation. Das bewusst unglaubwürdig gestaltete Ende des Films stellt Frauen- und Männerbilder jenseits kompensatorischer Märchenträume infrage.

Der vorliegende Band widmet sich dem Filmklassiker unter der Fragestellung der Gender- und insbesondere der Männlichkeitskonstruktion im Film. Die interdisziplinären Beiträge aus Psychoanalyse, Literatur- und Filmwissenschaft zeigen, wie in *La Belle et la Bête* unterschwellige Themen von der sexuellen Entwicklung bis zur Krise der Männlichkeit verhandelt werden.

Mit Beiträgen von Andreas Hamburger, Christine Kirchhoff, Marianne Leuzinger-Bohleber, Wolfgang Mertens, Andreas Rost und Andrea Sabbadini

Andreas Hamburger

Filmpsychoanalyse

Das Unbewusste im Kino – das Kino im Unbewussten

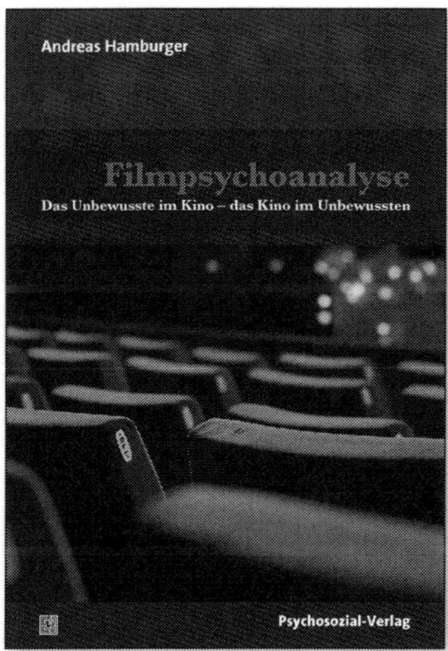

2018 · 403 Seiten · Broschur
ISBN 978-3-8379-2673-6

Was erleben wir, wenn wir einen Film anschauen? Wieso und auf welche Art und Weise identifizieren wir uns mit den ProtagonistInnen? Und wie steuern Filme unsere Affekte? Andreas Hamburger untersucht aus psychoanalytischer Sicht die subjektive Filmerfahrung. Ausgehend von Alfred Lorenzers Übertragung des Szenischen Verstehens auf die Kulturanalyse entfaltet er systematisch die Methode der Filmpsychoanalyse aus der Begegnung des Betrachters mit dem Werk. Anhand zahlreicher Beispiele entwickelt er ein methodisches Vorgehen für eine psychoanalytische Filminterpretation, diskutiert Einzelaspekte des Mediums – wie Schnitt, Raum- und Zeitgestaltung etc. – und stellt Ansätze der Filmpsychoanalyse und Kinotheorie in eine systematische Perspektive.

Dabei zeigt sich: In der Praxis der Interpretation ist es oft das Verlorengehen im Text, das Chaos, das Nichtverstehen, das schließlich erst die neue und überraschende Anordnung des Materials ermöglicht, die als psychoanalytische Interpretation bezeichnet werden kann.

Christine Ann Lawson

Borderline-Mütter und ihre Kinder

Wege zur Bewältigung einer schwierigen Beziehung

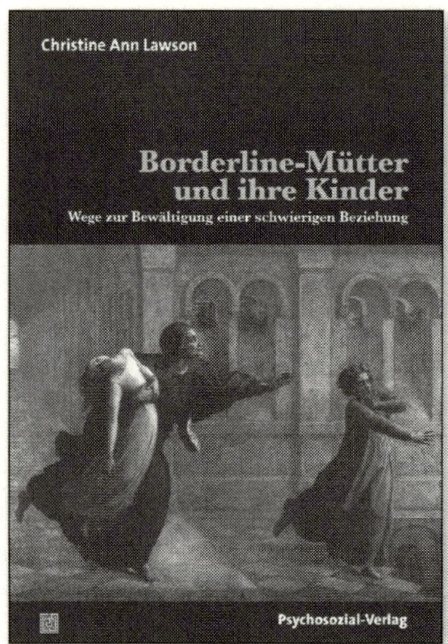

2018 · 274 Seiten · Broschur
ISBN 978-3-8379-2823-5

»Eine wertvolle Hilfe zum Verständnis der eigenen Kindheit mit all ihren verwirrenden, befremdlichen und damals nicht mit Worten benennbaren Erlebnissen und Gefühlen.«

Daniela Schreyer, Kontakt 4/2007

»Das erste, was wir im Leben verstehen müssen, ist unsere Mutter. [...] Indem wir unsere Mütter verstehen, machen wir den ersten Schritt, uns selbst zu verstehen.«

Christine Ann Lawson

Die erste Liebe in unserem Leben ist unsere Mutter. Es ist für uns überlebenswichtig, ihr Gesicht, ihre Stimme, die Bedeutung ihrer Stimmungen und ihre Mimik zu erkennen. Christine Ann Lawson beschreibt einfühlsam und verständlich, wie Kinder von Borderline-Müttern unter den Stimmungsschwankungen und psychotischen Anfällen leiden und verzweifelt nach Strategien der Bewältigung dieser Erlebnisse suchen. Borderline-Mütter treten dabei ihren Kindern in vier verschiedenen Figuren gegenüber: als verwahrloste Mutter, Einsiedlerin, Königin und Hexe. Lawson zeigt, wie man sich um die Verwahrloste kümmern kann, ohne sie retten zu müssen, und um die Einsiedlerin, ohne ihre Angst zu verstärken; wie man die Königin liebt, ohne ihr Untertan, und wie man mit der Hexe lebt, ohne ihr Opfer zu werden.

Walltorstr. 10 · 35390 Gießen · Tel. 0641-969978-18 · Fax 0641-969978-19
bestellung@psychosozial-verlag.de · www.psychosozial-verlag.de